El poder curativo del cuerpo

El poder curativo del cuerpo

PROVOQUE UN PROFUNDO CAMBIO
EN SU SALUD EN 10 DÍAS O MENOS

Dr. Arthur H. Brownstein, M.P.H.

RODALE

© 2007 por Arthur H. Brownstein

Publicado originalmente por Harbor Press, Inc.

Los libros de Rodale pueden comprarse para uso promocional, para fines empresariales o para ventas especiales. Para más información, favor de dirigirse a: Special Markets Department, Rodale Inc., 733 Third Avenue, New York, NY 10017.

Impreso en los Estados Unidos de América.
Rodale Inc. hace el máximo esfuerzo posible por usar papel libre de ácidos ∞ y reciclado ♻.

Library of Congress Cataloging-in-Publication Data

Brownstein, Arthur, H.
    [Extraordinary healing. Spanish]
    El poder curativo del cuerpo : provoque un profundo cambio en su salud en 10 dias o menos / Arthur H. Brownstein.
        p.   cm.
    Includes bibliographical references.
    ISBN-13 978–1–59486–803–0   hardcover
    ISBN-10 1–59486–803–4   hardcover
    ISBN-13 978–1–60529–991–4   paperback
    ISBN-10 1–60529–991–X   paperback
    1. Healing. 2. Health. 3. Mind and body. I. Title.
RZ401.B82618 2007
615.5—dc22   2007035974

Distribuido en las librerías por Macmillan
2   4   6   8   10   9   7   5   3   tapa dura
2   4   6   8   10   9   7   5   3   1   rústica

RODALE
VIVA PLENAMENTE LA VIDA™

Para conseguir más de nuestros productos visite **rodalestore.com**
o llame al 800-424-5152

Este libro está dedicado a Norman Cousins (1915–1990) y a los miembros de su familia que aún viven. Un ser humano excepcional y sumamente poco común, Cousins fue un emisario internacional de la paz; consejero político de estadistas, políticos, papas y presidentes; autor prolífico y superventas; músico; humorista y un sanador extraordinario. Considerado como el "sanador de la profesión médica" y el "padre fundador de la medicina cuerpo-mente", también fue un investigador pionero y un abierto defensor de la psiconeuroinmunología, una nueva rama de la ciencia médica que estudia las interacciones entre la mente, el sistema nervioso y el sistema inmunitario para llegar a comprender mejor cómo nuestras creencias, pensamientos, sentimientos y actitudes pueden afectar nuestra salud física.

Aunque se encontraba inmerso en una intensa labor de recaudación de fondos y de investigación en psiconeuroinmunología cuando nos conocimos en su oficina de la Facultad de Medicina de la UCLA (Universidad de California, Los Ángeles), Norman Cousins tomó tiempo de su agenda apretada para hablarme sobre el sistema sanador. Habló extensamente acerca de por qué lo consideraba el sistema más importante del cuerpo y cómo se debían llevar a cabo las investigaciones en esta área vital de la salud humana. A pesar de que, en los últimos 15 años, he oído y leído acerca del sistema sanador muchas veces y he llevado a cabo mis propios estudios clínicos y observaciones sobre el mismo, Norman Cousins fue el primero que me hizo consciente de él y de su profunda importancia en la continua batalla que libra la humanidad contra la enfermedad. Le atribuyo el mérito de haberme hecho un mejor doctor y haberme inspirado para escribir este libro.

ÍNDICE

PRIMERA PARTE
Su extraordinario sistema sanador

SEGUNDA PARTE
Cómo activar el sistema sanador
en caso de enfermedad

PRÓLOGO

La medicina moderna casi nunca logra enseñar a los médicos cómo hacer que sus pacientes participen de forma activa en su propia curación. Este es uno de los principales problemas de la medicina actual y de los médicos, quienes han sido entrenados para centrarse en soluciones externas para los problemas de salud de sus pacientes. El enfoque moderno de buscar soluciones rápidas y el énfasis actual en emplear fármacos "milagrosos" a menudo no toma en cuenta el sorprendente potencial que todos tenemos para despertar nuestros extraordinarios poderes curativos cuando estamos enfermos y para utilizar dichos poderes para evitar que la enfermedad llegue a aparecer. Sin embargo, a fin de utilizar nuestros poderes curativos debemos aprovechar un sistema de nuestro cuerpo que ha sido prácticamente ignorado hasta ahora: el sistema sanador. Una curación verdadera y duradera únicamente puede producirse cuando uno aprovecha este fuerte y aparentemente misterioso poder que todos tenemos.

A lo largo de los años he visto a pacientes con enfermedades y afecciones de todo tipo cooperar con sus sistemas sanadores de diferentes maneras para combatir la enfermedad y restaurar su salud tanto a nivel físico como mental. He visto incluso a pacientes inconscientes en unidades de cuidados intensivos de hospitales curarse a sí mismos con una fuerte voluntad de vivir que estimula y activa al sistema sanador. Fíjese bien en las historias que el Dr. Brownstein comparte en este libro. Todas son ejemplos espectaculares del increíble poder que todos tenemos para curarnos y de la importancia fundamental de mirar hacia adentro para encontrar soluciones permanentes a los problemas de salud.

Si está usted enfermo o débil o incluso si no se siente tan bien como le gustaría, puede que su sistema sanador esté dormitando.

No obstante, está esperando a ser llamado a la acción. . . y es tan necesario para su salud como su sistema respiratorio y su sistema digestivo. Intente despertarlo con las estrategias y técnicas que encontrará en este libro y experimentará todo el alcance de su potencial para lograr la salud máxima. Comience con un primer paso sencillo: "prográmese" para pensar y sentirse de manera positiva respecto a usted y a los demás y, dentro de poco, experimentará cambios extraordinarios en su salud física. Utilice el poder de su mente para afectar su cuerpo y su sistema sanador responderá de miles de maneras a sus pensamientos y actitudes y comenzará a curar y a fortalecer todos los demás sistemas de su cuerpo. Del mismo modo en que los pacientes que se encuentran en circunstancias extremas, como en las unidades de cuidados intensivos de los hospitales, pueden recuperarse y reponerse, también puede usted si aprende a reconocer sus poderes curativos y a cooperar con ellos.

Está usted a punto de comenzar un libro sorprendente y poco común, un libro que merece ser leído atentamente y después debe mantenerse a la mano para consultarlo en momentos de necesidad. Deje que el Dr. Brownstein le muestre cómo reforzar y fortalecer el extraordinario sistema sanador que hay dentro de usted y verá cómo se producen sorprendentes cambios en la salud de su mente, cuerpo y espíritu.

Dr. Claes Frostell
Hospital Huddinge de la Universidad Karolinska
Estocolmo, Suecia

AGRADECIMIENTOS

Muchas personas se merecen mi agradecimiento por la publicación de este libro. A otras muchas simplemente no he podido nombrarlas. A ellas les ofrezco mis más sinceras disculpas.

Me gustaría agradecer a las siguientes personas por su contribución a este trabajo:

Norman Cousins fue mi primera inspiración para escribir este libro.

El Dr. Gary David Saldana, de Kauai, Hawai, me dio ánimos constantemente durante cinco años y además atendió a mis pacientes todas las semanas para que yo tuviera tiempo para escribir.

El Dr. Dean Ornish, la primera persona en el mundo que demostró que las enfermedades cardíacas podían revertirse, proporcionó una sólida base científica a las ideas que se presentan aquí. Durante los 10 años que tuve la suerte de trabajar con él, pude presenciar, directamente, el milagroso funcionamiento del sistema sanador en pacientes con enfermedades cardíacas graves y avanzadas. Siempre le estaré agradecido al Dr. Ornish por su sabiduría y generosidad.

El Dr. Lee Lipsenthal, director médico del Programa Ornish y creador del programa *Physician Heal Thyself* (Médico, cúrate a ti mismo), ha sido una continua fuente de aliento para este proyecto.

Otros participantes y empleados del Programa Ornish a los que me gustaría dar las gracias personalmente son: Melanie Elliot, R.N.; la Dra. Ruth Marlin; el Dr. Rob Saper; Jim Billings, Ph.D.; el Dr. Conrad Knudsen; Dennis Malone; Glenn Perelson; Werner y Eva Hebenstreit; Hank y Phyllis Ginsberg y todo el personal de Ornish.

La Dra. Erminia M. Guarneri, cardióloga y actual directora del Centro Médico Scripps para la Medicina Integradora; el Dr. Bruno

Cortis, cardiólogo y el Dr. Andy Meyer, también cardiólogo, me dieron lecciones de cardiología y me enseñaron lo importante que es el corazón para el sistema sanador.

El Dr. Bernie Siegel ha sido mi mentor y amigo. Su trabajo con la terapia *Exceptional Cancer Patients* (Pacientes Excepcionales de Cáncer), descrita en su libro ya clásico y todo un éxito de ventas, *Amor, medicina y milagros*, y sus muchos otros libros han sido una fuente de gran inspiración al escribir esta obra.

El Dr. Andrew Weil, colega y amigo, es uno de los expertos más respetados del mundo en el uso práctico y responsable de las medicinas complementarias y alternativas, así como uno de los primeros doctores en escribir sobre el sistema sanador. Le agradezco su valor y sabiduría al ayudarme a presentar las ideas científicas y prácticas descritas aquí.

El Dr. Larry Dossey, colega y experto médico en espiritualidad y oración, ha contribuido enormemente a las ideas incluidas en este libro.

Edgar Mitchell, Ph.D., fue uno de los astronautas del Apollo 14 que hicieron historia al caminar sobre la Luna. Luego fundó el Instituto de Ciencias Noéticas, que ayuda a financiar investigaciones científicas sobre la vanguardia de la sanación y la consciencia. Él ha sido una fuente fundamental de inspiración a lo largo de los años en mi investigación sobre el funcionamiento del sistema sanador.

El Dr. David Simon, colega y neurólogo con una formación convencional que ha estudiado y escrito sobre la Ayurveda y el yoga, ha contribuido enormemente a este trabajo mediante su gran percepción y profunda comprensión del sistema sanador.

Joan Borysenko, Ph.D., autora superventas y científica, ha sido mi mentora y una fuente de gran inspiración en mi vida personal y profesional. A lo largo de los años me ha proporcionado muchos historiales clínicos y otras importantes pruebas clínicas que he compartido en estas páginas.

El Dr. Herbert Benson es un cardiólogo de la Universidad Harvard y experto en el tratamiento de enfermedades relacionadas con el estrés y la primera persona en el mundo que demostró que la meditación podía reducir la presión arterial. Su trabajo ha sido invalorable para mis continuas investigaciones en el campo de la relajación y cómo puede beneficiar a nuestros sistemas sanadores.

El Dr. James Banta, M.P.H., fue el director médico del Cuerpo de Paz durante la administración Kennedy, antiguo decano de la Escuela de Salud Pública y Medicina Tropical en la Universidad Tulane en Nueva Orleáns, y actualmente es profesor de Epidemiología en la Facultad de Medicina de la Universidad George Washington y profesor emérito en muchas escuelas de medicina de todo el mundo. Le doy las gracias por enviarme a la India, donde tuve la oportunidad de estudiar el yoga y la medicina tradicional india. Gracias a él, pude estudiar antiguos métodos naturales y eficaces que actuaban junto con el sistema sanador para tratar las enfermedades.

Larry Payne, Ph.D., fundador de la Asociación Internacional de Terapeutas de Yoga, profesor de yoga aclamado internacionalmente y autor superventas, me ha apoyado mucho en mi trabajo con el sistema sanador y al escribir este libro.

El Dr. Steve Schwartz, colega y compañero de clase en la Escuela de Medicina, y su esposa, la Dra. Alma Schwartz, durante muchos años fueron defensores de la capacidad natural del cuerpo para curarse a sí mismo y han contribuido significativamente a mi carrera y al nacimiento de este proyecto.

El Dr. Roberto Masferrer, colega médico militar y neurocirujano de talla mundial, el Dr. Tom Higginbotham, D.O., médico osteópata con unas manos increíblemente dotadas para la sanación y el Dr. Bud Hockley, dermatólogo, han sido fuentes de gran apoyo e inspiración en mi carrera y al reunir este material.

El Dr. David Elpern ha sido un colega sensato y un apoyo fundamental para mi carrera a lo largo de los años. Ha tenido la amabilidad de contribuir a este libro con los historiales clínicos de algunos de sus pacientes.

El difunto Dr. Bernard Towers fue mi asesor en el departamento de Psiconeuroinmunología para la investigación que propuse llevar a cabo con Norman Cousins en la UCLA. Él, junto con todo el equipo de investigadores del Programa Norman Cousins de psiconeuroinmunología de la UCLA, el cual incluyó al Dr. George Solomon, al Dr. Fawzy Fawzy, la Dra. Carmen Clemente, el Dr. Herbert Weiner y otros, contribuyeron a las ideas de este libro. Les doy las gracias a todos ellos por su trabajo pionero y la primera conceptualización de estas ideas.

El Dr. Tuck Craven; la Dra. Betty Craven; el Profesor Len

Eisenman, Ph.D., del Colegio de Medicina Jefferson en Filadelfia; y el Dr. Frank Marstellar desempeñaron todos un papel decisivo en mi formación médica y contribuyeron a muchas de las ideas expresadas aquí.

El Dr. Marty Rossman y David Bressler, Ph.D., fundadores de la Academia de Visualización Dirigida, fueron mis instructores en el programa de capacitación clínica de dos años de duración que realicé sobre visualización dirigida y sanación, y me enseñaron que la visualización puede ser una herramienta poderosísima para activar el sistema sanador.

S. Kuvalayananda, investigador pionero sobre el yoga y fundador del Instituto Kaivalyadhama de Yoga en la India, donde yo he estudiado durante los últimos 20 años, y sus sabios y devotos alumnos, Swami Digambarji; Sri O. P. Tiwari; V. Pratap, Ph. D.; y el Dr. Sri Krishna, M. B.B.S., Ph.D.; todos ellos fueron mis profesores y cuidadores en la India y me enseñaron los invaluables beneficios terapéuticos del yoga y cómo puede reforzar y fortalecer el sistema sanador.

El Dr. Claes Frostell, Ph.D., presidente del departamento de Anestesiología en el Instituto Karolinska de Estocolmo, Suecia; la Dra. Rosario Porrovecchio, de Italia; y el Dr. Pedro de Vicente, de España, todos me han animado e inspirado en mi trabajo de integrar el cuerpo, la mente y el espíritu para apoyar al sistema sanador.

Virender Sodhi, médico ayurvédico y naturópata brillante pero realista, ha continuado inspirando, alentando y apoyando mi carrera y la escritura de este libro.

Rob Ivker, D.O., autor de numerosos libros y antiguo presidente de la Asociación de Medicina Holística de los Estados Unidos, así como el Dr. Len Wisneski, endocrinólogo y sanador holístico, me han apoyado y alentado en este proyecto.

Dos médicos de Hawai: Ira Zunin, M.P.H., M.B.A, presidente del Consorcio Estatal de Medicina Integradora de Hawai; y Terry Shintani, M.P.H., J.D., fundador del Programa de la Dieta Hawaiana. Mediante su trabajo ambos han contribuido considerablemente a las ideas presentadas en este libro.

El Dr. Tim Crane; Donald Traller, P.A.; el Dr. Robert Teichman, Ph.D.; el Dr. Nicholas Zina; el Dr. Jeff Goodman; el Dr. Ron Burkhart; el Dr. Stephen DeNigris; el Dr. Roger Netzer; el Dr. Bill

Evslin; el Dr. Neal Sutherland; todos mis colegas del Hospital Wilcox en Kauai; y mis colegas de la Universidad de Hawai me apoyaron y alentaron en la realización de este proyecto.

Los empleados, mis colegas y compañeros de trabajo y mis muchos pacientes de la Clínica Médica Princeville; la Clínica Kilauea North Shore; la Clínica Kapaa y la Clínica de Medicina Familiar del Hospital Wilcox en Lihue, Kauai, han tenido a lo largo de los años una mente abierta para darme a conocer sus comentarios sobre los muchos métodos no convencionales que he recomendado aquí.

Debby Young es la mejor editora del mundo entero. A lo largo de un período de cuatro años, ha desempeñado un papel decisivo ayudándome a organizar, aclarar y reducir a lo esencial la enorme cantidad de material que yo había reunido para este libro y lo convirtió en un manuscrito coherente, claro y ameno. Gracias a ella, las ideas fluyeron con facilidad y fueron fáciles de captar. Desde que he comenzado a trabajar con ella me he convertido en un mejor escritor. También me ha animado espiritualmente y me ha alentado a continuar cuando me sentía abrumado tanto por mis obligaciones clínicas como con la escritura. Gracias, Debby.

Bert Holtje y Gene Brissie son mis agentes y les doy las gracias por representarme en este trabajo literario.

Harry Lynn, presidente de Harbor Press, publicó mi primer libro, *La curación natural de la espalda*. Le doy las gracias por creer en mí lo suficiente como para publicar este trabajo. También quiero agradecer a sus empleados, asociados y al resto de la plantilla de Harbor Press por ser tan serviciales y estar siempre dispuestos a cooperar.

Nutan, mi esposa, y Shantanu, mi hijo, me permitieron estar lejos de ellos durante muchísimas horas, las cuales aumentaron considerablemente durante cuatro años, mientras escribía. Estar casada con un médico ya es lo suficientemente difícil, pero con un médico que es también escritor. . . ¡es un castigo de lo más cruel y poco común!

Mi padre, el Dr. S.R. Brownstein, me alentó para que llevara a cabo lo mejor posible todos mis esfuerzos mientras él ejercía la medicina a lo largo de 50 años, lo cual incluyó una cátedra en la Facultad de Medicina de la UCLA y una consulta privada en Beverly Hills, California. Mi madre, Fernlee Brownstein, me animó sin cesar a seguir los pasos de mi padre como médico durante el transcurso de mi infancia y mi primera educación.

"Tus fuerzas naturales, las que están dentro de ti, son las que curarán tus enfermedades".

— HIPÓCRATES (460–400 A. DE C.)

"La inteligencia interior del cuerpo es el genio máximo y supremo de la naturaleza".

— LOS VEDAS

"El médico es el ayudante de la naturaleza".

— GALENO (129–199 D. DE C.)

"El médico sabe que su pequeño maletín negro sólo puede ayudarle hasta cierto punto y que el sistema sanador del cuerpo es el principal recurso".

"La capacidad del médico para tranquilizar al paciente es un factor fundamental para activar el sistema sanador del cuerpo".

"Entre más grave sea la enfermedad, más importante es para usted que la combata y movilice para ello todos sus recursos: espiritual, emocional, intelectual y físicamente".

"Nos estamos convirtiendo en un país de debiluchos e hipocondríacos, una sociedad que se automedica, fácilmente intimidada por el dolor y propensa a dejarse llevar por el pánico. No comprendemos casi nada sobre la robustez esencial del cuerpo humano o sobre su capacidad para enfrentar el reto de la enfermedad".

— NORMAN COUSINS

"Hay un amplio conjunto de pruebas que sugiere que se producen curaciones extraordinarias, entre ellas la regresión de tumores normalmente mortales, sin explicación científica conocida".

"Creemos que si hay un motivo apremiante para que se lleve a cabo una minuciosa, urgente e incluso apasionada investigación sobre recuperaciones extraordinarias es este: descubrir y utilizar las propiedades de otro metasistema sin identificar del cuerpo y de la mente: el sistema sanador".

—Dres. Brendan O'Regan y Caryle Hirshberg

"Su cuerpo puede curarse a sí mismo. Puede hacerlo porque tiene un sistema sanador. Si usted goza de buena salud, deseará saber algo sobre este sistema, ya que es el que lo mantiene sano y porque puede fortalecer ese estado. Si usted o alguno de sus seres queridos está enfermo, deseará saber qué sistema es este, porque es la mayor esperanza de recuperación".

—Dr. Andrew Weil

"A los estudiantes de medicina no se les enseña nada sobre el sistema sanador. Se les enseña mucho sobre la enfermedad; cómo diagnosticarla y cómo tratarla, pero no sobre la forma en que nuestro cuerpo la trata. Ellos señalarán al sistema inmunitario y punto. Pero la sanación no es únicamente cuestión de matar gérmenes o virus, sino que también incluye el proceso de reconstrucción y reparación".

—Dr. Omar Fareed

"Nos encontramos en un momento decisivo de la historia de la medicina, cuando, habiendo reconocido los límites exteriores de la medicina tecnológica, los médicos y las personas legas están juntos descubriendo los vastos poderes para crear salud que cada uno de nosotros heredamos al nacer".

"Lejos de ser una víctima pasiva de la enfermedad, el cuerpo humano reúne sus fuerzas curativas y elimina al culpable o repara el tejido dañado con tanto vigor como el equipo médico mejor entrenado del mundo".

—Hal Zina Bennet

"La tierra de la sanación se encuentra en el interior de cada uno, rebosante de la felicidad que se busca ciegamente afuera en miles de direcciones".

—S. S. Yukteswar

"Cuando estés harto de tu enfermedad, dejarás de estar enfermo".

—Lao Tzu

"No hay enfermedades incurables, solamente personas incurables".

—Dr. Bernie Siegel

"No hay enfermedades incurables, solamente enfermedades para las que el hombre aún no ha encontrado la cura".

—Rachelle Breslow

"Siempre que se reporta un nuevo descubrimiento al mundo científico, lo primero que dicen es 'Probablemente no sea verdad'. A partir de entonces, cuando la verdad de la nueva proposición se ha demostrado sin lugar a dudas, dicen 'Sí, puede que sea verdad, pero no es importante'. Finalmente, cuando ha transcurrido suficiente tiempo para demostrarse totalmente su importancia, dicen 'Sí, por supuesto que es importante, pero ya no es nuevo'".

—Michel de Montaigne (1533–1592)

INTRODUCCIÓN

Su cuerpo es una creación increíble. No hay otra máquina igual en el mundo. En general, está diseñado para durar unos 100 años, y puede repararse y curarse de una gran cantidad de heridas, traumas, enfermedades y dolencias. Puede hacerlo porque, además de sus otros sistemas el cuerpo tiene un *sistema sanador*, un sistema tan poderoso y eficiente, tan sutil y dinámico —y, a la vez, tan obvio— que la mayor parte de la ciencia moderna lo ha dado por sentado y no lo ha tenido en cuenta. Pero aunque se buscara este sistema más activamente, nuestras tecnologías de diagnóstico más modernas normalmente son inadecuadas para delimitar con precisión su alcance total. Como consecuencia, a pesar de su importancia suprema, el sistema sanador sigue siendo el menos estudiado, menos comprendido y el menos conocido de todos los sistemas del cuerpo.

Aunque el concepto de sistema sanador puede parecer relativamente nuevo para la medicina occidental, en realidad la idea de que tal sistema existe es muy antigua. Hace más de dos mil años, Hipócrates, considerado el padre de la medicina occidental, declaró que "las fuerzas naturales, las que están dentro de nosotros, son las que curarán las enfermedades". Incluso hoy día, hay médicos en China, India, Japón y otros países del Lejano Oriente y Oriente Medio que continúan enseñando a sus pacientes cómo activar y cooperar con la capacidad natural de sus cuerpos para curarse a sí mismos cuando se producen enfermedades y heridas. Y a pesar de los avances de nuestra medicina moderna, con todos sus equipos, fármacos y técnicas, todos y cada uno de los cirujanos aún ha dependido de la capacidad natural del cuerpo para curarse después de las operaciones realizadas.

Norman Cousins, el famoso autor, sanador y diplomático, me

habló por primera vez sobre el sistema sanador hace más de una década. En ese momento, él se encontraba en la UCLA (la Universidad de California en Los Ángeles), preparando de manera pionera un nuevo programa científico sobre psiconeuroinmunología, el cual se centraba en comprender cómo la mente y el sistema nervioso influyen en el funcionamiento del sistema inmunitario. Las conclusiones de su investigación marcaron el comienzo de una importante nueva era en la medicina. Cuando nos conocimos, me imploró que investigara y escribiera acerca del sistema sanador, pero fue al conocer el extraordinario caso que relato a continuación cuando tomé conciencia de la importancia que tenían las súplicas de Cousins.

Peter era un paciente mío que había sido sometido a una operación muy importante 25 años antes, durante la cual le tuvieron que extirpar parte de uno de sus pulmones. Para acceder a sus pulmones, el cirujano extrajo quirúrgicamente una costilla de su pared torácica. Cuando estábamos hablando sobre la operación, Peter mencionó que aunque le habían quitado toda la costilla desde la columna vertebral hasta el pecho, de algún modo había vuelto a crecer. Como médico, nunca había oído hablar de costillas que vuelven a crecer, así que le pregunté si tenía alguna prueba. Dijo que tenía una copia de su radiografía que confirmaba que lo que me había dicho era cierto. Si no hubiera visto la radiografía, no habría creído que eso fuera posible. Y aunque la costilla tenía un aspecto manchado y era notablemente más fina que las otras costillas, allí estaba. Una costilla compacta había crecido y se había unido desde el esternón en la parte delantera del pecho hasta la vértebra en la parte trasera de la columna vertebral.

Aunque su cuerpo tardó 25 años en volver a desarrollar la costilla, su radiografía era la prueba de un sistema sanador del que nunca me hablaron durante mi formación médica universitaria y el cual era lo más sorprendente que yo había conocido jamás. El hecho de que se forme una costilla nueva y completa donde sólo existía un espacio en blanco es similar a que a las salamandras les crezcan colas nuevas o a una persona le crezca una nueva extremidad. Aún tengo una copia de la radiografía de Peter en mi oficina para recordarme qué tan verdaderamente maravilloso es este sistema sanador que se encuentra dentro de nuestro cuerpo. También me recuerda que si dedicáramos más tiempo a su estudio, podríamos enterarnos de otros innumerables milagros maravillosos acerca de este increíble sistema sanador natural que cada uno de nosotros poseemos y también cómo acceder a él para lograr una salud óptima.

El sistema sanador de su cuerpo actúa de maneras que la ciencia moderna ni siquiera ha comenzado a considerar o a comprender. Además, tiene la titánica responsabilidad de supervisar todos los demás sistemas orgánicos y asegurarse de que todo funcione de manera óptima. Esto presenta un reto particularmente cuando el ritmo trepidante y estresante de nuestro estilo de vida moderno agobia a nuestro cuerpo. Por este motivo es importante que usted conozca su sistema sanador con el fin de aprender a cooperar con él y además explorar y descubrir maneras de reforzarlo y fortalecerlo.

En este libro comparto información básica acerca del sistema sanador. También proporciono estrategias, ejercicios, técnicas y métodos sencillos, eficaces, consagrados, científicamente válidos y prácticos, todo con el fin de ayudarle a aprovechar sus recursos internos naturales de sanación. Estas herramientas le permitirán prevenir y combatir una cantidad enorme de enfermedades mientras mejora la calidad general de su salud y su vida.

La Primera Parte describe su extraordinario sistema sanador y cómo funciona. También ofrece estrategias y técnicas específicas para reforzar y fortalecer este sorprendente sistema.

El Capítulo 1 explica que el estado natural de su cuerpo es de salud, que las enfermedades y las afecciones son excepciones y no la regla, que su cuerpo funciona basándose en los mismos principios que rigen en la naturaleza y que la función primordial de su sistema sanador es ayudarle a mantener su estado natural de salud.

El Capítulo 2 presenta pruebas que demuestran la existencia de su sistema sanador, con informes de casos y ejemplos que revelan cómo su cuerpo utiliza mecanismos específicos de reparación y restablecimiento de la salud que están adaptados a una amplia variedad de escenarios médicos.

El Capítulo 3 describe sucintamente los otros importantes sistemas de su cuerpo, que funcionan sinérgicamente y cooperan con su sistema sanador para ayudarlo a mantenerse saludable.

El Capítulo 4 presenta estrategias y técnicas sencillas pero poderosas que le enseñarán cómo cooperar con su sistema sanador y mejorarlo, además de reforzarlo y fortalecerlo para que pueda realizar su trabajo de prevenir y curar enfermedades y afecciones de la manera más eficaz, a la vez que logra una mejor salud general.

El Capítulo 5 trata la importante área de la nutrición y su influencia en el desempeño de su sistema sanador.

El Capítulo 6 explora la importante relación que existe entre su mente y su cuerpo. Además, explica cómo sus pensamientos, actitudes, creencias y emociones influyen en su salud física y el funcionamiento de su sistema sanador y cuáles medidas prácticas puede adoptar para potenciar al máximo los beneficios de esta relación.

El Capítulo 7 reafirma el poder que tiene un sistema sanador fuerte y vibrante en lo que respecta al proceso del envejecimiento. En este capítulo encontrará numerosas historias de personas que han vivido vidas muy largas con una salud óptima gracias a sus fuertes sistemas sanadores. Estas historias demuestran algo importantísimo: que envejecer no tiene que ser sinónimo de enfermedad y deterioro. Este relevante capítulo muestra que la manera más eficaz de disfrutar una larga vida con buena salud consiste en mantener su sistema sanador reforzado y fuerte.

El Capítulo 8 incluye historias de sanaciones extraordinarias que yo mismo he presenciado o de las que he tenido noticia. Esta es una pequeña muestra de los miles y miles de personas cuyos sistemas sanadores les han permitido curarse de una amplia variedad de problemas de salud, desde enfermedades muy graves, como el cáncer, hasta dolencias menos graves, como el eczema.

La Segunda Parte es la sección preceptiva del libro. Comienza con estrategias generales para mejorar su sistema sanador que no le tomarán más que unos minutos al día, pero que tendrán un poderoso efecto acumulativo en el mismo. Luego encontrará estrategias detalladas que le ayudarán a superar problemas médicos específicos y una gran variedad de afecciones comunes. Organicé esta sección según los sistemas orgánicos para que le resulte más fácil utilizarla. La Segunda Parte concluye con métodos de relajación, técnicas de respiración y técnicas de visualización dirigida adicionales para fortalecer su sistema sanador.

En pocas palabras, lo esencial es que usted dispone de muchos más recursos internos de sanación de lo que está consciente ahora mismo. Si supiera de lo que es capaz su sistema sanador y cómo obtener lo mejor de él, podría superar cualquier enfermedad o afección que la vida le pusiera en su camino. Al hacer esto, usted descubriría que al igual que la enfermedad no se produce al azar o de manera espontánea, tampoco lo hace la salud. Puede combinar algunas cosas sencillas para ayudar a su sistema sanador y eso marcará una enorme diferencia en su salud y en su calidad de vida.

No somos víctimas indefensas de las circunstancias. Podemos hacer mucho para curarnos las enfermedades y para vivir vidas resplandecientes, saludables y felices.

PRIMERA PARTE

Su extraordinario
sistema sanador

CAPÍTULO 1

El sistema sanador y su estado
natural de salud

En todo el universo y en toda la naturaleza existe una vibrante energía que fluye en abundancia y que crea, sustenta y preserva toda forma de vida. En la tierra esta energía impregna y está presente en todos los seres vivos y es el principio sustentador y subyacente que permite que las especies nazcan, crezcan, se reproduzcan, se desarrollen y continúen sus ciclos vitales durante miles o incluso millones de años. Esta energía, o *fuerza vital*, como a menudo se la conoce, se expresa como vitalidad o "vivacidad". Aunque puede haber excepciones, es lo que domina abrumadoramente y gobierna la vida de cada criatura y especie viva, entre ellas a los seres humanos. En los seres humanos, esta vitalidad o vivacidad se expresa como un estado natural de salud.

La salud es el estado natural e intrínseco de su cuerpo. La salud está programada en el ADN de cada una de sus células, del mismo modo en que está programada en el ADN de las células de todo ser humano. De hecho, si usted llevara a cabo un sencillo experimento dejando que su cuerpo se las arreglase solo y proporcionándole solamente unas cuantas necesidades básicas, descubriría que, en general, puede permanecer saludable totalmente solo, con muy poca injerencia o intervención.

El estado natural de salud de su cuerpo explica por qué la

esperanza de vida actual de los seres humanos está muy por arriba de los 75 años en promedio, con muchas personas que viven hasta la edad de 100 o más. Sin este estado intrínseco de salud, los seres humanos no podrían vivir tanto tiempo y continuar existiendo generación tras generación. Si la buena salud no fuera el estado natural e intrínseco de nuestra especie, hace mucho tiempo que habríamos desaparecido de la faz de la tierra.

Su estado natural de salud sirve como un principio fundamental alrededor del cual su cuerpo se organiza, se equilibra y se mantiene vital y fuerte a lo largo de los años. Gracias a este principio organizador interno, su cuerpo sabe cómo ajustarse y adaptarse a fuerzas externas y a cambios en el entorno mientras mantiene su orden y equilibrio. Puede arreglarse y repararse de los miles de desafíos, amenazas y alteraciones de la vida. Su cuerpo posee una asombrosa capacidad de recuperación para regresar a la salud incluso después de haber estado sometido a tremendas privaciones, hambre y tortura, enfermedades de vida o muerte y accidentes muy graves.

Su cuerpo también demuestra una inteligencia o sabiduría interior que mantiene su estado natural de salud conforme usted atraviesa las diferentes etapas de la vida. Considere, por ejemplo, que su cuerpo sabe cómo hacer que crezca una nueva dentadura completa cuando usted pierde los dientes de leche. ¿Cómo sabe su cuerpo aumentar su tamaño conforme crece, crear vello facial en los hombres cuando llegan a la pubertad y aumentar el busto de las mujeres? ¿Cómo sabe hacer que crezca una nueva uña del pie en el lugar de la que se ha perdido a causa de un golpe, y crear piel nueva donde se ha perdido la vieja capa por un rasguño? ¿Cómo sabe su cuerpo soldar un hueso fracturado para que sea más fuerte que antes y hacer que crezcan nuevos vasos sanguíneos en el corazón si se produce una obstrucción en los viejos?

¿Cómo mantiene su cuerpo su estado natural de salud, incluso cuando se producen heridas y lo atacan con frecuencia diferentes enfermedades? ¿Cómo puede repararse y curarse y volver a funcionar de manera normal después de sufrir infecciones por virus, bacterias, hongos y parásitos o graves heridas traumáticas y enfermedades que ponen en peligro la vida? Piense en la infancia solamente y en todas las heridas que los niños sufren y en las lágrimas que derraman a lo largo de las primeras etapas del crecimiento, cuando aprenden a gatear, a ponerse de pie, a caminar, a subir y bajar escaleras, a correr, a andar en bicicleta y a nadar. Agregue a esto la multitud de sarpullidos, fiebres e infecciones que tienen que soportar, y resulta difícil imaginar que algún niño consiga llegar a la edad adulta sano y salvo. Y sin embargo, la mayoría de nosotros lo hicimos.

¿Cómo logra su cuerpo superar los momentos difíciles y turbulentos de la vida y conseguir reponerse siempre, continuar y sobrepasar generalmente la edad de 50, de 75 e incluso de 100 años o más? Logra todo esto gracias a su increíble sistema sanador y a las importantísimas maneras en las que este sistema actúa con los otros tejidos, órganos y sistemas de su cuerpo.

La salud es natural y normal, la enfermedad es antinatural y anormal

Puesto que la salud es su estado natural y normal, la enfermedad representa un estado anormal y antinatural. ¿Qué quiero decir con esto?

La palabra *salud* pertenece a la familia de la palabra *sanar*, que es un movimiento hacia la plenitud y una sensación de bienestar. Cuando usted está saludable, se siente pleno y bien, y tiene un sentimiento cómodo, vibrante, de fluidez y de calma en el cuerpo. Su cuerpo se siente ligero; sus actividades y movimientos diarios no requieren esfuerzo. Este es su estado natural de salud, un estado relacionado con una sensación de calma en el cuerpo y en la mente.

Cuando usted se enferma, pierde la salud. Pierde su sensación de calma y se ve aquejado por una enfermedad. La *enfermedad* no representa nada más que un cambio temporal de su estado natural de salud.

La enfermedad representa un movimiento desde su estado central, ordenado y naturalmente equilibrado hacia un estado más caótico. Este estado está acompañado de una sensación de malestar o incluso dolor. Cada movimiento de su cuerpo resulta difícil y requiere mucho esfuerzo. Gasta una gran cantidad de energía realizando tareas simples. Su respiración es normalmente dificultosa. Aumenta su ritmo cardíaco. Disminuye su apetito. Su cuerpo se siente débil y vulnerable. Este es un estado de su cuerpo antinatural y anormal.

Cuando usted ha perdido la salud, en lugar de tener una sensación natural de ligereza o calma, su cuerpo se siente aletargado y pesado. Se siente intranquilo porque ha perdido el equilibrio y su cuerpo se ha desorientado. Ha llegado a ser una gran distracción para su mente. Pensar en algo que le levante el ánimo o en una actividad creativa es difícil porque sus energías mentales están totalmente consumidas por su enfermedad y por el malestar. Su cuerpo se ha convertido en una dolorosa y pesada carga que le impide disfrutar de la vida. La enfermedad no es el estado normal y natural de su cuerpo. Al contrario, es totalmente anormal y antinatural.

En la ciencia de la biología, el término *homeostasis* describe al cuerpo como un sistema flexible y fluido, con un entorno interno en constante cambio que tiene una capacidad de recuperación natural, siempre esforzándose por alcanzar el orden y el equilibrio. Este orden y equilibrio que mantienen su estado natural de salud se logran mediante la homeostasis conforme su cuerpo procesa y se ajusta a fuerzas y estímulos externos para mantener su estado natural de salud.

Cuando las fuerzas externas se vuelven dañinas o tóxicas, y tales fuerzas son lo suficientemente grandes y persistentes para crear un importante desequilibrio en su cuerpo, el orden se convierte en caos, dando como resultado la enfermedad o la afección. Según el principio biológico de la homeostasis, o el equilibrio, la enfermedad y la afección son únicamente estados temporales. Cualquier afección o enfermedad, entonces, cuando se analiza minuciosamente en su naturaleza esencial, refleja únicamente esto: una descomposición del orden de su cuerpo, un estado de desequilibrio y desorden temporal.

Las enfermedades y las afecciones no solamente crean un desequilibrio antinatural y temporal en su cuerpo; son también el resultado de desequilibrios antinaturales y temporales que se han creado en el mundo. Por ejemplo, en muchos países en vías de desarrollo, donde la balanza de la abundancia material se ha inclinado hacia la pobreza, la escasez y la falta de las necesidades humanas básicas como la comida, el agua, el cobijo, la ropa, los servicios sanitarios y la educación, predominan las "enfermedades de la carencia". Simplemente no pueden satisfacer las necesidades humanas básicas. En este entorno deficiente, el cuerpo se vuelve débil y vulnerable y puede caer presa de cualquier enfermedad. Por otro lado, en el mundo occidental desarrollado predominan las "enfermedades del exceso", afecciones causadas por los excesos: demasiada comida, demasiado lujo, demasiado consentimiento, demasiado estrés, etc. De nuevo, esta situación representa estados de desequilibrio.

Nadie enferma por casualidad, repentinamente y sin motivo. Si estudia detenidamente los factores que gobiernan su salud, descubrirá que la enfermedad no aparece al azar. Las enfermedades y las afecciones, con muy pocas excepciones, se producen en momentos previsibles y por motivos claros. Al igual que la salida y la puesta del sol son previsibles y se producen en conjunción con la rotación de la tierra sobre su eje, al igual que las mareas de los océanos son previsibles y se producen en conjunción con las fases lunares, del mismo modo sucede con las enfermedades y las afecciones.

Escuchar a su cuerpo

Tal como ya he mencionado, las enfermedades y las afecciones se producen cuando el entorno interno de su cuerpo se ha desequilibrado y desordenado. Esto es generalmente el resultado de haber violado, sabiéndolo o sin saberlo, las leyes básicas de la naturaleza. Estas leyes son sencillas y sistemáticas. Y lo que es más importante, su cuerpo, que está conectado a la naturaleza, está constantemente tratando de recordarle estas leyes mediante su red de comunicaciones inteligente. De hecho, usted probablemente sepa intuitivamente lo que su cuerpo necesita para permanecer saludable y fuerte.

Su cuerpo le proporciona continuamente información clara y actualizada transmitida directamente desde un sistema preciso, muy inteligente y de alerta precoz diseñado para informarle cuando corre usted peligro de perder la salud. Normalmente usted cae enfermo cuando ha hecho caso omiso de las comunicaciones básicas y las señales de alerta precoz de su cuerpo. Esto se produce a pesar de las súplicas que le hace su cuerpo para que cambie sus hábitos poco saludables. Estos mensajes físicos normalmente comienzan como suaves conjuros en forma de malestar corporal y luego pasan a ser gritos y chillidos en forma de dolor debilitante.

Por ejemplo, Greg, un paciente mío con problemas crónicos de espalda, estaba construyendo una casa. Después de inclinarse, serrar madera, clavar clavos y levantar madera pesada todo el día, en la noche se encontraba extremadamente adolorido y entumecido. A la mañana siguiente, el dolor era tan fuerte que apenas podía salir de la cama. En lugar de descansar y tomárselo con calma, ingería calmantes para poder terminar el trabajo. Esta pauta continuó durante varias semanas y parecía funcionar, hasta que un día se le fue la mano, o mejor dicho, la espalda. Mientras se inclinaba para levantar una pesada viga contrachapada, sufrió una hernia discal en la columna y terminó en la mesa de operaciones, donde fue sometido a una operación de la columna de emergencia. Como sucede a menudo con muchos de mis otros pacientes que sufren dolor de espalda, Greg había tenido muchos avisos de su cuerpo antes de su hernia; simplemente optó por no escuchar. Para él, terminar su casa era una prioridad más importante que escuchar a su cuerpo y cuidarlo. Al igual que con la mayoría de enfermedades y heridas que son totalmente evitables, Greg podría haber resuelto fácilmente su problema de espalda sin haber tenido que someterse a cirugía si se hubiera tomado el tiempo de prestar atención a los mensajes de su cuerpo.

Jim, otro de mis pacientes, tenía la enfermedad pulmonar obstructiva crónica, una afección muy parecida al asma. Necesitaba recetas habitualmente de inhaladores que contenían potentes fármacos, los cuales utilizaba diariamente sólo para ser capaz de respirar. Además, su enfermedad se complicaba con frecuentes y graves infecciones respiratorias que precisaban potentes antibióticos para frenarlas. A menudo terminaba en la sala de urgencias porque no podía respirar. En estos momentos, necesitaba respiración asistida y fuertes medicamentos intravenosos o fácilmente podría haber muerto. Aunque sus problemas respiratorios empeoraban cuando fumaba, él continuaba haciéndolo, de uno a dos paquetes de cigarrillos al día, un vicio que tuvo por más de 20 años. Su cuerpo estaba constantemente tosiendo, expectorando, escupiendo mocos y flema hediondos. Finalmente cayó en la cuenta un día después de un episodio en el que casi muere, tras el cual terminó en la unidad de cuidados intensivos del hospital durante dos semanas.

Hace ahora tres años desde que Jim dejó de fumar. Es curioso que ya no necesite inhaladores para respirar, hace más de un año que no sufre una infección respiratoria y su enfermedad pulmonar obstructiva crónica ha desaparecido. Jim decidió prestar atención a los mensajes de su cuerpo y colaborar con su capacidad natural para mantener su salud y su bienestar.

Sally es otra de mis pacientes que ignoraron los mensajes de su cuerpo. Sally tenía mucho dolor y llevaba dos días vomitando una sustancia amarilla y biliosa antes de venir a mi consulta en peligro obvio. Su dolor, que sufría hacía casi una semana, estaba ubicado en la parte superior derecha de su abdomen. Tenía mucho sobrepeso, tez blanca y aproximadamente 40 años de edad. Sus signos y síntomas apuntaban a un ataque agudo de la vesícula biliar, como después confirmaron los análisis. En la mayoría de los casos esta enfermedad —provocada en buena parte por una dieta alta en grasa— es totalmente evitable.

Casi todos los días durante la semana anterior al problema Sally había comido salchichas y huevos fritos para desayunar, hamburguesas y papitas fritas con un batido (licuado) para almorzar y pizza y helado para cenar. Incluso cuando su dolor aumentó y comenzó a vomitar, continuó comiendo tostadas con mantequilla, sándwiches (emparedados) de queso y barras de chocolate, todos alimentos altos en grasa. Ella no comprendía por qué no se sentía mejor.

Tras hablar con Sally largo y tendido, me mencionó que este no era el primer incidente de esta naturaleza. A lo largo de los últimos años, tras haber comido ciertos alimentos pesados y altos en grasa, había percibido un importante malestar abdominal, abotagamiento y eructos, cosas que ella atribuyó a una simple "indigestión". Obviamente su cuerpo había tratado durante mucho tiempo de llamar su atención para que cambiara su dieta.

Puse a Sally a una dieta suave a base de líquidos durante 48 horas y también la envié al hospital para que le hicieran análisis de laboratorio y radiografías para confirmar mis sospechas en cuanto al diagnóstico. Tras confirmarse el diagnóstico, mandé a Sally a un cirujano para que le extirparan la vesícula. Durante las 48 horas después de haber venido a verme, en las que solamente bebió agua y líquidos y no comió nada sólido, sus vómitos y dolor cesaron completamente, y me dijo que hacía muchísimo tiempo que no se sentía tan bien. Sin embargo, para entonces, el sistema ya se había puesto en marcha y el bisturí del cirujano esperaba con impaciencia. Después de tres días, Sally fue conducida a la sala de operaciones donde le extirparon la vesícula en menos de 2 horas. Sally podría haber mantenido su estado natural de salud prestando atención a los mensajes que su cuerpo le había estado enviando. En lugar de eso, no les hizo caso y obstaculizó la capacidad natural de su cuerpo para mantenerse saludable y fuerte.

El cuerpo de Sam también le estaba hablando, y, al igual que Sally, él no escuchaba. Sam era natural de Hawai que se bebía una caja de cerveza al día y a esto no le daba mucha importancia. Él y sus amigos seguían esta pauta fija desde hacía muchos años. Se reunían en el parque de la playa local después del trabajo, bebían y hacían cuentos hasta que ya era de noche y era hora de irse a la cama. Un día, después de muchos años de beber así, Sam me consultó. Le dolía el abdomen y el hígado y además, este estaba inflamado. Tenía náuseas y estaba deshidratado y llevaba más de una semana sin poder comer ni beber nada. Sufría un alcoholismo agudo (y crónico) que estaba afectando su hígado. Sus pies y tobillos también estaban extremadamente hinchados, una mala señal que indicaba que también tenía problemas circulatorios.

(continúa en la página 12)

¿Quién enferma y por qué?

Mucha gente viene a mi consulta culpando a otro miembro de su familia o a la persona que se sentaba a su lado en el avión por la bronquitis o la infección de garganta que han contraído. Esta actitud es muy natural. Sin embargo, debido a la ubicuidad de las bacterias, los virus y otros organismos en nuestro entorno inmediato y en el aire que respiramos, estos microorganismos, en sí mismos, no son generalmente la única causa de la enfermedad. Si lo fueran, estaríamos enfermos todo el tiempo. Además, si los gérmenes se propagaran de una persona a otra tan fácilmente, los médicos, que se la pasan todo el día rodeados de estos gérmenes y de las personas que los propagan, deberían ser las personas más enfermas de todas. Pero no lo son. En condiciones normales, generalmente las bacterias y los virus que hay en nuestro entorno no nos molestan lo más mínimo. ¿Qué ha cambiado entonces que permite que nos infecten y afecten? ¿Son ellos o algo dentro de nosotros? Investigaciones recientes apuntan con fuerza a favor de lo último. La *epidemiología* es la ciencia que estudia los brotes de enfermedades en el mundo, conocidos como epidemias. En este campo existe un modelo clásico conocido como el triángulo epidemiológico. El triángulo epidemiológico ilustra que la existencia de una enfermedad depende de tres factores: 1) el huésped, la persona que es el objetivo potencial de la enfermedad; 2) el agente, el organismo o el factor causante de la enfermedad que inicia o transmite la enfermedad y 3) el entorno, en el cual ambos, el huésped y el agente, residen o entran en contacto. La ciencia médica necesita considerar y evaluar los tres factores para descubrir los verdaderos orígenes de la enfermedad mientras trabaja para resolver y evitar que se produzcan futuras epidemias.

Aunque las investigaciones médicas previas atribuían más importancia a la virulencia de tales agentes como las bacterias y los virus que causaban las enfermedades, las investigaciones más recientes ponen un énfasis mucho mayor en los factores de resistencia del huésped, que son factores que se encuentran dentro de nosotros y que nos mantienen saludables y nos ayudan a resistir las enfermedades. Podemos pensar en los factores de resistencia del huésped como los recursos internos de sanación del cuerpo. Ellos determinan la propensión de una persona a una enfermedad o afección y reflejan su capacidad de recuperación. Estudiar los factores de resistencia del huésped nos ayuda a comprender por qué algunas personas caen enfermas y por qué otras no, incluso cuando están expuestas a los mismos agentes causantes de la enfermedad; por qué determinadas personas enferman más a menudo que otras y por qué ciertas enfermedades parecen tener afinidad con determinadas personas.

Los estudios sobre los factores de resistencia del huésped muestran que, para las personas que viven en el mundo desarrollado y moderno, los factores más importantes que determinan nuestro estado de salud y vulnerabilidad frente a la enfermedad se basan en qué tan bien cuidamos de nosotros mismos, qué tan bien nutrimos y honramos a nuestros cuerpos y qué tan bien respetamos nuestro estado natural de salud. Estos factores dependen de las elecciones personales que hacemos en nuestras vidas diarias.

Los estudios sobre los factores de resistencia del huésped también han conducido a la comprensión de que, además del sistema inmunitario, hay otro sistema extremadamente importante en nuestro cuerpo que es responsable de su capacidad de recuperación natural y de su capacidad para curarse a sí mismo y mantenerse saludable. Este es el sistema sanador del cuerpo, el sistema descubierto más recientemente y el más importante. El cuerpo sabe cómo curarse a sí mismo y mantener su estado natural de salud gracias a su sistema sanador.

(continuación de la página 10)

Sam había tenido muchas advertencias de su cuerpo antes de este episodio. Además de dolerle la panza y el hígado, habérsele inflamado este último y haber sufrido náuseas y deshidratación en varias ocasiones anteriores, también había sufrido delírium tremens y temblores cuando había intentado dejar de beber. Después de breves períodos, no obstante, cuando las tormentas del sufrimiento habían pasado, había continuado tomando con sus amigos.

Yo estaba muy ajetreado con otros pacientes y, después de escuchar la historia de Sam, pensé que no podría hacer mucho por ayudarle a cambiar sus hábitos. Me resigné a creer que era simplemente otra víctima del alcohol y lo mandé a un internista que pudiera ingresarlo al hospital. Sin embargo, antes de mandarlo al otro doctor le di el sermón médico típico sobre la necesidad de dejar de beber, el cual pensé que caería en oídos sordos.

Dos años después, apareció un hombre en mi consulta por un resfriado (catarro) de pecho. Aparte de eso, parecía saludable, atlético y en buena forma física. Debido a su nueva barba, no me di cuenta que era Sam. ¡Era una persona totalmente distinta!

Sam me dijo que lo que le dije ese día lo impactó. Hacía dos años que no tomaba. . . ¡y se notaba! En su lugar, había estado bebiendo mucha agua, haciendo ejercicio y realizando arduos trabajos físicos. También dejó de fumar. Por fin Sam había escuchado a su cuerpo y había regresado a su estado natural de salud.

El sistema sanador
El protector de la salud de su cuerpo

Imagínese afuera en un bello y cálido día de verano. Usted va caminando por la calle, despreocupado y alegre. De repente, tropieza con una grieta enorme en la acera (banqueta). En cuanto siente que se cae, instintivamente extiende el brazo para frenar la caída. Al golpearse contra el piso y resbalar por el pavimento, inmediatamente siente dolor en el brazo. Nada más ponerse de pie, ve un área donde se ha arrancando un trozo de piel. Está roja, en carne viva y sangrando. Aunque da gracias porque sólo sea un rasguño, le duele muchísimo. En lenguaje médico, acaba de sufrir una *abrasión*.

Durante el transcurso de los próximos días, sin mucho lío, observa cómo su cuerpo atraviesa cambios interesantes pero previsibles en el lugar de la abrasión. Primero comienza a segregar un líquido transparente que con el tiempo se convierte en una capa marrón y costrosa que se hace más espesa y forma una costra. Cuando su cuerpo muda la costra después de una semana o dos, igual que una serpiente o una lagartija mudan su piel, comprueba que tiene una capa de piel nueva. Varios meses después, ni siquiera hay una cicatriz que indique dónde estaba la herida. Son cosas muy normales y que suceden todos los días, pero aun así, al mismo tiempo, cuando piense en el hecho de que tiene piel nueva, debería preguntarse: "¿Cómo supo mi cuerpo hacer eso?"

Su cuerpo sabe cómo curarse gracias a su sistema sanador. En general, sin que usted ni siquiera lo sepa, gracias a su sistema sanador, su cuerpo es capaz de recuperarse de miles de problemas con los que se enfrenta todos los días de su vida. Estos acontecimientos incluyen no solamente la sanación rápida de heridas superficiales como las abrasiones, las cortadas y los moretones (cardenales) en la piel, sino también la supervisión, el monitoreo y el ajuste continuo de procesos fisiológicos de importancia fundamental que se producen muy adentro en el interior de su cuerpo. Cuando las fuerzas externas crean un desequilibrio dentro del cuerpo, cuando el orden se vuelve menos ordenado e incluso puede convertirse en caos, cuando la enfermedad o las afecciones se manifiestan, su sistema sanador trabaja arduamente para restaurar el orden y el equilibrio a fin de que usted recupere su estado natural de salud. Aquí tiene sólo algunos ejemplos de cómo actúa el sistema sanador para salvaguardar su salud:

- El sistema sanador puede dilatar y contraer los vasos sanguíneos para aumentar el flujo sanguíneo hacia áreas específicas de su cuerpo que necesiten sanarse.

- El sistema sanador puede acelerar su ritmo cardíaco y aumentar la fuerza de sus contracciones para llevar rápidamente más sangre, oxígeno y nutrientes a lugares específicos que necesitan sanar; este proceso incluye situaciones de emergencia muy graves.

■ El sistema sanador estimula a sus glándulas para que produzcan hormonas clave para iniciar procesos de crecimiento y reparación dentro de las células de tejidos dañados.

■ El sistema sanador puede aumentar la temperatura corporal para causar fiebre y producir sudor, para así eliminar toxinas cuando hay una infección.

■ El sistema sanador puede modificar la función de sus riñones para reducir la salida de orina y ayudar a conservar agua si usted está deshidratado.

■ El sistema sanador supervisa el sorprendente proceso de la remodelación de huesos, el hecho de que sus huesos se suelden cuando se curan las fracturas.

■ El sistema sanador puede aumentar su ritmo respiratorio y su capacidad pulmonar para llevar más oxígeno a las células y tejidos cuando se ha producido una enfermedad o una herida.

Su sistema sanador puede hacer todas estas cosas y muchas, muchas más. De hecho, mientras usted esté vivo, su sistema sanador permanece viable y comprometido con su papel como protector de la salud de su cuerpo.

Aunque haya habido momentos en el pasado en los que estuvo bastante enfermo y tuvo que luchar contra las adversidades y contratiempos más graves de la vida, su sistema sanador estaba allí para ayudarle, intentando sacarle de su sufrimiento. Aunque esté combatiendo una enfermedad ahora mismo y padezca los síntomas de una afección, su sistema sanador está trabajando arduamente para reestablecer el equilibrio y el orden en su cuerpo. El hecho de que usted esté vivo hoy revela que su sistema sanador está funcionando para cumplir con el instinto subyacente de su cuerpo de sanar y volver a estar saludable. Aunque su salud esté en peligro actualmente y no sea como a usted le gustaría que fuera, puede cooperar con su sistema sanador para reforzarlo y fortalecerlo y recuperar su estado natural de salud.

Elimine los obstáculos de su sistema sanador

En muchos casos usted pone obstáculos sin saberlo en el camino de su sistema sanador y crea una injusta carga que dificulta su trabajo y pone en peligro su eficacia. Al comprender cuáles son estos obstáculos y retirarlos, en muchos casos, su sistema sanador, ahora liberado para realizar su tarea de curar, puede restablecer rápidamente el funcionamiento normal de su cuerpo y permitirle expresar su estado natural de salud.

Por ejemplo, considere el caso de una infección pulmonar crónica en una persona que continúa fumando cigarrillos. Inhalar el humo del cigarrillo constantemente no es natural. Si fumar fuera natural, todos habríamos nacido con un cigarrillo en la boca. Su cuerpo fue diseñado para respirar aire puro, saludable, limpio y natural. Aunque puede sobrevivir y tolerar el humo del cigarrillo durante un determinado período, después de un tiempo, las partículas del humo, el monóxido de carbono, los alquitranes y las otras sustancias tóxicas que hay en el humo del cigarrillo crean una carga sobre su sistema sanador que provoca un desequilibrio y hace que su salud se descomponga. En este caso, eliminar el obstáculo perjudicial del humo del cigarrillo es todo lo que se necesita para que su cuerpo recupere su estado natural de salud. Una vez que se ha eliminado la carga del humo del cigarrillo, devolver a su cuerpo su estado natural de salud constituye una tarea sencilla y rutinaria para el sistema sanador.

Hay otro ejemplo evidente con las enfermedades cardíacas, la primera causa de muerte en el mundo occidental. Las enfermedades cardíacas están causadas por una acumulación excesiva de colesterol. Los niveles elevados de colesterol, que son el resultado de la falta de ejercicio, la ingesta de demasiados alimentos pesados y altos en grasa y el estrés, pueden obstruir las arterias del corazón y provocar un ataque al corazón. Eliminar estos obstáculos al restringir la ingesta de grasa, aumentar el ejercicio y manejar el estrés permite al sistema sanador devolver al cuerpo su estado natural de salud. Es bien sabido que esta sencilla estrategia puede revertir enfermedades cardíacas incluso graves y avanzadas.

Las enfermedades más graves de nuestro tiempo, entre ellas las afecciones pulmonares, cardíacas, articulares, metabólicas, autoinmunes e incluso el cáncer, tienen en sus raíces importantes obstáculos que se han impuesto como cargas al sistema sanador. Al eliminar estas cargas se producirá la sanación porque ahora el sistema sanador es libre para devolver a su cuerpo su estado natural de salud.

¿Por qué el sistema sanador
no se ha tenido en cuenta?

Algunas veces lo que estamos buscando está justo delante de nuestras narices. Eso es exactamente lo que sucede con el sistema sanador del cuerpo. Hasta hace poco desconocíamos algo muy fundamental y esencial acerca de cómo nuestros cuerpos actúan como sistemas plenos, vivos, inteligentes y funcionales. Como consecuencia, no reconocimos la trascendencia del sistema más importante de todo nuestro cuerpo.

El sistema sanador del cuerpo no se ha tenido en cuenta hasta ahora por varios motivos. La razón fundamental es que la ciencia médica convencional se centra, en general, en la estructura y la forma del cuerpo, más que en su función, es decir, en cómo funciona. Esta visión tiene un impacto sobre la medicina en estos importantes aspectos:

- La medicina convencional se centra más en la estructura y en la forma que en la función (cómo funciona el cuerpo), y de este modo las enfermedades y afecciones se ven como problemas ubicados en áreas anatómicas específicas del cuerpo. En lugar de verlo como una unidad que funciona como un todo, el cuerpo se considera como muchas partes individuales que funcionan por separado y la cirugía a menudo se considera el tratamiento fundamental para estos diversos problemas.

- La medicina convencional no ha reconocido el papel fundamental que desempeña la energía en el crecimiento, desarrollo, sustento y sanación del cuerpo. Al no reconocer que la energía es el principio fundamental, real, activo y que promueve la vida en nuestros cuerpos, los médicos de nuevo tienden a centrarse más en la estructura y en la forma que en la función. Pero el sistema sanador no está confinado a un área anatómica. El cuerpo es un sistema funcional basado en el flujo y los movimientos de las energías que se encuentran dentro de él. El cuerpo dirige energía sanadora adonde se necesita, de manera muy similar a un bombero que dirige agua desde el extremo de su manguera para apagar un incendio.

- Una gran parte de las investigaciones científicas se han dedicado al estudio de los agentes externos de la enfermedad, como las bacterias y los virus, y al desarrollo de fármacos específicos, como los antibióticos, para matarlos. Estas investigaciones han alejado la atención de los recursos internos del cuerpo. En su mayor parte, este enfoque ha hecho que ignoremos cómo funciona nuestro cuerpo y cómo se cura a sí mismo.

- Una gran cantidad de investigaciones están dedicadas en la actualidad a la genética, la cual busca vincular ciertas enfermedades con defectos genéticos específicos. Hoy se les culpa a los defectos genéticos de la mayoría de las enfermedades no causadas por agentes externos como las bacterias, los virus o las heridas. Aunque la genética sin dudas ocupa un lugar en la salud de una persona, los datos de salud pública internacionales muestran que los malos genes no causan la mayoría de las enfermedades que hay en el mundo. Las enfermedades más comunes, como las enfermedades cardíacas, la presión arterial alta, la diabetes, los derrames cerebrales, la artritis y el cáncer, están relacionadas con dietas inadecuadas o estilos de vida poco saludables más que con genes defectuosos. Intentar curar todas las enfermedades con ingeniería genética mediante la eliminación de genes defectuosos, aunque sea importante para ciertas enfermedades raras, pasa por alto totalmente la importancia de descubrir cómo puede el sistema sanador ayudar a superar la mayoría de enfermedades.

El crecimiento de las especialidades en medicina

Otra razón importante por la que el sistema sanador no se ha tenido en cuenta es la tremenda cantidad de información procedente de tantos campos especializados diferentes de la medicina de hoy. Los especialistas, como los cirujanos, tienden a tratar cada sistema del cuerpo como una entidad separada, más que como una parte de un todo unificado.

Por ejemplo, ahora tenemos la *cardiología* para estudiar y tratar el corazón; la *dermatología* para estudiar y tratar la piel; la *neurología* para los nervios; la *endocrinología* para las glándulas; la *nefrología* para los riñones; la *neumología* para los pulmones; la *reumatología* para las articulaciones; la *ortopedia y traumatología* para los huesos y los músculos; la *podología* para los pies; la *otorrinolaringología* para los oídos, la nariz y la garganta; la *urología* para la vejiga y órganos relacionados; etc. Puesto que el sistema sanador se encuentra integrado dentro de la estructura y funcionamiento de todos los demás sistemas orgánicos, la sobreespecialización ha hecho que solamente veamos fragmentos de su existencia mientras continuamos inconscientes de su presencia e importancia totales.

Cada especialidad se centra en el estudio de un solo sistema dentro del cuerpo humano y a menudo hay una falta de comunicación entre los distintos campos especializados. Como resultado, los médicos hemos desarrollado una especie de estrechez de miras que nos impide tener una vista integral del asunto y organizar y clasificar toda esta información especializada en un sistema completo y total. A veces parece que la mano derecha no sabe lo que está haciendo la mano izquierda. Este es un error muy grave de la medicina moderna.

El sistema sanador no es un descubrimiento nuevo

Aunque muchas personas creen que el sistema sanador es un descubrimiento reciente, la realidad es que diversas culturas y sanadores antiguos de otras partes del mundo lo conocen desde hace mucho tiempo. Dentro de las comunidades sanadoras de estas sociedades, cuyos miembros vivían muy cerca de la naturaleza y respetaban su sabiduría, la existencia de un sistema sanador nunca se ha puesto en duda. Ha sido en nuestra moderna era del escepticismo, en la que necesitamos que las nuevas ideas estén demostradas científicamente antes de aceptarlas como hechos, cuando se ha cuestionado el papel del sistema sanador.

Incluso hoy en día, la mayoría de profesionales de las artes sanadoras que viven en el extranjero actúan desde la premisa de que nuestro cuerpo está conectado a la naturaleza y que el sistema sanador del cuerpo funciona con los mismos principios organizativos inteligentes que se encuentran en la naturaleza. Además, creen que al estudiar estos principios naturales podemos descubrir y utilizar importantes modalidades naturales, bondadosas y de gran ayuda que actúan en armonía con este sistema sanador para recuperar y mantener la salud. La sanación se puede producir cuando trabajamos *con*, no *contra*, las fuerzas de la naturaleza que existen dentro del cuerpo humano.

Al enfrentarse a un paciente enfermo, cualquier médico que comprende el verdadero valor del sistema sanador tratará de comprender en primer lugar cómo se han desequilibrado las fuerzas naturales de la salud corporal. ¿Qué hizo que el cuerpo se volviera menos ordenado y más caótico y perdiera su estado natural y equilibrado de salud y cayera en un estado de enfermedad? Factores como el estrés, los malos hábitos de sueño, una dieta inadecuada, la falta de ejercicio regular, los problemas en el trabajo o el trabajo excesivo, la agitación en el hogar, las relaciones sociales irregulares, los conflictos mentales y emocionales, etc., son posibilidades. Descubrir e investigar estos factores es fundamental para que el tratamiento tenga éxito. Una vez que se han identificado a los malos de la película, el camino de vuelta a la salud se vuelve más claro. Eliminar estos obstáculos y fuerzas dañinas le permite al sistema sanador hacer su trabajo de un modo más eficaz.

Pruebas convincentes de su sistema sanador

El descubrimiento del sistema sanador del cuerpo por parte de la ciencia médica occidental aún se encuentra en sus primeras etapas y muchísimas de las pruebas de su existencia son indirectas. No obstante, debemos esperar que se produzca esta situación en cualquier campo de la exploración científica. Déjenme que me explique.

En el campo de la astronomía, cuando se descubre por primera vez una nueva estrella o planeta, la primera señal de su existencia a menudo se ve al observar su influencia sobre el comportamiento y las características de la órbita de su vecino conocido más cercano. Aquí, las anomalías en el movimiento pueden detectarse frecuentemente con la ayuda de un telescopio de gran potencia. Precisos datos matemáticos sobre la nueva entidad, basados en la masa, la densidad, los campos gravitatorios y los movimientos orbitales, tienen como resultado meticulosos cálculos y una mirada más rigurosa a través del telescopio, hasta que la nueva estrella o planeta entre en foco y se vea realmente. Se han descubierto de esta manera muchas estrellas, planetas e incluso galaxias nuevas. En la inmensidad del universo,

(continúa en la página 20)

(continuación de la página 19)

si no buscamos algo activamente, las probabilidades de encontrarlo son casi nulas.

Dentro de nuestro cuerpo también existe todo un vasto universo particular: el sistema sanador. Puesto que hemos dedicado más esfuerzo a investigar los agentes externos de la enfermedad y no hemos buscado activamente este sistema interno, no hemos acumulado mucha información sobre él. El tremendo efecto del sistema sanador sobre nosotros y sobre cómo funciona nuestro cuerpo está claro, aunque no tengamos aún las pruebas científicas de su existencia. Pero aunque hubiéramos buscado el sistema sanador con más empuje y dinamismo, seguiría siendo difícil evaluarlo con precisión en toda su exquisitez y sofisticación por culpa de las limitaciones de nuestra actual tecnología y modo de pensar, los cuales se centran más en las estructuras anatómicas que en la energía y en el funcionamiento.

Si pudiéramos desviar el actual enfoque de la investigación científica de las diferentes bacterias y virus y de las armas farmacéuticas producidas para neutralizarlos, de las soluciones quirúrgicas rápidas, de los productos químicos tóxicos para envenenar nuestros tumores malignos y de los "genes malos" que sospechamos causan la mayoría de nuestros otros problemas, y en lugar de eso nos centráramos más en comprender de qué manera nuestro cuerpo sabe cómo curarse, entonces estaríamos mucho más cerca de aprender a cooperar con nuestros sistemas sanadores para prevenir las enfermedades, sanar las afecciones y disfrutar de largas y saludables vidas más allá de nuestras expectativas actuales.

Centenarios

Ejemplos vivos de nuestro sistema sanador

En la naturaleza cada especie viva tiene una esperanza de vida programada, una edad potencial máxima a la que pueden llegar los miembros de esa especie. Por ejemplo, la mayoría de insectos, como los mosquitos, los jejenes y las mariposas, viven como máximo una o dos semanas solamente. Para los perros, la esperanza de vida es aproximadamente de 10 a 12 años. Para los grandes tiburones blancos, es de 300 años. Para determinados reptiles, como las tortugas del desierto, es de 400 años. Para ciertos árboles, como la Secuoya

Gigante del Norte de California, la esperanza de vida oscila desde 2.000 a 3.000 años. Para los seres humanos, la esperanza de vida potencial máxima es de unos 100 años.

Si hay un grupo de personas que han demostrado la capacidad natural del cuerpo de permanecer saludable y la existencia de un sistema sanador, ese grupo es sin duda el de los *centenarios*, quienes, por definición, son personas que han vivido hasta los 100 años de edad y más allá. Sorprendentemente, según recientes encuestas demográficas, el segmento de la población estadounidense que más rápido crece es el de las personas que tienen más de 100 años. Hace 20 años en los Estados Unidos había 6.200 centenarios documentados. Hoy, hay más de 64.000 centenarios en los Estados Unidos solamente. En la actualidad las personas están más conscientes de su salud que hace 20 años, de modo que cooperaran más con sus sistemas sanadores y los fortalecen. Este cambio ha hecho posible que más gente viva por más tiempo. Sin la increíble capacidad del cuerpo de sanarse a sí mismo y regresar a su estado natural de salud una y otra vez, ¿cómo es posible que tantas personas vivan tanto tiempo?

Por lo general, los centenarios han aprendido a cooperar con sus sistemas sanadores para cosechar y disfrutar su máxima asignación de tiempo sobre esta tierra. Y la mayoría lo hizo permaneciendo activos y manteniendo su salud hasta el mismísimo final. Si observamos sus estilos de vida, y no únicamente sus genes, podemos aprender mucho sobre las muchas maneras en que nosotros también podemos cooperar y trabajar con nuestro sistema sanador.

La mayoría de centenarios que he conocido, aunque todos son individuos únicos con historias personales propias, comparten un nexo común en la manera en que han vivido sus vidas. La mayoría han comido moderadamente, se han mantenido activos, han dormido bien, han descansado cuando era necesario, han tenido relaciones sociales y familiares y en general han disfrutado de la vida. Aunque sus dietas, estilos de vida y genes han sido diferentes, muchos han tenido que soportar dificultades extremas durante sus largas vidas, entre ellas la pérdida de sus seres queridos más cercanos y miembros de la familia. Aun así, la mayoría de estas personas han exhibido lo que yo llamaría una "actitud alegre". Es extraño encontrar a un centenario que no tenga un extraordinario sentido del humor y una sonrisa en su rostro. Un ejemplo de esto fue la mujer occidental más anciana del mundo, una francesa que vivió hasta los 122 años. Aunque había perdido la vista y hacía poco que tenía que depender de una silla de ruedas, ¡acababa de dejar de fumar a la edad de 121 años! Cuando le preguntaron acerca de los secretos de su longevidad, ella respondió que lo único que sabía era que "solamente tengo una arruga en todo el cuerpo, ¡y estoy sentada sobre ella!" Este tipo de actitud desenfadada es representativo de las personas que han llegado a los 100 años o que han superado esta edad.

El conocido comediante George Burns vivió más de 100 años, y continuó actuando y apareciendo en películas hasta su fallecimiento. Nunca dejó de fumar puros; y lo que es más importante, ¡tampoco dejó nunca de sonreír y de contar chistes! Su actitud positiva ayudó a fortalecer su sistema sanador y a devolver a su cuerpo su estado natural de salud tras la enfermedad.

En una ocasión traté a una encantadora mujer de 95 años que vestía un conjunto fucsia, anteojos (espejuelos) oscuros y un collar de conchas, y que tenía una gran sonrisa dibujada en el rostro, a pesar de haber sufrido una cortada profunda en la pierna, por lo que vino a consultarme. Estaba haciendo un crucero y había bajado del barco para disfrutar un día de compras en Hawai. Cuando se sacó los anteojos oscuros, vi un par de juveniles y chispeantes ojos azules que fácilmente revelaban su despreocupada y optimista actitud hacia la vida. Tras varios minutos hablando mientras atendía su herida, me preguntó si podía apresurar las cosas. "¿Por qué?" pregunté.

"Porque mi hermana mayor está en la sala de espera y no quiero hacerla esperar. ¡Sólo tenemos un día en su isla y le prometí que iría a hacer *bodysurfing* con ella!"

Cuando entré a la sala de espera, vi a su hermana, tres años mayor que ella. ¡También estaba vibrante y sonriente y vestía un conjunto rojo a juego con un sombrero de paja!

Mucha gente viene a mi consulta y me dice que están "¡envejeciendo y yéndose a pique!" Personas en la treintena y en la cuarentena me han dicho eso. A la inversa, he visto a muchos otros pacientes que están aprendiendo a hacer surf y esquí acuático a los 70 años, otros que practican yoga a los 80 y tienen más agilidad y gracia que personas con menos de la mitad de años que ellos, y aún otros que bailan y cuidan el jardín pasados los 90. La juventud y la salud parecen estar más relacionados con nuestros estados de ánimo y reflejar nuestras actitudes más que la pura cronología. Una actitud positiva y ganas de vivir son elementos fundamentales para mejorar y fortalecer su sistema sanador.

Aprenda una lección de los centenarios y descubra las muchas maneras en que usted puede también disfrutar una larga, saludable y gratificante vida, libre de enfermedad y debilidad, mucho más allá de sus expectativas actuales y respetando y honrando su estado natural de salud.

Consideraciones finales sobre el sistema sanador y su estado natural de salud

La salud es su estado normal y natural. Este estado se basa en principios biológicos universales que se aplican a todas las especies vivas, no solamente a los seres humanos. La salud está programada en el ADN de cada una de las células de su cuerpo y es la razón por la cual la especie humana ha sido capaz de crecer y sobrevivir de una generación a otra durante miles de años. La salud es la razón por la cual usted está vivo hoy. La esperanza de vida máxima media posible de un ser humano es de 100 años o más. Puesto que su estado natural es la salud, cualquier desviación de este estado natural representa un estado antinatural. Usted está programado para tener una buena salud el día en que es concebido.

Las enfermedades y las afecciones no solamente son estados no deseados, son también fundamentalmente antinaturales y anormales. Su existencia representa una desviación de las leyes naturales que gobiernan los procesos biológicos normales sobre la tierra. Cuando usted enferma, normalmente significa que se han impuesto sobre su cuerpo fuerzas antinaturales, dañinas y poco saludables que le hacen perder temporalmente el equilibrio y el orden. Restaurar el orden y el equilibrio devuelve a su cuerpo su estado natural de salud. Este es el trabajo de su extraordinario sistema sanador, el cual puede considerarse como el protector de su salud.

Aunque puede parecer que casi todos los días se producen desafíos y dificultades, su cuerpo puede reaccionar y enfrentar estos desafíos y dificultades porque tiene un extraordinario sistema sanador que ha sido diseñado para soportar, reparar y corregir los desequilibrios y problemas, de manera natural y automática. A veces, la enfermedad puede parecer insoportable y omnipresente, pero su sistema sanador puede ayudar a su cuerpo a recuperar su estado natural del salud, incluso ante la muerte y en momentos en los que haya perdido toda esperanza. Gracias a su sistema sanador, su cuerpo posee una asombrosa resistencia natural, como una boya flotando en el mar, para enderezarse en medio de las tempestades más devastadoras de la vida.

En el próximo capítulo verá más de cerca a su sistema sanador en acción y tendrá la oportunidad de examinar las pruebas de su existencia y comprender lo que hace este sistema y cómo funciona. También descubrirá por qué aprender a cooperar con su sistema sanador, y reforzarlo y fortalecerlo, es esencial para lograr y disfrutar una salud óptima.

CAPÍTULO 2

El sistema sanador en acción

Cuando pienso en el número de amenazas y ofensas que nuestro cuerpo soporta durante el transcurso de una vida, el hecho de que podamos mantenernos saludables es verdaderamente asombroso. Para llevar a cabo esta increíble tarea, uno necesita un solo sistema en el cuerpo que pueda supervisar y dirigir a todos los demás sistemas hacia una respuesta sanadora unificada, eficiente y orquestada para protegerle y preservar su estado natural de salud. Ese sistema supervisor único es el sistema sanador.

El sistema sanador no solamente mantiene su estado natural de salud, sino que cada vez que usted está enfermo o herido, o siempre que su salud se ve amenazada, también se encarga de controlar los daños. Controla y supervisa todos los procesos de reparación, crecimiento y restauración de la salud y el funcionamiento normal de las células, tejidos y órganos corporales. De hecho, usted no estaría vivo hoy de no ser por el extraordinario sistema sanador de su cuerpo.

Las enfermedades o las heridas pueden producirse en cualquier momento, por ello su cuerpo necesita un sistema con el que pueda contar para salvaguardar su salud, 24 horas al día, 7 días a la semana, 365 días al año. Por eso su sistema sanador permanece alerta en todo momento, listo para entrar en acción de un momento a otro. Al igual que un equipo de rescate paramédico de emergencias 911, está de guardia continuamente. También tiene un tremendo aguante y resistencia y puede permanecer operativo hasta 100 años o incluso más.

Su sistema sanador está presente en cada uno de los órganos y tejidos de su cuerpo; no está restringido a una única estructura o ubicación específica. No puede extirparse quirúrgicamente ni verse en una radiografía, un escáner TAC o una resonancia magnética (o *MRI* por sus siglas en inglés), como sucede con la mayoría de las demás estructuras del cuerpo. Cuando usted está saludable, es difícil siquiera saber que tal sistema existe; sin embargo, durante épocas de enfermedad o heridas, cuando su cuerpo prepara una respuesta sanadora, se hacen patentes las pruebas de su existencia.

Aunque su sistema sanador es sin lugar a dudas el sistema más importante de su cuerpo, probablemente usted nunca haya oído hablar de él antes, o, si lo ha hecho, la información era escasa. Aunque quizás conozca los otros sistemas de su cuerpo, el digestivo, el respiratorio, el circulatorio, el nervioso y el inmunitario, probablemente esté leyendo sobre el sistema sanador por primera vez. De hecho, puede que ahora mismo esté confundiendo su sistema sanador con su sistema inmunitario, como hacen muchas personas.

Las diferencias entre el sistema sanador y el sistema inmunitario

Cuando la gente oye por primera vez hablar del sistema sanador, a menudo lo confunde con el sistema inmunitario. Aunque a un nivel puede ser difícil distinguir a los dos sistemas porque actúan juntos en un esfuerzo común, a otro nivel son sistemas muy diferentes que tienen propósitos totalmente distintos.

La diferencia fundamental entre los dos sistemas radica en que su sistema inmunitario se ocupa de defender al cuerpo contra las infecciones, mientras que su sistema sanador es responsable de reparar los daños que sufren los tejidos como consecuencia de heridas o enfermedades y devolver a su cuerpo su estado natural de salud. El sistema inmunitario se centra principalmente en atacar a invasores externos y proteger a su cuerpo de los mismos. El sanador se centra más en la curación, el crecimiento, la regeneración, el restablecimiento del funcionamiento y el mantenimiento de la salud.

Por ejemplo, si usted contrajera bronquitis, la cual es una infección del aparato respiratorio, su sistema inmunitario atacaría y eliminaría los organismos que están causando la infección. Sin embargo, si resultara herido en un accidente automovilístico y se fracturara el brazo, su sistema sanador curaría las heridas. Su sistema inmunitario no participaría porque normalmente no se produce una infección cuando se fractura un hueso. La soldadura del hueso fracturado sería una función específica del sistema sanador.

Igualmente, si usted sufriera un ataque al corazón, su sistema sanador se activaría inmediatamente. Un ataque al corazón no está causado por una infección y por ello el sistema inmunitario no participa en su curación, sino el sistema sanador. Después de un ataque al corazón, el sistema sanador repara el daño producido al músculo cardíaco mientras restablece el funcionamiento normal del corazón.

Cuando comprendemos que la mayoría de enfermedades y heridas no están causadas por infecciones, la distinción entre el sistema sanador y el sistema inmunitario se hace más clara y el extraordinario papel del sistema sanador se convierte en algo mucho más importante.

Ahora bien, cabe notar que algunas veces la división del trabajo entre el sistema inmunitario y el sanador no está tan clara. Ambos sistemas trabajan juntos y cooperan mutuamente para mantenerlo saludable. Por ejemplo, si su cuerpo ha sufrido daños por una infección, el sistema sanador y el inmunitario trabajarán codo con codo para reparar el daño mientras combaten, neutralizan y eliminan a los agentes infecciosos para evitar que su cuerpo sufra más daños. El sistema inmunitario atacará la infección que provocó el problema y el sanador reparará el daño que la infección ha ocasionado a su cuerpo.

Escuchar al sistema sanador

Puesto que el estado natural de su cuerpo es tener una buena salud, sus necesidades físicas son realmente bastante sencillas. Sin embargo, cuando no se satisfacen estas necesidades, a su cuerpo no le da pena emitir señales de alerta para inducirle a usted a tomar medias correctivas inmediatas. Cuando se producen situaciones de urgencia, o cuando usted no está saludable, su cuerpo, a través de su sistema de comunicaciones, que trabaja en estrecha colaboración con su sistema sanador, se lo hará saber inmediatamente. Para que su sistema sanador repare, restablezca y preserve su cuerpo de la manera más eficaz, usted debe aprender a escuchar a su sistema sanador cuando le habla.

Por ejemplo, cuando sus reservas de agua están bajas y existe peligro de deshidratación, su mecanismo de la sed entra en acción y le insta a beber. Cuando su cuerpo está bajo de energía y necesita más calorías, se activa su instinto del hambre y lo induce a comer. Cuando usted necesita dormir o descansar, comenzará a bostezar y sentirá los ojos pesados, lo que le insta a acostarse. Cuando siente frío, su cuerpo comenzará a tiritar y le obligará a vestir un suéter o chaqueta (chamarra) o a buscar cobijo. Si come alimentos demasiado pesados o condimentados, o la combinación de alimentos incorrecta, sentirá náuseas e incluso puede que vomite. Todas estas sensaciones y respuestas forman parte de la inteligencia y la red de comunicaciones de su cuerpo, que su sistema sanador controla y supervisa para ayudarle a restablecer el funcionamiento normal y mantener su estado natural de salud.

Dos papeles esenciales del sistema sanador

Su sistema sanador funciona de dos maneras importantísimas. En su primer papel relevante, muy parecido a un capataz de una gran obra que despacha, supervisa y organiza a los trabajadores, el equipo y la maquinaria mientras vela por un proyecto de construcción, su sistema sanador controla, supervisa y observa minuciosamente todas y cada una de las partes de su cuerpo para asegurarse de que todos los órganos y tejidos permanecen sanos y funcionan correctamente. Facilita la comunicación entre los distintos sistemas orgánicos y sus respectivas células y tejidos. Controla el complejo entorno interno de su cuerpo, donde se producen literalmente millones de potentes reacciones químicas todos los días. Su sistema sanador resuelve problemas en cualquier lugar del cuerpo. Al igual que una madre que se ocupa de sus hijos y los cuida, su sistema sanador en su función protectora y nutricia salvaguarda la integridad de todo su cuerpo y le ayuda a mantener su estado natural de salud.

En su segundo papel fundamental, su sistema sanador funciona como un equipo paramédico de emergencias, entrando en acción siempre que haya una amenaza para su salud. En esta fase más activa, el sistema sanador es capaz de llevar a cabo un gran número de funciones diversas, como enviar mensajes e impulsos nerviosos; movilizar las células inmunitarias e inflamatorias; coordinar la secreción de potentes sustancias químicas que pueden elevar la temperatura corporal, dilatar o estrechar los vasos sanguíneos, aumentar o reducir la circulación sanguínea a áreas específicas y realizar muchas otras funciones vitales. Su sistema sanador dirige las actividades de los otros sistemas de su cuerpo para cooperar entre sí y proporcionar una respuesta sanadora unificada, concertada y eficaz.

Puede que usted ni siquiera esté consciente del primer papel que desempeña el sistema sanador, ya que se ocupa de su crucial trabajo de vigilancia silenciosamente y sin mucha fanfarria. En el segundo papel, sin embargo, su presencia es mucho más perceptible y se producen cambios específicos en su cuerpo como resultado de sus acciones. La doble función de supervisión y respuesta a las emergencias que lleva a cabo el sistema sanador en el funcionamiento general de todos los sistemas y estructuras de su cuerpo hace que sea el sistema más poderoso e importante del cuerpo.

Cómo funciona el sistema sanador

Comprender cómo funciona su sistema sanador requiere un modo de pensar diferente acerca del funcionamiento del cuerpo. Aunque al principio hacerlo puede parecer difícil, si piensa en su cuerpo en términos de energía y funcionamiento, más que en términos de materia, estructura y forma, lo entenderá perfectamente. Pensar en términos de energía no ignora ni anula la existencia de ciertas estructuras que se encuentran dentro del cuerpo; más bien, este punto de vista le proporciona una visión más profunda de las fuerzas dinámicas que rigen su salud. Cuando estas fuerzas dinámicas pierden el equilibrio, puede ver fácilmente cómo surgen los problemas que crean las enfermedades y las afecciones. Provisto de este conocimiento y percepción profunda, podrá solucionar más eficazmente estos problemas al trabajar con su sistema sanador en lugar de contra él. Examinemos un caso que ilustra este punto.

Roberto se hizo una cortada en el dedo con un cuchillo de cocina mientras picaba verduras. Al principio, no había nada de sangre y se imaginó que quizás no se había cortado realmente. Luego, en cuanto la sangre comenzó a salir de la herida, se dio cuenta de que la cortada era profunda. En poquísimo tiempo, comenzó a sangrar profusamente. El dolor, retrasado durante varios segundos, pronto comenzó a palpitar y ser punzante desde la yema del dedo hasta toda la mano. Roberto aplicó presión para evitar que la sangre se derramara sobre el piso. Tras media hora advirtió que la hemorragia se había ralentizado. Una hora más tarde, finalmente cesó.

Desde el mismísimo comienzo de este incidente y durante el transcurso de los siguientes días, el sistema sanador de Roberto estaba ajetreado activando una respuesta sanadora en la que participan:

■ El sistema nervioso, que responde en primer lugar con mensajes de dolor que alertan a Roberto de que se ha producido una herida.

■ Los complejos mecanismos de coagulación sanguínea, los cuales son una sofisticada interacción de hormonas, enzimas y numerosas sustancias químicas y células que se encuentran dentro del sistema circulatorio. Estos componentes son adhesivos por naturaleza y se unen para cerrar la herida y proteger al cuerpo para que no pierda más sangre.

■ Las capas de la piel, los tejidos más profundos y las diversas células, que se entrelazan para formar una capa de piel intermedia de transición y rellenar el vacío creado por la herida.

■ La formación de una costra que protege las capas más profundas y sensibles de la piel y los tejidos nuevos mientras continúa el proceso de curación.

Cuando se muda la costra, el sistema sanador de Roberto fabrica milagrosamente piel nueva donde se había cortado por completo la vieja. Después de varias semanas el dedo de Roberto luce igual que antes de hacerse la herida, como si no hubiera pasado nada en absoluto.

Aunque la herida de Roberto es relativamente simple, si uno mira la secuencia de acontecimientos, los diversos sistemas y componentes que participan en la sanación de su herida y el flujo sincronizado de energía y movimiento durante todo el proceso de curación, uno comienza a comprender el grado de complejidad y precisión y la increíble organización, velocidad y eficacia que precisa su sistema sanador para llevar a cabo esta tarea específica.

Tenga presente que su sistema sanador supervisa y coordina todas las respuestas sanadoras de su cuerpo, incluso cuando se trata de enfermedades y heridas mucho más complejas y graves que la herida de Roberto. Y aunque parezca que su sistema sanador está oculto y es difícil de ubicar con exactitud dentro de cualquier parte del cuerpo, puede comenzar a comprender el funcionamiento y la finalidad de este sorprendente sistema al observar sus poderosos, rápidos, dinámicos y eficaces movimientos y al ver los resultados de sus acciones. El sutil y dinámico aspecto del sistema sanador es una de las razones por las cuales no ha sido más ampliamente reconocido, comprendido y aceptado hasta hace muy poco.

El sistema inmunitario y el sistema sanador

El sistema inmunitario y el sistema sanador son ambos sistemas sutiles y dinámicos, y aunque a menudo actúan juntos, tienen funciones diferentes.

El sistema sanador es incluso más sutil y está distribuido más extensamente por todo el cuerpo que el sistema inmunitario, y está presente en cada órgano, tejido y célula. También es más fuerte, más dinámico y más diversificado en sus funciones y tareas que el sistema inmunitario.

Al igual que el sistema sanador, el sistema inmunitario tiene muchas ramas, no está limitado a un área concreta del cuerpo y funciona al nivel microscópico de las células y las sustancias bioquímicas. De hecho, su sistema inmunitario colabora con su sistema sanador y puede considerarse como un aspecto del sistema sanador que se ocupa de evitar y erradicar del cuerpo las infecciones. Al sistema inmunitario también se le comprendió muy poco y no se le dio mucha importancia en la medicina moderna hasta el descubrimiento del SIDA. Afortunadamente, con el aumento de fondos y recursos, y al dirigirse las investigaciones desde afuera hacia adentro de nuestro cuerpo, ¡hemos aprendido más acerca del sistema de defensa natural de nuestro cuerpo de lo que nunca imaginamos!

El sistema sanador y los demás sistemas orgánicos

El sistema sanador utiliza las propiedades y funciones especiales de otros sistemas orgánicos y supervisa e integra sus actividades en una respuesta organizada y eficaz de sanación. Para comprender esto con más claridad, veamos qué sucede cuando usted toca sin querer una plancha eléctrica caliente y se quema.

Imagine que ha dejado prendida sin querer una plancha enchufada a un tomacorrientes eléctrico durante medio día, en posición vertical sobre la tabla de planchar. Cuando descubre la plancha e intenta quitarla, toca sin querer la parte de abajo que está muy caliente.

En cuanto toca la plancha caliente y escucha el sonido chisporroteante de la carne quemándose, instantáneamente siente dolor y retira la mano de inmediato. Además del increíble dolor ardiente, en cuestión de minutos, comienza a observar que se forman ampollas en los dedos y las manos en los lugares que entraron en contacto con la plancha. Desde la posición ventajosa de lo que está sucediendo dentro de su cuerpo, veamos más de cerca lo que está pasando, paso a paso, en cuanto su sistema sanador entra en acción:

Paso Nº1

Su sistema sanador se activa inmediatamente cuando usted toca la plancha caliente, en cuanto los sensores del dolor de sus dedos y manos envían una señal al cerebro a través del sistema nervioso. El sistema nervioso, junto con el sistema sanador, inicia una respuesta refleja en los músculos del brazo para contraerlo y alejarlo a fin de evitar más contacto con la plancha caliente, lo cual impide que se produzcan más daños.

Paso Nº2

Casi inmediatamente, en colaboración con la piel, su sistema sanador coordina una respuesta que primero da por resultado el enrojecimiento o la inflamación conforme se ordena a los diminutos vasos sanguíneos que aumenten el riego sanguíneo hacia el área de la piel quemada.

Paso Nº3

Unas células especializadas llamadas *macrófagos*, junto con glóbulos rojos, glóbulos blancos, oxígeno y otros nutrientes esenciales, se bombean al torrente sanguíneo y se dirigen al lugar de la herida para ayudar a nutrir, fortalecer y apoyar los procesos de reparación del cuerpo.

Paso Nº4

Poco después de eso, la piel segrega fluidos específicos para formar ampollas en los lugares quemados. Las ampollas tienen varias funciones protectoras y curativas. En primer lugar, las bolsitas llenas de líquido actúan como amortiguadores para proteger la piel que se encuentra debajo de ellas, ya que ésta está herida y en carne viva. También actúan como barreras cerradas contra la posibilidad de que se produzca una infección. El líquido que hay dentro de las ampollas también contiene nutrientes que nutren y alimentan a la nueva capa de piel que se formará debajo. El sistema inmunitario también ha movilizado anticuerpos y células inmunitarias en este líquido. Estos mecanismos también se encuentran bajo la dirección del sistema sanador, para protegerlo de cualquier microorganismo que pueda causar una infección. Además, el cuerpo segrega otras importantes sustancias químicas para cooperar en la respuesta curativa.

Paso Nº5

Con la respuesta curativa totalmente en marcha, nuevas células, fluidos y sustancias químicas se bombean al lugar de la quemadura y salen de ella continuamente durante los siguientes días y semanas; el dolor comienza a remitir y se acelera el crecimiento de la nueva piel.

Paso Nº6

Pronto, las ampollas se reducen gradualmente conforme el líquido es reabsorbido por el cuerpo y aparece piel nueva que ocupa el lugar de la piel vieja herida.

Paso Nº7

A nivel microscópico se activan constantes mecanismos de curación para concluir el trabajo, y, si todo va bien, ni siquiera quedará una cicatriz en el lugar donde ha crecido la piel nueva.

Incluso con una simple herida como una quemadura de segundo grado de poca gravedad, se puede observar que están sucediendo muchas más cosas debajo de la superficie de la piel de lo que el ojo ve. Al igual que sucede con los problemas más graves y complicados que se producen en el interior, es obvio que el cuerpo necesita un sistema único que pueda supervisar y dirigir a todos los demás sistemas clave para obtener una respuesta sanadora orquestada y eficaz para la protección, la supervivencia y la salud del mismo. Este es el increíble trabajo que su sistema sanador hace por usted.

Respuestas del sistema sanador frente a los síntomas de la enfermedad
Un nuevo modo de pensar acerca de la salud

Cuando nuestro sistema sanador se activa inicialmente, podemos confundir los cambios que se producen en nuestro cuerpo, los cuales son respuestas curativas normales, con síntomas de una enfermedad concreta. De hecho, este es el error común que la mayoría de la gente comete, incluso los médicos y la profesión médica en general. De nuevo, hasta hace muy poco, nuestra cultura ha intentado comprender la salud y la curación desde un enfoque basado en la enfermedad y por lo tanto hemos permanecido en buena parte ignorantes del sistema sanador y de cómo nuestro cuerpo se esfuerza constantemente para corregir desequilibrios y mantenernos saludables.

Cuando las cosas comienzan a cambiar en nuestro cuerpo, automáticamente asumimos que estamos enfermos y eso es algo terriblemente equivocado. Si nuestro cuerpo comienza a reflejar desequilibrio y funcionan anormalmente, si hay algún malestar o dolor, nuestra primera suposición es que nos hemos enfermado o que tenemos una alergia. Esto es porque estamos intentando explicar los síntomas. Es una interpretación natural y normal de lo que está sucediendo con nuestro cuerpo.

En lugar de llegar inmediatamente a la conclusión de que algo anda mal con su cuerpo, intente primero comprender que su sistema sanador puede estar respondiendo adecuadamente para corregir un desequilibrio que se ha producido. Déjeme que me explique.

Considere los estornudos, por ejemplo. Normalmente pensamos que estornudar es un síntoma del resfriado (catarro) común o el comienzo de una alergia. En realidad, estornudar es una respuesta normal del sistema sanador para expulsar cuerpos extraños e irritantes, eliminar posibles patógenos, librar al cuerpo de la enfermedad y ayudarlo a mantener su integridad. Estornudar es también un mecanismo protector que ayuda a evitar el posterior avance de invasores extraños indeseados a las estructuras más profundas y delicadas del sistema respiratorio, como los pulmones y los senos nasales, y es otra manera habitual que utiliza el sistema sanador para salvaguardar nuestra salud.

Además de los estornudos, la mayoría de las personas, entre ellas los médicos, confunden muchas otras respuestas curativas con síntomas de una enfermedad. Estas respuestas incluyen las siguientes:

- El *desmayo*. El desmayo se produce cuando una persona pierde el conocimiento temporalmente y se cae. Las causas del desmayo pueden ser graves o benignas, pero la pérdida del conocimiento normalmente se debe a una falta de riego sanguíneo hacia la cabeza y el cerebro. Caerse al desmayarse representa una respuesta compensatoria del sistema sanador. Cuando el cuerpo se ha caído y se encuentra acostado sobre el piso en posición horizontal, aumenta el riego sanguíneo y el oxígeno hacia el cerebro, lo cual a menudo puede devolver el conocimiento. La mayoría de casos de desmayo son totalmente benignos, sobre todo si no existen enfermedades o afecciones graves subyacentes. Sin embargo, hay ocasiones en las que existe alguna enfermedad grave latente y usted deberá ir al hospital y ser tratado. No obstante, el tratamiento correcto es ocuparse de las causas subyacentes que precipitaron el desmayo, no solamente del desmayo en sí.

- La *diarrea*. Normalmente considerada un síntoma de una enfermedad intestinal, la diarrea es una respuesta curativa que su cuerpo utiliza para eliminar toxinas y material contaminado de su colon e intestino grueso. La diarrea es rápida y eficaz y ayuda a expulsar lo que está irritando o dañando a su tracto intestinal. De esta manera se pueden eliminar numerosas enfermedades o problemas intestinales potencialmente graves. Inhibir la diarrea mediante medicamentos artificiales puede ser peligroso y hacerlo a menudo tiene consecuencias no deseadas. Cuando usted obstruye los procesos eliminatorios naturales de su cuerpo mediante la supresión de la diarrea, los microorganismos dañinos no tienen adonde ir sino al interior de su cuerpo, donde pueden invadir el hígado o el torrente sanguíneo y causar enfermedades más graves. Por supuesto, hay veces en que una excesiva pérdida de líquidos y electrolitos requieren la intervención médica. Sin embargo, al ver la diarrea como una respuesta del sistema sanador y buscar maneras de cooperar con este, a menudo uno puede realizar ajustes sencillos y naturales para devolver el equilibrio y la salud al cuerpo. Estos pueden incluir beber más líquidos, evitar los alimentos y las sustancias irritantes y manejar el estrés, el cual puede ser perjudicial para sus intestinos y su sistema digestivo. (Examinaremos más detenidamente estos factores en los siguientes capítulos).

- La *fiebre*. Relacionada normalmente con una infección, la fiebre es el modo en que su sistema sanador calienta su cuerpo para matar los organismos ofensores, la mayoría de los cuales son extremadamente sensibles a la temperatura y no pueden tolerar un calor excesivo. Además, la fiebre induce a que se sude, lo cual ayuda al cuerpo a eliminar toxinas más rápidamente. Aprender a cooperar con la fiebre mediante una continua rehidratación (beber mucha agua), más que suprimir la fiebre con medicamentos artificiales, apoyará a su sistema sanador y tendrá por resultado una respuesta curativa más rápida y rigurosa. Incluso en las ocasiones en que la supresión médica de la fiebre pueda ser necesaria, se deberá alentar la ingesta de líquidos. Ante cualquier fiebre es prudente buscar las causas subyacentes y tratarlas, no únicamente suprimir la fiebre. Hacer esto ayuda a su sistema sanador a devolver la salud y el equilibrio a su cuerpo.

- *Hinchazón y enrojecimiento*. Los primeros signos visibles en el lugar de cualquier herida, traumatismo o infección, la hinchazón y el enrojecimiento, también son respuestas específicas de su sistema sanador. Ya esté causado por un moretón (cardenal), una contusión, un esguince, una fractura o una infección, la hinchazón es el resultado de un aumento de líquidos procedentes del sistema linfático, de vasos sanguíneos que pierden sangre y otros tejidos blandos. El líquido ayuda a inmovilizar el lugar y sirve como amortiguador para evitar que se produzcan más heridas en la zona. El enrojecimiento, llamada inflamación, a menudo está acompañado de dolor y representa un aumento de flujo sanguíneo a ese área. La inflamación es una compleja respuesta del sistema sanador, el cual se pone a colaborar con el sistema inmunitario para llevar importantes células y potentes sustancias químicas a la zona herida para eliminar las toxinas, reparar los tejidos dañados y acelerar la curación.

- *Lagrimeo de los ojos.* El lagrimeo es una respuesta curativa específica similar a lo que sucede cuando a uno le gotea la nariz. El lagrimeo ayuda a expulsar materiales extraños o microorganismos de las delicadas y sensibles superficies de los ojos. Algunas veces, cuando la infección o la irritación es extrema, los ojos permanecerán pegados porque las lágrimas y secreciones se han secado. Mantener los párpados totalmente cerrados es otro intento del sistema sanador de proteger los ojos de más heridas o daños.

- Las *náuseas.* Las náuseas se producen en el intestino delgado y el estómago, y son una respuesta específica de nuestro sistema sanador que protege al cuerpo para que no entre más comida. Cuando usted siente náuseas, pierde el apetito. Su sistema sanador hace esto cuando su cuerpo necesita limitar la ingesta de alimentos sólidos. Las náuseas se producen cuando tiene fiebre alta y necesita muchos líquidos o cuando tiene un virus o una úlcera estomacal y los alimentos sólidos empeorarían estas afecciones. Las náuseas también ayudan a conservar la energía y liberan flujo sanguíneo desde el tracto digestivo para que pueda desviarse a otras zonas del cuerpo que tienen una necesidad mayor e inmediata de energía curativa.

- El *pus.* El sistema sanador de su cuerpo, colaborando con el sistema inmunitario, produce pus, una desagradable sustancia hedionda y amarillo-verdosa, para ayudar a eliminar materiales extraños, tanto grandes como pequeños. El pus normalmente se produce cuando hay una infección. En el caso de una astilla o un cuerpo extraño en la piel, su sistema sanador formará una bolsa de pus para separar la astilla del resto del cuerpo. El sistema sanador tratará de digerir y disolver la astilla o el objeto extraño; si esto resulta difícil, intentará sacar la astilla de la piel. Además de líquidos segregados para expulsar microorganismos y cuerpos extraños, el pus contiene glóbulos blancos y enzimas digestivas que descomponen y digieren el material extraño. En el caso de una infección bacteriana en cualquier parte del cuerpo, el pus producido intentará matar y digerir la bacteria mientras acaba con la infección.

■ *Secreción y congestión nasal.* Normalmente consideradas síntomas del resfriado (catarro) común o de las alergias, la secreción y la congestión nasal son en realidad respuestas específicas del sistema sanador. El aumento de secreciones, mocos, flemas y congestión son la manera en que su sistema sanador intenta expulsar organismos que causan problemas o partículas extrañas que pueden haber invadido la entrada a su sistema respiratorio. Aunque tratar de suprimir estas respuestas curativas con descongestionantes nasales y otros fármacos proporciona un alivio temporal, hacerlo a menudo tiene consecuencias no deseadas; puede prolongar una enfermedad e incluso empeorar las cosas. Puesto que los agentes farmacéuticos tienden a secar las secreciones para eliminar los síntomas, actúan contra los procesos naturales del sistema sanador para eliminar sustancias dañinas.

■ La *tos.* Aunque se considera también un síntoma de una enfermedad respiratoria, la tos es una inmejorable respuesta de su sistema sanador para expulsar deshechos indeseados y microorganismos invasores que han penetrado profundamente en el sistema respiratorio y amenazan con dañar los pulmones. En los círculos médicos, una buena tos es conocida como una tos productiva porque saca con éxito flema, mocos, microorganismos y residuos infecciosos, lo cual limpia eficazmente las vías respiratorias y facilita la respiración. Toser puede ser muy potente; la velocidad a la que las partículas extrañas y los residuos salen de los pulmones con una tos se ha registrado a unas 660 millas por hora (más de 1.000 km por hora), la velocidad de un caza F-4 Phanton.

■ *Vómitos.* Vomitar es un mecanismo protector que el sistema sanador emplea para eliminar el material contaminado o tóxico que de algún modo ha entrado a su estómago e intestino delgado.

Vomitar es una manera rápida, eficaz y poderosa que tiene el cuerpo de deshacerse de toxinas y de otras sustancias nocivas. Después de haber comido alimentos contaminados, como sucede en las intoxicaciones alimentarias, se producirá el vómito para expulsar organismos infecciosos, así como alimentos y toxinas indeseados. En estas ocasiones la gente normalmente dice sentirse mucho mejor después de vomitar. Si ha comido en exceso, tomado alimentos demasiado pesados y altos en grasa o bebido demasiado café o alcohol, los cuales actúan como irritantes intestinales y toxinas cuando se toman en exceso, el vómito se producirá para limpiar y reducir la carga sobre el aparato digestivo y el cuerpo.

Aunque en un principio usted pueda pensar que estas respuestas están relacionadas únicamente con cada uno de los sistemas que hay dentro de su cuerpo, como toser y el aparato respiratorio o vomitar y el sistema gastrointestinal, recuerde que lo que realmente provoca las respuestas es la presencia del sistema sanador dentro de estos sistemas y su función de supervisión de los mismos. Tenga presente que el sistema sanador no es un sistema anatómico independiente. Es un sistema funcional, energético e inteligente que está presente en cada uno de los sistemas orgánicos.

Conforme lea el resto de este libro, piense en su cuerpo, en sus sensaciones corporales y en los cambios que se estén produciendo en el mismo como respuestas bien calculadas producidas por el sistema sanador. Piense en ellas como respuestas destinadas a corregir desequilibrios y ayudar a mantener su estado natural de salud, más que como síntomas de enfermedad. Desvíe su atención de los síntomas, del malestar y de sus pensamientos sobre una enfermedad o alergia, aunque sean problemas reales para usted. En lugar de eso, confíe en que su sistema sanador está realizando los ajustes fisiológicos necesarios para corregir desequilibrios y devolver a su cuerpo su estado natural de salud.

Estoy consciente de que esta perspectiva puede suponer un cambio radical en la manera en que usted actualmente ve su cuerpo y su salud; sin embargo, aprender a hacerlo marcará una gran diferencia en su vida. Si puede centrarse menos en la enfermedad y más en la salud, menos en lo que anda mal con su cuerpo y más en lo que está funcionando adecuadamente; si puede desviar su atención del miedo a las causas y a los agentes externos de la enfermedad que están fuera de su control y en lugar de eso, mirar con confianza el tesoro oculto de recursos sanadores que se encuentra en su interior, podrá cosechar los beneficios de una salud óptima. Si puede aprender a reconocer las muchas maneras en que su sistema sanador responde a los desafíos, disminuirá su dependencia de fármacos y médicos y mejorará enormemente su calidad de vida.

Los beneficios de reconocer las respuestas de su sistema sanador

Ganará mucho si reconoce las respuestas de su sistema sanador. Su sistema sanador:

- Lo inviste de poder para descubrir y utilizar la enorme cantidad de recursos curativos que se encuentran dentro de su cuerpo.

- Dirige sus energías y esfuerzos al interior de su cuerpo y los aleja de culpar de su malestar o enfermedad a causas externas o fuerzas que escapan de su control, lo cual puede restarle poder.

- Desvía su atención de pensamientos basados en el miedo que pueden ser perjudiciales para su salud y bienestar.

- Lo inviste de poder para asumir una mayor responsabilidad ante su vida y lo ayuda a comprender las conexiones entre sus acciones y sus pensamientos, entre ellas su dieta y estilo de vida y su salud.

- Reduce su dependencia de médicos, fármacos y agentes externos de tratamiento.

- Mejora su confianza en la capacidad de su cuerpo para permanecer saludable y curarse a sí mismo.

- Le ayuda a planificar el tratamiento y la curación de cualquier problema de salud que pueda tener.

Como puede ver, los beneficios de reconocer el poder de su sorprendente sistema sanador y cooperar con él tendrán un enorme y positivo impacto en su salud y en su vida.

Nota: mientras está usted aprendiendo esta nueva manera de pensar acerca de su cuerpo, no deje de ir con su médico si aumenta o no desaparece solo cualquier malestar o dolor. Su médico puede ser una valiosa ayuda y apoyo para su sistema sanador.

Pruebas clínicas del trabajo del sistema sanador

Ya hemos examinado las respuestas curativas en general, y hemos visto varios ejemplos de cómo actúa el sistema sanador para curar heridas superficiales. Ahora vamos a introducirnos más adentro del cuerpo mientras continuamos examinando las pruebas que demuestran claramente que el cuerpo tiene un sistema sanador que lo mantiene vivo y saludable. En cada una de las siguientes situaciones, recuerde que el sistema sanador es el elemento esencial del proceso curativo y que, sin él, no se produciría la sanación.

El sistema sanador y las fracturas: La historia de Sam

Sam era un sargento mayor de 34 años con 15 años de experiencia como paracaidista y controlador de combate veterano en la Fuerza Aérea de los Estados Unidos. Durante una misión de entrenamiento rutinaria, le ordenaron que saltara desde una altura de 10.000 pies en plena noche sobre una remota jungla. Sam quedó enganchado en un árbol mientras caía y se fracturó el tobillo en varios sitios. El hueso atravesó la piel, formándose una fractura abierta. Este tipo de lesión tiene un alto índice de infección y es bien sabido que resulta difícil de tratar. Las infecciones que se producen en los huesos se llaman *osteomielitis*, una grave afección que es difícil de erradicar y que dificulta la capacidad del sistema sanador para soldar los huesos y curar la fractura.

A Sam le llevaron en avión al Centro Médico Regional en las Filipinas donde me pidieron que siguiera su caso para ver si podía reanudar su carrera de nuevo. A efectos prácticos, parecía que su carrera militar había terminado.

Sam fue hospitalizado repetidamente, tomó muchos antibióticos y le operaron 11 veces a lo largo de un período de dos años y medio, intentando soldar sus huesos. Durante este período, llevó un yeso en la pierna casi continuamente y nunca pudo caminar sin la ayuda de muletas. Sufrió numerosos y dolorosos raspajes e injertos de hueso en un intento por limpiar la infección de las superficies óseas mientras los médicos trataban de unir los huesos. Durante estas operaciones, también le fijaron muchas placas y tornillos a los huesos.

En un momento, cuando parecía que la fractura podía sanar, a Sam le sacaron el yeso y le dijeron que podía participar en deportes suaves. Una semana después, mientras estaba fildeando el roletazo durante un partido amistoso entre escuadrones de *softball*, el tobillo de Sam se partió en dos al doblársele el pie en un ángulo de 90 grados. Después de esto, regresó a la sala de operaciones, más raspajes, más placas metálicas y tornillos, otro yeso y más muletas.

Después de dos años y medio, Sam no sólo corría peligro de perder su trabajo y ser dado de baja de la Fuerza Aérea por razones médicas, sino también de perder su pie, ya que los médicos estaban considerando la amputación. Sam consultó con el especialista ortopédico, quien comenzó a prepararlo para un pie ortopédico (artificial) en previsión de la operación. Era una propuesta aterradora para un hombre joven tan activo y previamente tan saludable.

Cuando regresó a casa en los Estados Unidos, un brillante cirujano ortopédico llamado Robert Becker había inventado un estimulador eléctrico de crecimiento óseo para ayudar al sistema sanador en casos de fracturas difíciles de curar. Sam enfrentó la posibilidad de que le amputaran el pie o que le implantaran temporalmente este diminuto dispositivo eléctrico, aún en fases experimentales, junto a la fractura de su tobillo. Optó por probar el nuevo dispositivo y esperó contra todo pronóstico que funcionara.

Varios meses después, Sam volvía a disfrutar de buena salud y saltaba de los aviones. Sus huesos se habían soldado con la ayuda de un aparato que actuaba con el sistema sanador. El Dr. Becker sabía que, dándole una mínima ayuda, el sistema sanador se haría cargo y terminaría el trabajo. Como el famoso médico de la antigüedad, Galeno (129–199 D. DE C.), dijo una vez: "El médico es el ayudante de la naturaleza".

Un hueso fracturado no es cosa de broma, y puede llegar a ser extremadamente doloroso e incapacitante. Sin embargo, gracias al sistema sanador, incluso el hueso más grande del cuerpo, el fémur, en circunstancias normales sólo toma seis meses en curarse por completo. Aunque una fractura esté desplazada y los huesos rotos no estén perfectamente alineados, en la mayoría de los casos, su sistema sanador puede soldar los huesos y realinearlos perfectamente, de manera que cuando la curación haya concluido, existan pocas pruebas o ninguna de que alguna vez se produjo una fractura. Incluso cuando las fracturas son complicadas y los huesos están totalmente dislocados y desalineados, y se les fijan placas de metal y tornillos para sujetarlos, su sistema sanador puede unirlos sólidamente. Sin el sistema sanador, sería imposible curar las fracturas.

Tanto si se pone un yeso o una tablilla en el sitio de la fractura como si no, si a un hueso fracturado se le deja descansar y permanecer inmóvil, la remodelación del hueso, iniciada por el sistema sanador, comienza inmediatamente después de producirse la fractura. Cuando se ve en un microscopio, la remodelación ósea es uno de los verdaderos milagros de la vida. Diminutas células que se encuentran en la matriz ósea, llamadas *osteoclastos*, digieren el hueso y segregan calcio al torrente sanguíneo, mientras otras células, llamadas *osteoblastos*, actúan como ingenieros civiles erigiendo un nuevo puente colgante y utilizan los depósitos de calcio de la sangre para depositar hueso nuevo en la fractura. Estos depósitos facilitan el proceso por el que se vuelve a soldar el hueso. Ningún invento tecnológico moderno, procedimiento quirúrgico ni fármaco sintético puede sustituir a su sistema sanador en su importante labor de reparar una fractura. La curación natural de un hueso fracturado después de sanar es tan eficaz que el sitio de la fractura a menudo es más fuerte que el tejido óseo normal a su alrededor.

El sistema sanador y el corazón: La historia de Verne

La enfermedad cardíaca de Verne se descubrió cuando tuvo su primer ataque al corazón en la sala de urgencias a la edad de 69 años. Sufrió otro ataque un año más tarde. Durante los siguientes meses, tomó numerosos medicamentos mientras se sometía a varios procedimientos, llamados *angioplastias*, para desatascar sus arterias y frenar la progresión de la enfermedad. Pero estos métodos sólo funcionaban temporalmente. Con el tiempo, la enfermedad cardíaca de Verne empeoró. Sufría de dolor de pecho constante, que aumentaba cuando subía escaleras o cuando se enfadaba o se disgustaba. Daba bastante miedo.

Cuando conocí a Verne, su afección cardíaca había progresado a proporciones desesperadas y sus médicos le estaban recomendando cirugía de derivación cardíaca (*bypass*) como el único modo de evitar que muriera. Incluso entonces, debido a su estado avanzado, dijeron que su pronóstico no era bueno y que en el mejor de los casos, la operación sólo le obtendría un par de años más de vida. A Verne no le gustaba demasiado la idea de que le abrieran totalmente el pecho, y por pura perseverancia y determinación, pudo inscribirse al primer grupo de estudio de investigación experimental del Dr. Dean Ornish que investigaba si las enfermedades cardíacas podían o no revertirse sin fármacos ni cirugía.

El programa del Dr. Ornish se basa en la premisa ahora demostrada de que si se eliminan los obstáculos de los procesos naturales de curación del cuerpo y se coopera con el sistema sanador, incluso una afección cardíaca grave puede curarse. El programa del Dr. Ornish es sencillo y poco complicado y consiste en realizar cambios en el estilo del vida que incluyen una dieta saludable, ejercicio, manejo del estrés y grupos de apoyo. Por supuesto, cuando realizó su primer estudio, estas ideas y métodos eran considerados radicales por la medicina convencional. Incluso hoy en día la idea de revertir una enfermedad cardíaca es difícil de aceptar para personas con ideas tradicionales con respecto a la medicina y el tratamiento de las enfermedades.

Sin embargo, Verne comenzó el programa con entusiasmo y en varias semanas su dolor de pecho desapareció y pudo respirar con más facilidad. Comenzó a tener más energía y al mismo tiempo se sentía más relajado. Su estrés y su ira disminuyeron. Gradualmente, uno por uno, redujeron los 13 medicamentos diferentes para el corazón que estaba tomando hasta que su régimen medicinal consistía sólo en tomarse media aspirina infantil en días alternos.

Hoy, a los 87 años, Verne está totalmente libre de la enfermedad cardíaca. Todas sus pruebas médicas —como la *tomografía por emisión de positrones* y los *angiogramas coronarios*— han documentado una reversión completa de su afección. Hace excursiones a pie en altitudes alpinas y viaja por todo el mundo con su mujer, enseñando yoga y dando conferencias a personas ancianas sobre los beneficios del programa Ornish y la capacidad natural del cuerpo para curarse a sí mismo.

Aunque las enfermedades cardíacas todavía constituyen la primera causa de muerte en todo el mundo occidental, incluso esta mortal enfermedad puede revertirse y curarse cuando uno aprende a cooperar con el sistema sanador, tal como hizo Verne, al corregir los factores subyacentes poco saludables que están causando obstrucciones en las arterias coronarias. Al igual que puede hacer usted, Verne descubrió los tremendos recursos curativos que había dentro de su cuerpo, y, al adoptar un estilo de vida más saludable, cooperó en su proceso de sanación. Gracias al trabajo pionero del Dr. Ornish, ahora sabemos que si aprendemos a escuchar al cuerpo y trabajamos con el sistema sanador, podemos revertir incluso los casos más avanzados de enfermedad cardíaca.

Como resultado directo del trabajo del Dr. Ornish, ahora sabemos que el sistema sanador puede estimular el crecimiento de nuevos vasos sanguíneos hacia el corazón cuando su riego sanguíneo está amenazado. Este proceso se llama *neovascularización* o *colaterización*. Las nuevas arterias pueden circunvalar la antigua obstrucción de manera eficaz y asegurar un flujo de sangre continuo e ininterrumpido hacia los músculos del corazón. El proceso puede evitar los ataques al corazón y mediante el mismo, uno puede tener literalmente su propia derivación arterial coronario, sin necesidad de someterse a una operación.

Aunque haya sufrido usted una ataque al corazón y las células del músculo cardíaco parezcan haber muerto, nuevas pruebas han demostrado que, gracias a su milagroso sistema sanador y restableciendo el flujo sanguíneo a estas células del músculo cardíaco, en un período de tiempo razonable pueden volver a la vida de manera milagrosa. El término médico de este nuevo descubrimiento, en el cual tejido cardíaco que se supone muerto puede volver a la vida cuando la circulación se restablece, es *miocardio hibernante*: como el oso que hiberna y reaparece cuando se acaba el invierno.

El sistema sanador y la presión arterial alta: la historia de Mike

Mike era mecánico de vuelo en la Fuerza Aérea, donde había servido durante 20 años. Había volado en Vietnam, estaba casado, tenía tres hijos y le encantaba su trabajo. Sin embargo, puesto que le habían diagnosticado recientemente presión arterial alta (hipertensión), corría peligro de perder su empleo y posiblemente de ser expulsado de la Fuerza Aérea. Para evitar que esto sucediera, perdió 25 libras (11 kg) en seis meses siguiendo una dieta baja en grasa y corriendo todos los días durante 30 minutos. No obstante, su presión arterial siguió sin bajar. Para complicar aún más las cosas, debido a que pilotaba aviones, no podía tomar medicamentos de ningún tipo. Yo era cirujano de vuelo de la Fuerza Aérea por aquel entonces y vino a pedirme ayuda.

Tras revisar su historial y sus esfuerzos por reducir la presión arterial perdiendo peso a través de dieta y el ejercicio, pregunté a Mike si se encontraba bajo algún tipo de estrés. Respondió rápidamente con un seguro y categórico "¡No!". Esta respuesta me dijo inmediatamente que quizás me esperaba un caso difícil porque aún no había conocido a nadie en las Fuerzas Armadas que no sufriera cierto grado de estrés. Además, después descubrí que Mike tenía problemas matrimoniales, los cuales le causaban aún más estrés. A pesar de sus mejores esfuerzos por reducir la presión arterial mediante dieta y ejercicio, el estrés estaba contribuyendo a que su presión arterial continuara alta.

Tras varios encuentros y largas conversaciones, durante las cuales le expliqué los mecanismos por los que el estrés prolongado puede provocar presión arterial alta, Mike fue capaz por fin de reconocer que había estrés en su vida. Entonces aceptó aprender y practicar las sencillas y básicas técnicas de manejo del estrés (vea el Capítulo 6) que le recomendé, las cuales yo pensaba que activarían su sistema sanador y reducirían su presión arterial.

Después de tan sólo seis semanas, su presión arterial de Mike regresó a la normalidad y permaneció así durante el resto de su carrera. Al eliminar los factores poco saludables que eran responsables de crear la presión arterial alta, sobre todo el estrés extremo en su vida, el sistema sanador de Mike puedo devolver a su cuerpo fácilmente y sin esfuerzo su estado natural de salud. Por supuesto, aún continúa con su estilo de vida saludable, el cual incluye una dieta baja en grasa, 30 minutos de ejercicio y 15 minutos de manejo del estrés al día.

Como puede ver, uno de los factores subyacentes más importantes en la presión arterial alta es el estrés, el cual puede crear un desequilibrio importante en el entorno interno del cuerpo. El Dr. Herbert Benson, profesor adjunto de Medicina en la Escuela de Medicina de la Universidad Harvard y jefe de la División de Medicina Conductual del Hospital Deaconess de Nueva Inglaterra, ha llevado a cabo numerosos estudios sobre los beneficios del manejo del estrés para reducir la presión arterial alta. Al practicar sencillas pero poderosas técnicas de manejo del estrés similares a las que enseña el Dr. Benson (vea el Capítulo 6), ayudará a su sistema sanador a restablecer su presión arterial a niveles normales.

La presión arterial alta, o *hipertensión*, es conocida como "el asesino silencioso" porque puede provocar afecciones más graves y a veces mortales, como las enfermedades cardíacas y los derrames cerebrales. Aunque en la actualidad hay muchos medicamentos disponibles para manejar la presión arterial alta, a menudo tienen efectos secundarios, y, desgraciadamente, ninguno de ellos puede curarla. Una vez que los pacientes comienzan a tomar estos medicamentos, es difícil dejar de hacerlo y muchas personas tendrán que tomar dos o tres sólo para manejar su hipertensión.

Al igual que sucede con las enfermedades cardíacas, hay nuevas pruebas que demuestran que el sistema sanador puede revertir y curar la presión arterial alta cuando se abordan las causas subyacentes de la enfermedad y se ponen en práctica adecuadamente métodos tan sencillos y naturales como la dieta, el ejercicio y el manejo del estrés. Esta enfermedad no tiene ningún misterio; los mecanismos para curar la hipertensión no son complejos ni difíciles de comprender. Al igual que sucede con otras afecciones, eliminar las causas dañinas de la enfermedad permite al sistema sanador devolver al cuerpo su estado natural de salud.

El sistema sanador y el derrame cerebral: la historia de Dean

Dean era un joven médico con muchas presiones en su vida. Aparte de tener sobrepeso, tenía una gran carga financiera de miles de dólares de préstamos para estudiantes pendientes y una familia que mantener. Trabajar más de 100 horas a la semana, privarse de sueño, comer comida chatarra alta en grasa, no hacer ejercicio, no divertirse y discutir constantemente con su esposa a causa del estrés terminó costándole a Dean su salud.

Dean sufría de presión arterial alta crónica, la cual se estaba tratando él mismo con las muestras de los fármacos que los representantes farmacéuticos le daban. Se controlaba la presión arterial de manera irregular y no quería que sus colegas supieran que padecía esta afección. Con sólo 32 años, Dean sufrió un derrame cerebral masivo que lo dejó con la pierna y el brazo izquierdos paralizados. Estuvo en el hospital durante muchas semanas y tuvo que hacer una amplia fisioterapia y rehabilitación para aprender a mover el brazo y caminar de nuevo. Estaba extremadamente deprimido durante la terapia y sentía que no le quedaba nada por lo que vivir.

Durante esa mala época en la vida de Dean conoció a un hombre que también había sufrido un derrame cerebral. Pero este hombre se había recuperado totalmente y disfrutaba una salud mejor que nunca gracias que había cambiado radical y completamente su dieta y estilo de vida y había aprendido a manejar el estrés con métodos sencillos pero eficaces. Estando entre la espada y la pared, recibiendo prestaciones por discapacidad y sin poder ejercer su profesión, Dean decidió probar estos métodos.

Inmediatamente cambió su dieta a una baja en grasa y compuesta principalmente por frutas, verduras, cereales y otros alimentos integrales. Comenzó a hacer ejercicio de manera regular y a practicar técnicas de manejo del estrés junto con un yoga suave. Aunque no se consideraba una persona religiosa, también comenzó a rezar de manera regular para relajarse y calmar su mente.

Su presión arterial se normalizó lentamente y poco a poco fue dejando todos sus medicamentos. Conforme su salud mejoraba a ritmo constante a lo largo de los dos siguientes años, comenzó a sentirse mejor que nunca. Finalmente volvió a ejercer la medicina y escribió muchos libros con gran éxito de ventas acerca de sus experiencias. Gracias a que aprendió a adoptar un estilo de vida más saludable y a incorporar métodos que estaban en armonía con el sistema sanador de su cuerpo, Dean fue capaz de revertir totalmente los efectos de su derrame cerebral y vivir una vida mucho más saludable, activa y plena que antes.

El derrame cerebral es una grave afección causada normalmente por una hemorragia o por un coágulo en el cerebro. También puede producirse por culpa de la presión arterial alta crónica u otras alteraciones circulatorias. El derrame cerebral puede ser mortal. Cuando es menos grave, puede causar parálisis de las extremidades, la mayoría de las veces en un lado del cuerpo, pero también puede provocar parálisis de los músculos faciales y afectar el habla, el oído y la capacidad de tragar.

Aunque los derrames cerebrales pueden evitarse si se tratan sus causas subyacentes, incluso después de ocurrir, el sistema sanador de forma milagrosa a menudo puede devolver al cuerpo su estado natural de salud. Numerosos estudios han documentado que cuando un hemisferio del cerebro resulta dañado, si el individuo recibe un entrenamiento adecuado y realiza un esfuerzo sincero, el sistema sanador del cuerpo puede facilitar la transmisión de información desde el lado dañado hasta el saludable para restablecer el funcionamiento normal de las extremidades y músculos antes paralizados.

El sistema sanador y la diabetes: la historia de Eric

Eric era un hombre activo de 65 años con una enfermedad cardíaca avanzada y complicada por una diabetes que sufría desde hacía mucho tiempo. Durante los pasados 20 años, se inyectaba insulina diariamente para controlar su azúcar en la sangre (glucosa). Su dosis diaria habitual de insulina era de 45 unidades, una cantidad considerable. Si no se inyectaba esta cantidad, su azúcar en la sangre se dispararía a niveles peligrosos.

Cuando Eric asistió a un retiro de una semana para pacientes cardíacos (muchos de los cuales también padecían diabetes), se le aconsejó que, debido a los cambios en la dieta y el ejercicio y al programa de manejo del estrés que formaría parte del retiro, tendría que reducir a la mitad su dosis diaria de insulina para asegurarse de no terminar en coma debido a un nivel demasiado bajo de azúcar en la sangre. También le aconsejaron controlarse el azúcar en la sangre seis veces al día con un equipo de autodiagnóstico para asegurarse de que permanecía en el nivel adecuado.

Yo era su médico familiar durante ese período y por ello Eric me informaba todos los días. El primer día, tal como le indicamos, recortó su dosis de insulina a 22 unidades. Su azúcar en la sangre permaneció normal. El segundo día volvió a reducir a la mitad la insulina, a 11 unidades, y su azúcar en la sangre volvió a permanecer normal. El tercer día volvió a reducir a la mitad su insulina y siguió teniendo niveles de azúcar normales. Cuando se corrió la voz acerca del descenso tan espectacular de las necesidades de insulina de Eric, el personal se puso nervioso y le dijeron a Eric que no redujera la insulina tan rápido. Él respondió que simplemente estaba siguiendo las dosis que debía administrarse según sus niveles de azúcar en la sangre, los cuales se controlaba continuamente y seguían siendo normales. El séptimo día, Eric había dejado totalmente la insulina. Ha seguido sin insulina hasta hoy, seis años después, mientras su azúcar en la sangre continúa en un nivel normal. Ha seguido su dieta y su programa de ejercicio y ha continuado practicando técnicas de manejo del estrés. Dice que su salud es mejor que nunca.

Gracias a que aprendió a cooperar con el sistema sanador de su cuerpo antes de que fuera demasiado tarde, Eric pudo demostrar lo que la mayoría de expertos médicos pensaban previamente que era imposible: pudo dejar la insulina (mientras mantenía normales sus niveles de azúcar en la sangre), de la que había dependido diariamente durante más de 20 años.

El caso de Eric demuestra que, una vez más, incluso después de muchos años de vivir con una enfermedad tan crónica y mortal como la diabetes, el sistema sanador puede revertir y curar esas afecciones. Cuando usted reconoce que su cuerpo tiene un sistema sanador y que puede cooperar con él mediante métodos sencillos y naturales, su cuerpo puede restablecer su estado natural de salud.

El sistema sanador y la artritis: la historia de la madre de Helen

Helen trabajaba en mi consulta médica y siempre sonreía. Su mamá, ahora de setenta y tantos años y madre de ocho hijos, había desarrollado una forma grave de osteoartritis en la rodilla derecha. Esta situación le producía un gran desasosiego porque hasta los seis meses previos, siempre había caminado al menos de una a dos millas cada día y le encantaba realizar esta rutina de ejercicio. Tras consultar con varios médicos, le dijeron que el único tratamiento que le ayudaría sería una cirugía de reemplazo de rodilla.

Su hija Helen sabía que algunas veces yo abordo el ejercicio de la medicina de una manera diferente e insistió a su madre para que viniera conmigo. Cuando vi los informes de su madre y las radiografías, confieso que no tuve muchas ilusiones con respecto a su prognosis. Sin embargo, le prescribí una sencilla técnica que actuaba con el sistema sanador; la técnica mejoraba el flujo de fluido sinovial dentro de la rodilla y ayudaba a restablecer la movilidad de la articulación. A lo largo de los años he confiado en esta técnica durante mi consulta médica y he presenciado exitosas rehabilitaciones de pacientes; incluso aquellos con casos avanzados de artritis mejoran de manera importante. Si los pacientes practican diligente y pacientemente durante varios meses, esta técnica puede restablecer el funcionamiento de la articulación y facilitar la curación de la rodilla.

Puesto que la técnica es tan sencilla y requiere una participación activa del paciente durante un período de tiempo prolongado, me esforcé en explicar a la madre de Helen los principios subyacentes de la práctica para garantizar su adhesión a la misma. Cuando estuve seguro de que había comprendido cómo funcionaba la técnica y por qué era importante no buscar resultados inmediatos, le hice prometerme que la practicaría religiosamente, de manera regular y con cuidado de seis a ocho meses. Ella accedió.

En dos semanas la madre de Helen observó que el dolor había disminuido mucho y el funcionamiento había mejorado. Después de un mes, comenzó a caminar de nuevo. Tras seis meses, ya no sentía dolor y caminaba de tres a cuatro millas al día, bailaba como una adolescente y no se cansaba de halagarme. Hoy día, siete años después, no ha dejado de caminar diariamente y ha permanecido sin dolor. Nunca necesitó un reemplazo de rodilla.

Hay muchas formas de artritis, entre ellas la *osteoartritis*, la *artritis reumatoidea*, la *artritis gotosa* y la *artritis psoriática*, las cuales tienen como común denominador la destrucción de las superficies de las articulaciones, con un mayor dolor y debilidad. La medicina convencional trata estas afecciones con potentes medicamentos inhibidores (muchos con efectos secundarios indeseados) y la posibilidad de operaciones quirúrgicas de sustitución de la articulación. Sin embargo, nuevas pruebas revelan que al comprender y tratar los factores subyacentes que determinan la salud de las articulaciones, como en el caso de la madre de Helen, su sistema sanador puede curar y revertir la artritis.

El sistema sanador y las enfermedades intestinales: la historia de Bob

Bob era un obrero de la construcción agradable y bien parecido de veintitantos años de edad con esposa y dos hijos. Le encantaba el béisbol y era miembro de una liga amateur. A juzgar por las apariencias externas, Bob parecía totalmente saludable; sin embargo, si hubiera podido mirar adentro de su intestino, habría sabido que sentía dolor y sufría un caso grave de la enfermedad de Crohn. Cuando le conocí, Bob era paciente del hospital donde yo trabajaba y estaba programado que le sometieran a una operación en cuanto hubiera una vacante en el programa de la sala de operaciones. Tomaba elevadas dosis de prednisona y otros potentes medicamentos para controlar sus síntomas, los cuales incluían dolor abdominal, pérdida de peso, diarrea, debilidad, fatiga y náuseas.

Un día, cuando estaba realizando las visitas a la hora del almuerzo, advertí que la comida de Bob era bastante difícil de masticar, de textura rugosa y difícil de digerir. Esta comida no parecía adecuada para alguien con su enfermedad y puesto que no pude descartar el posible papel que esta dieta inadecuada podía estar desempeñando en su afección, le pregunté si su dolor y otros síntomas aumentaban después de comer. Él confirmó mis sospechas al decirme que eran definitivamente peores después de comer. También me dijo que su enfermedad empeoraba cuando estaba disgustado o sometido a estrés. Esta información no me sorprendió. Entonces le pregunté si su médico le había hablado alguna vez acerca de la dieta o si le había sugerido alimentos especiales para esta afección o técnicas de relajación o de manejo del estrés. Él respondió: "No".

Le pregunté a Bob si estaría dispuesto a seguir una dieta especial durante unos cuantos días, una dieta que yo creía mejoraría su enfermedad. Le recomendé líquidos transparentes, entre ellos agua, consomés suaves, jugos, tés herbarios y gelatina y nada sólido. Le dije por qué había recomendado esto. También le expliqué los mecanismos de la digestión en relación con su enfermedad. Él accedió. Además, le enseñé algunas técnicas sencillas de manejo del estrés, como respiraciones suaves de relajación, que podrían calmar los nervios de sus intestinos.

Todos los días iba a ver a Bob. Cada día experimentaba una mejoría extraordinaria. Después de sólo tres días, no tenía ningún síntoma en absoluto. No podía creer que algo tan simple como la dieta y aprender a relajarse pudiera acabar con el increíble dolor y el sufrimiento que había experimentado durante los últimos siete años a causa de esta afección intestinal crónica. Tras eliminar los factores dañinos que creaban desequilibrio y desorden en sus intestinos, el sistema sanador de Bob fue capaz de devolver a su cuerpo su estado natural de salud.

Numerosas enfermedades intestinales, como el *reflujo esofágico*, la *gastritis*, la *úlcera péptica*, el *síndrome del intestino irritable*, la *enfermedad de Crohn*, la *colitis ulceroativa* y *la diverticulitis* hacen estragos en millones de personas. Muchas de estas enfermedades son tratadas con fuertes medicamentos o procedimientos quirúrgicos y pueden ser lo suficientemente graves como para provocar la muerte o servir de precursores de otras complicaciones, como el cáncer, el cual puede ser mortal. El cáncer de colon es una de las causas de muerte más comunes en el mundo occidental.

En mi experiencia, utilizar fuertes medicamentos para atacar estas enfermedades como si fueran entidades extrañas logra resultados temporales en el mejor de los casos y no hace nada para tratar los factores subyacentes que provocan estos males. Otra posibilidad es aprender a cooperar con el sistema sanador, como hizo Bob, aunque hacer esto puede llevar más tiempo, también se logran resultados mas duraderos. Trabajar con su sistema sanador poniendo en práctica métodos sencillos y naturales como una nutrición adecuada y técnicas de manejo del estrés, junto con otras modalidades que apoyan al sistema sanador y cooperan con él, a menudo puede curar incluso enfermedades intestinales graves y antiguas.

El sistema sanador y las otitis medias: la historia de Jesse

Jesse tenía 4 años cuando sus padres lo llevaron a un especialista del oído para consultar la posibilidad de que le implantaran quirúrgicamente tubos para drenar sus oídos. Había estado tomando antibióticos casi continuamente desde los 15 meses de edad y sus otitis eran ya crónicas. Cuando estaba en el *kindergarten*, sus maestros se quejaban de que no respondía a sus órdenes verbales y les preocupaba que sufriera una pérdida auditiva permanente. Tras leer sobre los posibles efectos de no someterse a la operación, los cuales incluían la pérdida auditiva permanente, los padres de Jesse se fueron a casa pensando que la cirugía era su única opción.

Cuando el padre de Jesse fue a su sesión regular de quiropráctica al día siguiente, le mencionó por casualidad la situación de Jesse a su quiropráctico. El quiropráctico le dijo que ajustando la espina dorsal y eliminado los lácteos de las dietas de niños afectados, él y muchos de sus colegas habían conseguido importantes éxitos en niños con afecciones similares a la de Jesse. Muchos doctores en medicina, entre ellos el conocido autor Dr. Andrew Weil, también recomendaban ese tratamiento.

Tras posponer la cirugía de tubos convencional, los padres de Jesse lo llevaron al quiropráctico para comenzar un tratamiento. Él presionó con suavidad la columna de Jesse y enseñó a sus padres posturas adecuadas y sencillas técnicas de respiración. También comenzaron con la nueva dieta que prometía reducir la cantidad de mucosidad y flema en el sistema respiratorio y las trompas de Eustaquio de los oídos. Los ajustes quiroprácticos continuaron una vez al mes durante nueve meses.

Dos años después llevaron a Jesse a mi consultorio. Sus padres me dijeron que no había tenido ningún problema en los oídos desde que fueron con el otorrinolaringólogo dos años antes. Además, oía perfectamente.

Las otitis medias son muy comunes en niños pequeños y pueden ser una pesadilla para los padres. Noches sin dormir, gritos de dolor, múltiples tratamientos con antibióticos, con la eventual colocación de tubos que perforan el tímpano y la cámara del oído medio, junto con la posibilidad de perder la audición permanentemente, son cosas habituales.

Cuando escuché por primera vez el tratamiento de ajustes quiroprácticos para los problemas del oído medio, tuve dudas. Pero a lo largo de los años, he visto suficientes resultados positivos para saber que estos tratamientos frecuentemente funcionan. El caso de Jesse es sólo un ejemplo. Aunque la conexión parezca muy remota, los ajustes a la columna vertebral ayudan a mejorar la postura y la respiración y tal vez mejoran el drenaje linfático del oído medio.

Ya que el sistema sanador integra el funcionamiento de todos los sistemas orgánicos, comprenderlo y cooperar con él requiere una visión más amplia de cómo están interconectadas las diferentes partes del cuerpo. Cualquier tratamiento curativo que apoye al sistema sanador y coopere con él al tratar y eliminar los factores subyacentes de un mal, como el tratamiento poco común que acabo de describir para los problemas del oído medio, puede curar afecciones que parecen no tener otra solución aparte de la cirugía. No hay milagros en el restablecimiento de la salud y en la curación de enfermedades cuando uno entiende que el cuerpo tiene un sistema sanador. . . y que la curación es su trabajo normal, habitual y diario.

El sistema sanador y la esclerosis múltiple: la historia de Rachelle

Rachelle era una ama de casa con tres hijos. Le habían diagnosticado una grave forma de esclerosis múltiple (EM) de rápida progresión tras experimentar síntomas de pérdida de coordinación, problemas de equilibrio y alteraciones visuales. Le recetaron potentes medicamentos inhibidores y la enviaron a una clínica especializada para pacientes con esclerosis múltiple. Le dieron una silla de ruedas y le dijeron que se habituara a ella porque pronto se la pasaría en ella el resto de su vida.

Cuando Rachelle abrió la puerta de la clínica especializada, miró detenidamente adentro y vio a cientos de otros pacientes de EM, todos en sillas de ruedas y todos con un aire de resignación en sus rostros. En ese momento tuvo el presentimiento de que ese lugar sólo empeoraría su enfermedad. Negándose a abandonar la esperanza de superar su afección, huyó de allí inmediatamente. Ese momento marcó el comienzo de su viaje hacia la sanación.

Contra el consejo de su médico, Rachelle se sometió a una serie de tratamientos de acupuntura en los que experimentó una mejoría temporal. Ver desaparecer sus síntomas, aunque sólo fuera brevemente, era toda la esperanza que necesitaba para continuar luchando por recuperar la salud. Decidió participar activamente en su tratamiento leyendo, investigando y visitando médicos y sanadores de una amplia gama de disciplinas y tradiciones alternativas y complementarias. Comenzó a practicar yoga suave y se interesó vivamente por sus pensamientos y actitudes mientras estudiaba el efecto que tenían sobre su cuerpo. Se enteró de que su mente y su actitud desempeñaban un papel clave en la salud de su cuerpo. Comenzó a cuidar mejor de su alimento, no sólo físico, sino también mental. Observó que los pensamientos amorosos nutrían su cuerpo, mientras que los pensamientos nacidos de una baja autoestima y del odio hacia sí misma eran dañinos.

Tras 11 duros años, Rachelle finalmente superó su afección y fue declarada libre de la enfermedad. Luego escribió un libro sobre sus experiencias. Se trata de una de las historias más convincentes y una de las pruebas más importantes de la existencia del sistema sanador con las que me he encontrado. Al descubrir su sistema sanador y aprender a deshacerse de los hábitos poco saludables y las pautas de pensamiento que servían como obstáculos para su desempeño, ¡Rachelle fue capaz de revertir y curarse totalmente de una enfermedad aún considerada "incurable" por la mayoría de los llamados expertos en salud!

El sistema sanador y los cálculos renales: la historia de James

James era capitán de la Fuerza Aérea de los Estados Unidos y piloto de alto rango de los C-130 con el primer escuadrón de reconocimiento SOS (Escuadrón de Operaciones Especiales) en la Base Aérea Clark, fuera de las Filipinas, donde yo también me encontraba destacado como cirujano de vuelo en el Centro Médico Regional de la Fuerza Aérea de los Estados Unidos en el Departamento de Medicina Aeroespacial.

Un caluroso día, mientras estaba volando en una misión a baja altura sobre las selvas de Tailandia, James comenzó a sentir un terrible dolor en la espalda, el costado derecho y la ingle que parecía ir y venir en oleadas. Conforme el dolor se irradiaba desde la espalda hasta la ingle, iba haciéndose más fuerte e intenso con cada ráfaga. Pronto se hizo insoportable. El dolor llegó a ser tan atroz que James, ahora transpirando profusamente, se vio obligado a entregar todos los controles de su avión al copiloto mientras se tumbaba con dificultad en la parte de atrás. Su copiloto solicitó autorización para realizar un aterrizaje de emergencia.

Después de que su copiloto aterrizara el avión, James fue llevado en ambulancia al hospital más cercano de Bangkok. En el hospital le administraron medicación para el dolor por vía intravenosa. Luego lo evacuaron inmediatamente en ambulancia aérea al Centro Médico Regional de la USAF en las Filipinas, donde yo trabajaba.

Tras varias horas en la sala de urgencias de nuestro gran hospital y numerosos exámenes, entre ellos radiografías, análisis de sangre y de orina, a James le dijeron que tenía un cálculo renal. Los cálculos renales son obstrucciones en los riñones o uréteres y pueden ser una de las afecciones más dolorosas que uno puede experimentar jamás. No es raro que se intervenga quirúrgicamente para extraer los cálculos renales porque pueden poner en peligro la vida, sobre todo si son lo suficientemente grandes.

Varios días después, mientras James se encontraba aún en el hospital, tras haber recibido enormes cantidades de líquidos y analgésicos por vía intravenosa, expulsó un solo cálculo renal. Tras unos días le dieron de alta tranquilamente del hospital. En ese momento, todo parecía bien.

En las revisiones de seguimiento, sin embargo, mientras era paciente externo, los análisis de orina de James mostraban un elevado calcio urinario, el cual continuó durante días y semanas y alarmó a sus especialistas. Ellos sospechaban que había un problema metabólico subyacente que podría provocar otro cálculo renal y a pesar de la insistencia de James de que se sentía perfectamente bien y que estaba preparado para volver a volar, no le permitieron volver a la cabina de mando. Arguyeron que en el aire él era una amenaza para su seguridad y para la de los demás. En la industria aeroespacial y en el lenguaje de la Fuerza Aérea de los Estados Unidos, según estrictas políticas sobre seguridad en el vuelo, James estaba "retirado del servicio" indefinidamente. Esto significaba que su carrera aérea, tanto en el mundo militar como en el civil, fundamentalmente había concluido.

Yo creía en la inteligencia y el poder del sistema sanador de James y tenía la profunda convicción de que cuando se eliminaran los obstáculos que dificultaban su desempeño, su sistema sanador podría corregir la situación. Estaba convencido de que su elevado calcio urinario era el resultado de la "arena" de oxalato de calcio residual, la cual estaba compuesta por partículas ultrafinas sobrantes del cálculo que había expulsado recientemente. Esta convicción se basaba en la información que recibí mientras redactaba un historial médico detallado de los acontecimientos que provocaron el incidente del cálculo renal de James. Unos días antes del incidente James había tenido diarrea y había llegado a estar gravemente deshidratado mientras volaba. Durante el vuelo, también se había acalorado grave y excesivamente en su grueso traje de vuelo y en la viciada cabina de mando, un estado empeorado por el calor de Tailandia. También había sufrido considerable estrés durante seis meses relacionado con la enfermedad de un familiar. Todos estos factores le predispusieron para sufrir un cálculo renal.

Alenté a James a que bebiera tanta agua como pudiera, para expulsar la arena residual que yo creía era la responsable de su elevado calcio en la orina. Al final, todo lo que su sistema sanador necesitó para revertir los peligrosos niveles de calcio en su cuerpo fue simple agua.

Gracias al sistema sanador de James y a su capacidad para cooperar con él bebiendo montones de líquidos, absteniéndose del alcohol y la cafeína y evitando y manejando el estrés, unos seis meses después del día del episodio del cálculo renal, sus niveles de calcio urinario regresaron a la normalidad y le devolvieron permanentemente su estado de vuelo sin ningún medicamento y sin ninguna exención.

James lleva más de 15 años volando como piloto sénior para Delta Airlines. Hace surf, tiene tres hijos preciosos y no ha perdido un día de vuelo debido a enfermedad durante todo este período. Le gusta beber agua, como se puede imaginar, y hasta la fecha no ha tenido ni rastro de los problemas de cálculos renales que casi acaban con su carrera.

El sistema sanador y el cáncer: la historia de Tony

Tony luce con orgullo su cabeza pelada al rape, como un trofeo del campo de batalla y un recordatorio de su triunfante victoria sobre la enfermedad de Hodgkin, un cáncer maligno del sistema linfático, que lo dejó sumido en la miseria durante varios años.

Tony luce bien con su cabeza pelada al rape y con su bigote. Aunque podría dejarse crecer el cabello de nuevo si quisiera, prefiere lucir como un monje-guerrero. Tiene una forma física estupenda, corre de cuatro a cinco millas todos los días y trabaja de tiempo completo en el departamento de automóviles de un importante almacén (tienda de departamentos) de una cadena nacional. Aunque parece seguro de sí mismo, a la vez, casi siempre está alegre, con un pequeño brillo en los ojos. Es una persona radiante, vibrante y llena de magnetismo. Es un hombre que sabe que la vida es un regalo y no desperdicia ni un segundo autocompadeciéndose ni abrigando pensamientos negativos, a pesar de todo lo que ha pasado.

Cuando le pregunté a Tony de dónde creía él que procedía su cáncer, y a qué atribuía su curación, las respuestas fueron sencillas y directas. "Doctor", dijo, "tenía muchísimo estrés justo antes de mi diagnóstico. Trabajaba demasiado arduamente y me preocupaba demasiado. No me divertía y era demasiado serio. Nunca descansaba y todo parecía afectarme. Tenía mucha ira que no podía liberar. Me sentía reprimido por dentro. Mi dieta era mala, no me cuidaba y yo lo sabía.

"Cuando recibí el diagnóstico, sentí que era una llamada para que tomara conciencia", Tony continuó. "En cierto modo, me proporcionó una excusa para ser un poco egoísta de nuevo y centrarme en las necesidades de mi cuerpo. Cambié mi actitud y mis hábitos y decidí entregar todos mis problemas a un poder superior. Comencé a tomar el tiempo para comer bien, hacer ejercicio y cuidarme porque sabía que tenía que depender de mí mismo.

"Cuando cambié de actitud, es sorprendente cómo respondió mi cuerpo", añadió Tony. "Aunque mis médicos estaban sorprendidos, yo no me sorprendí en lo más mínimo ante mi curación total del cáncer. Realmente sentía que fui yo quien me provoqué el cáncer y fui yo quien me sacó del lío al tomar conciencia de cómo mi actitud, pensamientos y comportamientos estaban afectando mi cuerpo. Todo el proceso de ponerme enfermo y luego curarme era totalmente lógico para mí".

Cuando la gente comienza a darse cuenta del sorprendente poder de sus sistemas sanadores y empiezan a asumir la responsabilidad por su salud, como hizo Tony, a menudo se envisten de poder para tomar las medidas necesarias para ayudar a sus cuerpos a curarse. Aunque el cáncer ha sido y continúa siendo una de las enfermedades más temidas de los tiempos modernos, incluso este no puede hacerle frente a los milagrosos poderes de su sistema sanador una vez que usted aprende a eliminar los obstáculos que interfieren con su funcionamiento. Conforme tome más conciencia de las muchas maneras en que su sistema sanador lucha por mantener saludable su cuerpo, descubrirá muchos más modos de apoyarlo y cooperar con él para restablecer la salud.

Cuando uno se enfrenta a una enfermedad de vida o muerte y consigue que su sistema sanador venga en su ayuda, es imprescindible comprender los obstáculos que están interfiriendo en el desempeño y el funcionamiento del sistema sanador. Algunos de estos obstáculos son obvios, como la ingesta habitual de sustancias toxinas, una dieta inadecuada y la falta de ejercicio; otros son más sutiles, como los pensamientos poco saludables y aferrarse a la ira. Puesto que muchos pensamientos y comportamientos poco saludables son habituales e inconscientes, primero deberá tomar conciencia de estos patrones poco saludables antes de poder cambiarlos. Tal como examinaremos un poco más adelante, usted comprobará que su mente ejerce una poderosa influencia en el sistema sanador de su cuerpo y descubrirá qué puede hacer para que la mente sea su aliada en la curación.

Consideraciones finales acerca
del sistema sanador en acción

Su cuerpo sabe cómo curarse a sí mismo porque tiene un sistema sanador extraordinariamente eficiente e inteligente. Puede considerar a su sorprendente sistema sanador como un mariscal de campo que está al mando de las fuerzas de sanación dentro de su cuerpo, dirigiendo los diferentes elementos para mantener su estado natural de salud. Podía haber mostrado muchos más casos aquí, pero está claro a partir de las pruebas presentadas hasta ahora que usted tiene un sistema sanador que es capaz de curar su cuerpo de una multitud de afecciones, incluso cuando estas afecciones están avanzadas y las cosas parecen bastante desesperadas. Mientras esté usted vivo, tendrá un poder sanador.

Es importante recordar que, aunque la variedad de enfermedades y el número de afecciones que usted puede sufrir potencialmente sobre esta tierra parece inmensa y asombrosa, las múltiples maneras en que su sistema sanador puede curarle y mantener su cuerpo saludable son, con mucho, infinitamente mayores.

Para comprender perfectamente cómo funciona su sistema sanador y qué puede hacer usted para cooperar con él, es importante aprender acerca de los otros sistemas de su cuerpo con los que está aliado. El sistema sanador utiliza a estos otros sistemas y confía en su cooperación para poner en marcha poderosas y sofisticadas respuestas curativas allí donde la enfermedad o las heridas amenacen su estado natural de salud. En el siguiente capítulo, se enterará de las importantes relaciones existentes entre su extraordinario sistema sanador y los otros sistemas orgánicos y cómo trabajan todos juntos y se responden entre sí de maneras increíbles.

CAPÍTULO 3

Los integrantes del equipo
del sistema sanador

El sistema sanador está íntimamente relacionado con los otros 12 sistemas orgánicos de su cuerpo. Está tan integrado dentro de las estructuras y las células de estos diferentes sistemas que cuando el cuerpo se encuentra en su estado natural de salud, la cooperación entre el sistema sanador y los otros sistemas del cuerpo, y las maneras en que funcionan juntos, son casi perfectas.

Para entender completamente las conexiones entre el sistema sanador y los otros sistemas orgánicos del cuerpo, primero tiene que comprender cómo funciona cada sistema por separado y cómo lleva a cabo tareas especializadas. La salud de cada uno de los sistemas es esencial para su salud general y para la capacidad de cada sistema de cooperar eficiente y eficazmente con el sistema sanador.

La piel

La piel forma parte del sistema más exterior y expuesto del cuerpo. Compuesta por varias capas y con diversos colores y tonos, su piel es uno de los rasgos más obvios que definen la individualidad de su cuerpo. La piel es un órgano continuo y, al igual que el revestimiento exterior que contiene el relleno de un osito u otro animal de peluche, puede considerarse como la capa externa del cuerpo que contiene todas sus estructuras internas. Su piel exhibe las siguientes cualidades que ayudan al sistema sanador de muchas e importantes maneras:

- La piel es flexible. Puede estirarse y expandirse hasta límites increíbles, tal como se demuestra durante el embarazo y en casos extremos de obesidad. Esta característica le ayuda a resistir desgarros y otras heridas, lo cual reduce la carga sobre el sistema sanador.

- La piel puede absorber la luz del Sol. Como un camaleón, la piel puede cambiar de color, dependiendo de su exposición al sol. Si se aumenta gradualmente la exposición al sol se acumula y deposita un pigmento llamado melanina, que provoca el bronceado. La luz del Sol contiene vitamina D, la cual mejora la absorción del calcio y ayuda a mantener la densidad ósea. El bronceado aumenta la tolerancia a la exposición solar, permitiendo así que se absorban y produzcan mayores cantidades de vitamina D. La luz del Sol también favorece la curación de las heridas, previene las infecciones y estimula el sistema inmunitario. De manera que la capacidad de la piel para absorber luz solar es un sofisticado mecanismo que beneficia y apoya al sistema sanador.

- La piel retiene los líquidos de su cuerpo. Puesto que el cuerpo está compuesto por un 70 por ciento de líquidos, es necesario mantener niveles adecuados de fluido para que el sistema sanador funcione óptimamente. Cuando el contenido de agua cae por debajo de un determinado nivel, puede producirse la enfermedad y la muerte. La piel evita que su cuerpo se deshidrate. En las víctimas de quemaduras también se produce normalmente una deshidratación. Cuando alguien sufre una quemadura grave de más del 50 por ciento de su cuerpo, la muerte es una verdadera amenaza debido a la pérdida de líquidos corporales a través de la piel dañada.

- La piel ayuda a proteger al cuerpo de las infecciones. La piel intacta es una barrera natural para la mayoría de microorganismos, entre ellos los virus y las bacterias. Cuando un rasguño o un desgarro rompen la piel, la infección puede entrar al cuerpo y penetrar en los tejidos más profundos y vulnerables y provocar una enfermedad o daño considerable e incluso la muerte. Su piel es bastante fuerte y apoya a su sistema sanador porque mantiene su cuerpo libre de infecciones y de organismos invasores.

■ La piel ayuda a regular la temperatura corporal. Su cuerpo está programado para mantener su temperatura interna a unos 98,6 grados Fahrenheit (37°C), y gracias a la piel, puede mantener esta temperatura la mayor parte del tiempo. A 37 grados, todos los sistemas enzimáticos del interior del cuerpo funcionan óptimamente, entre ellos los que actúan con el sistema sanador. Cualquier reducción repentina o continua de esta temperatura corporal normal perturba la salud y la integridad física. Los poros de su piel también regulan la temperatura corporal al abrirse y sudar cuando la temperatura se eleva demasiado, y al cerrarse para retener el calor cuando la temperatura corporal baja demasiado. Sudar ayuda al sistema sanador a evitar que su cuerpo se caliente demasiado durante períodos de actividad física extrema o en un clima excepcionalmente cálido, cuando tiene fiebre o cuando sufre de estrés.

■ La piel es capaz de absorber humedad y otras sustancias. Muy parecida a una rana, la piel puede absorber agua y beber literalmente del medio ambiente. Los científicos médicos están ahora utilizando las capacidades de absorción de la piel para crear medicamentos que se aplican sobre la piel en forma de parches. Estos medicamentos incluyen nitroglicerina para pacientes cardíacos, estrógeno para mujeres posmenopáusicas, nicotina para personas que intentan dejar de fumar y escopolamina para evitar los mareos causados por el movimiento.

■ La piel elimina las toxinas y los productos de desecho. Un importante ejemplo de la capacidad del cuerpo para liberar al cuerpo de toxinas es su respuesta cuando el cuerpo tiene fiebre. Cuando hay fiebre se suda y eso ayuda al cuerpo a eliminar las toxinas causadas por la infección. Hasta que la medicina moderna comenzó a promocionar el uso de medicamentos para suprimir la fiebre, las personas con fiebres altas, incluso las provocadas por la neumonía, bebían muchos líquidos y se envolvían en pesadas cobijas (mantas, frisas) para eliminar las toxinas mediante el sudor hasta que desaparecía la fiebre.

■ La piel desempeña un papel importante en el tacto. El tacto es un elemento fundamental para la salud física y emocional. Los seres humanos necesitan tocar compasivamente y de manera regular para desarrollarse y sobrevivir. Estudios realizados sobre el tacto muestran que las culturas que abogan por que se toque más tienen menos enfermedades cardíacas y mentales que las culturas en las que las personas no se tocan muy a menudo. Los bebés a los que no se les lleva encima y no se les toca a menudo desarrollan una enfermedad llamada fallo de medro, la cual puede tener consecuencias mortales. Tocar es esencial para reforzar y fortalecer el sistema sanador.

El cabello, las uñas y el sistema sanador

El cabello ayuda a su sistema sanador de varias maneras, y aunque normalmente se piensa que el cabello está separado de la piel, forma parte de la misma. Cada tipo de forma, color y distribución del cabello sobre el cuerpo en todas las partes del mundo ha sido diseñado para cooperar con nuestros sistemas sanadores y mantener nuestros cuerpos saludables de una multitud de maneras. Por ejemplo, en África, donde las temperaturas pueden llegar a ser extremadamente cálidas, el cabello muy rizado, a menudo conocido como cabello "ensortijado", sirve para mantener la cabeza y el cuerpo fresquitos. El cabello rizado actúa como un complicado sistema refrigerador en espiral para atrapar y enfriar los vapores de agua (la humedad que se ha evaporado en forma de vapor) de la coronilla. El vello corporal mediterráneo, el cual es más habitual en climas cálidos y áridos, protege al cuerpo para que no se reseque del viento y la arena. Este tipo de vello ayuda a conservar los líquidos y regula la temperatura corporal.

El cabello también actúa como un órgano sensorial para el tacto. Si su cabeza va a rozar algún objeto que sobresale y que usted no ha visto, el cabello se encontrará con el objeto primero. El movimiento del cabello le informará de que baje la cabeza rápidamente para evitar una herida grave.

Las uñas de los pies y las uñas de las manos también son partes especializadas de su piel y ayudan a su sistema sanador porque protegen las delicadas puntas de los dedos de los pies y de las manos.

La curación de las heridas de la piel

Su piel posee una asombrosa capacidad para curarse después de un desgarro, un rasguño, una quemadura u otra herida. Puesto que las heridas de la piel pueden ir acompañadas de pérdida de sangre junto con heridas concomitantes en las estructuras más profundas del cuerpo, la sanación de heridas requiere la colaboración sofisticada y oportuna de muchos sistemas orgánicos, entre ellos el sistema circulatorio, endocrino, inmunitario y nervioso. Su sistema sanador supervisa y dirige esta extraordinaria colaboración.

El sistema óseo

El sistema óseo es el armazón rígido de su cuerpo y está compuesto principalmente por huesos, que son las estructuras más densas del cuerpo. En los yacimientos arqueológicos se pueden encontrar huesos intactos que tienen miles de años de antigüedad.

Su sistema óseo coopera con su sistema sanador de muchas maneras importantes:

- Los huesos absorben bastante tensión y protegen a los órganos y tejidos internos más profundos del cuerpo. Las costillas, por ejemplo, además de participar en la respiración, también sirven para proteger al corazón y los pulmones y otras estructuras vitales en la cavidad torácica. El cráneo protege y alberga al cerebro, el órgano superior del cuerpo. Los huesos de la columna vertebral, llamados individualmente *vértebra* y colectivamente *vértebras*, se encuentran apilados uno encima del otro para formar la columna vertebral. Las vértebras soportan el peso de la cabeza y además actúan como conductos flexibles, revistiendo y protegiendo la delicada médula espinal, la cual es la principal red eléctrica de comunicaciones entre el cerebro y el cuerpo.

- En conjunto con su sistema sanador, los huesos tienen una sorprendente capacidad para volverse a soldar en caso de fractura. Esta capacidad asegura que los huesos continuarán protegiendo los órganos y tejidos más profundos del cuerpo.

- Además de su papel protector, los huesos, junto con los músculos, son responsables del movimiento, el cual mantiene al cuerpo
saludable y libre de enfermedad (vea la siguiente sección, "El sistema muscular"). Por ejemplo, los huesos de las piernas son
responsables de caminar, correr y brincar, mientras que los
huesos de los brazos, las manos y los dedos son responsables del
movimiento de las extremidades superiores. Los huesos de su
rostro participan en la expresión facial, en la acción de masticar
y respirar; también protegen los delicados órganos sensoriales de
esa zona, como los ojos, los oídos y la nariz.

- Los huesos sirven como el depósito de calcio más grande del
cuerpo. El calcio es necesario para las contracciones musculares
saludables, la actividad cardíaca, la transmisión nerviosa y otras
funciones de importancia fundamental que ayudan al sistema
sanador a mantener al cuerpo saludable.

El sistema muscular

El principal responsable del movimiento de su cuerpo es el sistema
muscular. Los músculos constituyen aproximadamente el 40 por
ciento del peso total del cuerpo y ellos solos son el sistema más
pesado y dominante del mismo. Los músculos sirven de aliados clave
del sistema sanador de las siguientes maneras:

- Cuando los músculos se mueven y contraen, generan calor y eso
mantiene el cuerpo caliente. Este proceso ayuda al sistema
sanador porque mantiene el cuerpo funcionando a temperaturas
óptimas.

- El movimiento y el ejercicio regular de los músculos mejora la
circulación y fortalece el corazón. Un corazón fuerte ayuda al
sistema sanador porque mejora el envío de oxígeno y nutrientes
por todo el cuerpo.

- Los músculos tienen una tremenda capacidad para crecer, cambiar y sanar. Son dinámicos, versátiles y muy moldeables. Los
fisiculturistas que levantan pesas continuamente durante un

largo período de tiempo pueden agregar hasta 100 libras (45 kg) o más de puro músculo a sus cuerpos, haciéndose poderosos y fuertes en el proceso. Por otra parte, los yoguis de la India, debido a muchos años de estirar los músculos, pueden moldear sus cuerpos para formar ochos. De hecho, se han ganado el apelativo de "hombres de goma (hule)" por la increíble flexibilidad de sus articulaciones. Los músculos fuertes, flexibles y relajados crean articulaciones saludables y aseguran la fuerza y el máximo movimiento, lo cual es esencial para que el sistema sanador funcione de la manera más eficaz.

▪ Los músculos también participan en importantes procesos internos que ayudan al sistema sanador a mantener saludable su cuerpo. Por ejemplo, los músculos respiratorios participan en la respiración, haciendo que se mueva el diafragma y la caja torácica, lo cual permite que entre y salga el aire y el oxígeno de sus pulmones.

▪ Los músculos lisos, ubicados en el interior de diferentes órganos vitales, como los intestinos, las arterias y los bronquiolos de los pulmones, son fundamentales para el funcionamiento de estos órganos y del sistema sanador. Pueden contraer y expandir los diámetros de estas importantes estructuras tubulares, y en el proceso, ayudar a dirigir el movimiento de líquidos corporales vitales y de importantes gases como el oxígeno a destinos específicos dentro del cuerpo.

▪ Los siguientes ejemplos enfatizan qué tan imprescindibles son los músculos lisos para la salud y el desempeño del sistema sanador. Cuando los músculos de las arterias se contraen, las arterias se vuelven más estrechas y esto hace que la sangre circule más rápidamente por el cuerpo. En el sistema digestivo, el movimiento de la comida por el tubo digestivo, llamado *stalsis*, es producido por la contracción y expansión alternas de los músculos intestinales; la peristalsis permite a la comida pasar a lo largo de los intestinos. Lo mismo sucede en los pulmones, donde los músculos que revisten los tubos respiratorios, llamados *bronquios* y *bronquiolos*, ayudan a regular el flujo de aire que entra y sale del cuerpo.

El sistema nervioso

El sistema nervioso es el principal ente eléctrico y de comunicaciones del sistema sanador. Compuesto por el cerebro, la médula espinal y los nervios periféricos (como un árbol con muchas ramas), el sistema nervioso procesa la información y envía y recibe mensajes con una velocidad y precisión increíble por todas las partes del cuerpo.

Con la ayuda del sistema nervioso, el sistema sanador sabe lo que está sucediendo incluso en la célula más diminuta de la región más remota de su cuerpo. Gracias al sistema nervioso, el sistema sanador puede enviar una respuesta curativa intensa, continua, organizada y eficaz con gran precisión y velocidad a cualquier parte del cuerpo.

El sistema nervioso está compuesto por dos miembros principales:

1. El *sistema nervioso voluntario o somático* regula el movimiento de actividades como estar de pie, caminar, correr, brincar, sentarse, nadar y todos los demás actos que usted puede dirigir conscientemente.

2. El sistema nervioso involuntario, también llamado sistema nervioso autónomo, controla automáticamente los procesos corporales vitales como la respiración, los latidos del corazón, la temperatura corporal, la adaptación visual a la luz, los reflejos musculares y muchos otros.

El sistema sanador está exquisitamente interrelacionado con el funcionamiento de todo el sistema nervioso, del que depende para funciones especializadas de comunicación, para la regulación de procesos vitales, sustentadores de vida y fisiológicos y para la dirección de mecanismos clave para el crecimiento, la reparación y el mantenimiento de su estado natural de salud.

Los órganos sensoriales y el sistema sanador

Junto con el sistema nervioso, en el cuerpo hay tejidos y estructuras altamente especializados conocidos como *órganos sensoriales*, como los ojos, los oídos, la nariz, la lengua y la piel. A través de estos distintos órganos sensoriales se le suministra al cerebro la información que influye en su percepción y ayuda al sistema sanador, y que le permite a usted moverse de manera segura por este mundo. Los órganos sensoriales no sólo le permiten evitar el peligro, sino, lo que es más importante, interactuar con la vida en toda su plenitud. La información que entra a través de los sentidos también puede alterar directamente la fisiología de su cuerpo, ejerciendo una poderosa influencia sobre su sistema sanador.

El sistema endocrino (glándulas)

El sistema *endocrino* está compuesto por los principales órganos-glándulas de su cuerpo; estos órganos-glándulas son responsables de la producción, secreción y regulación de todas sus hormonas. Las *hormonas* son poderosos mensajeros químicos que cooperan con su sistema sanador para influir en importantes procesos fisiológicos y funciones corporales vitales.

Las siguientes hormonas y sus respectivos órganos endocrinos, llamados normalmente *glándulas*, forman el sistema endocrino y desempeñan papeles fundamentales en la química del entorno interno de su cuerpo mientras apoyan a su sistema sanador a través de numerosos mecanismos:

- La adrenalina, también llamada epinefrina, producida por las glándulas suprarrenales, es una de las hormonas mejor conocidas. La adrenalina se segrega rápidamente durante situaciones de emergencia y en respuesta al miedo, el estrés u otros estados de excitación; activa la respuesta de "luchar o huir", la cual provoca los siguientes cambios en la fisiología de su cuerpo:
  - aumenta el ritmo cardíaco
  - aumenta la presión arterial
  - aumenta el ritmo respiratorio
  - aumenta el consumo de oxígeno
  - dilata las pupilas
  - afecta muchas otras funciones que ayudan al cuerpo a dirigir recursos para hacer frente de manera eficaz a cualquier emergencia.

- La hormona adrenocorticotrópica, producida por la glándula pituitaria, regula la producción de cortisol de la glándula suprarrenal. El cortisol regula el metabolismo de la glucosa, desempeña un papel clave en el sistema inmunitario y ayuda al sistema sanador porque actúa como un poderoso y natural agente antiinflamatorio.

- La aldosterona, producida por las glándulas suprarrenales, es una poderosa hormona que regula las cantidades de sodio y los niveles de líquidos en el cuerpo; también controla la presión arterial.

- El estrógeno y la progesterona, producidos por los ovarios de las mujeres, desempeñan importantes papeles en la menstruación y el embarazo; también tienen otros efectos de amplio alcance en el cuerpo, como la formación de huesos, el metabolismo del colesterol y la salud de la piel.

- La hormona estimulante del folículo y la hormona luteinizante, ambas segregadas por la glándula pituitaria, regulan la producción de óvulos, o huevos, en los ovarios de las mujeres, donde se produce el estrógeno. Estas hormonas también participan en el proceso de la menstruación y desempeñan un papel importante durante el embarazo.

- La hormona del crecimiento, producida por la glándula pituitaria, controla y regula el crecimiento óseo y el crecimiento general del cuerpo.

- La insulina se produce en el páncreas y es una de las hormonas más importantes del cuerpo. La insulina regula el metabolismo de la glucosa y el azúcar en la sangre, los cuales son fundamentales para la salud del sistema sanador y para todas las células y tejidos corporales.

- La hormona estimulante de la célula intersticial estimula la secreción de testosterona en los testículos de los hombres.

- La melatonina, la cual se ve muy influida por la luz del Sol y desempeña un papel fundamental en la regulación de los estados de ánimo, es una poderosa hormona producida por la glándula pineal. La melatonina controla los ciclos naturales de sueño y vigilia y la producción de melanina, el pigmento que ayuda a regular la cantidad de luz solar que entra a su cuerpo.

- La oxitocina, producida por la glándula pituitaria, regula el proceso del parto al estimular las contracciones uterinas durante el alumbramiento. La oxitocina también contribuye a la producción y secreción de leche durante la lactancia.

- La hormona paratiroidea, producida por las glándulas paratiroideas, controla el metabolismo óseo y regula los niveles de calcio en la sangre. La hormona paratiroidea también afecta la absorción de calcio en los intestinos y la reabsorción de calcio en los riñones. El calcio también es necesario para el funcionamiento del corazón, así como de otros importantes músculos y nervios de su cuerpo.

- La prolactina, segregada por la glándula pituitaria, regula la lactancia y la secreción de leche materna después del parto en las mujeres.

- La testosterona, producida en los testículos de los hombres, es necesaria para el desarrollo testicular, la madurez sexual, la producción de esperma, el desarrollo del vello facial y corporal, la gravedad de la voz, el desarrollo muscular y la líbido masculina.

- La hormona tiroidea, producida por la glándula tiroidea, ayuda a regular el crecimiento y el desarrollo, el metabolismo, el crecimiento de la piel y del cabello, el ritmo cardíaco, la temperatura corporal, la menstruación y el humor.

- La hormona estimulante del tiroides, producida por la glándula pituitaria, controla y regula el funcionamiento de la glándula tiroidea, la cual es una de las glándulas más importantes del cuerpo.

- La vasopresina, producida por la glándula pituitaria, actúa sobre los riñones para conservar el agua al inhibir la orina y también desempeña un papel en la regulación de la presión arterial.

El sistema digestivo

El sistema digestivo está compuesto por diferentes órganos que están conectados con el intestino delgado y el intestino grueso, los cuales se combinan para formar una estructura tubular continua, hueca y serpenteante que se extiende más de 30 pies (9 m) desde la boca hasta el recto. Estos son los componentes del sistema digestivo: la boca, la lengua, los dientes, las glándulas salivares, la nariz, la garganta, el esófago, el estómago, el intestino delgado, el intestino grueso, el recto y el ano. El sistema digestivo también incluye el hígado, la vesícula, el páncreas y el apéndice. Este sistema, mediante el transporte de nutrientes esenciales, mantiene estrechos vínculos con el sistema sanador.

El sistema digestivo es responsable de descomponer, absorber y asimilar nutrientes esenciales en el cuerpo a partir de los alimentos que usted come. Estos nutrientes proporcionan el combustible para el sistema sanador y para todo su cuerpo, lo ayuda a crecer, repararse y mantener su estado natural de salud. Mientras su cuerpo se cura de cualquier enfermedad, el sistema digestivo desempeña un papel clave al transportar los nutrientes necesarios para reconstruir y para que vuelvan a crecer los tejidos dañados.

Después de la digestión, lo que el cuerpo no necesita o no puede utilizar es eliminado a través del intestino grueso en forma de deshechos sólidos. La eliminación ayuda al sistema sanador porque libera su cuerpo de toxinas y productos de desecho.

El sistema respiratorio

El sistema respiratorio está compuesto por la nariz, la boca, los senos nasales, el oído medio, la garganta, las amígdalas, la tráquea, la laringe, los bronquios, los bronquiolos, los alveolos y los pulmones. Debido a su función en la respiración, las costillas y el diafragma se consideran estructuras auxiliares del sistema respiratorio. La salud de cada una de estas estructuras afecta la salud de todo el sistema respiratorio y, a la larga, de todo el cuerpo. El sistema respiratorio dirige el flujo de aire hacia adentro y hacia afuera del cuerpo a través de estas estructuras.

El sistema respiratorio es responsable de transportar el oxígeno a la sangre, la cual es luego bombeada a todas las células y tejidos del cuerpo. Sin oxígeno, las células y los tejidos no pueden vivir. El sistema respiratorio también es responsable de librar a su cuerpo del *dióxido de carbono*, un producto de deshecho tóxico del metabolismo celular normal.

El sistema respiratorio está relacionado con muchos otros sistemas, entre ellos el nervioso, el circulatorio, el linfático y el digestivo. Cuando el cuerpo tiene un déficit de oxígeno, como cuando una persona está en estado de conmoción, tiene fiebre o ha sufrido un grave trauma, enfermedad o herida o cuando sufre mucho estrés, la frecuencia respiratoria tiende a aumentar automáticamente para llevar más oxígeno al cuerpo. Este es sólo un ejemplo de un esfuerzo conjunto de importancia fundamental entre el sistema respiratorio y el sanador.

El sistema circulatorio

El sistema circulatorio está compuesto por el corazón y los vasos sanguíneos, la sangre y todos los distintos componentes de la sangre, como los glóbulos rojos o hematíes. En el corazón, las arterias coronarias son arterias especiales que regresan el flujo sanguíneo al corazón. Si estas arterias se obstruyen, puede producirse un ataque al corazón. Su salud es fundamental para la salud del corazón, de la cual depende el sistema sanador y todo el cuerpo.

El sistema circulatorio tiene muchas funciones vitales. Es responsable de:

- Bombear y distribuir la sangre —la cual contiene oxígeno y otros nutrientes y sustancias importantes— a todas las células y tejidos del cuerpo. Estos nutrientes y sustancias incluyen hormonas, anticuerpos, enzimas, neurotransmisores, vitaminas, minerales y oligoelementos que son de importancia fundamental para el funcionamiento del sistema sanador.

- Eliminar los subproductos metabólicos tóxicos, como el dióxido de carbono y el ácido láctico.

- Transportar el oxígeno desde los pulmones hasta los distintos órganos y tejidos del cuerpo. La hemoglobina, una molécula muy importante de los glóbulos rojos, lleva a cabo esta tarea.

- La coagulación sanguínea. Los glóbulos blancos o leucocitos, que son cruciales para el funcionamiento del sistema inmunitario, son esenciales para la coagulación sanguínea. La coagulación sanguínea es una función extraordinaria del sistema circulatorio y ocurre cuando se producen heridas para evitar una pérdida de sangre excesiva. La coagulación sanguínea constituye uno de los verdaderos milagros del sistema sanador.

El sistema linfático

Puede pensar en el sistema linfático como en el sistema de purificación de la sangre. El sistema linfático está compuesto por una serie de vasos linfáticos y ganglios linfáticos que están estratégicamente ubicados en partes específicas del cuerpo. La linfa circula libremente por todo el sistema linfático; este líquido contiene glóbulos blancos, anticuerpos e importantes sustancias químicas del sistema inmunitario. El sistema linfático colabora estrechamente con el sistema circulatorio, inmunitario y sanador, ya que transporta y elimina toxinas e impurezas del cuerpo para mantener los tejidos y la sangre libres de enfermedades causadas por bacterias, virus y otros invasores.

El sistema urinario

El sistema urinario es fundamentalmente responsable de actuar como un filtro para la sangre a fin de eliminar deshechos y toxinas del cuerpo. Los principales órganos del sistema urinario son los riñones y la vejiga y ellos apoyan al sistema sanador a través de muchas funciones importantes. Entre estas funciones se encuentran las siguientes:

- El sistema urinario ayuda a conservar y regular los niveles de líquidos del cuerpo.
- El sistema urinario filtra y purifica toda la circulación sanguínea dentro del cuerpo.
- El sistema urinario regula los niveles de electrolitos y así se asegura de que el cuerpo tenga niveles adecuados de sodio, potasio, calcio y otros minerales y oligoelementos clave que apoyan procesos fisiológicos vitales y que son esenciales para el sistema sanador.

■ El sistema urinario controla la concentración de proteína en la sangre, lo cual es fundamental para el sistema sanador.

El sistema reproductor

En las mujeres, el sistema reproductor está ubicado entre el bajo abdomen y el área pélvica y está compuesto por los ovarios, el útero, el cuello del útero y la vagina. Las mamas, ubicadas en el pecho, también se incluyen en este sistema. Las mamas son realmente órganos de doble función. Primero, sirven como glándulas nutritivas y lactantes que proporcionan leche inmediatamente después del parto. Segundo, actúan como fuerzas de atracción para el sexo contrario y como tejidos de excitación sexual que ayudan a fomentar las actividades sexuales y reproductoras. De este modo, las mamas tienen tanto una función endocrina secretora como una función reproductora.

En los hombres, los testículos, la próstata, las vesículas seminales, la uretra y el pene componen el sistema reproductor.

Más que cualquier otro sistema del cuerpo, el sistema reproductor es responsable de diferenciar las características físicas de los hombres y de las mujeres. Estas diferencias son responsables de las fuerzas poderosamente magnéticas que ayudan a fomentar la atracción sexual entre los sexos. El resultado natural de esta atracción, y la principal función del sistema reproductor, es la reproducción y la proliferación de la especie. Aunque las mujeres pueden vivir sin un útero y sin ovarios, y los hombres pueden vivir sin testículos y sin próstata, el sistema reproductor es esencial para la supervivencia de la raza humana.

El sistema reproductor mantiene una íntima relación con el sistema endocrino. Además de tener receptores de hormonas producidas por otros órganos, el sistema reproductor produce sus propias hormonas, sobre todo el estrógeno en las mujeres y la testosterona en los hombres. Estas hormonas contribuyen a la salud general y pueden influir en los estados emocionales y mentales. Por ejemplo, el estrógeno ejerce una influencia positiva sobre el corazón.

Muchos otros sistemas del cuerpo también están relacionados con la salud y el adecuado funcionamiento del sistema reproductor.

Entre estos se encuentran el sistema nervioso, el endocrino, el circulatorio y el linfático.

El sistema inmunitario

El sistema inmunitario está compuesto por una compleja red de células y órganos que pueden producir sustancias químicas extremadamente potentes llamadas anticuerpos. Hasta hace poco se sabía poco acerca del sistema inmunitario. Las investigaciones aún están descubriendo nuevos datos acerca de este extraordinario sistema, cuya principal función es defender a su cuerpo contra las infecciones y otros intrusos.

Los componentes celulares del sistema inmunitario están constituidos mayoritariamente por glóbulos blancos o leucocitos, con papeles y funciones altamente especializados. Puede considerar a los glóbulos blancos como soldados de infantería que están programados para destruir a cualquier enemigo invasor en forma de bacterias, virus, hongos, parásitos patógenos u otros organismos perjudiciales. La división del trabajo entre los muchos tipos de glóbulos blancos de su sistema inmunitario es tan minuciosa, sutil, sofisticada y precisa que al compararla con cualquier otro ejército o fuerza militar de la historia de la humanidad estos últimos parecerían primitivos e impotentes.

Los anticuerpos, los cuales se producen en respuesta directa a amenazas específicas y pueden compararse con misiles de crucero moleculares, se liberan al torrente sanguíneo para buscar y destruir intrusos no deseados con una velocidad, precisión y exactitud extraordinarias. Los anticuerpos están presentes en la sangre y se producen en grandes cantidades según se necesiten. También se encuentran en las membranas mucosas del cuerpo, como la nariz, la boca, el sistema respiratorio, los intestinos, la uretra y otros tejidos y cavidades corporales que se comunican con el exterior.

El sistema inmunitario, que una vez se pensaba que era un sistema completamente independiente, ahora se sabe que está directamente relacionado con el cerebro y el sistema nervioso y también con otros sistemas. Por ejemplo, se ha descubierto que los glóbulos blancos poseen receptores para unos *neurotransmisores* producidos por el cerebro, lo cual demuestra una conexión química directa con el cerebro y el sistema nervioso. Se ha descubierto que otros glóbulos blancos tienen receptores hormonales específicos, lo cual indica que el sistema endocrino se comunica directamente con el sistema inmunitario. Aún más sorprendentes son las recientes pruebas que demuestran que ciertos glóbulos blancos pueden producir y segregar hormonas que se comunican directamente con el sistema endocrino.

Tal como dijimos antes, el sistema inmunitario colabora estrechamente con el sistema sanador; y aunque los dos sistemas son claramente diferentes, en muchos casos trabajan juntos para devolver al cuerpo su estado natural de salud.

Consideraciones finales acerca de los integrantes del equipo del sistema sanador

Aunque se podría escribir un libro entero sobre cada uno de los sistemas presentados en este capítulo, espero que ahora comprenda mejor cómo funcionan individual y conjuntamente los diferentes sistemas de su cuerpo a favor de su extraordinario sistema sanador, el cual organiza los procesos que lo mantienen a usted saludable. En el siguiente capítulo, examinaremos cómo puede usted cooperar con el sistema sanador reforzándolo y fortaleciéndolo para que pueda trabajar para usted de una manera más eficiente y eficaz.

CAPÍTULO 4

Cómo reforzar y fortalecer el sistema sanador

Su sistema sanador viene preempaquetado, totalmente instalado y funciona a la perfección incluso antes de que el primer aliento entre a sus pulmones al nacer. Aunque el sistema sanador le llega a usted en perfectas condiciones, las elecciones que realiza en la vida diaria pueden tener un grave impacto en su desempeño y sus actividades. Su dieta y estilo de vida, el entorno en su hogar y en el trabajo, los estados de ánimo y las emociones, los pensamientos y las actitudes, además de una multitud de otros factores que puede usted controlar, pueden alterar de manera espectacular el comportamiento y la eficacia del sistema sanador.

Usted puede obstaculizar la capacidad del sistema sanador para llevar a cabo su misión programada y sobrecargar y agotar sus recursos al realizar actividades que son perjudiciales para su salud. Esos obstáculos pueden ser los siguientes: hacer caso omiso de las necesidades básicas de su cuerpo, introducir sustancias nocivas a su cuerpo, comer alimentos poco nutritivos, no beber suficiente agua, no dormir y descansar lo suficiente, respirar aire nocivo, someter a su cuerpo a un entorno tóxico y tener un estilo de vida estresante y poco saludable.

Los factores adicionales que pueden ser perjudiciales para la fortaleza intrínseca de su sistema sanador incluyen los hábitos mentales poco saludables como la preocupación crónica, albergar pensamientos de miedo, ira y rabia; desconfiar; guardar rencor; mantener una actitud pesimista y cínica; centrarse en los problemas y en las circunstancias negativas; la depresión; la apatía y no tener ganas de vivir. Todas estas tendencias autodestructivas agotan los preciados recursos del cuerpo, obstaculizan la capacidad del sistema sanador para llevar a cabo su trabajo adecuadamente y aumentan las probabilidades de que se apodere de usted una enfermedad grave que ponga en peligro su vida o una afección debilitante crónica. Estos factores negativos pueden privarle de su estado natural de salud y sabotear una vida que de lo contrario sería saludable, vibrante, intensa y gratificante.

Otra posibilidad es que usted fortalezca, nutra y coopere con su sistema sanador e incluso que mejore su desempeño aprendiendo a escuchar las valiosas comunicaciones de su cuerpo y comprendiendo lo que necesita para mantener su estado natural de salud. Esto le ayudará a satisfacer sus necesidades físicas básicas de comida saludable, agua, aire puro, mucho sueño y descanso y ejercicio adecuado, mientras presta atención a las primeras señales de alerta de su cuerpo cuando pueda aproximarse un peligro o una enfermedad.

Tal como indiqué anteriormente, su cuerpo, que está programado de manera natural para la salud y la vitalidad, puede permanecer libre de enfermedades hasta sus últimos días, que pueden ser pasados los 100 años. Pero si desea lograr este objetivo, debe cooperar con su sistema sanador y aprender a reforzarlo y fortalecerlo para mantenerlo en unas condiciones óptimas.

El sistema sanador responde a sus intenciones más profundas y a sus deseos más sinceros. En este aspecto, usted posee interiormente mucho más poder del que pueda imaginar. Si quiere ser feliz, saludable, fuerte, vibrante, enérgico y activo, tiene que honrar y cuidar como es debido a su cuerpo y comprender la íntima relación que existe entre cuerpo, mente, emociones y espíritu. Si lo hace, puede lograr que el sistema sanador sea su aliado más poderoso en su búsqueda de una mayor salud y bienestar.

La prevención

La clave para tener un sistema sanador fuerte

Desde un punto de vista estratégico y táctico, el mejor momento para reforzar, fortalecer y cooperar con su sistema sanador no es cuando usted está enfermo, sino cuando está sano. Para que el sistema sanador esté listo y preparado para entrar en acción ante las primeras señales de peligro, es mejor estar bien preparado con antelación a cualquier calamidad anticipada. Tal como demuestra el famoso caso del desafortunado *Titanic*, el momento de comprobar si hay suficientes botes salvavidas en cubierta para todos los pasajeros no es cuando el barco se está hundiendo, sino antes de zarpar del puerto. Lo mismo sucede con su sistema sanador. Aprender a reforzarlo y fortalecerlo resulta más fácil cuando su cuerpo no está ya asediado por una enfermedad o una afección. Esto no significa que si usted está enfermo ahora no se beneficiará de estos conocimientos. Al contrario, si usted está enfermo ahora, necesita centrarse en este importante trabajo más que nunca. De hecho, su vida depende de ello.

Aprender a reforzar y fortalecer su sistema sanador en ausencia de enfermedad le dará a usted el impulso y la inercia positiva para vencer cualquier enfermedad que intente violar la integridad y santidad de su cuerpo. Para ilustrar más este punto, considere la difícil situación de un boxeador que compite por el campeonato del mundo de pesos pesados. El momento de elaborar su estrategia no es cuando entra al cuadrilátero contra un formidable oponente, sino durante las muchas horas de preparación cuando se está entrenando para el combate. Preparado así, puede entrar al cuadrilátero con confianza y aplomo, acudiendo activamente a su estrategia para derrotar a su oponente menos preparado e inferior. Para ganar se necesita este tipo de entrenamiento, preparación y modo de pensar. Su sistema sanador precisa exactamente estos mismos requisitos. Si ahora se toma el tiempo de aprender a cooperar con el sistema sanador tendrá la ventaja que necesita para vencer cualquier afección o tremenda enfermedad que la vida le pueda poner en el camino y saldrá victorioso frente a cualquier problema de salud.

Cómo ser su mejor médico

Conozco a mucha gente que opta por no consultar al médico de manera regular. No estoy hablando de personas irresponsables que desatienden su salud y luego, por miedo y negación, se niegan a ir con el médico para

(continúa en la página 82)

(continuación de la página 81)

atender su estado de salud deteriorado. Me refiero a personas saludables, maduras e independientes que han desarrollado una confianza en las capacidades de su cuerpo para resolver los problemas físicos que todos enfrentamos en esta vida. Si se encuentran con un problema, en vez de ir con el médico a toda prisa, estas personas saben cómo activar sus sistemas sanadores cuidando y escuchando a sus cuerpos. Desde luego hay ocasiones en las que es necesario buscar ayuda médica, pero usted puede reducir al mínimo estas ocasiones cuando aprenda a confiar más en su sistema sanador. Al aprender a escuchar a su cuerpo y aplicar algunos principios y técnicas sencillas pero poderosas, desarrollará una confianza interior profundamente arraigada en que su cuerpo tiene la capacidad para permanecer saludable y para curarse cuando enfrenta un problema de salud. Aprender a fortalecer y activar su sistema sanador le ayudará a prevenir enfermedades y a superar cualquier problema de salud que tenga que enfrentar en su vida. Usted puede aprender a ser su mejor doctor.

Recetas para reforzar y fortalecer su sistema sanador

Los siguientes ingredientes clave constituyen los componentes esenciales de un programa saludable dirigido a reforzar y fortalecer el sistema sanador de su cuerpo, tanto si se centra en la prevención como en curar un problema de salud existente. Al prestar atención a cada uno de estos factores e incorporarlos a su vida, será capaz de aprovechar más eficazmente la capacidad natural de su cuerpo para curarse y mejorar considerablemente su calidad de vida.

Receta médica para el sistema sanador Nº1: Aprenda a escuchar a su cuerpo

Tal como dijimos en el Capítulo 2, su cuerpo viene equipado con un sistema sanador que está tratando constantemente de comunicarse con usted las 24 horas del día, siete días a la semana. Mediante la lengua que habla su sistema sanador le envía valiosa información para que usted sepa cuáles son sus necesidades.

Por ejemplo, cuando su cuerpo tiene hambre y usted siente punzadas de hambre en su estómago, este pronto comenzará a hacer ruido si no come. Cuando su cuerpo está cansado y necesita dormir, sentirá los ojos pesados y comenzará a bostezar. Cuando su cuerpo necesita agua, siente sed, lo cual crea una enorme necesidad de beber líquidos. De manera similar, cuando se llena la vejiga y necesita vaciarse, usted siente ganas de orinar.

Aparte de estas formas más obvias de comunicación, su cuerpo está constantemente enviándole otra información más sutil. Dependiendo de qué tipo de oyente sea usted, puede o no recibir y procesar estos otros mensajes importantes. Por ejemplo:

- Cuando usted está tenso, disgustado o estresado, puede que sienta una sensación de opresión o pesadez en el pecho, la cual dificulta levemente su respiración. Puede que también advierta que su corazón se salta un latido o dos. Quizá intente ignorar estas sensaciones, como hace mucha gente; pero si es un primer aviso de su corazón, podría conducir a un dolor más intenso llamado angina, la cual ocurre cuando hay una falta de flujo sanguíneo y oxígeno en el corazón. Estos síntomas podrían ser señales peligrosas de un inminente ataque al corazón. Hacer caso omiso de los mensajes podría tener consecuencias desastrosas.

- Puede sentirse intranquilo o advertir un nudo en el estómago cuando está nervioso, asustado o se enfrenta a una situación desagradable. Si no resuelve la situación y deja que persista, las sensaciones pueden aumentar o volverse continuas, lo cual podría ser las primeras señales de alerta de un problema intestinal inminente, como una úlcera.

Aunque algunos de nosotros escuchamos a nuestros cuerpos algunas veces, muchos no los escuchamos hasta que están realmente gritándonos y negándose a cooperar con nosotros hasta que atendamos sus necesidades. Nuestros cuerpos nos gritan al provocarnos un intenso dolor. Este dolor es la última estrategia de comunicación del cuerpo para intentar avisarnos con urgencia que estamos ignorando una o más de sus necesidades vitales. Para evitar el dolor y permanecer saludables, necesitamos escuchar mejor.

Para reforzar, fortalecer y cooperar con su sistema sanador, es fundamental que primero tome más conciencia de las necesidades de su cuerpo y aprenda a escuchar sus primeras señales de alerta, en todas sus miles formas. Cuando aprenda a escuchar bien, su cuerpo no tendrá que gritar para llamar su atención y no tendrá que experimentar dolor, sufrimiento, amargura, enfermedades ni afecciones.

Cómo escuchar a su cuerpo

El siguiente ejercicio es un método sencillo pero poderoso para acceder a mensajes de importancia fundamental del sistema sanador:

- Concédase un momento de soledad y tranquilidad. Vaya a un cuarto seguro y silencioso, cierre la puerta y desconecte el teléfono para que no le molesten. Si no encuentra un lugar tranquilo, utilice tapones para los oídos. Exímase de obligaciones familiares, responsabilidades y obligaciones durante al menos 20 ó 30 minutos. Asegúrese de que todo el mundo en su casa comprenda que no le pueden interrumpir hasta que haya acabado. Quizás también desee poner una música suave y relajante de fondo para lograr un ambiente tranquilo y sosegado.

- Encuentre una postura cómoda, preferiblemente acostado boca arriba. Puede poner almohadas debajo de las rodillas o utilizar cobijas (mantas, frisas) o almohadas en cualquier otro lugar para sostener el cuerpo y sentirse cómodo. Asegúrese de estar cómodo antes de continuar.

- Cierre los ojos con suavidad y relaje todos los músculos del cuerpo, como si estuviera derritiéndose sobre la superficie que hay debajo de usted.

- Mientras cierra los ojos y relaja el cuerpo, centre su atención en el área abdominal. Fíjese en el suave movimiento que se produce en esa zona. Incluso puede poner las manos encima para ayudarle a tomar más conciencia de este movimiento. Sienta el movimiento rítmico y automático de su respiración conforme el aire entra y sale de su cuerpo. Dese cuenta de que cuando el aire entra, el estómago y el abdomen se expanden suavemente y se elevan. Dese cuenta de que cuando el aire sale, el estómago y el abdomen se contraen y bajan. Intente no controlar el ritmo o la intensidad de este movimiento; más bien, deje que su mente sea un observador pasivo que mira y observa este ritmo suave y automático.

- Cada vez que exhale, sienta cómo todos los músculos de su cuerpo liberan la tensión y están cada vez más relajados.

- Centre la atención en su interior, tome conciencia de cómo se siente su cuerpo desde el "interior" mientras continúa respirando.

- Conforme se sienta más relajado, observando el suave y automático movimiento de su respiración al entrar y salir el aire, explore despacio y sistemáticamente su cuerpo, comenzando por las puntas de los pies y avanzando hacia la coronilla. Visite todas las partes que hay en medio, entre ellas la zona del corazón y el pecho, la espalda y la columna vertebral; los hombros y el cuello; la ingle; las asentaderas y los genitales y la zona del estómago y abdominal.

- Note cualquier sensación de malestar, dolor o tensión, de la que antes no se haya percatado, en estos lugares. Perciba también cualquier zona de relajación, comodidad y sensación de vitalidad y salud.

- Después del tiempo asignado, estire suavemente los músculos y abra los ojos. Reanude sus actividades normales. Recuerde escuchar a su cuerpo de esta manera regularmente.

A primera vista, este proceso puede parecer simplemente un ejercicio de relajación. Sin embargo, en realidad están sucediendo muchas más cosas. En primer lugar, cuando su cuerpo está relajado, el sistema nervioso, que es el principal enlace de comunicación entre la mente y el cuerpo, se relaja y se centra más. En este estado, la mente también se vuelve más tranquila, más alerta y concentrada. Puesto que la mente y el cuerpo están estrechamente relacionados, cuando el cuerpo se relaja, sus poderes mentales para la escucha interior también aumentan.

La conciencia que usted gana con este ejercicio se extenderá a su vida diaria. Percibirá una sensibilidad acrecentada hacia las sensaciones internas de su cuerpo y hacia sus respuestas a su entorno, así como al aire que respira, a los alimentos que come y a su estado mental y emocional. Cuando practique de manera regular la escucha a su cuerpo, descubrirá importantes mensajes del mismo que antes era incapaz de escuchar o de sentir. Tomará mucha más conciencia de la valiosa información que su cuerpo le comunica y será más capaz de utilizar esta información para responder a sus necesidades. Si se produjeran desequilibrios u ofensas en su cuerpo, usted podrá ayudar mejor a su sistema sanador a corregir estos desequilibrios mientras este devuelve a su cuerpo su estado natural de salud. Al abrir la puerta a una mejor comunicación y cooperación, aprender a escuchar a su cuerpo puede llegar a ser una de las maneras más sencillas, fáciles y aun así más poderosas de reforzar y fortalecer el sistema sanador.

Receta médica para el sistema sanador Nº2: Preste atención a su higiene personal

Su higiene personal consta de los sencillos actos que usted lleva a cabo diariamente para cuidar a su cuerpo. Estas acciones incluyen actividades tan normales como cepillarse los dientes, hacer de vientre y bañarse. Estos sencillos hábitos rutinarios, los cuales pueden parecer insignificantes al principio, se van sumando a lo largo de los días, semanas, meses y años de toda una vida y, a la larga, ejercen una poderosa influencia en el desempeño y la eficacia de su sistema sanador. De hecho, su higiene personal puede tener un impacto mucho mayor en su capacidad de permanecer saludable y resistir las enfermedades que sus genes, los fármacos que tome o su médico.

Los elementos de higiene personal de las siguientes secciones contribuyen considerablemente a la salud y pueden reforzar y fortalecer el sistema sanador. Pueden marcar una enorme diferencia en su calidad de vida y en su capacidad para permanecer bien y resistir la enfermedad. Si usted desea vivir una vida larga, feliz y saludable, y le interesa prevenir los problemas antes de que se produzcan, o si está actualmente luchando por recuperar su salud, preste mucha atención a los siguientes elementos de higiene.

La higiene dental y el sistema sanador

Una buena salud depende de una adecuada digestión. La digestión comienza en la boca al masticar los alimentos, lo cual depende de la salud de sus dientes. Por este motivo, es importante cepillarse los dientes de manera regular y observar una buena higiene dental.

Cuando usted se cepilla regularmente, evita la posibilidad de que se acumule placa, se formen caries y se produzcan enfermedades de las encías, todo lo cual puede afectar la digestión, obstaculizar una adecuada nutrición y afectar negativamente su sistema sanador.

Bañarse y el sistema sanador

Bañarse ayuda a preservar las funciones y la integridad de la piel, que es uno de los principales órganos de defensa de su cuerpo. Los baños regulares dejan su piel sintiéndose fresca y limpia y eliminan las bacterias y los gérmenes que se pueden acumular en la superficie. Los cuerpos que no se lavan o bañan regularmente son más propensos a sufrir infecciones cutáneas. Los microorganismos, entre ellos las bacterias estafilococos y estreptococos, pueden invadir su cuerpo tras aparecer primero en la piel. Bañarse regularmente puede ayudar al sistema sanador porque se eliminan estas infecciones desde su inicio.

La eliminación y el sistema sanador: la higiene de los intestinos y la vejiga

Debido a procesos metabólicos internos normales, cada día se producen y acumulan en su cuerpo grandes cantidades de deshechos tóxicos. Si no se eliminan los productos de desecho y las toxinas rápida y eficazmente, estos materiales se acumularán continuamente y eso puede hacer que su sistema sanador quede empantanado y resulte gravemente dañado. Sin una eliminación regular, usted literalmente quedará asfixiado por sus propios deshechos. La eliminación irregular puede contribuir a la aparición de numerosas enfermedades graves y que ponen en peligro la vida.

Los productos de deshecho tóxicos sólidos no deseados se eliminan a través del intestino grueso cuando usted hace de vientre, mientras que los líquidos se eliminan principalmente a través de los riñones y la vejiga, en la orina. Asegurar la salud de estos órganos es esencial para que su sistema sanador funcione con la máxima eficacia.

Consejos para una eliminación saludable

■ Beba muchos líquidos, entre ellos agua. Su cuerpo está compuesto por un 70 por ciento, aproximadamente, de líquidos, y entre más líquidos introduzca a su cuerpo, más eficazmente puede eliminar y extraer su sistema sanador las toxinas del mismo. Si su intestino está lento y necesita un poco de estímulo por las mañanas, una gran taza de agua caliente o una bebida caliente normalmente logrará resultados rápidos.

- Aumente su consumo de fibra durante todo el día y por la noche. Un consumo adecuado de fibra asegura una eliminación más eficaz de los productos de desecho del intestino, con lo que se reduce el riesgo de sufrir cáncer de colon y otras enfermedades intestinales. Las mejores fuentes de fibra son los cereales integrales, las semillas y los frutos secos, las frutas y las verduras.

- Aumente la actividad física, lo cual mejora el riego sanguíneo a los intestinos que a su vez promueve la eliminación.

- Evite los alimentos bajos en fibra, como los almidones procesados, los quesos y las carnes y otros alimentos preempacados, los cuales carecen de fibra y pueden causar estreñimiento.

- Evite el exceso de alcohol. El alcohol puede deshidratar y provocar estreñimiento junto con problemas intestinales y de vejiga. El alcohol es un irritante intestinal y de la vejiga y tomar de manera crónica puede contribuir a tener problemas con estos órganos.

- Limite el café, el té y los refrescos (sodas) con cafeína porque normalmente contienen ácidos tánicos, que pueden ser irritantes. La cafeína estimula a las células parietales de su estómago para producir ácido clorhídrico, el cual, si se produce en exceso, puede dañar el revestimiento del estómago y de los intestinos y provocar potencialmente una úlcera u otros problemas intestinales.

- Elimine los alimentos altamente procesados o los que contengan aditivos químicos artificiales. Estos alimentos también pueden irritar y dañar el delicado revestimiento de su sistema urinario y digestivo.

Receta médica para el sistema sanador Nº3: Siga una dieta equilibrada compuesta por alimentos naturales

La comida proporciona los componentes básicos del alimento de cada una de las células y tejidos de su cuerpo, suministra energía vital para las actividades metabólicas, los mecanismos de defensa y los procesos de reparación y restablecimiento regulados por el sistema sanador. Al igual que cualquier otra máquina de gran potencia y concebida en función del desempeño necesita el mejor combustible, su sistema sanador precisa alimentos puros y saludables para asegurar un rendimiento y un funcionamiento óptimos. A continuación ofrezco algunos lineamentos básicos pero muy importantes:

- Siga una dieta equilibrada y de alto desempeño que incluya cantidades adecuadas de proteína, carbohidratos, grasas y aceites, vitaminas esenciales, minerales y oligoelementos. Además, asegúrese de consumir cantidades adecuadas de líquidos y fibra.

- Favorezca las frutas y verduras frescas, los cereales integrales y las legumbres, todos los cuales contienen abundantemente todos los nutrientes básicos que su cuerpo necesita, por encima de los alimentos a base de carnes y/o pescado. Aunque la carne es una excelente fuente de proteínas, debería reducirla al mínimo en su dieta diaria porque tiende a ser más alta en grasa, carente de fibra y con posibilidades de una mayor concentración de metales pesados y toxinas ambientales.

- Reduzca al mínimo su consumo de alimentos empacados o procesados, los cuales a menudo contienen conservantes y aditivos que, aunque aumentan la caducidad, pueden tener efectos secundarios perjudiciales. Los alimentos empacados y procesados generalmente carecen de la vitalidad, la fibra y la calidad nutritiva que poseen los alimentos frescos e integrales.

- No sea fanático al seguir una dieta restrictiva. Es necesario ser flexible e indulgente para evitar estresarse cuando sus opciones de alimentos son limitadas o no puede conseguir lo que desea. El estrés de ser demasiado rígido en su dieta resta valor a los beneficios que esa dieta le esté ofreciendo.

- Asegúrese de comer en un entorno agradable y placentero. La capacidad de su sistema sanador de permanecer fuerte y activo se ve afectada no sólo por los componentes químicos de los alimentos que usted come, sino también por sus patrones habituales de comidas y por el horario de las comidas, además de muchos otros factores que rodean a la comida. Por ejemplo, masticar adecuadamente y las circunstancias en las que se comen los alimentos también desempeña un papel en la digestión y la absorción de nutrientes. Cuando usted come en un ambiente tranquilo, mejora la digestión y la asimilación. (En el siguiente capítulo ofreceré información más específica acerca de la nutrición para su sistema sanador).

Receta médica para el sistema sanador Nº4: Realice ejercicio y actividad física adecuada

El movimiento es un principio fundamental de toda la materia del universo, y, junto con el ejercicio, es un factor clave para tener un sistema sanador fuerte y saludable. El movimiento y el ejercicio son esenciales para el mantenimiento de músculos y articulaciones saludables y tienen una importancia fundamental para la circulación y la salud del sistema cardiovascular. Su nivel de actividad diaria es una parte integral de la capacidad de su cuerpo para permanecer saludable, resistir la enfermedad y mantener un sistema sanador activo y vibrante.

Los beneficios del ejercicio para el sistema sanador

Los beneficios del ejercicio para el sistema sanador son numerosos. Puesto que este sistema sanador está relacionado con todos los demás sistemas orgánicos de su cuerpo, cualquier ejercicio que haga regularmente beneficiará considerablemente a su sistema sanador. Entre sus muchos beneficios, el ejercicio:

- Proporciona energía a su sistema sanador y lo activa
- Disipa la depresión
- Mejora la circulación hacia su cerebro, lo cual mejora la agudeza mental
- Mejora la fuerza muscular general de su cuerpo
- Mejora la salud cardíaca
- Mejora el riego sanguíneo al estómago y los intestinos, lo cual mejora la digestión y la eliminación y reduce el estreñimiento
- Mejora la función inmunitaria
- Mejora la salud ósea y articular

- Reduce el tiempo de curación de fracturas y lesiones de las articulaciones
- Mejora la salud de la piel y del cutis porque aumenta el riego sanguíneo en la piel
- Mejora el riego sanguíneo a los genitales, lo cual favorece la función sexual

Solamente 30 minutos de ejercicio diario le brindarán todos estos beneficios y más.

En las siguientes secciones le ofrezco algunos de los tipos de ejercicios más comunes. Escoja uno o más y siga las pautas que doy para reforzar y fortalecer su sistema sanador.

Caminar

Caminar es uno de los ejercicios más sencillos y naturales. En las culturas tradicionales, antes de la llegada del automóvil y del transporte motorizado, la gente utilizaba sus dos piernas como el principal medio de transporte, además de sus animales domésticos. Por consiguiente, no había necesidad de reservar tiempo extra durante el día para hacer ejercicio y las personas de estas culturas estaban generalmente en mejor forma física que las de nuestras sociedades modernas.

Si usted está extremadamente ajetreado, caminar es una buena forma de hacer ejercicio y utilizar ese tiempo para escuchar música o cassettes educativos, relacionarse con amigos, hacer lluvia de ideas o incluso realizar reuniones (juntas) de negocios. A menudo he tenido reuniones médicas con varios colegas y amigos cercanos mientras caminábamos por senderos panorámicos naturales en Hawai, donde vivo. Si usted puede encontrar maneras creativas de aumentar la cantidad de tiempo que camina y hacer que caminar forme parte de su estilo de vida y rutina diaria, su sistema sanador se beneficiará automáticamente de una actividad absolutamente placentera.

Sugerencias para caminar

- Escoja el momento del día y los días específicos de la semana que mejor le convengan. Intente caminar de tres a cinco días a la semana si es el único ejercicio que hace.

■ Vista ropa cómoda y tenis especialmente cómodos y que le brinden soporte a los pies. Si vive cerca de la playa y no hace demasiado frío, considere ir descalzo.

■ Encuentre un lugar seguro para caminar con un paisaje interesante. Este lugar podía estar al aire libre, en plena naturaleza o incluso bajo techo, en un gran centro comercial.

■ Evite las zonas con mucho tráfico si es posible porque los gases de los tubos de escape son poco saludables para respirar y el ruido y la distracción de los autos pueden obstaculizar su concentración y relajación.

■ Camine con un amigo o miembro de la familia para tener compañía. Otra posibilidad es que utilice este tiempo para estar solo.

■ Puede escuchar música o cassettes educativos en una reproductora de cassettes portátil o una reproductora de *CD* mientras camina.

■ Si está fuera de forma y lleva bastante tiempo sin hacer ejercicio, comience con sólo 10 ó 15 minutos al día en una superficie plana y regular.

■ Camine a un paso que sea cómodo para usted. Investigaciones recientes indican que es más importante caminar de manera regular que caminar a paso rápido. No tiene que forzarse, ni hacerse daño, ni estar incómodo en lo absoluto.

■ Si todo anda bien, después de una o dos semanas, agregue 5 minutos a la semana de manera que al final pueda caminar de 30 a 60 minutos al día.

Andar en bicicleta

Andar en bicicleta puede ser una agradable manera de hacer ejercicio mientras sale afuera y ve el mundo. A menudo se considera que andar en bicicleta es más suave para las articulaciones que correr u otros ejercicios. Este ejercicio le ayuda a formar los músculos más grande del cuerpo, las piernas y la parte inferior del torso, mientras mejora también la salud cardiovascular.

Sugerencias para andar en bicicleta

■ Evite las zonas con mucho tráfico que contengan gases de los tubos de escape.

- Comience a un ritmo cómodo e intente andar de 15 a 30 minutos a la vez.

- Asegúrese de que la bicicleta y el sillín están ajustados a la altura adecuada para sus piernas.

- A menos que sea un experto, evite amarrarse los pies a los pedales con una correa.

- Mantenga una postura correcta mientras anda en bicicleta para no forzar la espalda ni las rodillas.
  - Lleve un casco para proteger la cabeza de una caída.
  - Use anteojos (espejuelos) o protectores para los ojos.

Nadar

Si tiene acceso a una piscina (alberca), estanque, lago o mar, nadar puede ser una maravillosa forma de ejercicio que proporciona todos los beneficios cardíacos y circulatorios de caminar. Nadar es especialmente beneficioso si tiene problemas de espalda o de rodillas porque es un ejercicio en el que no se soporta peso y que es suave con las articulaciones.

Sugerencias para nadar

- Comience despacio y aumente las vueltas gradualmente, agregando una vuelta cada vez que nade.

- Nade al menos de 20 a 30 minutos al día.

- Alterne estilos para ejercitar más minuciosamente los diferentes músculos del cuerpo.

- Asegúrese de estar cómodo con su respiración mientras nada, no se fuerce ni se haga daño.

- Es mejor nadar más despacio y por más tiempo que más rápido y por menos tiempo. Si disfruta de ello, tiene muchas más probabilidades de continuar nadando de forma regular.

Levantar pesas

Gracias a los muchos personajes carismáticos del mundo del fisiculturismo profesional, levantar pesas se ha hecho cada vez más popular. Levantar pesas y los ejercicios con pesas pueden aumentar la fuerza muscular y mejorar su salud física general. También pueden aliviar la tensión mental y emocional y reforzar y fortalecer eficazmente el sistema sanador.

Sugerencias para levantar pesas

- Comience con pesas ligeras y recorra todo el rango de movimiento del ejercicio que esté haciendo para asegurarse de que mueva correctamente los músculos que se están ejercitando.

- Equilibre su sesión de ejercicio para no ejercitar los mismos grupos de músculos en una sola vez.

- Céntrese más en la parte inferior del cuerpo, lo cual incluye las piernas y la espalda, porque estos músculos son los más grandes e importantes del cuerpo y normalmente son los más desatendidos.

- Realice estiramientos entre y después de los ejercicios con pesas para evitar que se le entumezcan los músculos y las articulaciones.

- Respire correctamente durante sus ejercicios. Fisiológicamente es más correcto exhalar mientras levanta o mueve una pesa, como si estuviera soplando a la pesa.

- Sea sensato y acepte la ayuda de un entrenador personal para orientarle sobre una nueva máquina o mientras aprende una nueva rutina.

- Si le duelen los músculos el día después de una rutina de ejercicio, espere a que el dolor haya desaparecido completamente antes de ejercitar los mismos músculos de nuevo.

- Recuerde que los músculos necesitan descansar para crecer y ponerse más fuertes. Es posible realizar demasiado ejercicio y lesionar los músculos si no descansa lo suficiente entre las rutinas.

- Nunca se fuerce hasta el punto de sentir dolor. Aunque muchos gimnasios siguen el dicho "Sin esfuerzo no hay premio", esto no significa que el dolor sea una parte del esfuerzo. Desde una perspectiva médica, ignorar el dolor en el cuerpo puede dar por resultado una lesión, no un premio.

Ejercicio aeróbico

El ejercicio aeróbico describe cualquier ejercicio continuo que aumente su ritmo respiratorio y cardíaco y tenga la capacidad de hacerlo a usted sudar. El ejercicio aeróbico precisa un mayor transporte de aire a su cuerpo, lo cual hace que se produzca una mayor oxigenación de los tejidos. Usted puede conseguir estos resultados de muchas maneras y en muchos lugares, desde caminar a paso rápido, correr, hacer ejercicios de calistenia, hacer excursiones a pie, andar en bicicleta, nadar, hacer danza y ejercicios aeróbicos, hasta practicar deportes, juegos y otros divertidos ejercicios. Dentro del ejercicio aeróbico también se puede incluir el ejercicio que usted hace mientras trabaja si lleva a cabo un trabajo manual o realiza de forma regular actividades que requieren un movimiento constante de los brazos o piernas durante un período de tiempo continuo.

Sugerencias para el ejercicio aeróbico

- Tome de 5 a 10 minutos para estirarse y calentar los músculos antes y después de hacer ejercicio.
- Si lleva tiempo sin hacer ejercicio, comience despacio y haga sólo de 10 a 15 minutos a la vez durante la primera semana.
- Asegúrese de no forzar ni dañar los músculos y las articulaciones y no respirar con dificultad.
- Vaya sumando despacio velocidad, distancia y duración al ejercicio hasta que pueda hacer de 30 a 60 minutos a la vez.
- Si experimenta dolor persistente en cualquier parte del cuerpo, disminuya el ritmo y la intensidad del ejercicio. Si continúa el dolor incluso con menos ejercicio, considere parar completamente. Intentar ignorar el dolor o esforzarse a pesar del dolor no ayuda, por el contrario, puede provocar graves lesiones y problemas.
- Recuerde descansar y permitirse un tiempo de inactividad antes de pasar a la siguiente actividad.

Estiramientos

Los estiramientos pueden brindar un apoyo tremendo a su sistema sanador. Los estiramientos se están volviendo cada vez más populares en los Estados Unidos y en Europa gracias a la aceptación e introducción en las culturas occidentales de disciplinas orientales tradicionales como el yoga y el tai chi. Incluso los enormes luchadores de sumo de Japón realizan estiramientos como parte de sus calentamientos y rituales previos a los combates. Poco a poco el mundo de la medicina convencional ha ido reconociendo el valor de los estiramientos. Se están aceptando gradualmente como primeras opciones en los campos de la rehabilitación, la medicina deportiva y la fisioterapia a la hora de tratar y prevenir afecciones neuro-musculares y lesiones, como el dolor de espalda, la rehabilitación postoperatoria y muchas formas de artritis y otras enfermedades articulares.

Cuando se hacen correctamente, los estiramientos son muy agradables. La mayoría de los animales se estiran de forma natural. Cuando los perros o los gatos despiertan de una siesta, lo primero que hacen es estirarse. Los niños también se estiran de manera natural y adoptan todo tipo de posturas retorcidas, flexibles e imposibles mientras juegan y exploran los diferentes grupos musculares de sus cuerpos. Eso forma parte de su proceso natural de desarrollo de la coordinación, la cual tiene una importancia fundamental en su crecimiento y desarrollo normal.

Como resultado de los efectos del estrés, el envejecimiento y los estilos de vida cada vez más sedentarios, muchas personas comienzan a sufrir un fuerte entumecimiento y dolor y no son capaces de mover las articulaciones correctamente conforme enve-jecen. Este proceso allana el camino para una gran cantidad de enfermedades articulares, entre ellas la artritis. El entumecimiento también aumenta las probabilidades de que se produzcan lesiones debido a la rigidez dentro de las articulaciones. Los estiramientos pueden ayudar a revertir estas dañinas tendencias.

Yo personalmente me he beneficiado de los estiramientos procedentes del yoga, el abuelo de todos los sistemas de estira-miento. A modo de introducción para el estiramiento propiamente dicho, nada puede sustituir a asistir a una clase de yoga suave una o dos veces por semana durante varios meses o más. Gracias a la creciente popularidad del yoga, ahora se imparten clases de esta disciplina en casi todas las ciudades de los Estados Unidos, Canadá, Japón y Europa. Antes de comenzar una clase de yoga, asegúrese de que el profesor tiene las referencias adecuadas y que la clase no sea demasiado rigurosa para usted, sobre todo al principio. Si tiene problemas de salud especiales, asegúrese de hacérselo saber al profesor.

Sugerencias para realizar los estiramientos

- Reserve de 10 a 15 minutos al día en los que pueda estar solo y hacer sus estiramientos. Vaya sumando gradualmente hasta lograr de 30 a 60 minutos al día, a la vez o en períodos divididos, por la mañana y por la noche, como su agenda le permita.

- Si nunca ha realizado estiramientos antes y sus músculos están rígidos, comience despacio y suavemente. Recuerde no forzarse ni hacerse daño.

- Estírese todo lo que pueda sin sentir dolor. Si no se estira lo suficiente, sus músculos no se volverán flexibles y saludables. No obstante, si se estira demasiado, sentirá dolor y puede dañar y desgarrarse los músculos.

- No rebote ni se sacuda cuando se estire. Esto también podría dañar sus músculos.

- Respire despacio y suavemente para que el oxígeno pueda introducirse a las células de los músculos que está usted estirando.

- Siempre que sea posible, estírese por la mañana, aunque es muy probable que sus músculos estén más rígidos entonces. Es un modo fabuloso de comenzar el día.

Receta médica para el sistema sanador Nº5: Duerma y descanse lo suficiente

Dormir es una de las funciones fisiológicas más básicas de nuestro cuerpo y una de las actividades más importantes para reforzar y fortalecer el sistema sanador. Cuando usted duerme, su cuerpo tiene la oportunidad de recargar las pilas. Muchas enfermedades son menos sintomáticas por la mañana, gracias a las propiedades reparadoras y regeneradoras del sueño. De hecho, su sistema sanador es más activo cuando usted está durmiendo o descansando, puesto que los otros procesos fisiológicos se encuentran al mínimo y no pueden obstaculizar su trabajo durante estos períodos.

Por otra parte, las personas que sufren insomnio o que no duermen ni descansan lo suficiente a lo largo del día, corren el riesgo de enfermar. La falta de sueño altera el correcto funcionamiento de su sistema sanador e inmunitario y lo predispone a usted a sufrir enfermedades cardíacas, síndrome de fatiga crónica, afecciones endocrinas y metabólicas, desequilibrios del sistema nervioso, enfermedades relacionadas con el estrés y otros graves problemas de salud.

Cuando usted duerme los suficiente cada noche, debería despertarse sintiéndose descansado y como nuevo. Tomar una siesta por la tarde es socialmente aceptable en muchas culturas y numerosos estudios comienzan ahora a demostrar que las siestas pueden ser beneficiosas. Incorporar a su agenda una siesta reparadora diaria de 30 a 60 minutos, al menos los fines de semana, puede ser una gran ventaja para su sistema sanador.

Tiempo para estar solo: una importante forma de descanso para su sistema sanador

A cualquier máquina o juguete que esté prendido continuamente acabará agotándosele las pilas y dejará de funcionar. Su cuerpo no es diferente. De hecho, muchas enfermedades tienen su origen en desatender este sencillo pero importante principio. Al igual que todos los barcos tienen que ir desde el mar abierto hasta el muelle para repostar, del mismo modo su cuerpo también debe tomarse un tiempo de descanso de sus incesantes actividades para dejar que su sistema sanador recargue, regenere y renueve sus energías.

A lo largo de nuestras ajetreadas vidas, mientras nos entregamos a nuestro trabajo, nuestras familias y nuestros amigos, necesitamos conseguir tiempo para estar solos y restablecer nuestras valiosísimas energías vitales. Como parte de su rutina habitual es importante experimentar lo que yo llamo "tiempo para estar solo" durante un breve período cada día.

Considere el tiempo para estar solo como una incomunicación obligatoria. . . no de una manera punitiva, sino como un tiempo para descansar y curarse, para acallar sus motores, para ser responsable solamente de usted y de su cuerpo, sin teléfonos que contestar, obligaciones que llevar a cabo, sin citas programadas, sin compromisos, sin cargas, sin preocupaciones, sin prisas. Aunque su tiempo para estar solo únicamente sea de 15 ó 20 minutos al día, en este estado de sosegada soledad sus pilas se pueden recargar y su sistema sanador puede trabajar más eficazmente para restablecer la salud.

Aunque esta necesidad de revitalización únicamente es sentido común, como médico, me sorprendo continuamente de que tanta gente espere que sus cuerpos sigan funcionando sin recargar las pilas.

Cuando estas mismas personas enferman y terminan en la consulta del médico a causa de los nervios crispados, la falta de sueño y el agotamiento físico, la mayoría se horrorizan al descubrir por qué se enfermaron en primer lugar. Son incapaces de ver la relación entre sus enfermedades y sus estados de debilidad. Piensan que su enfermedad es consecuencia de alguna desgracia o de la mala suerte. Lo triste es que muchas de estas personas aún no han descubierto esta práctica sustentadora de vida consistente en pasar tiempo a solas consigo mismos. No han aprendido a decir a sus familias o a sus jefes que necesitan un tiempo para estar solos y recargar las pilas. De hecho, normalmente se dice que las personas que sufren enfermedades graves, crónicas y debilitantes a menudo se quejan de que no tienen tiempo para ellos, que simplemente están siguiendo los guiones que otras personas les imponen constantemente en sus vidas. Exigir tiempo para estar solos es un modo de defender las necesidades de su cuerpo.

Es imprescindible que aprenda a decir "No" a las excesivas exigencias impuestas sobre sus energías vitales si usted quiere que su sistema sanador permanezca fuerte y saludable. Estar solo le brinda a su cuerpo tiempo para conservar la energía y le proporciona a su mente tiempo para calmarse y centrarse en el interior para poder escuchar y cooperar con su sistema sanador. Cuando usted está tranquilo, solo, relajado y sosegado, su sistema sanador funciona de la mejor manera posible. Tomarse tiempo para estar solo es una de las cosas más poderosas que puede hacer para reforzar y fortalecer el sistema sanador.

Receta médica para el sistema sanador Nº6:
Maneje y reduzca al mínimo el estrés en su vida

En el campo de la ingeniería, el estrés se define como la cantidad de tensión experimentada por un sistema como resultado de aplicar una fuerza externa o carga. Si el sistema no es flexible, o si es incapaz de adaptarse a la fuerza o a la carga, puede romperse bajo la tensión. Esta descripción es similar a lo que puede suceder cuando usted experimenta estrés. Si el estrés es prolongado o demasiado grande, la salud de su mente y su cuerpo se puede descomponer.

Aunque el estrés puede estar causado obviamente por fuerzas externas muy graves y negativas como desastres naturales, agitación política e incluso la guerra, estas fuentes son, para la mayoría de nosotros, mucho menos comunes, menos prolongadas y menos peligrosas que el estrés ocasionado por nuestros procesos mentales y nuestros estilos de vida de ritmo acelerado y frenético.

Si el estrés no se maneja adecuadamente puede dañar considerablemente su sistema sanador, ya que derrocha y agota su valiosísima energía física, mental y emocional mientras provoca fatiga y agotamiento, lo cual lo hace propenso a sufrir enfermedades. El estrés obstaculiza la capacidad natural de su cuerpo para hacer crecer, reparar y restablecer los tejidos saludables normales. Su sistema inmunitario también puede resultar dañado e ineficiente con un estrés considerable y prolongado. El estrés se ha relacionado con numerosas enfermedades muy graves, entre ellas las enfermedades cardíacas, la presión arterial alta, la úlcera, los derrames cerebrales y el cáncer y se le ha implicado como un importante factor que contribuye a la aparición de muchas otras.

Algunas veces el estrés es inevitable, pero es importante ser capaz de manejarlo eficazmente y de reducir al mínimo su impacto. Usted puede lograr esto mediante diversos métodos y técnicas de probada eficacia. Sin embargo, tiene que practicar y conocer estas técnicas y métodos con mucha antelación, de modo que cuando experimente estrés, pueda aplicarlos fácilmente para neutralizar y manejar el estrés más eficazmente. De nuevo, todo esto únicamente es medicina preventiva y sensata.

Se ha demostrado que el manejo del estrés es un factor fundamental en la reversión exitosa de graves enfermedades crónicas como las enfermedades cardíacas, la hipertensión, la diabetes y el cáncer.

Aprender a evitar y reducir el estrés en su vida, además de manejar cualquier tipo de estrés que esté sufriendo actualmente, le permitirá sentirse mucho más tranquilo y relajado. Además, manejar el estrés de manera eficaz liberará tremendas cantidades de energía en su cuerpo que su sistema sanador puede utilizar. La fatiga desaparecerá y su sistema sanador rendirá mucho más eficazmente, por lo que usted resistirá y combatirá mucho mejor las enfermedades.

En la actualidad se enseñan muchas técnicas populares para el manejo del estrés. Todas tienen como objetivo común su capacidad para calmar y relajar la mente y el cuerpo, lo cual libera energía para sanar. En el Capítulo 6, le presentaré algunos de estos métodos y técnicas.

Receta médica para el sistema sanador Nº7:
Disfrute de su trabajo

Su rutina laboral diaria, su ética en el trabajo y su actitud hacia el mismo afectan el funcionamiento y el desempeño de su sistema sanador. Por ejemplo, quizá usted se la pase la mayor parte del tiempo en el trabajo. En este entorno, tendrá que enfrentarse a tensiones con los compañeros, jefes, plazos de entrega, políticas de la compañía, viajar todos los días al trabajo y de vuelta a casa y otros asuntos, lo cual requiere una considerable inversión de sus energías vitales. En este sentido, su trabajo y su entorno de trabajo pueden estar teniendo un efecto más importante en su salud física y mental que cualquier otra cosa.

Muchas personas trabajan en casa. Gastan menos energía al no tener que interactuar con los compañeros y los jefes y viajar todos los días soportando un tráfico peligroso a la oficina y de vuelta a casa. Pero trabajar en casa puede presentar otros problemas, como la intromisión del trabajo en el hogar y la incapacidad para desconectarse del mismo al interactuar con la familia.

A muchas personas no les gusta su trabajo, tal como revelan numerosos estudios y encuestas, y esta insatisfacción puede tener un efecto perjudicial en el sistema sanador. Las emociones tóxicas que se han acumulado en forma de resentimiento pueden agotar el sistema inmunitario y diezmar los recursos curativos internos. Muchas personas que desarrollan enfermedades crónicas dicen tener sentimientos prolongados de animadversión o ambivalencia hacia su trabajo, y a menudo se sienten irremediablemente atrapados en una rutina pesada y aburrida. Muchas otras personas afortunadas, que han hecho paces con su vocación y han encontrado su huequito en el mundo, afirman que su trabajo es como un juego. Mientras trabajaba como cirujano de vuelo en la Fuerza Aérea descubrí que los pilotos compartían esta perspectiva positiva. A menudo me decían que no podían creer que les estuvieran pagando por volar; se sentían como si ellos fueran los que tuvieran que pagar a la Fuerza Aérea por darles la oportunidad de volar.

Los pilotos y muchas otras personas que disfrutan su trabajo y la compañía de las personas con las que trabajan, y de las personas a las que sirven, demuestran constantemente una salud superior. Sienten que forman parte de un equipo y la sensación de llevar a cabo un valioso servicio a su comunidad y sus congéneres les eleva el espíritu. Estos sentimientos positivos fortalecen y refuerzan la integridad de sus sistemas sanadores.

Muchas culturas consideran el trabajo como una forma de culto, en la cual el trabajo y los servicios que uno presta, aunque sean humildes, representan una importante oportunidad para devolvérselos al mundo. Esta perspectiva puede mejorar su autoestima, levantar el ánimo y generar emociones positivas que estimulan a su sistema sanador y mejoran su vitalidad. De hecho, muchos estudios revelan ahora que los jubilados que ofrecen su tiempo al trabajo comunitario disfrutan una salud mucho mejor y viven mucho más tiempo que sus congéneres que no participan en tales actividades.

Si a usted no le gusta su trabajo actual, es imprescindible que cambie su actitud hacia el mismo para que pueda llegar a ser más valioso para usted, o, si eso es imposible, que encuentre un trabajo que sea más gratificante y agradable. Tanto si usted trabaja con otras personas en una gran compañía como si trabaja solo, aprender a disfrutar su trabajo y centrarse en sus aspectos positivos mejorará su salud, su vida y constituirá un gran beneficio para su sistema sanador.

Receta médica para el sistema sanador Nº8: Disfrute del juego

Una de las mejores maneras de reducir la tensión y el estrés en su vida es mediante el juego. El juego representa un estado mental despreocupado que es fundamental para su salud general. Esto significa tomarse tiempo para cultivar el sentido del humor y ser espontáneo, creativo y participar en actividades tan divertidas como los deportes, la música, el baile, el arte o dedicarse a sus pasatiempos favoritos. He conocido personas que lo hacían todo mal desde un punto de vista de la salud; sin embargo, gracias a su actitud desenfadada y alegre, excelente sentido del humor y su capacidad para jugar y divertirse, rebasaron con mucho su expectativa de vida.

En los jardines de infantes, *kindergartens* y colegios de enseñanza primaria de todo el mundo, el juego es una parte integral de la rutina diaria y curricular para todos los niños. Un niño que no sabe jugar es considerado enfermo y anormal. Este principio debería aplicarse también a los adultos.

Muchos adultos se convierten en adictos al trabajo y consideran que jugar o divertirse es una pérdida de tiempo. Pero es todo lo contrario: la mayoría de las mejores ideas e invenciones de la humanidad han procedido de personas que sabían jugar y utilizaban su imaginación. De hecho, la mayoría de inventores afirman que sus mejores ideas no les vinieron cuando las estaban buscando activamente, sino más bien cuando estaban jugando y simplemente divirtiéndose. Muchos hombres de negocios y profesionales de éxito comprenden que, para ser realmente feliz y saludable, es importante saber jugar.

Jugar es una manera eficaz de reforzar su sistema sanador porque lo ayuda a olvidarse del tiempo. En este estado de eternidad, no está usted preocupado por el futuro ni se siente afligido, triste o culpable por el pasado. Más bien, uno está totalmente absorbido y centrado en el presente. Liberado de las fuerzas mentales y emocionales que agotan sus energías e interfieren con los procesos internos naturales de reparación y regeneración de su cuerpo, cuando usted está jugando, su sistema sanador se recarga. Cuando juega, prevalece un espíritu despreocupado y alegre que afecta la bioquímica cerebral y hace que se liberen hormonas beneficiosas, neurotransmisores y otras poderosas sustancias químicas que fortalecen y apoyan las actividades de su sistema sanador. La siguiente historia demuestra el poder sanador del juego.

Derek, médico y amigo personal que había estado sufriendo de un fuerte dolor de espalda con ciática, buscaba una solución rápida para poder volver al trabajo lo antes posible. Sin embargo, no encontraba a ningún cirujano que pudiera operarlo rápidamente, de manera que en un momento de exasperación decidió ir a hacer *surf*. Con la alegría y el entusiasmo por estar en el mar y haciendo algo que le encantaba, se olvidó totalmente de su dolor y de su apuro. Cuando salió del agua, Derek se sorprendió al descubrir que su dolor había desaparecido. Se curó totalmente y aunque su dolor no ha regresado hasta el día de hoy, Derek ahora se asegura de reservar tiempo de su agenda regularmente para ir a hacer *surf*.

El juego también abarca el campo del entretenimiento. Casi todas las culturas han empleado este aspecto del juego para trasmitir importantes lecciones morales, espirituales o culturales a las próximas generaciones, a menudo en forma de canciones tradicionales, bailes, poesía o mitos. Mientras está usted entretenido, normalmente tiene un estado mental más relajado, distanciado de sus preocupaciones y problemas. En estas ocasiones, las emociones profundas pueden removerse y liberarse, provocando risa o lágrimas. De nuevo, estas respuestas emocionales profundas provocan la liberación de hormonas y sustancias químicas beneficiosas que actúan como poderosos estimulantes de su sistema sanador. Los eventos en directo como los conciertos, las obras de teatro o los acontecimientos deportivos brindan el beneficio adicional de crear una intimidad y un sentimiento de pertenencia a una comunidad más grande al compartir una energía colectiva y viva que se produce cuando las personas se reúnen para centrarse en un objetivo o actividad común. Este sentido de comunidad puede ayudar a combatir los sentimientos de aislamiento y soledad que a menudo asolan a las personas que luchan contra problemas de salud, brindando más apoyo al trabajo del sistema sanador.

La creatividad es otro aspecto importante del juego. Tener pasatiempos, entre ellos el arte, la música, el canto, el baile, la pintura, la escritura o participar en cualquiera de las muchas otras actividades que implican el uso de las manos y su lado más artístico también puede ser un modo de reforzar y fortalecer su sistema sanador. Muchas personas han superado enfermedades muy graves al participar en proyectos creativos que eran profundamente personales, significativos y divertidos para ellas. De hecho, reprimir la creatividad se considera ahora uno de los principales factores de riesgo para contraer una enfermedad crónica.

Es importante cultivar el aspecto creativo de su espíritu y desarrollar una actitud despreocupada y alegre que favorezca un espíritu de juego. Desde la perspectiva de la salud, el juego tiene que ser una parte integral de su vida diaria. Jugar puede reforzar su energía básica natural y activar importantes mecanismos internos de reparación y recuperación que son una parte esencial del sistema sanador.

El equilibrio entre el trabajo y el juego

Tanto el juego como el trabajo son igualmente importantes, pero resulta esencial equilibrar estas importantes actividades en su vida. Un trabajo pleno y satisfactorio le permite mantener a su familia y satisfacer sus necesidades personales. También aumenta su autoestima, le ayuda a definir su meta en la vida y le brinda la oportunidad de devolver al mundo todo lo que el mundo le ha dado a usted. El juego lo mantiene en un estado de ánimo alegre y afectuoso, conectado con su corazón y centrado en el presente. Jugar relaja su cuerpo, su mente y su sistema nervioso. Mantener un equilibrio adecuado entre el trabajo y el juego le permite experimentar todos estos aspectos de la vida, lo cual ayuda a reforzar y fortalecer el sistema sanador. Tanto el trabajo como el juego son importantes y ambos tienen que estar equilibrados y compensados.

Receta médica para el sistema sanador Nº9: Desarrolle habilidades sociales eficaces

Desde la antigüedad, las personas han vivido juntas en familias, clanes, tribus y comunidades para organizarse, alimentarse y cuidarse unos a otros. Al igual que las abejas y las hormigas, los seres humanos también somos criaturas sociales. Dependemos unos de otros para hacer que nuestras vidas tengan sentido.

Los estudios ahora muestran que tener buenas habilidades sociales refuerza y fortalece nuestros sistemas sanadores, y que vivir una vida solitaria y asilada puede ser perjudicial para dichos sistemas.

Muchas personas con enfermedades graves han experimentado una considerable mejoría de su salud cuando mejoran sus habilidades de socialización. Estas actividades han incluido visitar a los amigos o participar en algún tipo de trabajo voluntario de apoyo a la comunidad, en un centro de atención de día, un centro para personas mayores, un hospital o alguna organización caritativa.

El conocido médico y autor, el Dr. Bernie Siegel, cuenta una historia que ayuda a ilustrar este punto. Relata que consiguió un pase especial de Dios para visitar el Cielo y el Infierno. En el Infierno, vio muchos tazones (recipientes) de sopa caliente y humeante que se servía con cucharas de mango largo. La sopa parecía bastante buena hasta que se dio cuenta de que las personas hambrientas que estaban en el Infierno no podían alimentarse porque los mangos de las cucharas eran tan largos que no podían llevarse las cucharadas de sopa a la boca. Cuando llegó al Cielo, se sorprendió al ver los mismos tazones de sopa y las mismas cucharas de mango largo. Sin embargo, al observar más de cerca vio que las personas que estaban en el Cielo habían aprendido a poner las cucharas en las bocas de los otros, de modo que todos se alimentaban.

Se ha demostrado científicamente que promover un espíritu de cooperación y participación creando y desarrollando fuertes vínculos sociales mejora la supervivencia. Debido al poderoso efecto bioquímico que las emociones ejercen sobre el sistema sanador, muchos estudios están ahora demostrando que las personas con un apoyo social inadecuado que están solas y aisladas socialmente corren el riesgo de desarrollar enfermedades físicas graves y que ponen en peligro sus vidas. Según las investigaciones del especialista cardíaco, el Dr. Dean Ornish, el aislamiento social y una falta de intimidad se consideran los principales factores de riesgo para el desarrollo de enfermedades cardíacas, la primera causa de muerte en el mundo occidental.

Las buenas habilidades sociales comienzan con la familia y normalmente se aprenden en la infancia. Sin embargo, conforme el índice de divorcios continúa elevándose y hay tantas familias rotas, es evidente que muchas personas tendrán que recurrir a sus amigos, colegas, compañeros de trabajo y otros para lograr el apoyo que necesitan para permanecer saludables. Hacer eso puede reforzar sus sistemas sanadores y prevenir las enfermedades físicas relacionados con la falta de apoyo social y de intimidad.

Los animales también son capaces de dar y recibir amor incondicional y, como mascotas, pueden constituir una importante forma de apoyo social para aquellos que de otro modo estarían aislados de la familia o los amigos. Se ha demostrado que los ancianos que viven solos y que tienen mascotas corren un riesgo mucho más bajo de desarrollar enfermedades cardíacas y otras graves afecciones que aquellos que no tienen animales domésticos y padecen enfermedades similares.

Desarrollar habilidades sociales eficaces le permite sentirse apoyado y conectado con los demás. Saber que su vida cuenta, que es usted importante para los demás, que usted marca una diferencia y que tiene una meta en esta vida crea emociones que elevan el espíritu, inspiran y afirman la vida y ayudan a reforzar y alimentar su sistema sanador.

Receta médica para el sistema sanador Nº10: Utilice elementos naturales para apoyar a su sistema sanador

Su cuerpo está conectado con la naturaleza y depende de ciertos elementos naturales clave, como el aire, el sol, el agua y los diversos minerales y nutrientes de la tierra, para su supervivencia. Los médicos y sanadores antiguos comprendían este principio básico de la salud y la sanación. Por supuesto, ahora que nuestra ciencia médica ha avanzado considerablemente, hemos aprendido mucho más acerca de estos elementos naturales y las complejas maneras en las que interactuamos con ellos. Y al contrario de lo que podríamos esperar, con todos los avances tecnológicos de la medicina moderna, la importancia de nuestra relación con estos elementos naturales para nuestra salud y nuestra curación no ha hecho sino aumentar.

Los elementos naturales que son fundamentales para la supervivencia de nuestro cuerpo también pueden servir como poderosos agentes terapéuticos y medicamentos que ayudan y apoyan a nuestro sistema sanador cuando estamos enfermos. Y utilizados de manera preventiva, estos elementos naturales pueden ayudarnos a mantenernos saludables durante muchos años. Comprender y utilizar inteligentemente estos recursos de la naturaleza puede reforzar y fortalecer considerablemente su sistema sanador.

El aire

Como usted probablemente ya sepa, el aire que respira contiene el elemento vital oxígeno, que nutre y da energía a cada una de las células y tejidos de su cuerpo. Es un componente esencial para su sistema sanador y su estado general de salud. El oxígeno es tan importante que es el primer agente médico administrado a una persona gravemente enferma o herida, tanto si la enfermedad es un ataque al corazón, una herida de bala o cualquier otra emergencia grave que ponga en peligro la vida. El oxígeno se almacena de manera rutinaria para este fin en las ambulancias y en todas las salas de urgencias, salas de operaciones y unidades de cuidados intensivos de los hospitales.

El aire limpio, puro y bueno que se encuentra normalmente en lugares concretos del mundo, puede mejorar la salud de las personas. Este hecho se refleja en las mejores estadísticas de salud de estos lugares. Generalmente, uno puede encontrar un aire de mejor calidad donde haya menos industrias y menos polución y donde las brisas constantes, el abundante agua, la vegetación y las montañas o el terreno accidentado ayudan a purificar, filtrar y aumentar la calidad del aire que respira. Las zonas densamente arboladas tienen un aire de excelente calidad gracias al abundantísimo oxígeno que producen tantos árboles.

Su cuerpo y su sistema sanador se merecen el mejor aire que pueda usted encontrar. Si se encuentra bajo techo o en un ambiente con un aire de no muy buena calidad, salga afuera o vaya a otro lugar donde haya aire bueno. Si usted está actualmente combatiendo una enfermedad o intenta mejorar su salud, preste mucha atención a la calidad del aire que respira.

El aire fresco del exterior es casi siempre preferible al aire que hay en el interior, el cual puede volverse viciado y estancado, y además tiende a atraer moho, polvo y ácaros del polvo. El aire de lugares cerrados también puede contener gases tóxicos, humos y otros irritantes químicos en aerosol que, si la ventilación es insuficiente, pueden acumularse y concentrarse. Afortunadamente, hoy hay muchos filtros, purificadores y humectadores para el interior que mejoran la calidad del aire en los lugares cerrados.

La luz del Sol

Su salud y bienestar están directamente relacionados con el sol en más sentidos de los que usted pueda imaginar. El sol no solamente alimenta la reacción de la fotosíntesis en las plantas, la cual produce el oxígeno que respiramos y los alimentos que comemos, sino que también determina la existencia del día y la noche y de ese modo afecta los ciclos naturales que controlan el flujo y reflujo rítmico de la química interior del cuerpo. Estos ciclos, llamados ritmos circadianos, incluyen el ciclo más obvio de vigilia y sueño. Un trastorno prolongado o incluso intermitente del ciclo de vigilia y sueño puede ser perjudicial para su sistema sanador y provocar una enfermedad.

El sol ejerce una influencia especial sobre el sistema endocrino, lo cual incluye las glándulas y las hormonas. El cortisol, una importante hormona segregada por las glándulas suprarrenales, aumenta notablemente durante las horas de sol y disminuye durante las horas de oscuridad. Los efectos del cortisol son numerosos y variados; afecta los niveles de azúcar en la sangre y la función inmunitaria, lo cual tiene un impacto directo en el sistema sanador. La luz solar también activa la glándula pineal, la cual produce melatonina, una potente hormona que afecta el ciclo de sueño-vigilia. La melatonina también afecta el metabolismo de la glucosa, la presión arterial, la función cardíaca, la actividad del sistema inmunitario y la pigmentación de la piel, todas importantes funciones del sistema sanador.

Desde tiempos remotos, el valor terapéutico de la luz del Sol natural se ha reconocido como un elemento esencial en la sanación. Los médicos de todos los tiempos han prescrito baños de Sol regulares como un tratamiento eficaz para numerosas afecciones comunes. Por ejemplo, el papel que la luz solar desempeña en la formación de huesos fuertes está bien documentado. La luz natural del Sol es la mejor fuente de vitamina D, la cual es necesaria para la absorción del calcio en los intestinos. Obtener más luz solar puede ayudar al sistema sanador porque así se absorbe el calcio necesario para formar huesos fuertes conforme uno crece y envejece.

La luz solar también ayuda al sistema sanador a curar las heridas. Todo el mundo sabe que las heridas sanan más rápidamente cuando se exponen a la luz natural del Sol.

La luz del Sol puede subir el ánimo y mejorar las perspectivas para el día. Cuando las personas se exponen a períodos de oscuridad o de falta extrema de luz solar, siempre se produce una depresión. El trastorno afectivo estacional (TAE) es una forma común de depresión que se produce durante los meses de invierno en climas más fríos y oscuros. El TAE se trata de manera eficaz con luz solar natural.

Los poderosos efectos de la luz del Sol en su sistema sanador

El sol representa un poderoso apoyo natural para su sistema sanador. Numerosos estudios han demostrado el papel terapéutico que desempeña el sol en mejorar la salud de personas afectadas por diferentes enfermedades y males específicos. Aquí tiene unos cuantos y breves ejemplos:

- La luz del Sol y la función inmunitaria: la luz solar estimula la actividad del sistema inmunitario y mejora la inmunidad.

- La luz del Sol y las infecciones: la luz solar es un desinfectante natural. Los rayos ultravioletas del Sol ayudan a matar microorganismos patógenos como los virus y las bacterias. Donde escasea la luz solar y prevalece la oscuridad, se dan las infecciones. Un famoso ejemplo de esto fue la epidemia de peste de la Edad Media, también llamada la Edad de la Oscuridad, durante la cual la gente acostumbrada a vivir en lugares oscuros y atestados con calles angostas de adoquines y callejones abarrotados. Este era el caldo de cultivo perfecto para ratas infectadas de pulgas que albergaban las bacterias de la peste. La peste también se propagaba de persona a persona mediante los piojos corporales, los cuales no toleran la luz directa del Sol. La peste mató a millones de personas y las únicas que sobrevivieron a la peste eran las que vivían afuera de los límites de la ciudad, en el campo, donde estaban en contacto con aire puro y luz solar natural.

- La luz del Sol y las infecciones respiratorias: la exposición a la luz solar en el pecho y sobre todo en la espalda acelera la recuperación de las infecciones respiratorias, entre ellas la bronquitis, la neumonía e incluso la tuberculosis, ya que se secan las secreciones y se acaba con los microorganismos. De hecho, los médicos estadounidenses solían ordenar a los enfermos de tuberculosis que se mudaran al estado de Arizona para aprovechar su clima seco y soleado.

- La luz del Sol y las infecciones cutáneas: las infecciones cutáneas, como las infecciones por hongos, las infecciones por estafilococos, el impétigo y otras mejoran y se curan más rápido con la luz natural del Sol, la cual actúa como un desinfectante, un agente secante y un agente antimicrobiano natural.

■ La luz del Sol y la sanación de heridas: la sanación de las heridas mejora bajo la influencia de la luz solar directa. Una herida se curará más rápidamente y resistirá una infección más fácilmente en presencia de la luz solar.

■ La luz del Sol y las ulceraciones (escaras, úlceras por decúbito): la luz solar ayuda a curar las ulceraciones y diversas úlceras cutáneas.

■ La luz del Sol y el oxígeno en la sangre: la luz solar ayuda a oxigenar y purificar la sangre.

■ La luz del Sol y la ictericia: la luz solar ayuda a curar la *ictericia* tanto neonatal como adulta, esta afección hace que la piel se ponga amarillenta debido a la acumulación de *bilirrubina* en la sangre, la mayoría de las veces debido a problemas hepáticos. El uso habitual de luces fluorescentes en los hospitales para tratar esta afección se aplicó por primera vez al descubrir que los bebés con ictericia mejoraban cuando se exponían a la luz natural del Sol.

■ La luz del Sol y la artritis: se ha demostrado que la luz solar es un complemento eficaz en el tratamiento de la artritis, lo cual incluye la *osteoartritis*, la *artritis reumatoidea* y otras formas de artritis.

■ La luz del Sol y la gota: la luz solar ayuda a descomponer y eliminar el ácido úrico, reduce su concentración en la sangre y alivia los síntomas de la gota.

■ La luz del Sol y la psoriasis: la luz solar ayuda en el tratamiento de la *psoriasis* y contribuye a eliminar el sarpullido que aparece como consecuencia de esta afección.

■ La luz del Sol mejora el acné: la luz solar estimula la renovación y regeneración saludables de las capas exteriores de la piel; mejora el riego sanguíneo, la circulación y la actividad de las glándulas sudoríparas de la piel; mejora el drenaje linfático; ayuda a eliminar las grasas y toxinas de la superficie y reduce la intensidad de los brotes de acné.

■ La luz del Sol y los músculos: la luz solar aumenta la circulación y el riego sanguíneo a la piel y mejora el tono muscular bajo la zona de la piel expuesta al sol.

■ La luz del Sol y la pérdida de peso: médicos rusos y de la Europa del Este han prescrito baños de sol regulares para tratar la obesidad después de descubrirse que la luz solar estimula la actividad de la glándula tiroidea, la cual regula el metabolismo.

- La luz del Sol y las úlceras pépticas: estudios en Rusia también han descubierto que la luz solar afecta los órganos profundos, como el estómago y los intestinos, reduce la cantidad de secreción de ácido clorhídrico y ayuda a curar las úlceras pépticas.

- La luz del Sol y la presión arterial alta: la luz solar ayuda a normalizar y a reducir la presión arterial.

- La luz del Sol y la diabetes: la luz solar normaliza el azúcar en la sangre (glucosa). Se ha sugerido que esto ocurre de algún modo debido a la interacción de la luz solar con la insulina.

- La luz del Sol y las enfermedades cardíacas: la luz solar reduce los niveles de colesterol sanguíneo. Ayuda a revertir la formación de placa en las arterias coronarias, que son las arterias que alimentan al corazón, y puede mejorar el riego sanguíneo al corazón. La luz del Sol también reduce la formación de placa en las arterias que van al cerebro, por lo que disminuye el riesgo de derrame cerebral. La luz solar mejora la oxigenación de la sangre y los tejidos, con lo que se mejora el transporte de oxígeno al corazón y a otros órganos vitales del cuerpo.

- La luz del Sol y el cáncer: se han observado unos índices más bajos de la mayoría de los cánceres, excepto el de piel, en animales y personas expuestas regularmente a la luz solar.

- La luz del Sol y el envejecimiento: la luz del Sol reduce la formación de *radicales libres* en el cuerpo; los radicales libres se han relacionado con el proceso del envejecimiento.

- La luz del Sol y el raquitismo: el raquitismo es una deformación de los huesos que se produce en la infancia debido a la carencia de vitamina D, la cual regula la absorción del calcio en los intestinos. La mejor fuente de vitamina D es la luz solar natural. La luz natural del Sol es especialmente importante para las mamás que están amamantando porque ayuda a prevenir el raquitismo en sus hijos.

- La luz del Sol y la osteoporosis: la *osteoporosis* es una descalcificación de los huesos debido a una pérdida de densidad ósea. Generalmente se cree que la solución para este problema consiste en aumentar el consumo de calcio, pero puesto que el sol es la mejor fuente de vitamina D, los baños de sol regulares proporcionan la mejor absorción de calcio en los intestinos y son la manera más natural de aumentar el calcio en la sangre, lo cual hace que aumente la densidad ósea.

Puesto que algunos estudios han demostrado que una sobreexposición al sol puede dañar la piel, limite su exposición sin protección a 15 minutos al día.

El calor

Además del sol, otras formas de calor pueden ser de ayuda para su sistema sanador. La siguiente lista es una pequeña muestra de las aplicaciones del calor y los mecanismos mediante los cuales el calor proporciona un apoyo natural para el sistema sanador de su cuerpo:

- Las *almohadillas térmicas* relajan los músculos y mejoran el riego sanguíneo, mejoran la oxigenación de los tejidos y ayudan a reducir la inflamación. Las almohadillas térmicas son eficaces para tratar el dolor de espalda, los espasmos y distensiones musculares, las lesiones articulares, la artritis y muchas otras afecciones.

- Las *bolsas de agua calientes* funcionan como las almohadillas térmicas y se utilizan en enfermedades similares, entre ellas dolor abdominal, gases y estreñimiento.

- Los *baños calientes de pies* mantienen los pies calientes y mejoran el riego sanguíneo a la zona del cuello y el pecho. También son eficaces y útiles en el tratamiento de las enfermedades respiratorias.

- Las *compresas calientes* reducen la inflamación y ayudan a extraer toxinas de las áreas afectadas. Mejoran el riego sanguíneo en el área que se está comprimiendo y pueden ser muy eficaces en el tratamiento de abscesos, forúnculos y otras infecciones y afecciones de la piel.

- El *agua caliente*, los *tés* y los *consomés* alivian la congestión de las membranas mucosas. Estos líquidos a menudo son eficaces en el tratamiento de las infecciones de garganta, la congestión nasal y sinual, la bronquitis y otras infecciones respiratorias. También pueden ayudar a relajar y calmar el colon y los intestinos, lo cual ayuda a la digestión y la eliminación.

■ Las *duchas (regaderazos) calientes* abren y limpian los poros de la piel y ayudan a eliminar toxinas mientras eliminan las bacterias de la superficie de la piel.

■ Los *baños calientes* relajan y mejoran el riego sanguíneo en los músculos adoloridos o lesionados. Son útiles para el dolor de espalda, el dolor muscular, las articulaciones dolorosas y las lesiones neuromusculares.

■ Las *saunas* utilizan el calor para inducir el sudor y eliminar toxinas del cuerpo.

■ Los *baños de vapor* disuelven la flema y los mocos del aparato respiratorio. También alivian la congestión y ayudan a eliminar toxinas del cuerpo.

■ Los *jacuzzis* proporcionan un masaje con agua caliente a las articulaciones y músculos adoloridos.

■ El *calor por infrarrojos* alivia el dolor de las lesiones musculares, las torceduras, los esguinces, los moretones (cardenales) y las tendinitis.

Nota: al utilizar calor de cualquier tipo, es importante no excederse para no quemarse el cuerpo.

El agua

El agua es la sustancia que más abunda en todos los biosistemas y posiblemente sea el más importante de todos los elementos naturales. El agua es tan esencial e imprescindible para la vida que los científicos que exploran otros planetas primero buscarán signos de agua antes de declarar la posibilidad de que exista o haya podido existir vida en ese planeta. Puede comprender mejor la importancia del agua cuando piensa que es el elemento predominante de su cuerpo, constituye cerca del 70 por ciento del peso y volumen. . . no sorprende que la superficie de la tierra contenga más o menos el mismo porcentaje de agua.

Podemos considerar el agua, conocida como el disolvente universal, no sólo como un nutriente esencial para nuestro sistema sanador, sino también como un agente terapéutico y un medicamento. Además de mantener saludable a nuestro cuerpo, casi siempre necesitamos agua en grandes cantidades para ayudar a nuestro sistema sanador cuando contraemos enfermedades.

Mantener una ingesta de agua adecuada es una de las maneras más sencillas y poderosas de asegurar una buena salud y una rápida recuperación de la enfermedad o las heridas. Un consumo inadecuado de agua puede obstaculizar el desempeño del sistema sanador y provocar deshidratación, congestión, estancamiento, obstrucción, infecciones y enfermedades. Usted puede determinar si bebe el agua suficiente observando el color de su orina. Una orina de color amarillo oscuro, que se produce cuando el cuerpo intenta conservar agua, significa invariablemente que su cuerpo tiene pocos líquidos. Una orina clara, como el agua de la llave (grifo, canilla, pila), o una orina de color amarillo muy claro, normalmente indica una ingesta adecuada de agua. Si está tomando determinadas vitaminas, como la B y la C, su orina puede volverse amarillenta de forma artificial; en esta situación, puede resultar difícil controlar si está tomando suficiente agua o no. Además, debido a que la orina tiende a ser más concentrada mientras uno duerme, normalmente es más oscura a primera hora de la mañana.

Cuando uno está enfermo, es importante aumentar el consumo de agua para mejorar la circulación de líquidos que entra y sale del cuerpo. Estos líquidos adicionales ayudan al sistema sanador a eliminar toxinas, las cuales aumentan durante períodos de enfermedad. Muchas enfermedades responden espectacularmente si usted bebe solamente agua durante 48 horas o más. He visto personalmente casos de muchas afecciones, como enfermedades respiratorias, *gastroenteritis*, afecciones de la vesícula, gota, la enfermedad de Crohn y muchas otras mejorar de manera espectacular al seguir este método. No hay que dejar de enfatizar la importancia de beber mucha agua diariamente.

Además de beber agua, también puede emplear el agua de muchas otras maneras como un valioso apoyo natural para su sistema sanador. De hecho, en la medicina china y en los sistemas antiguos médicos de la India, existen técnicas únicas y específicas de limpieza interna que utilizan el agua para eliminar oclusiones y devolver la salud a zonas determinadas. En Occidente, el agua también se ha utilizado eficazmente en irrigaciones nasales, enemas, nebulizadores, compresas calientes, fomentos (cataplasmas), baños de asiento y simplemente remojándose.

Los minerales de la tierra y el sistema sanador

La ciencia de la *nutrición* examina las fuentes alimenticias procedentes de la tierra y su impacto bioquímico en la salud del cuerpo humano. Las proteínas, los carbohidratos, las grasas, las vitaminas, los minerales y los oligoelementos son todos derivados de los elementos naturales que nos rodean, sin los cuales no podríamos vivir. Los descubrimientos científicos están ahora revelando que casi todos los elementos minerales que se encuentran en la corteza y en el núcleo terrestres, desde el arsénico hasta el molibdeno, se han descubierto dentro del cuerpo humano en cantidades diminutas. Estos minerales no son contaminantes casuales; más bien, estudios controlados han determinado que son imprescindibles para la salud del cuerpo.

Muchos de estos elementos minerales vitales desempeñan papeles fundamentales en el interior del cuerpo. Llamadas *electrolitos*, funcionan como sustancias químicas cargadas eléctricamente. Algunos de los electrolitos más conocidos son el sodio, el potasio, el magnesio, el calcio y el fósforo.

Los electrolitos desempeñan un importante papel al apoyar al sistema sanador y participan en funciones tan diversas como los latidos del corazón, la regulación de los niveles de líquido del cuerpo, la función renal, la función cerebral y la transmisión de los impulsos nerviosos, la formación de los huesos y muchas más. Cualquier alteración en el complicado equilibrio de estos minerales afecta el flujo, la circulación de electricidad y la transmisión de impulsos eléctricos en el cuerpo, lo cual a menudo provoca graves enfermedades y posiblemente la muerte. Estos electrolitos minerales son tan importantes que se miden y controlan de manera rutinaria 24 horas al día en la sangre de los pacientes que se encuentran en las unidades de cuidados intensivos de todos los hospitales principales.

La sal

La sal es abundante en el agua del mar y se encuentra en toda la naturaleza. Hay muchos tipos diferentes de sales en todo el mundo que están compuestos por diversas combinaciones de minerales. Sin embargo, la sal común de mesa, la cual está compuesta por sodio y cloruro y se utiliza para cocinar y como sazonador, es la más conocida, la más ampliamente distribuida y la sal más importante biológicamente. La sal compuesta por sodio y cloruro es un componente esencial y natural de todos los sistemas vivos.

Además de la necesidad de consumir cierta cantidad de sal en la dieta, la sal también es un valioso apoyo natural para el sistema sanador. El sodio y el cloruro son posiblemente los electrolitos más importantes del cuerpo y desempeñan un papel fundamental en el funcionamiento del sistema sanador. La sal también tiene importantes aplicaciones terapéuticas tanto en la prevención como en el tratamiento de diversos males y enfermedades. Debido a su capacidad para absorber agua y extraer líquido, su efecto conservante y su capacidad para matar bacterias y otros microorganismos perjudiciales, los seres humanos han confiado en la sal durante siglos como una ayuda valiosa para curar y prevenir las infecciones. Aprender a trabajar con la sal es un modo seguro, eficaz, sencillo y poderoso de ayudar al sistema sanador.

La siguiente lista es un pequeño ejemplo de cómo la sal puede ayudar al sistema sanador:

■ Las *compresas de sal, baños de sal y fomentos (cataplasmas) de sal* se aplican externamente sobre la piel intacta con agua caliente para extraer líquidos no deseados, inflamación y toxinas de diversas infecciones de la piel y de los tejidos blandos, entre ellos el ántrax, los forúnculos, los quistes y los abscesos.

■ El *agua con sal* también se puede tomar internamente como ayuda en diversas formas de limpieza intestinal, para prevenir y tratar los envenenamientos por alimentos, la diarrea, la náusea y los vómitos. (*Nota:* cuando se tome internamente, el agua con sal deberá utilizarse bajo la supervisión de un médico cualificado).

■ Las *gárgaras con agua salada* pueden ser muy eficaces para tratar la faringitis, el dolor de garganta y la amigdalitis.

- Las *gotas nasales con agua salada* o las irrigaciones nasales con agua salada, pueden ser extremadamente eficaces en el tratamiento de alergias nasales, fiebre del heno, rinitis, resfriados (catarros), congestión e infecciones de los senos nasales.

- La *solución salina nebulizada* es otra forma de agua salada que se emplea como un eficaz aerosol para el tratamiento del asma y otras afecciones respiratorias.

Arcilla

El uso terapéutico de la arcilla como apoyo natural para el sistema sanador entre las culturas tradicionales indígenas está bien documentado. La arcilla de calidad farmacéutica, una sustancia natural también conocida como bentonita (*bentonite*), está disponible en la mayoría de farmacias y tiendas de productos naturales. Aplicada sobre la piel en forma de pasta, la arcilla funciona bien como un agente natural de extracción. Además de su capacidad para extraer toxinas y reducir la inflamación de las infecciones, la arcilla coopera con el sistema sanador porque proporciona valiosos oligoelementos y minerales que se absorben en el cuerpo en cantidades diminutas pero importantes. Las aplicaciones de arcilla pueden acelerar la curación de picaduras de insectos, forúnculos, abscesos y muchas otras afecciones cutáneas; puede usarse sola o junto con otras sustancias, como el áloe vera (zábila, sábila, atimorreal, acíbar), los baños de sal o las compresas de jengibre. La arcilla es suave, segura y eficaz, incluso en casos difíciles.

La arcilla también se puede tomar internamente como un purificador intestinal para absorber toxinas de los intestinos; se ha empleado de este modo en la medicina tradicional europea durante siglos para mejorar la salud del colon y regular la función intestinal.

Las plantas y hierbas y el sistema sanador

A través de los siglos el ser humano ha confiado en las propiedades curativas de diferentes plantas y hierbas. Y aunque la mayoría de los médicos de los países modernos ha llegado a confiar en los medicamentos derivados de compuestos farmacéuticos sintéticos, en los últimos años la utilización de plantas y hierbas ha experimentado una retorno espectacular en las sociedades occidentales. Las hierbas y las plantas, cuando se utilizan con inteligencia y prudencia, pueden ayudar a reforzar y fortalecer el sistema sanador.

Muchos de estos medicamentos naturales tienen un historial comprobado en otros países, como China, Japón y la India. Incluso hasta hace poco en nuestra medicina occidental, la *botánica*, el estudio de las plantas, era una materia obligatoria en la mayoría de las escuelas de medicina. De hecho, muchos medicamentos y fármacos modernos tienen sus orígenes en el mundo natural de las plantas.

Aquí se describen algunas de las plantas y hierbas más comunes que son eficaces para apoyar al sistema sanador:

- El *ajo* se utiliza como un purificador de la sangre. Mucha gente ha reducido su presión arterial con ajo. Utilizado en sopas, con frecuencia resulta eficaz para tratar un resfriado (catarro) o una infección respiratoria.

- El *áloe vera (zábila, sábila, atimorreal, acíbar)* crece como un cactus carnoso. Sus hojas contienen un gel líquido transparente que posee cualidades curativas y antisépticas. El áloe vera puede aplicarse tópicamente sobre quemaduras, cortadas, rasguños, infecciones cutáneas y otras heridas en las cuales la piel esté en carne viva. El áloe vera no sólo ayuda a combatir y prevenir las infecciones, sino que también contribuye a la sanación. Es seguro y suave e incluso puede tomarse internamente en cantidades limitadas para curar úlceras en la boca, en el estómago y los intestinos.

- El *arándano* ayuda en la sanación de heridas y es especialmente eficaz para ayudar al sistema sanador a reparar el daño hecho a los vasos sanguíneos pequeños y frágiles, sobre todo los de los ojos y los riñones. El arándano también puede ser eficaz para tratar ciertos tipos de degeneración macular y otras afecciones de los ojos, rastros de sangre en la orina, así como insuficiencia venosa y venas varicosas (várices).

- La *ashwaganda* es un remedio herbario tradicional procedente de la India que se ha utilizado durante miles de años como tónico y para mejorar los factores de resistencia naturales del huésped. La *ashwaganda* puede tomarse durante largos períodos para aumentar la resistencia y la fuerza.

- El *astrágalo (astragalus)* es una antigua planta medicinal procedente de China. Se utiliza para aumentar las defensas y parece ser especialmente eficaz para las enfermedades respiratorias.

- El *cardo de leche* ayuda a mejorar la salud del hígado. Muchos pacientes con las enzimas hepáticas elevadas como consecuencia de una hepatitis crónica y otras afecciones hepáticas han comunicado una importante mejoría de sus síntomas y de los resultados de laboratorio de sus enzimas hepáticas después de haber tomado cardo de leche durante varios meses. El mecanismo mediante el cual el cardo de leche ayuda y cura al hígado es aún desconocido, pero un número cada vez mayor de hepatólogos con formación convencional lo recomiendan ahora a algunos de sus pacientes.

- La *consuelda* es conocida como "suelda-huesos" en la medicina tradicional norteamericana y europea por su capacidad para acelerar la curación de fracturas. La consuelda también ayuda a curar heridas de la piel, las membranas mucosas, el sistema respiratorio y los intestinos. Puede aplicarse externamente como un fomento (cataplasma) o tomarse internamente. Pueden utilizarse las hojas y las raíces de esta planta, aunque las raíces no se recomiendan para uso interno.

- El *corazoncillo* se receta ampliamente en Europa como antidepresivo. Puede que tenga que tomar esta hierba durante varios meses para notar sus efectos. Además, no deberá ingerirla con ninguna otra medicamento psiquiátrica convencional. Si lo toma solo, el corazoncillo es generalmente bastante seguro y a menudo eficaz.

- La *cúrcuma* procede de la familia del jengibre. La raíz seca y en polvo es la parte de la planta más utilizada. La cúrcuma le da al *curry* en polvo su característico color amarillo. La cúrcuma aplicada sobre la piel como una pasta es a menudo eficaz en diversas afecciones cutáneas. Tomada internamente, ayuda a mejorar la salud del hígado y los ojos. Ahora también se está empleando como complemento en el tratamiento y la prevención de ciertos cánceres y afecciones hepáticas.

- El *dong quai* es un remedio chino utilizado para mejorar la salud del sistema reproductor femenino y se ha hecho cada vez más popular en Occidente. Se emplea a menudo para aliviar los dolores (cólicos) menstruales y equilibrar el metabolismo de los estrógenos.

- La *equinacia* es una popular hierba utilizada habitualmente en las primeras etapas de infecciones respiratorias leves; también puede ser útil en la sanación de heridas y otras afecciones.

- El *gingko* proviene de una de las plantas vivas más antiguas de la tierra. El *gingko* se ha utilizado en la medicina oriental durante siglos e incluso las investigaciones científicas occidentales han verificado que puede mejorar el riego sanguíneo hacia el cerebro y por lo tanto, aumentar la memoria y la alerta mental e incluso la vista. Esta hierba también se utiliza para tratar el tinnitus, los dolores de cabeza por migraña, el vértigo y como posible agente en la prevención de derrames cerebrales. Según ciertas fuentes, el *ginkgo* también puede ser útil en casos de la enfermedad de Alzheimer.

- El *ginsén* es una hierba tónica apreciada tradicionalmente en Oriente por su capacidad para prolongar la vida, aumentar la energía del cuerpo y mejorar la resistencia sexual. Algunos estudios sugieren que el ginsén puede mejorar la salud del sistema nervioso, así como la función cardíaca en los ancianos, al aumentar el tono y la contractilidad de los músculos cardíacos.

- El *gugulón* proviene de la resina de un árbol que crece en la India. Se ha utilizado durante siglos para ayudar a bajar de peso. Los estudios también han revelado que el gugulón es eficaz para reducir el colesterol.

- El *jengibre* es una raíz que puede rallarse y usarse fresca, seca o en polvo. También puede tomarse en forma de té. El jengibre ayuda a crear calor en el cuerpo. Se ofrece en los viajes por mar para calmar el estómago y prevenir los mareos causados por movimiento. En forma de té, el jengibre es muy eficaz en casos de faringitis y amigdalitis. A menudo puede acortar la progresión de una inflamación de garganta si la enfermedad se agarra en las primeras etapas. El jengibre también puede aplicarse sobre la piel en forma de cataplasma; ayuda a extraer toxinas en casos de infecciones de la piel y de los tejidos blandos.

- El *neem* proviene de las hojas del árbol *neem* de la India, que es la comida tradicional de los camellos. El *neem* se utiliza en la medicina ayurvédica de la India como un potente purificador de la sangre.

- La *raíz de kava* es un remedio tradicional de la Polinesia que ayuda a relajar los nervios. Se utiliza como relajante muscular y para casos leves de insomnio y ansiedad. La raíz de *kava* también puede ser útil para tratar el dolor de espalda causado por espasmos musculares. Puesto que puede provocar somnolencia, no debería utilizar la raíz de *kava* si va a manejar o a utilizar equipamiento mecánico.

- La *valeriana* se ha utilizado en la medicina tradicional como una ayuda para la ansiedad y el insomnio, y resulta bastante eficaz en casos leves de estas afecciones. Algunas veces la valeriana también se recomienda como un suave relajante muscular.

Muchos remedios naturales son bastante potentes. Por lo tanto, es importante tener cuidado para que no interfieran con cualquier otro medicamento que esté usted tomando actualmente. Al igual que con cualquier otra sustancia nueva que uno introduce a su cuerpo, si experimenta efectos adversos, deje de tomarla y busque la ayuda de un profesional de la salud calificado.

Consideraciones finales acerca de cómo reforzar y fortalecer el sistema sanador

Con el tiempo, las gotas de lluvia que caen sobre las montañas forjan profundos cañones y valles. Sumado a otros granos de arena, un diminuto grano de arena puede formar una gran playa o un vasto desierto. Igualmente, cada uno de los factores de salud por separado, que pueden parecer insignificantes y que no merecen nuestra atención cuando los consideramos solos, al sumarse forman la base misma para reforzar, fortalecer y activar el sistema sanador. En combinación, estos factores también pueden mejorar su salud general y su calidad de vida de manera considerable. Estos factores incluyen escuchar a su cuerpo, prestar atención a su higiene personal; seguir una dieta saludable; hacer ejercicio regularmente, realizar estiramientos y manejar el estrés; equilibrar el trabajo y el juego; desarrollar buenas habilidades sociales e incorporar elementos saludables y naturales a su rutina diaria, como beber mucha agua, respirar aire puro, obtener suficiente sol y tomar hierbas naturales y minerales cuando sea necesario.

En el siguiente capítulo estudiaremos más detenidamente el papel fundamental que la dieta y la nutrición desempeñan para reforzar y fortalecer el sistema sanador. Al seguir unas cuantas pautas dietéticas y nutricionales sencillas, no solamente mejorará enormemente su salud general, sino que también obtendrá los máximos beneficios de su extraordinario sistema sanador.

Nota: si encuentra en este capítulo nombres de alimentos o hierbas que no conoce, remítase al glosario en la página 421.

CAPÍTULO 5

El combustible del sistema sanador

Todas las máquinas de alto desempeño, desde los autos de carreras hasta los cohetes espaciales, necesitan combustibles especializados para funcionar. Su cuerpo no es diferente. En realidad, su cuerpo es la más maravillosa de todas las máquinas de alto desempeño de esta tierra, creada para durar hasta 100 años o más. Su cuerpo es una obra maestra de ingeniería de la Naturaleza: más complejo, sofisticado, duradero e inteligente que cualquier cosa que haya hecho el hombre jamás. Su cuerpo se adapta a diferentes climas, medios y situaciones vitales, es capaz de moverse de un número infinito de maneras y de soportar y sobrevivir a condiciones extremas de penurias y privaciones.

Como usted ya sabe, su cuerpo ha sido diseñado con una habilidad, precisión y pericia tal que viene equipado con su propio sistema sanador. Este extraordinario sistema es autosuficiente, autocontrolado y sumamente inteligente, y es capaz de supervisar y poner en marcha mecanismos de reparación, restablecimiento y recuperación de una enorme variedad de enfermedades, heridas y ofensas. Para llevar a cabo esta tarea, el sistema sanador moviliza células especializadas y estimula potentes reacciones bioquímicas que pueden reparar rápidamente tejidos dañados cuando uno está enfermo o herido. También mantiene un estado natural de salud equilibrado y muy ordenado cuando uno no está enfermo ni herido. Ninguna otra máquina en este mundo puede presumir de un sistema así. Y al igual que sucede con cualquier otra máquina de alto desempeño, su sistema sanador funciona mejor cuando recibe combustible especial y de alto desempeño. El combustible que el sistema sanador necesita es comida nutritiva y saludable.

Una dieta saludable para un sistema sanador fuerte

La mejor manera de mantener fuerte su sistema sanador es tener una dieta equilibrada, saludable, sencilla y natural. Una dieta así está compuesta por una combinación equilibrada de todos los nutrientes esenciales. Estos nutrientes incluyen cantidades adecuadas de proteínas, grasas, carbohidratos, vitaminas, minerales, oligoelementos, fibra, líquidos y otros nutrientes fundamentales como los *fitoquímicos* (unas moléculas especiales que promueven la salud y que se encuentran en las frutas y las verduras). Sus necesidades diarias de estas sustancias variarán según dónde viva, qué haga y sus requisitos metabólicos básicos.

El mejor combustible para el sistema sanador

Las frutas, las verduras, los cereales, las legumbres, los frutos secos y las semillas proporcionan la fuente más pura de energía para el sistema sanador, y estos alimentos son imprescindibles para reforzar y fortalecer este sistema, el más importante del cuerpo. Además, las frutas, las verduras, los cereales, las legumbres, los frutos secos y las semillas:

- Constituyen la base nutricional de la mayoría de los mamíferos, lo cual incluye aquellos con una masa muscular mucho mayor que la de los humanos. Nuestros parientes los primates, entre ellos los gorilas, chimpancés, orangutanes, babuinos y monos, también comen alimentos casi exclusivamente de estas categorías.

- Son generalmente más fáciles de digerir que la mayoría de alimentos a base de carnes y/o pescado, y, de nuevo, representan la fuente de energía más pura para las demandas metabólicas del sistema sanador.

- Se encuentran más abajo en la cadena alimenticia y contienen muchas menos toxinas y contaminantes ambientales que la mayoría de alimentos que provienen de la carne de otros animales.

■ Toman menos tiempo para cocinarse y por lo general son lo suficientemente seguros para consumirse crudos.

■ Tienen menos probabilidades de estropearse o pudrirse que los
productos animales. Por ello la posibilidad de contaminación y envenenamiento por estos alimentos es mucho menor.

■ Son normalmente menos caros y no precisan la importante y continua
refrigeración para el transporte y el almacenaje que los alimentos a base
de carnes y/o pescado necesitan.

Estos alimentos sencillos, saludables y naturales son la clave de la salud
de su sistema sanador. Todos los nutrientes provienen en última instancia
de la tierra y de la atmósfera de la tierra y comer una amplia variedad de
estos alimentos le brindará la mejor oportunidad para disfrutar de una
dieta completa.

Utilice la siguiente lista como guía de los alimentos que constituyen el
mejor combustible para su sistema sanador. Dependiendo de dónde viva usted
y de qué haya disponible, puede tener muchas más opciones dentro de estas
categorías de frutas, verduras, cereales, legumbres, frutos secos y semillas.

■ Cereales integrales, como el arroz, el trigo, la avena, el centeno, el maíz
(elote, choclo) y la cebada

■ Verduras de hoja verde, como la lechuga, la espinaca y el repollo (col)

■ Raíces o tubérculos y tallos, como las zanahorias, los nabos, las papas y
las cebollas

■ Frijoles (habichuelas) y otras legumbres, como los frijoles de soya, los
frijoles pintos, los chícharos (arvejas), los frijoles de caritas, los garbanzos, los frijoles *mung*, las lentejas y los cacahuates (maníes)

■ Semillas y frutos secos, como las nueces de Castilla, las pacanas, las
nueces de la India (anacardos, semillas de cajuil, castañas de cajú), las
avellanas y las almendras

■ Frutas, como las manzanas, las naranjas (chinas), los plátanos amarillos
(guineos, bananas), la piña (ananá), las cerezas, las bayas, las uvas, los albaricoques (chabacanos, damascos), los melocotones (duraznos) y la sandía

■ Otras verduras, como los pimientos (ajíes, pimientos morrones), el brócoli, la coliflor, el repollo, el *squash*, los tomates (jitomates), los chiles, el
quimbombó (guingambó, calalú) y los hongos

Nutrientes esenciales para el sistema sanador

Antes de continuar, es importante tratar brevemente los nutrientes esenciales que mencionamos antes —las proteínas, los carbohidratos, las grasas y aceites, las vitaminas, los minerales, los oligoelementos y los fitoquímicos— y ver cómo afectan al sistema sanador. Eso le ayudará a comprender mejor en qué se basa, en la práctica, proporcionar combustible al sistema sanador.

Las proteínas y el sistema sanador

Las proteínas proporcionan los elementos estructurales para el crecimiento y la reparación de los tejidos corporales y es uno de los nutrientes más importantes para el sistema sanador. Las proteínas también son los componentes básicos nutritivos fundamentales de los músculos, los cuales constituyen el 40 por ciento del peso corporal normal y son las estructuras más grandes y dinámicas dependientes de la energía del cuerpo. Además de su preponderancia en el tejido muscular, las proteínas se encuentran en casi todas las células y tejidos del cuerpo, entre ellos la sangre.

Los niños necesitan una ingesta adecuada de proteínas alimenticias para su crecimiento; si no toman las cantidades necesarias, esto puede provocarles enfermedades de atrofia muscular. Pero debido a que las necesidades diarias de proteínas son solamente una onza (28 g) al día aproximadamente, hoy es raro que se produzca una carencia de proteínas en los países occidentales. A pesar de esto, desgraciadamente, existe un persistente temor a no obtener proteínas suficientes que provoca muchas de las prácticas alimenticias poco saludables de moda actualmente en los países occidentales. Este miedo hace que se coma en exceso, lo cual puede provocar obesidad y puede ser perjudicial para el sistema sanador.

Muchas personas de los países occidentales han llegado a depender de las carnes y los productos de origen animal como fuentes convenientes de proteínas. Desgraciadamente estos alimentos contienen grasas animales altamente saturadas y nada de fibra, lo cual crea una carga innecesaria sobre el sistema sanador. Aprender a incorporar proteínas de fuentes de origen no animal a su dieta diaria es mucho más saludable y seguro para su sistema sanador.

Los carbohidratos y el sistema sanador

Los carbohidratos provienen de las plantas y constituyen la principal fuente de energía para el sistema sanador. El nombre antiguo y común para designar a los carbohidratos era "féculas", el cual a veces se utiliza para referirse a los carbohidratos más pesados y densos, como las papas y ciertas harinas de cereales con las que se hace el pan. Se creía erróneamente que las féculas contenían las llamadas "calorías vacías", pero hoy sabemos que no es así. Ya que los carbohidratos proporcionan más energía que cualquier otro alimento, los corredores de maratón y los atletas de triatlón normalmente se "cargan de carbohidratos" antes de una carrera importante y comen montones de pasta y pan. Ellos saben por experiencia que es el mejor combustible a largo plazo y de alto desempeño para sus dinámicos cuerpos.

Los cereales como el arroz, el trigo, la avena, el maíz (elote, choclo), la cebada y el millo, además de las papas, representan los mayores cultivos de alimentos básicos del mundo y han servido como fuentes tradicionales de energía procedente de los carbohidratos para la mayoría de la población mundial durante muchos años. Estos alimentos, que contienen carbohidratos "complejos", son la fuente de combustible más duradera, la que se quema más despacio y más eficiente de todas para su sistema sanador. Además, normalmente contienen montones de fibra y por ello son muy beneficiosos para la salud del colon y el corazón. Los alimentos con carbohidratos complejos también son valiosas fuentes de vitaminas esenciales, minerales y oligoelementos y otros nutrientes como los fitoquímicos. Para reforzar y fortalecer el sistema sanador y mantenerlo funcionando sin problemas y de manera eficaz, su dieta debería estar compuesta por un 60 por ciento, aproximadamente, de carbohidratos complejos.

Las grasas y los aceites y el sistema sanador

Las grasas y los aceites son imprescindibles para el desempeño del sistema sanador. Concretamente, ayudan a tener la piel y las uñas saludables y contribuyen a la integridad estructural de las membranas celulares del cuerpo, lo cual ayuda al sistema sanador a prevenir las infecciones. Las grasas y los aceites también protegen y recubren la envoltura de los nervios, lo cual mejora la salud de las comunicaciones del cuerpo. Como ya sabe, el sistema sanador depende de un sistema de comunicaciones eficiente y preciso. Las grasas y los aceites también acolchan y resguardan a los órganos internos del cuerpo, protegiéndolos de las heridas mientras aíslan y mantienen caliente su cuerpo. Debido a que las grasas son más ligeras que el agua y son nutrientes energéticos, también constituyen una manera cómoda de almacenar un combustible que el sistema sanador puede utilizar cuando la ingesta de alimentos es inadecuada o escasa.

Por estas razones, es necesario consumir diariamente una pequeña cantidad de grasas y aceites. Además, algunas vitaminas solubles en grasa y otros nutrientes solamente pueden absorberse con grasas y aceites. Por ejemplo, los ácidos grasos omega-3, que se encuentran en el aceite de semilla de lino (aceite de linaza, *flaxseed oil*), así como ciertos aceites de pescado, ayudan al sistema sanador en la coagulación sanguínea y solamente pueden absorberse con grasas y aceites.

Sin duda hay otros nutrientes beneficiosos en ciertas grasas y aceites que aún no se han descubierto. Pero puesto que las grasas y los aceites representan las formas más densas y concentradas de energía procedente de los alimentos, su consumo excesivo puede contribuir a la obesidad y a otros problemas de salud, como las enfermedades cardíacas, la primera causa de muerte en el hemisferio occidental. El consumo de grasa debería limitarse al 10–25 por ciento del total de calorías que se consumen a diario, dependiendo del nivel de actividad y el estado de salud actual de uno. Por ejemplo, el Dr. Ornish, de la Universidad de California en San Francisco, descubrió que una ingesta de grasa diaria del 10 por ciento funciona mejor para ayudar al sistema sanador a revertir la enfermedad cardíaca.

El colesterol es un tipo importante de grasa estructural que apoya la salud y la integridad de su sistema sanador y, en concreto, de las membranas celulares. Además del colesterol que obtiene de la dieta, el cuerpo puede fabricar su propio colesterol a partir de otras grasas y aceites. Sin embargo, una dieta que exceda las necesidades calóricas diarias básicas de su cuerpo creará más colesterol del necesario, y, si esto sucede, el exceso de colesterol puede formar obstrucciones que bloquean las arterias y provocan enfermedades cardíacas. Reducir la ingesta total de grasa —o restringir las calorías totales— a la vez que se aumentan los niveles de actividad diaria puede contribuir a reducir los niveles de colesterol y ayudar al sistema sanador a disolver las obstrucciones, abrir las arterias obstruidas y mejorar el riego sanguíneo hacia el corazón.

Las vitaminas y el sistema sanador

Las vitaminas son compuestos naturales imprescindibles para el funcionamiento saludable del sistema sanador. Actúan con los diversos sistemas enzimáticos del cuerpo y son fundamentales para el desempeño de importantes procesos vitales que participan en el crecimiento, la reparación y la regeneración de tejidos tanto saludables como dañados. Aunque normalmente se necesitan cantidades mucho más pequeñas de vitaminas que de otros elementos nutritivos básicos, como las proteínas, las grasas, los aceites y los carbohidratos, una dieta que no las incluya en absoluto puede perjudicar al funcionamiento del sistema sanador y provocar una enfermedad.

Las necesidades de vitaminas a menudo cambian con el tiempo, varían ligeramente para hombres y para mujeres y aumentan durante el embarazo y la lactancia. El entrenamiento deportivo y la recuperación de enfermedades y heridas también puede aumentar las necesidades vitamínicas. Debido a que los procesos bioquímicos y metabólicos del cuerpo son complejos, sutiles y aún permanecen en buena parte inexplorados, es cierto que en el futuro se descubrirán más vitaminas de las que se conocen actualmente y se reconocerán como imprescindibles para nuestro sistema sanador.

El mejor modo de asegurar una ingesta de vitaminas adecuada para su sistema sanador es seguir una dieta equilibrada y saludable repleta de cereales integrales, frutos secos, semillas, frutas, verduras y una cantidad limitada de grasas y aceites (repito que hay vitaminas específicas que necesitan grasa para absorberse). Cuando se produce un problema en una zona específica del cuerpo, uno puede necesitar complementar las fuentes alimenticias normales con una vitamina concreta o concentrarse en comer alimentos que contengan cantidades mayores de una vitamina específica, para apoyar el trabajo del sistema sanador en esa área.

Vitaminas que refuerzan y fortalecen el sistema sanador

La siguiente lista describe las diferentes vitaminas imprescindibles para la salud del sistema sanador. Esta lista es una guía y no es absoluta; en la actualidad se están investigando nuevas vitaminas y hay muchas más aún por descubrirse. Las Asignaciones Dietéticas Recomendadas (o *RDA* por sus siglas en inglés) enumeradas son cálculos aproximados por día, basados en los descubrimientos del Consejo sobre Alimentos y Nutrición, la Academia Nacional de Ciencias y el Consejo Nacional de Investigación. Las RDA son para personas de 14 años de edad y mayores. Varían levemente para hombres y mujeres y cambian las necesidades durante el embarazo, la lactancia, el entrenamiento deportivo y la recuperación de enfermedades y heridas.

- La *vitamina A* ayuda al sistema sanador a proteger la salud de los ojos; también promueve un crecimiento saludable de la piel. Una carencia de vitamina A puede causar visión nocturna deficiente y ceguera, así como problemas cutáneos. Investigaciones recientes sugieren que la vitamina A también ayuda a prevenir ciertos tipos de cáncer. Los alimentos que contienen betacaroteno, como la mayoría de las frutas y verduras de color naranja y amarillo como el mango, la papaya (fruta bomba, lechosa), el *squash*, las batatas dulces (camotes) y las zanahorias son buenas fuentes de vitamina A. La Asignación Dietética Recomendada de vitamina A es de 800 a 1.000 microgramos (mcg).

- La *vitamina B₁ (tiamina)* ayuda al sistema sanador a mantener la salud del sistema nervioso. Una carencia de vitamina B₁ puede causar beriberi y otras afecciones del sistema nervioso y cerebrales. Entre las buenas fuentes de vitamina B₁ están los cereales integrales, las legumbres, las verduras, las frutas y la leche. La Asignación Dietética Recomendada de vitamina B₁ es de 1,1 a 1,5 miligramos (mg).

- La *vitamina B₂ (riboflavina)* ayuda al sistema sanador a proteger la salud de la piel y el sistema nervioso. Una carencia de vitamina B₂ se ha relacionado con problemas dermatológicos y neurológicos. Entre las buenas fuentes de vitamina B₂ se encuentran la mayoría de verduras y cereales. La Asignación Dietética Recomendada de vitamina B₂ es de 1,3 a 1,7 mg.

- La *vitamina B₃ (niacina)* ayuda al sistema sanador a mantener una piel y nervios saludables y la salud gastrointestinal. Una carencia de vitamina B₃, o niacina, puede causar *pelagra*, una grave enfermedad. Entre las buenas fuentes de vitamina B_3 se encuentran los cereales, los frutos secos, la mayoría de verduras y las legumbres. La Asignación Dietética Recomendada es de 15 a 19 mg.

▪ La *vitamina B_5 (ácido pantoténico)* participa en muchos procesos fisiológicos que apoyan al sistema sanador, como el metabolismo de la energía, la regulación del azúcar en la sangre y la producción de anticuerpos, colesterol, hemoglobina y hormonas. La Asignación Dietética Recomendada es de 4 a 7 mg.

▪ La *vitamina B_6 (piridoxina)* es utilizada por el sistema sanador para proteger la salud del sistema nervioso, la sangre y el sistema urinario. Una carencia de vitamina B_6 se ha relacionado con afecciones del sistema nervioso, anemia y cálculos renales. Los cereales integrales, los frutos secos y la mayoría de verduras son buenas fuentes de vitamina B_6. La Asignación Dietética Recomendada es de 1,6 a 2 mg.

▪ La *vitamina B_{12} (cianocobalamina)* ayuda al sistema sanador a mantener la salud del sistema nervioso central y a producir glóbulos rojos. Una carencia de vitamina B_{12} provoca anemia y afecciones del sistema nervioso. Entre las buenas fuentes se incluyen la leche y los productos lácteos, la mayoría de productos de origen animal y los productos a base de soya fermentada. Puesto que la vitamina B_{12} es una de las sustancias más potentes conocidas por la humanidad y el hígado tiene una tremenda capacidad para almacenarla hasta por 5 años, la Asignación Dietética Recomendada es muy pequeña, de sólo 2 mcg.

▪ El *ácido fólico o folato* actúa junto con la vitamina B_{12} para ayudar al sistema sanador a mantener saludables los nervios y los glóbulos rojos. Una carencia de ácido fólico, que algunas veces se produce durante el embarazo y el alcoholismo, puede provocar anemia y afecciones del sistema nervioso. Entre las buenas fuentes de ácido fólico se encuentran los cereales, las verduras de color verde oscuro y las frutas. La Asignación Dietética Recomendada es de 180 a 200 mcg.

▪ La *biotina* ayuda al sistema sanador a mantener saludables la piel y los nervios. Una carencia de biotina se ha relacionado con problemas dermatológicos y del sistema nervioso y puede afectar el metabolismo del colesterol. Los frijoles (habichuelas) de soya y los cereales son buenas fuentes. La Asignación Dietética Recomendada de biotina es de 30 a 100 mcg.

- La *vitamina C (ácido ascórbico)* ayuda al sistema sanador porque desempeña un importante papel en la sanación de heridas, la formación del colágeno, la defensa inmunitaria, la inflamación y la prevención del cáncer. Una deficiencia de vitamina C puede provocar *escorbuto*, una enfermedad caracterizada por vasos sanguíneos frágiles y problemas en la sanación de heridas. Las mejores fuentes naturales de vitamina C son la mayoría de las frutas, entre ellas las cítricas. Ciertas verduras, como los chiles rojos, también son buenas fuentes de vitamina C. La Asignación Dietética Recomendada es de 60 mg.

- La *vitamina D* ayuda al sistema sanador porque desempeña un papel clave en el metabolismo del calcio y en la formación de los huesos. Una carencia de vitamina D causa raquitismo y puede contribuir a la osteoporosis y otras afecciones. La luz solar natural es la mejor fuente de vitamina D. Unas sustancias que se producen de forma natural en la piel absorben la luz del Sol y se convierten en la forma activa de la vitamina D. Hoy día se agrega la vitamina D a la leche, el queso y la mantequilla. La Asignación Dietética Recomendada es de 5 mcg.

- La *vitamina E (d-alfa-tocoferol)* apoya al sistema sanador porque desempeña un papel fundamental en la sanación de heridas. Cuando se aplica tópicamente, la vitamina E ayuda a cicatrizar y mantiene la piel saludable y fuerte. Cuando se toma internamente, también actúa como un antioxidante importante en la prevención de las enfermedades cardíacas y el cáncer. Entre las buenas fuentes de vitamina E se encuentran el aceite de muchas semillas y frutos secos, los aceites vegetales y los granos de trigo. La Asignación Dietética Recomendada es de 8 a 10 mg.

- La *vitamina K* apoya al sistema sanador como un componente esencial de los mecanismos de coagulación sanguínea del cuerpo. La vitamina K es producida de forma natural por una cepa específica de bacterias que viven dentro de los intestinos, donde se absorbe la vitamina. Entre las fuentes dietéticas de vitamina K se encuentra el té verde, la espinaca, el repollo (col) y otras verduras de hoja verde. La Asignación Dietética Recomendada es de 65 a 80 mcg.

Como puede ver gracias a estas descripciones, las vitaminas son muy importantes para el óptimo funcionamiento del sistema sanador. Asegúrese de incluir vitaminas en su dieta diaria y de consumir al menos los requisitos diarios mínimos de cada una.

Los minerales, los oligoelementos y el sistema sanador

Además de las vitaminas, los minerales también son unos poderosos nutrientes esenciales que ayudan y apoyan al sistema sanador. Son necesarios para el crecimiento, la reparación y la regeneración de los tejidos, para mantener el cuerpo saludable y libre de enfermedades. Los minerales provienen directamente del núcleo de la tierra y tienen propiedades únicas. Son imprescindibles para la estructura y la función de importantes enzimas, hormonas y transportan moléculas, como la hemoglobina, dentro del cuerpo. Como mencionamos antes, se ha descubierto que casi todos los elementos minerales que existen en el núcleo de la tierra se encuentran en diminutas cantidades en el cuerpo humano. Incluso el arsénico, considerado generalmente como un veneno, es necesario para el cuerpo en cantidades mínimas.

Los oligoelementos están químicamente relacionados con los minerales y normalmente se clasifican en la misma categoría alimenticia. La diferencia entre los oligoelementos y los minerales es que los minerales se necesitan en cantidades un poco mayores que los oligoelementos y sus funciones se comprenden un poco mejor. Sabemos que los oligoelementos son necesarios para una buena nutrición y salud, pero no sabemos con precisión cuánto de cada uno se necesita y qué hace cada uno exactamente. No obstante, sí sabemos que una deficiencia de oligoelementos en el cuerpo provoca una falta de desarrollo, una mayor propensión a las enfermedades e incluso la muerte. De manera que aunque se precisen en cantidades muy pequeñas, los oligoelementos son absolutamente fundamentales para el funcionamiento óptimo del sistema sanador.

Suplementos multivitamínicos y de minerales

Las investigaciones muestran que es mejor para nosotros conseguir las vitaminas, los minerales y los oligoelementos en sus formas más naturales, es decir, los alimentos que comemos, más que a partir de suplementos. Esto es así porque las vitaminas, los minerales y los oligoelementos se absorben mejor cuando están unidos a otros elementos nutritivos naturales digeridos y asimilados por el cuerpo. Por ejemplo, el hierro se absorbe mejor en los intestinos en presencia de vitamina C. Por esta razón, yo generalmente no recomiendo tomar suplementos de vitaminas o minerales a menos que uno sufra una

(continúa en la página 138)

Los minerales y los oligoelementos que apoyan al sistema sanador

Minerales clave

- El *azufre* es clave para ayudar al sistema sanador con la formación y la integridad estructural de las proteínas y otros compuestos del cuerpo. Las proteínas son buenas fuentes. Su RDA aún no se ha establecido.

- El *calcio* desempeña un papel clave en con la formación ósea, la coagulación sanguínea, la conducción nerviosa y la contracción muscular, incluyendo los músculos cardíacos. Fuentes: lácteos, brócoli, verduras de hoja verde y algunas frutas. La osteoporosis puede resultar de una deficiencia de calcio y una mayor secreción de la hormona paratiroidea. La RDA para la mayoría de hombres es de 800 mg al día. Para las mujeres premenopáusicas, es de 1.000 mg al día y para las mujeres posmenopáusicas y los ancianos, es de 1.500 mg al día.

- El *cobre* es importante para regular el metabolismo celular, la formación de colágeno y la reparación de los tejidos. Fuentes: frutas, cereales y frutos secos. La RDA aún no se ha establecido.

- El *flúor* apoya al sistema sanador y es importante en la formación de los dientes y los huesos. Fuentes: el agua mineral, las plantas y las frutas. Muchos dentistas y pediatras recomiendan tomar suplementos de flúor a los niños si viven en una zona donde el suministro de agua pueda no estar fluorado. La RDA del flúor aún no se ha establecido.

- El *fósforo* ayuda con el metabolismo óseo. Fuentes: frutas, verduras y cereales integrales. La RDA es de 800 a 1.200 mg.

- El *hierro* es una parte fundamental de la molécula hemoglobina y desempeña su función en el transporte de oxígeno, el cual es esencial para que el sistema sanador repare y restablezca la salud de los tejidos orgánicos. Fuentes: la carne de res, las frutas y verduras de color rojo, como la remolacha (betabel), la sandía, las frambuesas, las cerezas, las fresas; las frutas secas, como las pasas, los dátiles y los higos; los frijoles (habichuelas) y las espinacas. La vitamina C mejora la absorción de hierro. La RDA para el hierro es de 10 mg.

- El *magnesio* para regular el metabolismo de la energía y la presión arterial. Las verduras de hoja verde y las frutas son buenas fuentes de magnesio. La RDA para el magnesio es de 280 a 350 mg.

■ El *potasio* es importante para apoyar al sistema sanador con el funcionamiento del corazón, además también ayuda a dirigir los impulsos nerviosos en su cuerpo. El potasio, junto con el sodio, facilita el movimiento de agua hacia adentro y hacia afuera de las células y dirige el flujo de agua hacia adentro y hacia fuera del cuerpo. La mayoría de frutas y verduras, como las verduras de hoja verde, las raíces y los tubérculos son buenas fuentes de potasio. La RDA para el potasio aún no se ha establecido.

■ El *sodio* es un importante ión eléctrico del cuerpo que ayuda al sistema sanador porque desempeña un papel fundamental en la conducción nerviosa a la vez que regula el movimiento del agua por las membranas celulares y los tejidos. La fuente más común de sodio es la sal de mesa. Tenga en cuenta que en algunas personas se ha relacionado un consumo excesivo de sodio con una excesiva retención de líquidos, lo cual puede ser un problema si usted tiene insuficiencia cardíaca congestiva, presión arterial alta (hipertensión) y afecciones renales. La RDA para el sodio aún no se ha establecido.

■ El *yodo* es un elemento clave de las hormonas tiroideas y desempeña un papel fundamental para el sistema sanador en el metabolismo de la energía, lo cual incluye la regulación de la temperatura corporal. La deficiencia de yodo provoca la conocida afección del bocio, la cual produce una gran hinchazón en el cuello porque la glándula tiroidea se hace más grande. Entre las buenas fuentes de yodo se encuentran el agua del mar, la sal marina, las algas y los mariscos. La RDA es de 150 mcg.

Importantes oligoelementos clave

Otros minerales importantes, conocidos como oligoelementos, son imprescindibles para la salud del cuerpo y del sistema sanador, pero se necesitan en cantidades diminutas. Estos minerales son: el arsénico, el bromo, el boro, el cromo, el cobalto, el manganeso, el molibdeno, el selenio, el silicio, el telurio, el vanadio, el zinc y tal vez muchos otros, como el cadmio, el litio, la plata y el oro. Una buena fuente de oligoelementos es la vida vegetal rica y variada cultivada en una tierra natural, volcánica y orgánica, la cual es la fuente más fértil de todos los minerales de esta tierra. Aunque son fundamentales para la salud del cuerpo y del sistema sanador, en general, los oligoelementos están presentes en el cuerpo en cantidades tan pequeñas que resulta difícil determinar exactamente cuánto necesita uno cada día.

(continuación de la página 135)

deficiencia vitamínica específica o padezca un problema de salud que podría mejorar considerablemente mediante la terapia con vitaminas o si la dieta es incompleta en algún aspecto o en otro.

Si usted decide tomar suplementos, hágalo con prudencia y cuidado. Las vitaminas y los minerales de los suplementos están concentrados y no se encuentran en su estado natural, y si los toma en exceso, pueden provocar graves problemas de salud. Las vitaminas y otros suplementos nunca deberían sustituir a una dieta buena y saludable. Con frecuencia me encuentro con gente que no dedica suficiente tiempo y reflexión a sus dietas y en lugar de eso confían en suplementos de vitaminas y minerales para compensar cualquier déficit que haya en sus dietas. Si está tratando de seleccionar alimentos saludables y nutritivos para el sistema sanador, es de primordial importancia que se tome el tiempo para escuchar a su cuerpo y cooperar con él. Cuando esté apenas comenzando, también es una buena idea trabajar con su médico y preferentemente con un nutricionista de confianza para que le ayude a determinar el mejor programa alimenticio para sus necesidades individuales.

Fitoquímicos: los medicamentos de la Madre Naturaleza

Los fitoquímicos son unas sustancias químicas que se producen de forma natural en las plantas y que tienen efectos tanto nutritivos como promotores de la salud. Además, apoyan su sistema sanador de muchas maneras. Los fitoquímicos facilitan los procesos de crecimiento, reparación y regeneración de los tejidos. También ayudan a prevenir ciertas enfermedades crónicas degenerativas, como el cáncer y las enfermedades cardíacas. Entre los fitoquímicos más conocidos se encuentran los *carotenoides*, lo cual incluye el betacaroteno, un precursor de la vitamina A que se encuentra en las frutas y las verduras de color amarillo y naranja. Los carotenoides previenen las enfermedades cardíacas y son beneficiosos para prevenir ciertos tipos de cáncer. Los *licopenos*, que se encuentran en los tomates (jitomates), también son útiles para prevenir algunos cánceres, enfermedades cardíacas y otras afecciones crónicas. Muchos expertos en salud creen que los italianos tienen índices tan bajos de enfermedades cardíacas y de cáncer gracias a los licopenos que obtienen de los tomates, una parte importante de su dieta.

Otros fitoquímicos desempeñan un importante papel en apoyar al sistema sanador y pueden ayudar a superar muchas enfermedades. Además, tal vez prevengan y curen ciertos tipos de cáncer, enfermedades cardíacas e incluso la degeneración macular, la principal causa de ceguera en los ancianos. Puesto que estos importantes fitoquímicos proceden de diversas y variadas fuentes vegetales, es importante comer una amplia variedad de frutas y verduras coloridas para asegurarse de que su sistema sanador obtenga las cantidades suficientes de estas sustancias químicas naturales.

Los probióticos y el sistema sanador

Los *probióticos* representan otro tipo de compuestos importantes para la nutrición y la salud del sistema sanador. Los probióticos son producidos por ciertas cepas de bacterias que viven de forma natural en el tracto intestinal y también se dan en la naturaleza. Estas cepas de bacterias pueden ayudar al sistema sanador a combatir las enfermedades, restablecer la salud y mantener un equilibrio bioquímico adecuado en el cuerpo. Se ha descubierto que en los intestinos viven más de 500 cepas diferentes de bacterias y ayudan a descomponer los alimentos ingeridos a la vez que producen valiosos derivados metabólicos que son entonces absorbidos y transportados a las diferentes células y tejidos corporales. Uno de estos productos es la vitamina K, que el sistema sanador utiliza como un elemento esencial en la coagulación sanguínea.

Los científicos han descubierto, por ejemplo, que ingerir bacterias *lactobacillus*, llamadas normalmente *acidófilos*, las cuales se producen de forma natural en el yogur y ahora están disponibles como suplementos de preparados de leche comerciales y otros productos, reduce la diarrea infantil, disminuye las probabilidades de padecer efectos secundarios intestinales cuando uno toma antibióticos y previene las infecciones por levaduras en las mujeres. Con frecuencia los probióticos combaten las infecciones con éxito, especialmente las del tracto intestinal y posiblemente las del sistema respiratorio. También puede que reduzcan las dosis necesarias y la posible toxicidad de las vacunaciones infantiles. Los probióticos aparecen de forma natural en muchos alimentos fermentados de manera tradicional, como el vinagre, el vino, el queso, el yogur, el *tempeh* y la salsa de soya.

Doce consejos esenciales para brindar el mejor combustible a su sistema sanador

Para reforzar y fortalecer su sistema sanador con el combustible correcto, tiene que observar unas cuantas y sencillas pautas alimenticias. No obstante, tenga en cuenta que todos somos individuos únicos con diferentes necesidades alimenticias que pueden cambiar y evolucionar conforme crecemos, envejecemos o modificamos nuestras actividades o entorno. Por lo tanto, es importante que no se aferre ciegamente a ninguna fórmula dietética o alimenticia estricta que quizás no sea adecuada para usted. Como regla general, escuche a su cuerpo, confíe en su sabiduría inherente y en su estado natural de salud y responda de manera inteligente a sus necesidades y demandas alimenticias en constante cambio.

Consejo Nº1: Siga una dieta sencilla rica en frutas, verduras, cereales integrales, semillas, frutos secos, frijoles (habichuelas) y otras legumbres

Para lograr una nutrición de alto desempeño, la mayoría de expertos recomiendan ahora una dieta sencilla basada en su mayoría en alimentos obtenidos de las frutas, las verduras, los cereales integrales, los frijoles, las legumbres, los frutos secos y las semillas. Estos alimentos son más equilibrados y contienen una concentración mucho más elevada de vitaminas, minerales, oligoelementos y otros valiosos nutrientes que los alimentos a base de carnes y/o pescado. Los alimentos de origen vegetal también contienen más carbohidratos complejos beneficiosos, más grasas y aceites insaturados, y, contrariamente a la opinión popular, también son excelentes fuentes de proteínas. Numerosos estudios han establecido claramente un vínculo entre una mayor ingesta de frutas y verduras y una mayor salud y longevidad. En la mayoría de circunstancias son los mejores combustibles para su sistema sanador. Estos alimentos son también una excelente fuente de fibra, la cual es esencial para disfrutar de una salud intestinal óptima. Se ha demostrado que la fibra previene el cáncer de colon y las enfermedades cardíacas. También obtenemos valiosas grasas y aceites de estos alimentos. Los alimentos de origen vegetal contienen menos grasa saturada y también menos toxinas y menos residuos de pesticidas que otros alimentos. Las proteínas derivadas de las plantas, las cuales se encuentran en abundancia en los frijoles y otras legumbres, los frutos secos, las semillas y los cereales, son por lo general más beneficiosas que las proteínas procedentes de la carne y el pescado. Cuando usted consuma carnes o productos de origen animal, intente comer menos y trate de tomar estos alimentos sólo como condimentos, como hacen los chinos y los japoneses. Y si le apetece mucho, cómalos en ocasiones especiales, en los días festivos o los cumpleaños, como una forma de celebración, al igual que hacían las primitivas sociedades cazadoras-recolectoras.

La tendencia hacia una dieta más saludable compuesta por alimentos más sencillos, saludables y naturales y menos alimentos a base de carnes y/o pescado está respaldada por los datos sobre la salud de los países con las poblaciones más grandes del mundo, como China y la India, además de otros países donde la gente obtiene la mayoría de sus necesidades alimenticias a partir de las frutas, las verduras, los cereales y las legumbres. En estos países hay muchas menos enfermedades cardíacas, hipertensión y derrames cerebrales, cáncer, diabetes, artritis y otras enfermedades crónicas degenerativas —las llamadas "enfermedades de la civilización"— que en países que obtienen sus necesidades alimenticias mayoritariamente a partir de las carnes y los productos de origen animal.

Los alimentos a base de carnes y/o pescado son fuentes convenientes de proteínas que ayudan a mantener el crecimiento y la salud de los músculos, pero la mayoría de estudios ahora revelan que estas dietas tienen más desventajas que ventajas. La mayoría de las dietas basadas en la carne contienen sustancias dañinas, como grasas saturadas que pueden obstruir las arterias del corazón y cerebro, así como toxinas ambientales, como metales pesados y residuos de pesticidas, los cuales se almacenan y concentran en los tejidos animales. Cuando los comparamos con otros alimentos sencillos, sanos y naturales, las carnes también carecen de la fibra suficiente y de otros nutrientes esenciales, como vitaminas, minerales y oligoelementos.

Aunque muchas personas suponen erróneamente que las dietas basadas en los productos de origen vegetal carecen de proteínas, su temor a no obtener suficientes proteínas a partir de las fuentes vegetales no es científicamente válido. Los estudios han demostrado que es fácil obtener abundantes proteínas a partir de una dieta que combine cereales y legumbres con otras frutas y verduras. Otros estudios han demostrado que en las culturas tradicionales de todo el mundo que han sobrevivido durante siglos con estos alimentos sencillos, saludables y naturales no hay apenas constancia de enfermedades cardíacas y cáncer.

Ahora hay muchos sustitutos de la carne excelentes que provienen de la soya, las legumbres y otras fuentes de proteínas vegetales. En las ciudades más desarrolladas de América y Europa, muchos restaurantes ofrecen estos productos en sus menús, al igual que la mayoría de los supermercados (colmados).

Las necesidades diarias medias de proteínas para la mayoría de los adultos son de menos de 40 gramos, lo cual es un poco más de una onza. Siempre que haya que lograr una ingesta de proteínas adecuada, las necesidades diarias se pueden satisfacer al combinar frijoles (legumbres) o semillas con cereales. Un ejemplo sería comer frijoles con tortillas, como muchos hacemos normalmente cuando comemos comida mexicana. Un ejemplo aún más sencillo sería un sándwich (emparedado) de crema de cacahuate (maní) con pan de trigo integral. El *tofu* también es una excelente proteína completa y puede prepararse de muchas maneras. Los lácteos, como la leche, el queso, la mantequilla y el yogur, también son excelentes fuentes de proteínas. Existen muchos planes de nutrición y recetarios excelentes para comer de manera saludable que se basan en una dieta que incorpora más frutas y verduras.

Consejo N°2: Consuma más líquidos, como sopas, jugos, tés herbarios y agua

Su sistema sanador necesita una ingesta adecuada de líquidos para funcionar óptimamente. Puesto que el cuerpo está compuesto por el 70 por ciento de líquido, todos los procesos metabólicos corporales se producen predominantemente en un entorno líquido. Por este motivo, es importante beber mucha agua a lo largo del día. Entre más líquidos consuma, más eficazmente pueden estos circular por su cuerpo y más rápidamente puede su cuerpo eliminar toxinas. Los líquidos también ayudan a curar infecciones y muchas otras afecciones congestivas y degenerativas. Muchas enfermedades tienen su origen en una deshidratación crónica debido a una deficiencia de líquidos o a una ingesta insuficiente. Las frutas frescas y las verduras, muchas de las cuales tienen más de un 95 por ciento de agua, son excelentes fuentes de líquidos.

Consejo Nº3: Agregue más fibra a su dieta

La fibra es imprescindible para la salud del colon, el corazón y el sistema sanador. Un consumo adecuado de fibra le asegura la capacidad de eliminar los deshechos no deseados y las toxinas de los intestinos y puede ayudar a prevenir el cáncer y las enfermedades degenerativas. Ya que la carne no tiene fibra y la mayoría de estadounidenses comen más carne que cualquier otro alimento, normalmente no obtienen la suficiente fibra. Esta carencia de fibra causa problemas de eliminación, lo cual provoca la acumulación constante de deshechos tóxicos en el cuerpo. La acumulación de deshechos impone una carga y tensión extra sobre el sistema sanador y puede allanarles el camino a diversas enfermedades. Las mejores fuentes de fibra son sobre todo las frutas, los cereales integrales y otros alimentos de origen vegetal como los frijoles y otras legumbres, los frutos secos y las semillas.

Consejo Nº4: Coma alimentos recién preparados

Consuma alimentos recién preparados cada día. No tome alimentos que están guardados en congeladores durante largos períodos de tiempo o que han permanecido en los estantes mucho tiempo o que se prepararon meses o años antes y luego se preempacaron. Estos alimentos a menudo han perdido su vitalidad y valor alimenticio y también pueden ser perjudiciales para el cuerpo. Evite también los alimentos refinados, como las harinas refinadas, las cuales carecen de fibra y con frecuencia contienen aditivos y conservantes dañinos. Si come panes y pasta, intente tomar aquellos hechos con harinas integrales. Coma menos azúcares artificiales y refinadas. En lugar de eso, cuando se le antoje comer dulces, opte por más frutas frescas y edulcorantes naturales, como la miel y los dulces derivados de la fruta, entre ellos los jugos y las frutas secas. Los alimentos procesados, refinados y empacados carecen de la vitalidad, la frescura y la fibra que el sistema sanador necesita para funcionar óptimamente y pueden hacer que este tenga que trabajar horas extra para subsanar los estados poco saludables que se crean en el cuerpo por culpa de estos alimentos.

Consejo Nº5: Incluya alimentos crudos en su dieta diaria

Coma al menos una ración de alimentos crudos al día, como verduras y frutas frescas. Estos alimentos crudos podrían ser en forma de ensalada con brotes frescos o frutas y verduras frescas, como palitos de zanahoria o trozos de manzana cruda. Las frutas y verduras frescas están cargadas de vitaminas, minerales y oligoelementos y tienen un alto contenido de fibra y líquido. No obstante, asegúrese de masticar bien los alimentos crudos porque pueden ser difíciles de digerir si no se mastican adecuadamente. Las frutas y verduras frescas, con su alto contenido de fibra y líquidos, aseguran una circulación y eliminación eficaz en el cuerpo. Al mismo tiempo, brindan vitaminas esenciales, minerales, oligoelementos y azúcares naturales al sistema sanador.

Consejo Nº6: Tome comidas regulares a horas regulares

El sistema digestivo del cuerpo está constituido para manejar comidas regulares. Pasarla todo el día sin comer y luego atiborrarse en la cena es un hábito común que puede ocasionar problemas digestivos, sobrecargar al cuerpo y volver lento el sistema sanador. Un flujo constante y regular de nutrientes es lo más adecuado para el sistema sanador, no hacerle pasar hambre todo el día y luego sobrecargarlo. Tome meriendas (refrigerios, tentempiés) saludables si tiene hambre o si su azúcar en la sangre baja. Sin embargo, asegúrese de no echar a perder su apetito para las comidas. Coma más durante la primera parte del día y menos por las noches.

Consejo Nº7: Tómese el tiempo para planificar y cocinar las comidas

Una nutrición adecuada es esencial para la salud. Aunque preparar alimentos saludables y nutritivos puede requerir un poco más de tiempo y de planificación, recuerde que su sistema sanador se merece y necesita el mejor combustible que le pueda proporcionar. Como cualquier cosa que vale la pena, una nutrición adecuada precisa planificación y preparación. Si espera a tener hambre para decidir lo que va a comer, lo más probable será que agarre la comida que esté más cerca, la cual podría ser comida rápida o comida chatarra. Tómese el tiempo para comprar y cocinar alimentos saludables y nutritivos.

Consejo Nº8: Cree un ambiente agradable cuando coma

Comer los alimentos en circunstancias agradables, en un entorno tranquilo y silencioso realza el olor y el sabor de la comida y mejora la digestión. Cuando coma, pon una mesa elegante, usando platos, cubiertos y utensilios de servir de calidad. Prenda una vela o utilice luces tenues en la mesa. Evite ver la televisión mientras come o comer con el equipo estéreo o la radio a todo volumen, lo cual puede obstaculizar una adecuada digestión y asimilación de nutrientes esenciales. Procure no discutir ni disgustarse por cualquier motivo mientras come. Si está usted disgustado, es mejor esperar hasta estar calmado para comer porque la agitación emocional puede afectar adversamente la química corporal y tener un impacto negativo en la digestión y en la salud. Cultive un espíritu de gratitud por la comida que usted consume. Muchas culturas de todo el mundo consideran el ambiente que rodea a la comida, cómo está preparada y cómo se recibe, igual de importante, si no más, que la composición bioquímica de la misma.

Consejo Nº9: Mastique los alimentos muy bien y despacio

El proceso de la digestión comienza en la boca, con la ayuda de las enzimas digestivas segregadas por las glándulas salivares. Por ello es importante masticar la comida mucho y lentamente. Eso facilita la digestión y la hace más eficaz para el estómago y los intestinos.

La mayoría de alimentos frescos, nutritivos y saludables requieren que los mastique concienzudamente antes de tragarlos. Masticar adecuadamente depende de una buen salud dental, por eso la higiene dental es también una parte importante de la salud física general y su higiene personal. Si no mastica la comida despacio y bien porque está usted comiendo a las carreras o disgustado, puede provocarle indigestión y privar al sistema sanador de nutrientes necesarios y esenciales.

Consejo Nº10: Coma un amplia variedad de alimentos

Haga todo lo posible por satisfacer las necesidades alimenticias de su cuerpo comiendo muchos alimentos variados. Esta variedad le brindará una mayor selección y utilización de los nutrientes esenciales de la naturaleza. En el pasado, las poblaciones que estaban limitadas a dietas muy poco variadas a menudo padecían graves deficiencias alimenticias.

Puesto que muchas vitaminas, minerales, oligoelementos y otras sustancias nutritivas se relacionan con los pigmentos y los colores naturales que contribuyen a los colores específicos de ciertas frutas y verduras, muchos expertos en nutrición recomiendan comer una variedad de frutas y verduras lo más amplia posible, lo cual incluye en la dieta todos los colores del arco iris al menos una vez por semana. A efectos prácticos y científicos, este enfoque representa la manera más segura y confiable de asegurar el combustible de mayor octanaje para el sistema sanador.

Consejo Nº11: Coma menos alimentos pesados y altos en grasa

Comer excesivos alimentos pesados y altos en grasa puede obstruir el sistema digestivo, linfático y circulatorio y agotar la energía sanadora del cuerpo. Esos alimentos se han relacionado con numerosas enfermedades, entre ellas la gota, las afecciones de vesícula, las enfermedades cardíacas, las diverticulitis y muchas otras afecciones, incluida el cáncer.

Los alimentos pesados y altos en grasa, los cuales contienen mucha grasa, aceite y proteínas, son los alimentos más difíciles de digerir y a menudo toman al menos de cuatro a cinco horas y algunas veces, incluso más. El tiempo y la energía necesarios para descomponer y digerir estos alimentos obstaculizará el desempeño del sistema sanador. El proceso de la digestión puede desviar el flujo sanguíneo y la energía del trabajo que el sistema sanador está llevando a cabo. Si usted se está curando alguna enfermedad y no está desnutrido es importante evitar o reducir al mínimo los alimentos pesados y ricos en grasa.

Consejo Nº12: Reduzca al mínimo el consumo de alcohol y de estimulantes

Reduzca al mínimo o recorte el consumo de alcohol. Considere eliminarlo completamente o tomarlo solamente en ocasiones festivas especiales. El alcohol, el cual es un depresor del sistema nervioso y también tiene efectos negativos sobre el hígado, puede hacer que el sistema sanador se vuelva lento e incompetente.

Además, reduzca al mínimo o elimine el consumo de estimulantes, como la cafeína, que se encuentra normalmente en el café, el té y las gaseosas con cafeína. La cafeína estimula el sistema nervioso y puede aumentar la agitación mental y provocar estrés. El estrés estrecha los vasos sanguíneos y promueve la respuesta de "luchar o huir", la cual dificulta el desempeño del sistema sanador.

Consideraciones finales acerca del combustible del sistema sanador

Es importante recordar que su cuerpo es una máquina de alto desempeño con un sistema sanador extraordinario que precisa los combustibles de más alto desempeño procedentes de las fuentes más puras. La reparación y el restablecimiento de los tejidos dañados requiere energía y la energía que usted consume en forma de comida tendrá un enorme impacto en su sistema sanador y en su estado general de salud y bienestar.

Recuerde comer alimentos saludables y nutritivos, frescos y equilibrados y que contengan muchas vitaminas, minerales, oligoelementos, líquidos y fibra. Estos alimentos abarcan a la mayoría de frutas y verduras, los cereales integrales, los frutos secos, las semillas, las sopas, los tés herbarios, los jugos y el agua. Asegúrese de obtener las proteínas, carbohidratos, grasas y aceites adecuados en la dieta. Coma alimentos naturales que representen todos los colores del arco iris al menos una vez por semana para conseguir suficientes fitoquímicos. Tómese tiempo para preparar sus comidas cuidadosamente, coma de manera regular, evite las meriendas poco saludables y mastique bien la comida. Si está usted tratando de curarse de una enfermedad crónica, reduzca la cantidad de alimentos a base de carnes y/o pescado de su dieta o elimínelos totalmente. Evite los alimentos pesados y altos en grasa a menos que necesite engordar. También tenga cuidado con el alcohol y la cafeína.

Hay muchos recursos excelentes para lograr una buena nutrición. Cuando se trata de alimentar a su sistema sanador, respete su individualidad, recuerde mantener la mente abierta para probar y aprender cosas nuevas y no sea demasiado rígido o fanático al seguir un régimen dietético estricto o riguroso que le ha funcionado a otras personas pero que quizás no sea adecuado para usted. Sobre todo, manténgase informado y escuche a su cuerpo mientras se centra en satisfacer sus cambiantes necesidades alimenticias.

Nota: si encuentra en este capítulo nombres de alimentos o hierbas que no conoce, remítase al glosario en la página 421.

CAPÍTULO 6

El poder de la mente y el sistema sanador

La mente es el aliado más poderoso del sistema sanador. A través del cerebro y del sistema nervioso, la mente envía poderosos mensajes al cuerpo que pueden influir espectacularmente en el desempeño del sistema sanador. A través de estos mecanismos, un sofisticado sistema de comunicación y retroalimentación envía información precisa e instantánea desde el cuerpo de vuelta al cerebro. La mente permanece en íntimo contacto con el entorno interno en constante cambio del cuerpo mientras trabaja codo con codo con el sistema sanador. En palabras del conocido médico y autor, el Dr. Andrew Weil, "Dondequiera que haya nervios, las actividades de la mente pueden viajar".

Toda actividad mental, ya sea consciente o inconsciente, ejerce una poderosa influencia en el sistema sanador y puede mejorar u obstaculizar su desempeño. Por ejemplo, cuando su mente se encuentra en un estado positivo, inmersa en pensamientos de amor y afecto, cariño y compasión, entusiasmo, salud, felicidad, alegría y paz, unas sustancias químicas beneficiosas conocidas como *neurotransmisores* o *neuropéptidos*, que son segregadas por la mente, pueden infundirle a su cuerpo energía positiva y así fortalecer su sistema sanador y mejorar su salud. Por el contrario, cuando su mente se encuentra en un estado negativo, con pensamientos pesimistas, cínicos, de celos, ira, odio, miedo, venganza, autocrítica, culpa, vergüenza, remordimiento y desesperación, usted envía mensajes negativos a su cuerpo a través de sustancias neuroquímicas igualmente potentes que pueden debilitar su sistema sanador y obstaculizar su capacidad para llevar a cabo su trabajo de manera eficaz. Como dice el Dr. Robert Eliot, "El cerebro prescribe recetas para el cuerpo".

Si usted llega a comprender el poder de su mente y su enorme capacidad para trabajar para usted o contra usted, ya no perderá tiempo o energía valiosos en culpar a las fuerzas exteriores, como el "destino", los "genes defectuosos", los "microbios malvados", la polución ambiental o a otras personas por sus enfermedades, afecciones o mala salud. Es cierto que las fuerzas exteriores pueden desempeñar un papel en los procesos de la enfermedad, pero, a fin de cuentas, su salud se basa más en las elecciones personales que usted realiza, momento a momento, cada día de su vida y en su capacidad para optimizar el increíble poder de su mente para ayudar a su sistema sanador. Usted es el responsable de su salud en última instancia y por ello es imprescindible que comprenda este principio. Más que cualquier otro poder o fuerza de este mundo, su mente puede ser el socio más cualificado y competente de su sistema sanador.

Cómo afecta la mente al sistema sanador

Su mente actúa a través del cerebro y el sistema nervioso y genera pensamientos que se convierten en impulsos eléctricos. Estos impulsos eléctricos viajan a través de los muchos nervios que están distribuidos en los diversos órganos y tejidos del cuerpo, de manera muy similar a la electricidad que viaja por los cables.

Por ejemplo, cuando usted quiere mover el brazo, antes del movimiento real, primero se genera un pensamiento en la mente que provoca los impulsos eléctricos para estimular nervios específicos que a su vez ordenarán a los músculos del brazo que se contraigan. Esta secuencia de acontecimientos produce el movimiento de su brazo. La parte del sistema nervioso responsable de este tipo de movimiento es conocida como el *sistema nervioso voluntario* porque su pensamiento consciente hace que se produzca el movimiento de forma voluntaria.

Otra parte del sistema nervioso, sin embargo, conocida como el *sistema nervioso involuntario o sistema nervioso autónomo*, está distribuido más extensamente y tiene una influencia más poderosa sobre el entorno interno del cuerpo. El sistema nervioso autónomo regula funciones biológicas tan fundamentales como los latidos del corazón, la respiración, la presión arterial, los procesos digestivos, la transpiración, la visión, la eliminación de los productos de desecho y muchos otros.

Dentro del sistema nervioso autónomo se encuentran el sistema *simpático* y el *parasimpático*. El sistema simpático aumenta la actividad y el movimiento en el cuerpo; es responsable de la conocida respuesta de "luchar o huir". La respuesta de "luchar o huir" se produce cuando uno se siente amenazado o experimenta estrés, y puede ser iniciada por pensamientos de miedo, preocupación, ansiedad, pánico e ira. Puede medirse por un aumento del ritmo cardíaco, el consumo de oxígeno, la respiración, la presión arterial y el flujo sanguíneo hacia los grandes músculos de locomoción en las piernas y los brazos. Estos cambios fisiológicos son beneficiosos para ayudarlo a "luchar o huir" durante una crisis o emergencia, pero también sirven para inhibir las actividades del sistema sanador, el cual generalmente necesita un entorno interno más tranquilo y relajado para actuar. Además, cuando la respuesta de "luchar o huir" se produce de manera repetida o prolongada durante un período de tiempo, puede ser perjudicial y dañina para el cuerpo porque supone demasiado trabajo para el sistema sanador.

El sistema parasimpático del sistema nervioso autónomo sirve de contrapeso para el sistema nervioso simpático y para la respuesta de "luchar o huir" al producir un efecto calmante en el cuerpo. Este sistema está relacionado con estados de reposo, relajación, reparación, regeneración y sanación. Los pensamientos que activan el sistema nervioso parasimpático son los de relajación, paz, amor, serenidad, armonía y tranquilidad.

En este sentido, su mente desempeña un papel fundamental no solamente al dirigir el movimiento de ciertos músculos de su cuerpo, sino, lo que es mucho más importante, al influir y modificar los procesos fisiológicos de su entorno interno de maneras que ejercen un efecto directo sobre su sistema sanador. Ya que su cerebro puede procesar aproximadamente de 600 a 800 pensamientos por minuto, comprenderá qué impacto tan enorme puede tener su pensamiento y su actividad mental en su salud.

La mente: potencial para curar... o matar

Usted puede utilizar su mente para obtener la salud y la sanación suprema de su cuerpo o puede emplearla de manera que se vuelva contra usted en detrimento de su salud. Su mente y sus pensamientos pueden provocar verdaderos cambios fisiológicos en su cuerpo, tal como lo demuestra el *efecto placebo*. Si aprende a utilizar la mente para que coopere con su sistema sanador, puede ser su aliado más poderoso, un leal sirviente y amigo. Si no los utiliza adecuadamente, su mente y pensamientos, mediante la liberación de potentes neuropéptidos, hormonas y la estimulación nerviosa eléctrica, pueden debilitar y dañar su salud, afectar a su sistema sanador y provocar un deterioro físico prematuro, enfermedades e incluso su fallecimiento. Si no la entrena y utiliza adecuadamente, su mente se puede convertir sin duda en un lastre, resultar su peor enemigo e incluso matarlo a usted. La siguiente historia sobre Jerry, uno de mis pacientes, demuestra el importantísimo principio de que aprender a utilizar la mente en beneficio de la salud y el bienestar puede significar literalmente la diferencia entre la vida y la muerte.

Jerry era vendedor de neumáticos (llantas, gomas) de una pequeña ciudad de Tejas. Tenía poco más de 60 años y ya había sufrido un ataque al corazón casi mortal sólo un año antes. Tenía suerte de estar vivo. Su cardiólogo le había restringido las actividades hasta nuevo aviso. Sin embargo, Jerry no pudo resistir la oferta de pasar el fin de semana con sus amigos en una pequeña cabaña de cazadores en las montañas de Colorado. Aunque había decidido ir al viaje sin comunicárselo a su médico, se dijo a sí mismo que se lo tomaría con calma y no desobedecería las órdenes del doctor. No se forzaría ni haría nada agotador que pudiera dañar su corazón.

Sin embargo, debido a la mayor altitud de las montañas donde Jerry se encontraba, había un poco menos de oxígeno de lo que él estaba acostumbrado... algo que se le había olvidado tomar en cuenta. Cuando regresaba a su cabaña una noche después de un paseo en subida, comenzó a sentir el familiar dolor de pecho y presión que indicaba que se avecinaba otro ataque al corazón.

En ese momento, Jerry decidió conscientemente utilizar el poder de su mente para evitar un posible ataque al corazón. Simplemente se dijo a sí mismo: "¡Me niego a tener otro ataque al corazón!" Su mente estaba tan absolutamente comprometida a evitar la terrorífica experiencia de sufrir de nuevo un ataque al corazón que sus síntomas se calmaron y su dolor desapareció. Desde aquel día no ha vuelto a tener problema cardíaco alguno. Respecto a aquel día, Jerry me dijo: "Doctor, ¡simplemente decidí que no me iba a volver a pasar eso! ¡Sencillamente me negué a sufrir otro ataque al corazón!"

Las historias como la de Jerry no son poco comunes y demuestran que, cuando se utiliza de manera constructiva, la mente puede ser un poderoso aliado del sistema sanador. Su sistema sanador está programado para escuchar a su mente, por ello es importante estar consciente de los pensamientos y los mensajes que puede uno estar enviando.

El Círculo Saludable y el Círculo Salado

Todos los días los investigadores descubren más maneras en las que la mente y el cuerpo están conectados y se influyen mutuamente. La estrecha relación entre la mente y el cuerpo afecta su salud en muchos sentidos. Por ejemplo, las personas que son felices y equilibradas emocional y socialmente gozan de mejor salud y se enferman menos a menudo. Cuando uno está de buen humor y se siente bien consigo mismo, lo más probable es que desee cuidar más su cuerpo; comer alimentos sanos y nutritivos; dedicar tiempo a hacer ejercicio; dormir y descansar lo suficiente y participar en otras actividades que promueven la vida y que contribuirán a la salud general de su cuerpo. Por el contrario, si uno se deprime o si está desanimado, no tendrá energía para cuidarse. Quizás no se tengan ganas de hacer ejercicio con regularidad, lo cual puede debilitar el sistema cardiovascular y posiblemente hacer que se suba de peso debido a la inactividad. Todo esto puede poner a uno en riesgo de sufrir enfermedades cardíacas, diabetes, presión arterial alta (hipertensión) y otras afecciones. O puede que no se coma de manera saludable o no se beban suficientes líquidos, lo cual puede conducir a un adelgazamiento excesivo y a deficiencias de vitaminas, minerales y otros nutrientes, lo cual dejará a uno débil y deshidratado, así como vulnerable a la enfermedad. Quizás uno no se bañe tan regularmente como debiera, lo cual puede provocar infecciones cutáneas y la posibilidad de sufrir otras infecciones también. La depresión puede crear estrés y ansiedad y afectar negativamente a su salud. Todos estos factores ejercen una influencia negativa sobre el sistema sanador.

Al igual que la mente influye poderosamente sobre el cuerpo, también el cuerpo influye sobre la mente. Por ejemplo, cuando uno está en buena forma física, hace ejercicio de manera regular, come buenos alimentos, duerme y descansa lo suficiente y se siente relajado, sus facultades mentales serán más agudas y claras y su actitud y perspectivas ante la vida serán inspiradas y entusiastas. A la inversa, se sabe que ciertas afecciones físicas como la anemia, la disfunción tiroidea, las deficiencias alimenticias y el insomnio provocan fatiga mental, letargo, ansiedad y estados de ánimo alterados. Cuando existe un desequilibrio de electrolitos debido a una extrema deshidratación, una insolación o una disfunción renal se pueden producir alucinaciones y psicosis mental. También es bien sabido que el dolor crónico puede conducir a una depresión mental. Incluso un resfriado (catarro), la tos o la gripe pueden bajarle el ánimo y afectar su actitud. Además, cuando uno se siente mal físicamente, es fácil que sienta temor y ansiedad. Cuando existen problemas de salud físicos, la salud mental se ve afectada adversamente y no es poco común que acompañen a esas enfermedades pensamientos de muerte inminente, un sufrimiento prolongado e incluso la muerte, sobre todo si las enfermedades son más graves o prolongadas.

Tanto si uno comienza teniendo mala salud física que le provoca una salud mental deficiente o una salud mental deficiente que le provoca una mala salud física, uno puede verse atrapado en un círculo vicioso sin darse cuenta ni siquiera de lo que está sucediendo, un ciclo que puede ser difícil de romper. Si la mala salud del cuerpo deprime a la mente de uno y a su vez el ánimo bajo y la salud mental deprimida afecta negativamente al cuerpo, uno puede caer en un círculo continuo de sufrimiento tanto a nivel físico como mental, lo cual empeorará la salud física y mental.

Este ciclo se conoce como el "Círculo Salado". El Círculo Salado es un término que me gusta utilizar para describir el ciclo negativo que se produce cuando nuestra mala salud física afecta nuestra salud mental, lo cual afecta nuestra salud física, lo cual afecta a su vez nuestra salud mental y así sucesivamente. O puede darse a la inversa, con la actitud mental afectando a la salud física. Comoquiera que sea, se trata de un círculo vicioso en que figura muchísimo el pensamiento negativo; nos sentimos "salados" con respecto a nuestra salud, como si nunca fuéramos a mejorarnos, y por tanto seguimos sintiéndonos mal.

Sin embargo, mediante el poder de la mente, usted puede tomar conciencia de este perjudicial círculo cuando le aqueje, y, una vez que usted está consciente de él, puede romperlo con éxito poniendo en práctica cambios positivos y beneficiosos tanto a nivel físico como mental en un enfoque a dos bandas (tanto físico como mental) que lo llevará a lo que yo llamo el "Círculo Saludable".

El Círculo Saludable describe el estado contrario, en el cual la mente y el cuerpo cooperan mutuamente de una manera positiva para su óptima salud. Al contrario de lo que sucede en el Círculo Salado, en el cual se produce un ciclo que consiste en actitudes mentales negativas continuas y una correspondiente degeneración de la salud física, en el Círculo Saludable se perpetúa un ciclo positivo de salud física mejorada y salud mental positiva. Cuando el cuerpo se siente saludable, la mente se siente bien. Cuando la mente se siente bien, también es más probable que el cuerpo se sienta más saludable. Cuando usted se siente bien físicamente, eso le levanta el ánimo y contribuye a un estado mental positivo. Un estado mental positivo ayuda a inspirar pensamientos optimistas, positivos y que afirman los aspectos positivos de la vida que tendrán efectos beneficiosos en la fisiología de su cuerpo. Al sistema sanador le sienta de maravilla este tipo de interacción positiva.

El Círculo Saludable fortalece y alimenta al sistema sanador para que pueda rendir a la máxima capacidad. Esta es una de las razones más obvias por las que querrá entrar en el Círculo Saludable, o, si ha salido de él, volver a entrar lo antes posible. Puede tomar medidas definitivas para asegurarse de entrar en el Círculo Saludable. Le sugerimos unas cuantas para empezar. Recuerde que lo que mejor funciona es un enfoque a dos bandas que ponga en práctica estrategias tanto mentales como físicas.

■ El ejercicio puede ser una estrategia importante para ayudarlo a volver a entrar en el Círculo Saludable si su salud mental y su estado de ánimo están bajos y deprimidos actualmente. Si usted o un ser querido sufre una depresión, los estudios han demostrado que el ejercicio puede ayudar a superar este problema. Este es sólo un ejemplo que demuestra que la mejoría en la salud física a menudo produce una mejoría en la salud mental.

■ Las técnicas de manejo del estrés, de las cuales se enterará en breve, lo pueden ayudar a evitar la tendencia hacia la reacción visceral de sentir miedo, ansiedad y estar despistado ante los problemas diarios y constituyen una poderosa manera de permanecer en el Círculo Saludable.

■ Programar su mente de manera positiva para la salud y la sanación es otro importante método que lo ayudará a entrar al Círculo Saludable. Este capítulo describe diversas estrategias prácticas basadas en este importante principio.

La salud de su sistema sanador depende de su capacidad y determinación para salir del Círculo Salado y entrar al Círculo Saludable. En este capítulo, aprenderá diferentes maneras de hacerlo y de mejorar y fortalecer su sistema sanador para que pueda realizar su trabajo con eficacia y eficiencia.

La psiconeuroinmunología y el sistema sanador

La *psiconeuroinmunología*, conocida como *PNI* para abreviar, es un importante y nuevo campo de la ciencia médica que estudia la interacción entre la mente y el sistema inmunitario. Los nuevos descubrimientos en este campo influyen directamente en la comprensión de cómo funciona el sistema sanador porque, como ya sabe, el sistema inmunitario está conectado con el sistema sanador para proteger al cuerpo. El sistema sanador colabora con el sistema inmunitario y depende de la salud de este para funcionar de la mejor manera posible.

Puede que recuerde que el sistema sanador y el sistema inmunitario son decididamente diferentes y también tienen ciertas similitudes. Una similitud es que ambos se ven afectados por los pensamientos, las emociones, las actitudes y las actividades de la mente.

Gracias a investigaciones científicas rigurosas e innovadoras sobre la psiconeuroinmunología, entendemos más cosas acerca de los maravillosos recursos sanadores que existen en nuestro interior. También nos están ayudando a desmentir importantes mitos erróneos acerca de cómo funcionan nuestro cuerpo en relación con nuestra mente. Uno de esos mitos afirmaba que lo que sucede en la mente no tiene absolutamente nada que ver con lo que sucede en el cuerpo, lo cual se ha estado enseñando a los jóvenes médicos en las escuelas de medicina durante muchos años. Para apoyar esta errónea noción, se creía además que el sistema inmunitario, el cual maneja las defensas del cuerpo, funcionaba de manera totalmente independiente del cerebro. Pero gracias a importantes descubrimientos realizados por investigadores que trabajan en el campo de la psiconeuroinmunología, se ha demostrado finalmente que estas creencias anticuadas son erróneas. Ahora hay pruebas inequívocas de que la mente habla directamente con el sistema inmunitario. Esta nueva comprensión se basa en los siguientes hallazgos:

- Ahora se sabe que existen en glóbulos blancos específicos unos receptores especializados de *neurotransmisores*, los cuales son sustancias químicas producidas por el cerebro.

- Se ha descubierto que hay unos nervios diminutos conectados a los ganglios linfáticos. Este descubrimiento ofrece pruebas concretas de que el sistema inmunitario y los ganglios linfáticos, que contienen glóbulos blancos, están directamente conectados con el sistema nervioso y el cerebro.

- Se han descubierto unas potentes hormonas que son producidas y segregadas por glóbulos blancos específicos. Esto significa que el sistema inmunitario habla con el sistema endocrino y participa directamente en la experiencia emocional de las personas.

Estos avances en psiconeuroinmunología aportan más pruebas científicas a lo que Hipócrates y otros médicos y sanadores antiguos nos han dicho durante miles de años: que un estado mental y emocional positivo puede mejorar la capacidad del cuerpo para sanarse.

Estrategias prácticas para utilizar la mente para fortalecer el sistema sanador

La mente es el aliado más valioso y poderoso del sistema sanador, y por ello es importante aprender a potenciar al máximo el increíble poder de la misma. Las siguientes técnicas y estrategias lo pueden ayudar a centrar y dirigir su mente para fortalecer su sistema sanador.

Programación mental positiva

Los pilotos tienen uno de los trabajos más peligrosos, difíciles y cargados de responsabilidad del mundo. Puesto que las vidas de mucha gente están en sus manos, es de capital importancia que tengan una buena salud física y mental. Por ello, tanto los exámenes físicos como los psicológicos a los que son sometidos los pilotos se encuentran entre los más meticulosos y rigurosos de cualquier otra ocupación en el mundo. Cuando se entrena a los pilotos, se les somete a una forma de entrenamiento mental que incluye programar sus mentes en un estado específico y orientado al éxito. Los pilotos deben centrar sus procesos de pensamiento en crear comportamientos estratégicos y orientados a la acción que producirán un resultado positivo y nada más. Los pilotos no se pueden permitir el lujo de albergar pensamientos que pudieran contribuir a obtener un resultado negativo durante la misión de vuelo. Los aviones se mueven deprisa. Si los pilotos cometen errores, aunque sean pequeños, en un abrir y cerrar de ojos esos errores pueden ser mortales, no solamente para ellos, sino también para la tripulación y para los pasajeros.

En ninguna circunstancia es más evidente la importancia de este entrenamiento mental para los pilotos que durante el aterrizaje. Hacer aterrizar un avión es uno de los aspectos más desafiantes y difíciles de pilotar cualquier aparato. Al descender y antes de aterrizar, los pilotos ponen la mira en la pista de aterrizaje mientras se comunican con la torre de control. Justo cuando alinean sus aviones al aproximarse a la pista de aterrizaje, ya han centrado sus mentes en una línea específica de pensamiento que contempla únicamente una secuencia preseleccionada de decisiones y acciones que producirán un aterrizaje exitoso. Por supuesto, se necesita cierta flexibilidad, pero todos los pensamientos durante este período deben centrarse en el resultado positivo de un aterrizaje seguro y exitoso. Los pilotos no pueden albergar ningún pensamiento improductivo que posiblemente produciría un resultado negativo. Si los pilotos albergaran tales pensamientos estúpidos, el mismo peso de sus poderes de distracción muy probablemente provocaría un accidente. Los más probable es que a continuación se produjera una especie de profecía autocumplida. Albergar pensamientos negativos impediría a los pilotos centrarse en los pensamientos constructivos necesarios para ejecutar los precisos y hábiles movimientos que se requieren para llevar a cabo aterrizajes exitosos.

En el mundo de la salud y de la sanación, como en el vuelo, no se puede dejar de enfatizar el papel clave que desempeña la mente en definir un resultado positivo y exitoso. Cuando se trata de la salud, simplemente uno no se puede permitir el lujo de albergar pensamientos negativos o resultados negativos. Al igual que un piloto, usted tiene que aspirar a obtener un resultado positivo, creer que el resultado es posible para usted y después actuar según esa creencia, negándose a permitir que ningún pensamiento poco saludable de enfermedad y sufrimiento lo distraiga de su meta. El sistema sanador necesita este pensamiento positivo para funcionar de la mejor manera posible y para hacer que el cuerpo y todos los sistemas orgánicos marchen sobre ruedas. Sin el alimento y el combustible del pensamiento positivo, el sistema sanador se "distraerá" de su papel crucial de mantener su salud y bienestar, y no podrá funcionar adecuadamente.

Por ejemplo, si usted contrae una infección respiratoria o cualquier otra enfermedad y desea ponerse mejor, centre su mente en volver a estar saludable y ponga en práctica las siguientes estrategias mentales:

- Ponga la mira firmemente en el objetivo de volver a estar saludable.

- Repita mentalmente que se pondrá mejor y continúe haciéndolo hasta que la creencia esté firmemente arraigada en su mente.

- Realice una lista de comprobación mental de cosas que puede hacer para ponerse mejor pronto. Por ejemplo, si tiene una infección respiratoria con fiebre, su lista será así:

  Llamar al trabajo para decir que está enfermo.

  Contactar al médico.

  Descansar mucho.

Beber líquidos.

Evitar los alimentos pesados y altos en grasa.

Mantenerse calentito.

Tomar los medicamentos que necesite.

Continuar poniendo la mira en el objetivo de estar saludable, repitiendo mentalmente este objetivo tan a menudo como pueda.

■ Si se hace una cortada en el dedo y sangra profusamente, habría que aplicar la misma programación mental, pero la lista de comprobación diferiría un poco:

Encontrar un paño limpio, una bola de algodón o una venda y aplicar presión directa sobre la herida.

Poner la mano por arriba del corazón para reducir la presión arterial y el sangrado.

Cuando se haya estabilizado el sangrado, ponerse en contacto con miembros de la familia o amigos para informarles de su herida.

Si la herida necesita atención profesional, buscar ayuda médica inmediatamente.

Si va con un profesional de la salud, seguir sus órdenes en lo referente al cuidado de la herida, la limpieza de la misma y el seguimiento médico.

Restringir las actividades según necesite para apoyar el proceso de sanación de la herida.

Continuar poniendo su mira en la curación de su herida y el restablecimiento de la salud. Repetir mentalmente este objetivo tan a menudo como pueda.

Adapte su programación mental positiva para satisfacer las necesidades de su situación y estado concretos. Muchas personas han utilizado la programación mental positiva con éxito para superar incluso enfermedades graves, como el cáncer, las enfermedades cardíacas, la esclerosis múltiple y el VIH. La siguiente historia es un buen ejemplo de los poderosos efectos de la programación mental positiva.

La historia de Jan

A Jan le diagnosticaron cáncer de mama y aunque se sometió a los durísimos tratamientos de una mastectomía total, quimioterapia y radioterapia, únicamente le dieron seis meses de vida.

En lugar de abandonar toda esperanza y convertirse en otra estadística del cáncer, Jan decidió conseguir la ayuda de su mente para liberar a su cuerpo de esta temida enfermedad. Había leído historias de personas que habían vencido situaciones infranqueables para superar sus enfermedades y ella pensó que si eso era posible para ellas, ella también podría hacerlo. Puesto que su vida estaba en peligro, se dedicó de lleno a investigar cómo podría revertir su enfermedad. Se comprometió a programar su mente de manera positiva.

Mientras Jan se concentraba en la nutrición y los suplementos naturales que podían aumentar su fuerza y resistencia, también comenzó a leer libros acerca de cómo sus pensamientos y actitudes podían estimular mecanismos de sanación en el interior de su cuerpo, aunque en esa época la idea de un sistema sanador era prácticamente desconocida. Al practicar diversas técnicas mentales que la ayudaban a relajarse, tomarse las cosas con más calma, dejar de preocuparse y desarrollar un mejor sentido del humor, Jan comenzó a centrarse más en un resultado positivo. Después de varios meses, comenzó a sentir más energía, vitalidad y resistencia en su cuerpo. Con estos signos físicos obvios de mejora, su actitud también mejoró y comenzó a creer realmente que podría seguir los pasos de otras personas que habían superado el cáncer de una manera similar. Ella hizo todo esto a pesar de la mastectomía y de las probabilidades que la perjudicaban enormemente.

Hoy, 30 años después, Jan está totalmente libre de cáncer e irradia un espíritu de tranquilidad, calma y optimismo que es obvio para cualquiera que la conoce. Ha sobrevivido a muchos de los médicos que al principio pronunciaron su sentencia de muerte. A través de su difícil viaje, Jan ha llegado a estar consciente del tremendo poder sanador de su mente. Ella ofrece su tiempo desinteresadamente para ayudar a otras mujeres con cáncer de mama y las anima a que no pierdan la esperanza, para que utilicen al mejor aliado del cuerpo en la curación, la mente, para reforzar y fortalecer sus sistemas sanadores al cultivar pensamientos constructivos que afirman los aspectos positivos de la vida y actitudes mentales positivas.

Cómo infundir creencias positivas al sistema sanador

Las creencias son poderosos pensamientos a los que nos aferramos y a los que les conferimos una gran energía como si fueran verdaderos, aunque puede que no lo sean. Sus creencias ayudan a determinar su modo de pensar y de ver el mundo y a menudo están respaldadas por el apoyo colectivo de muchas personas, como la familia y los amigos. Sus creencias también se ven reforzadas e influenciadas por muchos factores, entre ellos su educación, los libros que usted lee, los medios de comunicación, sus colegas, compañeros, la comunidad, sus preferencias religiosas, el género y la edad y sus pensamientos personales propios y sus experiencias vitales únicas.

Las creencias pueden trasmitirse de una generación a otra. Pueden remontarse lejos en el tiempo, abarcando siglos e incluso milenios. Las creencias a menudo ganan fuerza con el tiempo. Entre más gente comparta una creencia común y similar, más poderosa se hace esa creencia. Cuando a las creencias se les otorga mucho tiempo y energía, abandonarlas y cambiarlas resulta difícil, aunque sean erróneas. Por ejemplo, en la Europa medieval, antes del histórico viaje de Cristóbal Colón en 1492, se creía que el mundo era plano y que si uno se adentraba mucho en el mar navegando, se caería por el borde del mundo. Por supuesto, ahora sabemos que esta creencia no era verdad, pero durante cientos de años, las vidas de muchas personas se vieron afectadas por esta visión limitada.

Las creencias están formadas por pensamientos poderosos y como tales pueden desempeñar un importante papel en la salud. Las creencias pueden influir considerablemente en el desempeño de su sistema sanador mediante los poderosos mensajes que envían a todos los órganos, tejidos y células de su cuerpo. Si sus creencias son positivas, saludables y sostienen la vida, pueden trabajar a su favor. Por ejemplo, en un conocido estudio que observaba a licenciados de la Universidad Harvard durante un período de 25 años, aquellos que creían que su salud era buena o excelente al principio del estudio tenían bastante menos enfermedades y afecciones, unas estadísticas de supervivencia mucho mejores y dijeron gozar de una salud mucho mejor al final del período de los 25 años que duró el estudio que aquellos que dijeron que su salud era solamente normal o mala.

Las siguientes propuestas lo ayudarán a infundir creencias positivas a su sistema sanador:

- Escoja una creencia positiva que apoye sus objetivos de mejorar la salud. Por ejemplo, "Creo que me puedo curar" o "Me estoy poniendo fuerte y saludable".

- Niéguese a albergar creencias que se opongan a su creencia positiva acerca de su salud.

- Escriba su creencia positiva y repítala, primero diciéndosela en voz alta a usted mismo, luego susurrándola y luego repitiéndola mentalmente una y otra vez tan a menudo como pueda y siempre que pueda.

- Lea libros, vea películas y participe en actividades que alimenten, apoyen y refuercen su creencia positiva acerca de su salud. Esas actividades pueden incluir comer alimentos saludables, dormir y descansar lo suficiente, hacer ejercicio de manera regular, recibir masajes una vez por semana, etc.

- Busque y rodéese de gente positiva y optimista que refuerce su creencia positiva acerca de su salud.

- Evite a las personas que contrarresten su creencia positiva. Si tiene un médico pesimista que no lo apoya a usted, encuentre a uno que sea más optimista y alentador.

- Puede escoger tantas creencias positivas sobre la salud como desee.

Las creencias negativas, las cuales se basan en el miedo y las proyecciones pesimistas relacionadas con la salud, pueden obstaculizar el desempeño del sistema sanador y provocar daño al cuerpo. Si mantiene tales creencias a lo largo de bastante tiempo, pueden convertirse incluso en profecías autocumplidas. De nuevo, al recordar las famosas palabras del Dr. Eliot, "El cerebro prescribe recetas para el cuerpo", vemos que esto es sólo sentido común. Por ejemplo, si usted piensa mucho y durante mucho tiempo acerca de desarrollar cáncer, puede estar contribuyendo a los procesos fisiológicos que crearán un entorno celular interno tóxico que puede hacer que muten las células y se conviertan en cancerígenas. Si usted piensa mucho y durante mucho tiempo acerca de sufrir un ataque al corazón, sus pensamientos y creencias pueden crear la química interna dentro de su cuerpo que estreche las arterias coronarias del corazón y cierre el suministro de sangre a los músculos cardíacos, lo cual puede contribuir a sufrir un verdadero ataque al corazón.

Aunque las investigaciones sobre estas interacciones entre la mente y el cuerpo aún son relativamente nuevas, un gran número de estudios existentes en la literatura médica confirman la realidad de estos procesos mentales destructivos. Las buenas noticias son que muchos estudios nuevos están demostrando ahora que uno puede transformar y superar estas influencias negativas al centrarse más en creencias positivas y que mejoran la vida y al incorporar una visión optimista del mundo a sus creencias.

Un ejemplo del poder de las creencias positivas es evidente en la historia del SIDA. Cuando se descubrió el SIDA por primera vez, sólo el diagnóstico de ser VIH positivo era suficiente para matar a una persona. Más que a la virulencia real del virus, esto se debía en gran parte al miedo y al terror que estas personas relacionaban con los misteriosos elementos del virus y de la enfermedad. Hoy, estas personas están mejor informadas y no le temen tanto al VIH y al SIDA. No solamente ha perdido el VIH su impacto diagnóstico, sino que los índices de supervivencia a largo plazo y la calidad de vida también han mejorado espectacularmente entre las personas VIH positivas. En su mayor parte, este cambio se ha producido no tanto gracias a los avances en fármacos milagrosos, sino más bien porque la gente se ha investido de poder para luchar y recuperar su salud mediante un cambio en sus creencias acerca del VIH. La superestrella del básquetbol, Magic Johnson, es uno de esos ejemplos y hay muchos otros.

Cómo transformar las creencias negativas en creencias positivas

Albergar y mantener creencias que mejoren la salud puede que no sea fácil, sobre todo si uno creció en una familia o entorno que enseñaba y alentaba las creencias negativas. Sin embargo, usted puede hacerlo si sigue las estrategias descritas en este capítulo.

De hecho, muchas personas que han superado dolencias graves de vida o muerte lo hicieron al descubrir que las raíces de su sufrimiento físico se hundían en el fango de creencias poco saludables y negativas que habían albergado acerca de sí mismos y de sus cuerpos desde la infancia. Algunas de estas creencias negativas más comunes son: "Eres una mala persona", "No te mereces el amor", "No te mereces ser feliz", "Tienes que ser castigado por tus pecados", "Te mereces sufrir y sentir dolor" o "El único modo de recibir atención o amor es enfermando".

Para muchas personas que han superado enfermedades graves, curarse de los aspectos físicos de las enfermedades significó suprimir la enfermedad en sus raíces psicológicas. Tuvieron que abandonar las creencias negativas profundamente arraigadas que condujeron a un patrón de toda una vida de pensamientos poco saludables y autodestructivos y comportamientos relacionados como fumar, comer en exceso, beber, abusar de las drogas, permanecer en relaciones abusivas, practicar sexo inseguro y asumir riesgos innecesarios que provocaron accidentes y heridas. Estas creencias y comportamientos negativos no son diferentes de aquellos que harían que la gente pusiera fin a sus vidas metiéndose una bala en el cerebro o saltando desde un puente.

Muchas de las personas que se han curado a sí mismas han sido capaces de recordar sus enfermedades como regalos que les ayudaron a transformarse mental, emocional y espiritualmente en individuos más vibrantes, fuertes y saludables. Las curas físicas fueron meros beneficios secundarios de los que disfrutaron a lo largo del camino de la sanación más profunda que se produjo. La siguiente historia es un dramático ejemplo del poder de la mente y cómo una persona se sanó al transformar y superar sus creencias negativas.

La historia de Josh

En su segundo año de universidad, a Josh le diagnosticaron un raro tumor cerebral maligno. Este tipo de tumor tenía un pronóstico muy malo. Menos de 12 personas en todo el mundo habían padecido este tipo de tumor y ninguna de ellas había vivido más de un año después del diagnóstico, incluso con el mejor tratamiento que la medicina convencional tenía que ofrecer.

Aunque al principio Josh se quedó deshecho por la noticia, algo en su mente se negaba a someterse a su sentencia de muerte. En su interior, él creía que su cuerpo podía sanarse a sí mismo. No les dijo mucho a los demás, pero secretamente en su interior, Josh juró desafiar a las estadísticas. Mientras comenzaba a cambiar su dieta y estilo de vida, reduciendo el estrés y tomándose el tiempo necesario para escuchar a su intuición, Josh pidió una licencia de la universidad para concentrarse en su sanación más profunda. Después de sólo 4 meses, un escáner cerebral TAC mostró que el tumor se había hecho un poco más pequeño. Sus médicos estaban sorprendidos y le dijeron que siguiera haciendo lo que estuviera haciendo. Después de 9 meses, el tumor se había reducido a menos de un tercio de su tamaño original. Tras 18 meses, 6 meses después de tener que estar muerto, el tumor de Josh ya no era detectable en el escáner TAC. Tres años más tarde, el tumor continúa sin volver a aparecer. Josh estaba eufórico, pero no sorprendido. Ahora él es médico y asesora a sus pacientes acerca de sus actitudes mientras los educa sobre su mente y el poder de sus creencias para mejorar la calidad de su salud. Josh no está en contra de los tratamientos médicos convencionales para aumentar las probabilidades de lograr un resultado satisfactorio cuando un paciente se enfrenta a un diagnóstico difícil, pero cree que la transformación de las creencias negativas en positivas y saludables es imprescindible. Él es una prueba viviente de que las creencias optimistas pueden activar los mecanismos de sanación internos y ayudar a superar enfermedades incurables.

Puesto que el cuerpo está programado para obedecer las órdenes mentales, es fundamental comenzar ahora a programar la mente para albergar creencias positivas y que afirman la vida, tal como han hecho Josh y muchos otros. Existen muchos métodos y técnicas que le pueden ayudar a hacerlo, como libros y cassettes de autoayuda, videos motivacionales, programas de TV inspiradores, oraciones, mantras, citas y dichos que levantan el ánimo, amigos que nos ayudan verdaderamente y grupos de apoyo de personas en la misma situación que usted, terapeutas compasivos y sensatos y médicos y sanadores que le den todo su apoyo.

Cuatro creencias básicas positivas

Siempre que vea que está cayendo presa de creencias negativas, cambie su atención de forma suave pero firme a cuatro creencias esenciales. (Nota: puede que quiera sustituirlas por sus propias creencias positivas, en lugar de las que sugerimos aquí. No obstante, al principio no lo complique y utilice sólo cuatro). Tiene que reforzar estas cuatro creencias fundamentales y clavarlas muy adentro de su subconsciente y en su cuerpo, como se clava un clavo rielero sólidamente en el piso con un mazo. Cuando estas creencias estén profundamente arraigadas, atraerán otras creencias positivas a su mente y, a su vez, infundirán a su sistema sanador la energía positiva que necesita para funcionar de la mejor manera posible.

Creencia N°1: Soy adorable tal como soy.

Creencia N°2: Me merezco sentirme feliz, saludable y realizado en la vida.

Creencia N°3: Mi cuerpo tiene un sistema sanador y sabe cómo curarse a sí mismo.

Creencia N°4: Mi cuerpo quiere estar saludable.

- Comience a repetirse a sí mismo estas creencias, primero en voz alta y luego en silencio a lo largo del día.
- Escriba las creencias en una pequeña tarjeta. Póngala en el espejo de su baño, en su auto, en su oficina o en cualquier lugar donde la vea varias veces al día.
- Grabe las creencias en una grabadora de cassettes o en una contestadora.
- Memorice las creencias, para que siempre que atrape a su mente en un estado negativo, de miedo, duda o pesimismo o si su mente se aparta de su meta de lograr una mejor salud física y mental, la pueda volver a llevar por un camino constructivo que fortalezca y alimente al sistema sanador.

Si sigue esta estrategia religiosamente, verá cuán vibrante y vivo se siente su cuerpo al responder a sus nuevas órdenes mentales. Gracias a estas creencias positivas y que afirman la vida, su sistema sanador despertará, se levantará y se activará para funcionar sin problemas y eficazmente para usted.

Cómo estimular al sistema sanador con el monólogo interior positivo

En algún momento usted probablemente ya haya visto una persona desamparada en la calle que estuvo hablando solo. Y lógicamente sacó la conclusión de que tal persona estaba loca.

Irónicamente, la verdad es que todos hablamos solo y lo hacemos todos los días. La única diferencia es que cuando hablamos con nosotros mismos, normalmente lo hacemos en silencio, en las silenciosas cámaras de nuestras mentes. No andamos por la calle hablando solo, sino mantenemos estos díalogos internos estrictamente personales y privados. Estos diálogos privados se conocen colectivamente como *monólogo interior*. Entre los ejemplos de monólogo interior se encuentran las veces en que usted mentalmente se da una palmadita en la espalda y dice: "¡Buen trabajo! ¡Bien hecho!" o cuando se critica a sí mismo y dice: "¡Idiota! ¡De nuevo metiste la pata!"

Su monólogo interior puede tener un enorme impacto en la salud de su cuerpo y en su sistema sanador. El monólogo interior genera pensamientos que crean impulsos nerviosos que alteran y modifican el funcionamiento fisiológico y la química interna del cuerpo. El monólogo interior negativo, el cual se centra en pensamientos negativos y en lo que anda mal en su vida, puede ser muy destructivo; puede crear problemas tanto físicos como mentales. Por otra parte, el monólogo interior positivo, el cual se basa en una actitud mental optimista que ve los problemas como desafíos y promueve una actitud ante la vida más positiva, puede crear y mantener un sistema sanador fuerte y resistente y una robusta y buena salud.

El monólogo interior positivo, por una parte, se centra en la esperanza, el entusiasmo, la inspiración, la compasión, la creatividad, la belleza, el agradecimiento, el optimismo, el amor, la generosidad, la salud y la sanación, y ejerce una influencia positiva, que levanta el ánimo y mejora la vida en su sistema sanador. Mientras usted está sosteniendo un monólogo interior positivo, usted es su propia animadora (porrista), su propio entrenador en la competencia de la vida.

El monólogo interior negativo, por otra parte, normalmente se basa en los siguientes temas: la ira, el resentimiento, la venganza, la envidia, el odio, el sentimiento de culpa, culpar a los demás, la vergüenza, la autocrítica, la baja autoestima, el pesimismo, el cinismo, el sarcasmo, la desesperanza, la inutilidad, el miedo, la tristeza, la pena, el dolor, la preocupación, la enfermedad y el sufrimiento. Al enviar mensajes poco saludables a su cuerpo, el monólogo interior negativo obstaculiza el desempeño de su sistema sanador. El monólogo interior negativo crea tensión y un sentimiento de pesadez en el cuerpo; cuando se vuelve habitual o continuo, acaba con la salud corporal.

Más peligroso que la mayoría de agentes externos de enfermedades, el monólogo interior negativo puede sabotear y debilitar las defensas de su cuerpo desde el interior, ya que crea desequilibrios químicos tóxicos que pueden provocar enfermedades crónicas y degenerativas. El monólogo interior negativo contribuye a una higiene personal inadecuada, así como a dietas y estilos de vida poco saludables. Y lo más importante, envía mensajes autodestructivos a su cuerpo que obstaculizan a su sistema sanador.

Usted domina sus pensamientos y es el amo de sus diálogos internos. Por lo tanto, puede activar su sistema sanador y mejorar la calidad de su salud y su vida si censura cuidadosamente los pensamientos negativos y poco saludables y refuerza los pensamientos positivos, saludables y que afirman los aspectos positivos de la vida.

Existen numerosas técnicas, estrategias y actividades para ayudarlo a programar su mente en el lenguaje del monólogo interior positivo. Aquí tiene algunas de las técnicas más conocidas que les han funcionado a muchos de mis pacientes:

- *Las afirmaciones:* son declaraciones positivas y que enfatizan los aspectos positivos de la vida que usted puede repetir continuamente de forma verbal o mental hasta que queden profundamente arraigadas en el subconsciente. Con una práctica y repetición continuas, las afirmaciones al final se vuelven automáticas y fácilmente accesibles para usted cuando las necesite. Un ejemplo de una afirmación bastante conocida es "¡Cada día estoy mejor en todos los sentidos!" Las afirmaciones no sólo mejoran la salud y enfatizan los aspectos positivos de la vida cuando se practican durante mucho tiempo, sino que también pueden ser reconfortantes y tranquilizadoras a corto plazo.

- *Los amigos y la familia:* compartir tiempo de calidad con amigos, familiares y ancianos de confianza y personas sensatas en las que pueda confiar también puede ser muy útil para inspirar el monólogo interior positivo. Estar con gente con la que uno se siente seguro, en un entorno en el que uno siente calidez, afecto y aceptación y con aquellos a los que pueda admirar y respetar, sabiendo que ellos sienten cariño por usted, puede levantar el ánimo e inspirar su monólogo interior para que sea más positivo.

■ *El arte y la literatura:* estar rodeado de maravillosas obras de arte, como cuadros, escritos y esculturas, puede ayudarlo a salir de la rutina del monólogo interior negativo y darse cuenta de que hay más cosas en la vida además del dolor, el sufrimiento y la pena. Participar en el arte puede acercarlo un paso más al terreno de lo positivo.

■ *Cánticos:* los cánticos son afirmaciones u oraciones inspiradoras y que levantan el ánimo con una forma rítmica y melódica. Son similares a las canciones, pero más simples y más centradas en su finalidad. Los cánticos para la salud y la sanación pueden ayudarlo a salir del monólogo interior negativo e introducirlo en el terreno beneficioso del monólogo interior positivo. Hay muchos cánticos maravillosos que levantan el ánimo y sirven de inspiración procedentes de casi todas las culturas, como la de los indios norteamericanos, la africana, la aborigen, la sufí, la cristiana, la musulmana, la hindú, la judía y la budista.

■ *Los cassettes de audio:* los libros en cassettes y las grabaciones de autores inspiradores pueden ser poderosas herramientas para ayudarlo a reprogramar su mente para centrarse más el monólogo interior positivo. Puede escuchar afirmaciones en cassette mientras maneja su auto o en casa, hasta que estén profundamente arraigadas en su psiquis.

■ *Deportes y juegos:* pueden ayudarlo a desarrollar confianza en la capacidad de su cuerpo para moverse y desempeñar como un atleta. Incluso personas con serios impedimentos físicos como amputaciones de ambas piernas, o personas que van en sillas de ruedas, compiten ahora a nivel internacional para demostrar que las enfermedades, las afecciones, las limitaciones y las restricciones de la actividad son más un estado mental y que a menudo pueden superarse con la ayuda del monólogo interior positivo.

■ *Diario de agradecimiento:* escribir todos sus pensamientos y sentimientos acerca de las cosas de la vida por las que se siente agradecido puede ser una eficaz manera de ayudarle a cambiar su actitud para dejar de ver el vaso medio vacío a verlo medio lleno y a desviar sus pensamientos y sentimientos de lo que *no* está funcionado en su vida a lo que *sí* está funcionado. Muchas personas exitosas, entre ellas la presentadora Oprah Winfrey, escriben un diario de agradecimiento.

- *La hipnosis:* la hipnosis es otra herramienta que mucha gente ha aplicado con éxito para ayudar a reprogramarse mentalmente de su monólogo interior negativo habitual a un monólogo interno mucho más positivo y útil. Muchas personas han descubierto que la hipnosis es uno de los métodos más seguros y eficaces para dejar de fumar. Contrariamente a los miedos y mitos populares, la hipnosis es segura y no permite que otra persona domine o controle su mente. En lugar de eso, la mayoría de terapeutas enseñan la autohipnosis, una técnica que le enseña a aprovechar los poderes ocultos de su subconsciente para que la mente pueda alinearse con el cuerpo y cooperar con el sistema sanador.

- *Leer:* leer libros inspiradores y que levantan el ánimo, como las autobiografías de gente maravillosa que ha luchado contra la adversidad y ha superado obstáculos muy importantes, puede ayudarlo a centrar su monólogo interior más en los aspectos positivos de la vida. Los libros de autoayuda también pueden ser muy útiles.

- *Los mantras:* podemos comparar los mantras con las oraciones o los cánticos que se repiten continuamente, tanto en silencio como en voz alta. La mayoría de los mantras proceden de la tradición de las Indias Orientales, pero puede adaptar cualquier frase o expresión en su propia idioma que tenga significado para usted. Los mantras eficaces para la sanación deben ser cortos, rítmicos y melódicos, para facilitar una fácil repetición. Se sabe que algunos mantras son muy poderosos porque no solamente ayudan a infundir a su mente energía positiva mediante la contemplación de su significado, sino que, al repetirlos, sus sonidos pueden activar ciertas energías vibratorias vitales en el cerebro y el sistema nervioso. Puede utilizar los mantras para ocasiones y circunstancias específicas; también hay mantras especializados y muy eficaces para la salud y la curación. Un excelente recurso de mantras es *Healing Mantras* (*Mantras de Sanación*) de Thomas Ashley-Farrand.

- *Música:* cantar, escuchar y tocar música y bailar —especialmente cuando se acompaña con cánticos y canciones que levantan el ánimo y música sagrada— puede ayudar a animarse y a mejorar su monólogo interior. Es difícil sostener un monólogo interior negativo cuando su mente está ocupada con actividades musicales positivas.

■ *La naturaleza:* sumergirse usted y sus sentidos en la belleza y el misterio de la naturaleza puede tener un efecto espectacularmente positivo en su monólogo interior.

■ *Las oraciones:* Norman Vincent Peale, en su clásico libro *El poder del pensamiento positivo,* describe el impacto positivo que la oración tiene en nuestros pensamientos y mentes, así como en nuestra salud. En todas las tradiciones del mundo, la oración es universalmente reconocida por su capacidad para sacar a la gente del atolladero mundano de la desesperanza y la desesperación, la inutilidad y la depresión. En sus dos libros, *Palabras que curan* y *La oración es buena medicina,* el Dr. Larry Dossey cita numerosos estudios científicos que documentan los beneficios para la salud y la eficacia de la oración, incluso ante devastadoras enfermedades terminales y graves acontecimientos que ponen en peligro la vida. Al proporcionar un "socio mayoritario" o una "autoridad superior" a quien consultar, la oración puede servir como un vehículo para aliviar la presión de la vida, acabar con sus miedos y preocupaciones, manejar el estrés y cambiar su monólogo interior a un estado más positivo.

■ *Pasatiempos y entretenimiento:* estas placenteras actividades lo ayudarán a olvidarse del tiempo; harán que su mente quede absorta en pensamientos constructivos y en el monólogo interior positivo. Es difícil hablarse a uno mismo de manera negativa cuando está participando en una actividad creativa que disfruta realmente.

■ *Visualización y evocación de imágenes:* son técnicas mentales con beneficios demostrados científicamente no solamente para la salud y la sanación, sino también en el mundo de alto desempeño y de elevadas exigencias físicas de los deportes profesionales y de la competición deportiva internacional. Al utilizar los poderes visuales e imaginativos de su mente, puede provocar un importante cambio positivo en sus monólogos internos, estimular su sistema sanador y favorecer una mejoría perceptible en su salud física.

El efecto placebo

El *efecto placebo* es un principio científico que demuestra cuán poderosa es la influencia que ejerce la mente sobre el cuerpo. El efecto placebo es un fenómeno extraordinario observado durante los ensayos clínicos de nuevos fármacos potencialmente útiles.

Cuando se emprende un estudio para probar la utilidad de un nuevo fármaco, la mitad de los pacientes, conocidos como el *grupo experimental*, recibirán una pastilla que contiene el nuevo fármaco, mientras que la otra mitad, conocido como el *grupo de control*, recibirá un *placebo*, que es una pastilla que no contiene ningún fármaco. A ambos grupos se les dice lo que deben esperar del nuevo fármaco y ambos grupos creen que su pastilla contiene el nuevo fármaco. En casi todos los estudios de este tipo, un gran porcentaje de las personas que reciben el *placebo*, la pastilla sin el fármaco, comunicarán cambios físicos acordes con los esperados del nuevo fármaco que se está probando. Estos cambios pueden medirse y son reales; no son solamente un producto de la imaginación. No hay otra manera posible de explicar el efecto placebo a no ser que reconozcamos que la mente tiene el poder de hacer que se produzcan estos cambios en el cuerpo.

Las emociones y el sistema sanador

Las emociones son paquetes de energía mental y física que se desplazan por el cuerpo e intentan salir del mismo, de manera muy parecida a un río cuya agua avanza continuamente hacia su destino superior del océano. La palabra *emoción* procede de la raíz *movere*, que significa *movimiento hacia afuera*.

Las emociones ejercen un profundo impacto sobre la salud física y desempeñan un papel esencial en el funcionamiento del sistema sanador. Las emociones están conectadas al sistema endocrino, el cual incluye las glándulas pineal, pituitaria, tiroidea, paratiroidea y suprarrenal, así como el páncreas y los órganos reproductores. Durante las experiencias emocionales, se liberan unas poderosas hormonas al torrente sanguíneo procedentes de estos distintos órganos y estas hormonas tienen efectos de gran alcance sobre el cuerpo y el sistema sanador.

Por ejemplo, cuando uno se encuentra en un estado de gran excitación, ya sea sintiendo una alegría desbordante o un miedo intenso, las glándulas suprarrenales segregan *epinefrina* (*adrenalina*), la cual puede estrechar los vasos sanguíneos, acelerar el ritmo cardíaco, aumentar la presión arterial y afectar la función pulmonar y renal. El *cortisol*, el cual puede inhibir la función inmunitaria, también se segrega en estas ocasiones. Todas estas funciones son de importancia fundamental para el sistema sanador. La *insulina*, la cual regula el metabolismo del azúcar, también se produce para responder a ciertas emociones, especialmente cuando uno tiene miedo, está enfadado o sometido a estrés. Estas son solamente unas cuantas de las hormonas más conocidas relacionadas con las emociones, pero como puede ver, tienen un profundo efecto sobre el sistema sanador.

Estar al tanto de sus sentimientos, comprender lo que son y lo que significan, es importante para la salud del sistema sanador. Cuando uno está al tanto de cómo se siente, normalmente se siente energetizado y vivo. Cuando uno está desconectado de sus emociones, se siente separado de la vida, aislado y solo. Los sentimientos de soledad y asilamiento crean estrés, el cual, si se mantiene, puede tener repercusiones dañinas sobre el sistema sanador.

Hoy día hay pruebas evidentes que indican que reprimir las emociones puede ser perjudicial para la salud y para el sistema sanador. Reprimir las emociones va contra las leyes naturales del universo que necesitan que la energía natural de las emociones salgan del cuerpo para buscar una expresión consciente. Numerosos estudios han demostrado que las personas que reprimen continuamente sus emociones tienen más probabilidades de caer presas de graves enfermedades, como las enfermedades cardíacas, la presión arterial alta (hipertensión), la diabetes, el cáncer, enfermedades autoinmunes y otras afecciones crónicas. Otros estudios han demostrado que las personas que son capaces de acceder a sus sentimientos y expresarlos gozan de una mejor salud y son más longevas. En lugar de reprimir los sentimientos y las emociones, la mayoría de expertos médicos ahora recomiendan que, para prevenir la enfermedad, es importante estar al tanto de los sentimientos, cualesquiera que sean, y luego aprender a expresarlos de maneras saludables.

Los sentimientos saludables crean sensaciones de comodidad y tranquilidad en el cuerpo. Algunos sentimientos saludables son la alegría, la felicidad, la paz, la plenitud, la serenidad, la satisfacción y el amor. Debido a que segregan potentes hormonas, estos sentimientos son extremadamente beneficiosos para la salud del entorno interno de su cuerpo y pueden mantener su sistema sanador vibrante y fuerte durante muchos años. Por supuesto, el sentimiento saludable más poderoso de todos es el amor.

Puesto que los sentimientos están ubicados en nuestro cuerpo, realmente no hay sentimientos o emociones negativas, aunque esto probablemente parezca una contradicción. Los sentimientos simplemente son, y nadie puede juzgarlos a ningún nivel. Incluso la ira, el dolor y la tristeza, generalmente considerados como emociones "negativas", pueden ser apropiadas y beneficiosas, sobre todo cuando las reconocemos y las liberamos de nuestros cuerpos de manera sensata y oportuna. El problema surge cuando no liberamos estas emociones, y en lugar de eso, como dijimos antes, nos aferramos a ellas y las contenemos o las reprimimos. En estas circunstancias, reprimir las llamadas emociones negativas puede ser perjudicial. La sanación a menudo se produce cuando las raíces de estas emociones poco saludables se descubren y se liberan del cuerpo.

Cómo deshacerse del bagaje emocional

Las emociones poco saludables que no se liberan del cuerpo pueden acumularse y provocar un gran desastre. Al igual que sucede al arrastrar de un lado para otro demasiado equipaje o tener una acumulación de basura que comienza a oler y a pudrirse, las emociones poco saludables que no se liberan del cuerpo pueden crear una química tóxica en el interior que obstaculiza el desempeño del sistema sanador. Liberar su bagaje emocional aprendiendo a desprenderse de los sentimientos negativos acumulados, como el resentimiento antiguo y la ira, ayudará a aligerar la carga que quizá esté debilitando su cuerpo y poniéndolo enfermo.

La ira es el aspecto tristemente célebre del bagaje emocional que, si no se libera del cuerpo, puede ser perjudicial para su salud. La ira produce resentimiento, envidia, hostilidad, odio y rabia; si se reprime y se deja que se acumule a lo largo del tiempo, la ira puede provocar daños en el interior de cuerpo, especialmente en los vasos sanguíneos y el sistema cardiovascular. Muchas personas han sufrido ataques al corazón o derrames cerebrales mortales a causa de su intensa ira. La ira que se ha acumulado durante años y no se ha liberado correctamente también puede estallar explosiva y violentamente en un dos por tres, ocasionando un gran daño a uno mismo o a los demás. Acontecimientos aparentemente insignificantes pueden provocar a menudo esta ira acumulada. El origen de muchos de los horrendos crímenes y guerras que hay en el mundo proviene de esta inadecuada expresión de la ira. La ira prolongada y continua perturba la mente y crea una inestabilidad emocional y mental. Cuando uno está enfadado, se pone furioso y pierde el control. La ira que se encuentra enterrada muy profundamente y a la que nunca se le permite salir, conocida como "ira congelada" se ha visto implicada en formas graves de depresión y enfermedades mentales.

La ira malgasta energía y puede causar un daño real a su cuerpo, creando una doble carga para su sistema sanador. Por ello es imprescindible liberarla adecuadamente y evitar que se acumule de manera poco saludable. Cuando la ira se expresa y libera adecuadamente, se descubren a menudo otras emociones, lo más probable, el dolor. Si puede liberar su ira, sentir y superar el dolor, podrá descubrir la emoción más importante de todas: el amor.

Aquí tiene algunos consejos para deshacerse del bagaje emocional poco saludable:

- Cierre los ojos y perciba cualquier sensación de incomodidad en su pecho, estómago y abdomen o en cualquier otra parte del cuerpo.

- Haga todo lo posible por poner un nombre que se corresponda con un sentimiento, como tristeza ("Me siento triste"), ira ("Estoy enfadado"), etc., etc., a esta sensación.

- Permítase sentir sus sentimientos en todo su alcance, tanto si son de ira, resentimiento, envidia, culpa, vergüenza, tristeza o pena. (Hay un dicho entre los científicos conductistas: "No se puede curar lo que no se puede sentir").

- Diga en voz alta o escriba el nombre de esta sensación o sentimiento. Intente comprender qué lo causó. Vea si puede haber otros sentimientos debajo de este que puedan estar alentando la expresión de este sentimiento.

Como ayuda adicional para liberar la ira y el bagaje emocional, quizá quiera probar las siguientes actividades:

- Escriba todo lo que quiera acerca de sus experiencias emocionales negativas hasta que sienta que ha expresado todo lo que necesita decir.

- Grite lo más fuerte que pueda todo lo relacionado con su experiencia emocional negativa mientras conduce su auto con las ventanas subidas (para que nadie lo oiga).

- Tome un bate de béisbol de plástico y golpee una almohada tantas veces y tan fuerte como quiera, o dé puñetazos y patadas a un saco de arena, mientras repite en voz alta una frase cargada de ira y emocional que sea apropiada para su ira. (Sugiero que haga esto en una habitación o zona donde nadie pueda molestarlo y viceversa).

- Lleve a cabo cualquier otra actividad física, como levantar pesas o aeróbicos, mientras se centra en liberar la ira y otras emociones poco saludables. Este proceso puede ser catártico y sanador. Recuerde que la palabra *emoción* proviene del vocablo *movere*, que significa *movimiento hacia afuera*. Mover el cuerpo a menudo puede ayudar a liberar y a sacar la ira y el bagaje emocional del cuerpo.

- Busque terapia o ayuda profesional.

- Si usted ha trascendido la ira para sentir el dolor, puede que las lágrimas le salgan automáticamente de los ojos al sentir y liberar el dolor. En estas circunstancias, la liberación del dolor mientras llora puede ser extremadamente beneficiosa para el sistema sanador.

El amor: la emoción más poderosa de todas

El amor es la emoción más poderosa e importante del mundo. Es la mayor fuente de alimento, fuerza y energía para el sistema sanador. El amor puede despertarse debido a fuerzas externas, pero sus verdaderos orígenes emanan de las misteriosas profundidades de su corazón. El amor está conectado con las fuerzas creativas del universo, y por esta razón puede existir más allá de los límites de la mente y el cuerpo y extenderse a todos los corazones humanos. Donde hay amor, hay sanación, incluso ante enfermedades devastadoras y ante las tribulaciones y sufrimientos más horrendos de la vida.

Desde los albores de la civilización, hombres doctos y sabios, místicos y filósofos, poetas, artistas y sanadores, todos han declarado que el amor es la fuerza sanadora más poderosa del mundo. Gracias a nuevas investigaciones médicas, los científicos y médicos están ahora comenzando a reconocer la exactitud de esta visión. Los estudios demuestran que las personas que dicen tener más amor en sus vidas, aunque ese amor proceda de su perro o gato, viven más tiempo y sufren menos enfermedades. Como dice el Dr. Bernie Siegel, "El amor es el estimulante conocido más poderoso del sistema inmunitario humano". Según reza la declaración de constitución de la Asociación Estadounidense de Medicina Holística: "¡El amor es la medicina más poderosa del mundo!"

El amor es más fuerte que el miedo. De hecho, el amor vence todos los miedos y las dudas. Siempre que los miedos y las dudas le ganen la batalla a usted, inmediatamente cambie su atención a pensamientos amorosos. Comience a abrigar pensamientos de amor hacia sí mismo, hacia su familia y amigos, hacia sus mascotas y hacia cualquier persona y cosa que sea querido para usted y esté cerca de usted. Continúe centrándose en lo que ama. Si no puede encontrar nada, es hora de que saque su pala emocional y comience a cavar a través de las capas de fango que quizá estén cubriendo su corazón. Continúe cavando hasta que lo encuentre. Hallará el amor como siempre ha sido: siempre reconfortante, siempre sanador, poderoso, generoso, intemporal y eterno.

El amor es la naturaleza esencial del alma. Cuando sienta dolor y esté mal, ya sea en cuerpo, mente o espíritu, recuerde esto. Si ya lo ha probado todo y nada lo ha ayudado hasta ahora, pruebe con el amor. ¡Lo sanará!

La risa y el humor son las mejores medicinas

Cuando uno se ríe, se siente feliz y alegre. Se ha demostrado clínica y científicamente que este estado mental y emocional positivo tiene tremendos efectos beneficiosos para la salud de su cuerpo y funciona como un elixir sobre el sistema sanador.

He conocido a personas de 80, 90 y más años que lo hacían todo mal desde un punto de vista de la salud. Fumaban, tomaban, comían en exceso y no hacían ejercicio. Sin embargo, sí hacían algo bien: habían aprendido a reír y a no tomarse la vida ni a sí mismos demasiado en serio. Este era el caso de Norman Cousins, conocido autor de *Anatomía de una enfermedad*, quien, mientras sufría una dolorosa afección incurable, descubrió que sólo 15 minutos seguidos de carcajadas mientras veía películas de humor le proporcionaban dos horas de sueño sin dolor. Al final llegó a curarse totalmente, erradicando de su cuerpo todos los rastros de la enfermedad al seguir esta receta de la risa.

El humor y la risa también activan los mecanismos naturales del cuerpo que controlan el dolor y que liberan *endorfinas y enkefalinas*, unos potentes neuroquímicos similares al opio producidos por el cerebro. La risa puede relajar la mente y el cuerpo y no solamente neutralizar los efectos de la respuesta de "luchar o huir", sino también energetizar y activar el sistema sanador. Por ello conocidos médicos como los Dres. Patch Adams y Bernie Siegel recomiendan los beneficios para la salud de reírse regularmente y de cultivar el sentido del humor en la vida.

Una receta médica cómica

Para aumentar la risa y la diversión y fortalecer el sentido del humor, pruebe la siguiente receta:

- Vea películas cómicas o programas de televisión de humor una o dos veces por semana. Si no ha visto la película *Patch Adams*, que protagoniza Robin Williams, se la recomiendo efusivamente.

- Vea comediantes, en persona o en TV.

- Lea la sección cómica o las tiras cómicas regularmente en el periódico y libros y revistas de humor.

- Vea programas de caricaturas (muñequitos) con sus hijos, nietos o amigos o rente una película de dibujos animados de Disney para verla usted si vive solo. Vaya a Disneyland o Disney World, o a su parque de atracciones o parque temático local tan a menudo como pueda.

- Juegue con niños tan a menudo como pueda.

- Recuerde dejar salir al niño que hay dentro de usted.

El estrés y el sistema sanador

El estrés obstaculiza significativamente el desempeño de su sistema sanador. El estrés estimula y activa el sistema nervioso simpático, el cual inicia la respuesta de "luchar o huir". Recuerde que cuando la respuesta de "luchar o huir" se activa, se libera adrenalina, la cual produce excitación y una mayor actividad en el cuerpo. El flujo sanguíneo, los nutrientes y la energía se desvían de los órganos internos y se envían a los grandes músculos del movimiento en los brazos y las piernas para que usted pueda luchar o huir. En estas condiciones, los mecanismos de sanación y reparación quedan en suspenso y con una disminución de flujo sanguíneo, nutrientes y energía, el sistema sanador tiende a quedar empantanado y funciona deficientemente. El estrés constante puede tener efectos perjudiciales en su cuerpo, como elevar la presión arterial a niveles peligrosos, restringir el riego sanguíneo hasta el corazón y crear lesiones inflamatorias en el estómago y los intestinos. El estrés crea más trabajo para el sistema sanador y puede abusar de los recursos sanadores del cuerpo.

Una definición de estrés es *sobrecarga de información*: demasiada información que entra a nuestras vidas demasiado rápidamente y nos puede abrumar. Aunque siempre ha habido estrés relacionado con la condición humana, hoy nos llega mucha más información de más direcciones y a una velocidad mucho mayor que en el pasado. Es difícil decidir cuál información es importante y cuál no lo es. A menudo su vida depende de actuar rápida y responsablemente basándose en la información correcta y cuando hay demasiada información este proceso se complica y confunde. La sobrecarga de información está creando más estrés para más personas que nunca antes.

El estrés también parece aumentar conforme se incrementa el ritmo de vida que nos rodea, lo cual da por resultado una actividad apresurada y frenética. El aumento de la velocidad y el ritmo de nuestros estilos de vida modernos contribuye a que haya más tensión y estrés a nuestro alrededor conforme corremos para satisfacer más plazos de entrega para un mayor número de responsabilidades y actividades.

Otra definición de estrés es una sensación de aislamiento: aislamiento de los amigos, de la familia, de la comunidad, del mundo, de sí mismo o de su Ser superior. Este aislamiento no tiene nada que ver con la ubicación física. Incluso en mitad de una metrópolis de expansión descontrolada como Nueva York, la gente se puede sentir aislada, desconectada y sola. Quizá podamos comprender mejor el estrés del aislamiento al examinar el dicho popular "Ningún hombre es una isla". Puesto que el hombre es intrínsecamente una criatura social, permanecer solo o aislado durante largos períodos es estresante. Las prisiones aplican este principio cuando someten a los prisioneros problemáticos a la incomunicación como la máxima forma de disciplina y castigo.

Aprender a descansar, relajarse y manejar el estrés eficazmente es imprescindible para la salud debido a los efectos potencialmente dañinos y a la negativa influencia del estrés sobre el sistema sanador. Las técnicas de manejo del estrés activan la "respuesta de relajación", la cual neutraliza y desactiva completamente la respuesta de "luchar o huir". Estas técnicas actúan con el sistema sanador para ayudar a activar mecanismos de reparación que pueden revertir los efectos de enfermedades crónicas relacionadas con el estrés. Las técnicas y estrategias de manejo del estrés pueden ayudar a su cuerpo a recuperar y mantener su estado natural de salud y vigor. La siguiente historia demuestra la eficacia del manejo del estrés para estimular al sistema sanador.

La historia de Conrad

Conrad era un joven muy ambicioso al que siempre le había ido bien en los estudios y que obtuvo unas excelentes calificaciones en la universidad. Tras graduarse de la universidad, Conrad obtuvo un trabajo en una compañía progresista de telecomunicaciones como ejecutivo, un puesto en el que recibía un excelente salario con muchas prestaciones. Trabajaba muchas horas en su nuevo empleo porque le gustaba el trabajo y quería causar una buena impresión a sus jefes.

Sin embargo, desde la secundaria (preparatoria), Conrad había experimentado síntomas digestivos cada vez más perturbadores de gases y diarrea. Algunas veces sufría un dolor abdominal que lo despertaba por la noche. Estos síntomas se intensificaron después de graduarse de la universidad. Cuando Conrad me consultó, tenía 28 años. Tres especialistas ya le habían diagnosticado la *enfermedad inflamatoria intestinal.* Le habían administrado un tratamiento de *corticosteroides*, medicamentos contra el dolor y *antiespasmódicos gastrointestinales.* Al principio estos medicamentos parecían ayudar, pero ahora estaban perdiendo su eficacia y lo hacían sentirse drogado y de mal humor. Estos síntomas obstaculizaban su desempeño en el trabajo y en su vida personal.

Cuando examiné a Conrad, noté que parecía muy agitado e intranquilo, aparte de que tenía síntomas físicos. Me dijo que toda su vida había estado tenso y no se podía relajar. Le recomendé a Conrad varios cambios en el estilo de vida, entre ellos un cambio en su dieta, y también le enseñé una sencilla técnica para ayudarlo a relajarse y a manejar el estrés.

Después de sólo seis semanas de entrenamiento y práctica de relajación, Conrad mejoró considerablemente su estado. Un año después, había dejado de tomar todos los medicamentos y solamente tenía algún brote ocasional. Cuatro años más tarde, Conrad está esencialmente libre de síntomas, excepto cuando la vida se vuelve especialmente tensa en casa o en el trabajo. Al hacer la conexión entre su mente y su cuerpo y ver cómo puede contribuir el estrés a su enfermedad inflamatoria intestinal, Conrad sabe que la relajación y el manejo del estrés no son una opción, sino una necesidad para continuar gozando de una buena salud.

La aceptación y la asertividad para reducir el estrés

Una clave para reducir el estrés en su vida puede resumirse en la famosa oración de la serenidad que muchos programas de 12 pasos siguen: "Dios, concédeme la serenidad para aceptar las cosas que no puedo cambiar, el valor para cambiar las cosas que puedo cambiar y la sabiduría para reconocer la diferencia". Este deseo abarca tanto la aceptación de ciertas limitaciones y realidades de la vida como la determinación de mejorar esos aspectos de la vida que se pueden cambiar. Vivir de acuerdo con esta filosofía puede quitarle un enorme peso de los hombros e investirle de poder para mejorar su vida en muchísimos sentidos.

En lugar de huir de los problemas, las dificultades o los conflictos, o escapar a través de diferentes distracciones poco saludables como el alcohol, las drogas, la comida, el sexo u otros comportamientos autodestructivos e irresponsables, sea asertivo y enfrente sus problemas sin huir para reducir el estrés. Para ser asertivo es necesario pensar de manera positiva, utilizar sus recursos y prestar atención a los consejos de aquellos en los que confía para descubrir y poner en práctica de manera eficaz las mejores soluciones para sus problemas.

La asertividad y la aceptación son extremadamente útiles para reducir el estrés de su vida. Promueven una actitud ante la vida más creativa y orientada hacia la búsqueda de soluciones porque le permiten ver los problemas y las dificultades como desafíos, oportunidades para aprender y experiencias de crecimiento necesarias para lograr un bien superior.

Métodos y técnicas de manejo del estrés

Los siguientes métodos de manejo del estrés de probada eficacia son sencillos, poderosos y eficaces, sobre todo si los practica de manera regular.

Relajación profunda para reducir el estrés

Una de las maneras más poderosas de fortalecer su sistema sanador es neutralizar los efectos del estrés aprendiendo a relajar la mente y el cuerpo. No obstante, muy pocos sabemos hacerlo porque nunca nos enseñaron esta habilidad. En lugar de eso, para lograr un alivio temporal de las tensiones y las presiones que nos rodean, la mayoría de nosotros hemos aprendido a recurrir a medios artificiales de relajación, como las drogas o el alcohol. Estas sustancias crean dependencia, tienen efectos secundarios y a la larga pueden ser perjudiciales para nuestros cuerpos.

La relajación es uno de los primeros pasos más importantes, si no el más importante, en el camino hacia la sanación. La relajación neutraliza y revierte los efectos del estrés y permite que la mente, el sistema nervioso y todos los sistemas del cuerpo cooperen con el sistema sanador. La relajación ayuda a iniciar los mecanismos de sanación que actúan dentro de los tejidos orgánicos del cuerpo.

La relajación tiene muchos beneficios demostrados, entre ellos la capacidad de reducir el estrés, bajar la presión arterial, mejorar la función inmunitaria y calmar y estabilizar la actividad del sistema nervioso. Por lo tanto, es importante aprender esta invalorable y esencial habilidad. La relajación es mucho más que recostarse en el sofá con una cerveza y ver un partido deportivo. Aunque hacer eso puede resultar agradable, hay otras maneras más poderosas de relajarse que calman y tranquilizan de forma natural la mente y el cuerpo.

La relajación es la base de otras poderosas técnicas cuerpo-mente que pueden apoyar y alimentar al sistema sanador. Aprender a relajarse es tan fácil como aprender a conducir un auto. Al principio, lo único que hace falta es un poco de práctica.

Esta técnica de relajación profunda es fácil y eficaz:

- Asegúrese de que pueda disponer de un período de tiempo de 15 a 20 minutos para sí mismo durante el cual pueda estar tranquilo y solo.

- Asegúrese de que nadie lo molestará durante este período de 15 a 20 minutos y de que no tenga responsabilidades que atender: ningún teléfono ni bíper que contestar, ningún pañal que cambiar, ninguna estufa ni horno que apagar. Encuentre un habitación donde pueda cerrar la puerta y estar libre de distracciones. (Quizás necesite tapones para los oídos o auriculares si hay ruido).

- Acuéstese en una cama o sobre el piso, asegurándose de que se encuentra en una postura cómoda boca arriba. Quizás necesite colocar cobijas (mantas, frisas) o almohadas debajo de las rodillas, la cabeza y la espalda. Asegúrese de que no tenga frío.

Nota: antes de continuar, le será útil grabar en una pequeña grabadora de cassettes su voz leyendo las restantes instrucciones en voz alta, despacio y con calma. Después de grabar este ejercicio, usted tendrá su cassette de relajación propio. Puede acostarse y dejar que sus propias palabras lo guíen hacia una profunda relajación siempre que lo desee.

- Mantenga los brazos a ambos lados del cuerpo, con las palmas hacia arriba, o doble las manos arriba de su estómago y abdomen.

Cierre los ojos suavemente y lleve su atención al interior de su cuerpo.

■ Note en el área del estómago y el abdomen el leve movimiento ascendente y descendente que se produce con el movimiento de su respiración conforme entra y sale el aire de su cuerpo. Cuando el aliento se introduce en su cuerpo, su estómago y abdomen se elevan suavemente, se expanden suavemente. Cuando el aliento sale de su cuerpo, su estómago y abdomen descienden suavemente, se contraen suavemente.

■ Sin tratar de controlar la velocidad o la profundidad de este movimiento, deje que su mente sea un observador pasivo del flujo rítmico de su respiración conforme entra y sale de su cuerpo, haciendo que su estómago y abdomen se eleven y desciendan.

■ Cada vez que el aliento salga de su cuerpo, sienta todos los músculos del cuerpo liberando la tensión y cada vez más relajados. (**Nota:** durante cada exhalación se produce una fase de relajación en su cuerpo. Cuando uno presta mucha atención a su cuerpo y a su proceso de respiración, puede sentir esta fase de relajación con bastante claridad).

■ Ahora lleve su atención hasta los pies y los dedos de los pies. Utilizando la respiración y la fase de relajación natural que se produce con cada exhalación, relaje suavemente todos los músculos de los pies y los dedos de los pies.

■ Relaje todos los músculos de los tobillos, la parte inferior de las piernas, las rodillas, los muslos, las caderas, el área pélvica, las asentaderas y la baja espalda.

■ Relaje todos los músculos del estómago, el abdomen y el pecho, así como los músculos de la parte media y superior de la espalda, lo cual debe incluir el área entre los omóplatos.

■ Relaje todos los músculos de los hombros, los brazos, antebrazos, muñecas, manos, dedos y yemas de los dedos.

■ Relaje todos los músculos de la nuca y la cabeza y los de la coronilla.

■ Relaje la frente y todos los músculos que rodean a sus ojos, oídos y mandíbulas y todos los músculos de la cara.

- Relaje todos los músculos del cuerpo.

- Ahora lleve su atención lentamente a la punta de la nariz, donde el aire está saliendo y entrando por los orificios nasales.

- Sin tratar de controlar el ritmo, la profundidad o el movimiento, note el suave y fluido movimiento de su respiración conforme entra y sale de su cuerpo en este punto.

- Observe la respiración como si estuviera separada de usted.

- Mientras continúa observando su respiración durante al menos 5 ó 10 minutos, deje que su mente y su cuerpo se relajen completamente.

Cuando termine este ejercicio, abra los ojos y estire todo su cuerpo. Asegúrese de no apresurarse a hacer su siguiente actividad. Tómese el tiempo para saborear el estado de calma y relajación que acaba de experimentar. Sepa que no es un estado artificial ni forzado, sino el estado natural de su ser. Céntrese en permanecer en este estado natural de calma y relajación a lo largo del día, hasta la próxima vez que pueda hacer este ejercicio. Practicar este ejercicio de manera regular brinda los mejores beneficios.

La relajación profunda refuerza y recarga el sistema sanador

La relajación profunda tranquiliza el sistema nervioso y ralentiza los procesos metabólicos del cuerpo de manera que el sistema sanador puede hacer su trabajo libre de obstáculos. Sin estos obstáculos, el sistema sanador puede llevar a cabo su trabajo de manera más eficiente y eficaz. Debido a que el sistema sanador funciona mejor en un entorno tranquilo y lleno de calma, la relajación profunda es una de las técnicas más poderosas para fortalecerlo. Otros beneficios de la relajación profunda son los siguientes:

- Se sentirá más relajado a lo largo del día y más tranquilo desde adentro, incluso durante situaciones difíciles y estresantes.

- Estará mucho más consciente de las situaciones estresantes y de sus efectos sobre su cuerpo. Aprenderá a evitar el estrés innecesario y a manejar el estrés de una manera más eficaz al recordar su estado natural relajado.

- Estará mucho más consciente de las consecuencias dañinas de emociones como el miedo y la ira en su cuerpo, y será capaz de superarlas y liberar el miedo y la ira de una manera mucho más eficaz y rápida gracias a su capacidad para relajarse.

- Tendrá más energía a lo largo del día. El estrés malgasta energía y provoca fatiga en el cuerpo. Entre más relajado esté usted, menos fatiga experimentará en su vida. Liberar las tensiones y estar más relajado libera unas cantidades enormes de energía en su cuerpo.

- La relajación elimina la tensión y reduce el dolor. Si usted tiene un problema médico crónico que le provoca un dolor persistente, experimentará menos dolor gracias a la práctica regular de la relajación.

- Si sufre ansiedad, fobias o incluso depresión, lo más probable es que note mejoría en estos aspectos en un período de tiempo relativamente corto.

- La relajación profunda estimula el sistema sanador y activa los procesos internos profundos de sanación.

Con el tiempo notará que la relajación profunda lo beneficiará en muchos sentidos, física, mental y emocionalmente.

La respiración para reducir el estrés

Puesto que la respiración es el vínculo entre la mente y el cuerpo, trabajar con la respiración es una de las modalidades de manejo del estrés más poderosa que se conoce. Cuando uno está agitado mentalmente, ansioso o sometido a cualquier tipo de estrés, la respiración se agita y se vuelve más superficial y rápida. Cuando uno está relajado, la respiración se vuelve más lenta y profunda.

Normalmente emprendemos nuestras actividades sin prestar nada de atención a la respiración. Sin embargo, sin la respiración, no podríamos vivir. Nuestra existencia depende del continuo flujo de oxígeno que entra al cuerpo procedente del aire que respiramos.

Si practica las sencillas pero poderosas técnicas de respiración de esta sección usted podrá respirar de una manera más relajada y fácil y eso provocará una mejoría en su salud. La respiración profunda aumenta la capacidad pulmonar y fortalece el sistema respiratorio, por lo que se crea una respiración más eficaz. Una respiración eficaz y relajada brinda más energía para la sanación y la regeneración por estas dos razones fundamentales:

1. Una respiración mejorada provoca una mayor oxigenación de la sangre. Una mayor oxigenación de la sangre significa que se produce un mayor transporte de oxígeno a cada célula, órgano y tejido del cuerpo.

2. Conforme su respiración se vuelve más eficiente, suave y relajada, se produce un efecto calmante en el cerebro y el sistema nervioso, el cual reduce la tensión mental y física.

Estos dos factores actúan sinérgicamente y de manera poderosa para aliviar la fatiga y crear más energía en el cuerpo, mejorando el funcionamiento y el desempeño del sistema sanador.

Ejercicio de respiración Nº1: Conciencia de la respiración

■ Encuentre un lugar tranquilo donde pueda estar solo de 10 a 15 minutos. Asegúrese de estar totalmente libre de cualquier obligación y responsabilidad durante este tiempo.

■ Puede acostarse boca arriba como en la relajación profunda o puede sentarse en una silla o en cualquier superficie cómoda y firme. Asegúrese de estar cómodo.

■ Cierre los ojos y lleve su atención al interior de su cuerpo. Note el suave movimiento de su estómago y abdomen. (Naturalmente tendrá que mantener los ojos abiertos para leer las instrucciones de este ejercicio. Para obtener los máximos beneficios, no obstante, mantenga los ojos cerrados cuando haya leído y se haya familiarizado con esta técnica).

■ Note que cuando el aliento se introduce a su cuerpo, el estómago y el abdomen se expanden y se elevan suavemente.

■ Note que cuando el aliento sale de su cuerpo, el estómago y el abdomen se contraen y bajan suavemente.

■ Sin tratar de controlar el ritmo o la profundidad de este movimiento, continúe observando el movimiento automático que se produce en su estómago y abdomen conforme su aliento entra y sale de su cuerpo.

- Cada vez que el aire entre a su cuerpo, sienta el oxígeno de su sangre introduciéndose a las células y tejidos, energetizando y fortaleciendo su sistema sanador y todo su cuerpo.

- Cada vez que el aire salga de su cuerpo, sienta cómo todos los músculos se relajan cada vez más.

- Ahora dirija su atención a la punta de la nariz. Observe la respiración conforme entra y sale de su cuerpo. De nuevo, sin tratar de controlar la velocidad o la profundidad del movimiento de su respiración, céntrese en ver la respiración como separada de usted.

- Cada vez que el aliento abandone su cuerpo, sienta cómo todo el cuerpo se relaja cada vez más y la mente se vuelve más calmada, serena y tranquila. Sienta el poder de este estado natural de calma y tranquilidad en todo su cuerpo.

- Sienta la energía sanadora de su respiración introduciéndose en cada célula y tejido conforme su cuerpo se vuelve más saludable, vibrante y vivo con cada respiración.

- Tras respirar así de 10 a 15 minutos, abra los ojos lentamente. Antes de reanudar sus actividades normales, tome conciencia del poder de su respiración. Note la influencia calmante sobre su mente y el efecto vigorizante sobre su cuerpo. Sepa que su respiración está disponible para usted siempre que comience a sentirse estresado, ansioso o cansado en cualquier momento. Mantenga esta conciencia de la respiración con usted tan a menudo como pueda. Establezca como objetivo practicar este ejercicio de respiración todos los días durante al menos de 5 a 10 minutos. Si su agenda se lo permite, llegue a 30 minutos al día. La mejor hora para llevar a cabo este ejercicio es por las mañanas o por las noches, cuando normalmente todo está más tranquilo.

Ejercicio de respiración Nº2: Respiración con sonido

- Encuentre un lugar tranquilo donde pueda estar solo de 10 a 15 minutos. Asegúrese de estar totalmente libre de cualquier obligación y responsabilidad durante este tiempo.

- Puede acostarse boca arriba, como en la relajación profunda, o puede sentarse en una silla, en el piso o en cualquier superficie firme. Asegúrese de ponerse cómodo.

- Cierre los ojos suavemente y lleve la atención al interior de su cuerpo. (Naturalmente tendrá que mantener los ojos abiertos para leer las instrucciones de este ejercicio. Para obtener los máximos beneficios, no obstante, mantenga los ojos cerrados cuando haya leído y se haya familiarizado con esta técnica).

- Abra la boca y respire lentamente. Cada vez que exhale, emita el sonido "aahh", que es el sonido que los médicos le piden que haga cuando examinan su garganta. Asegúrese de que este sonido procede de la garganta. Puede poner una mano en la parte frontal del cuello en la zona de la garganta para comprobar si vibran sus cuerdas vocales.

- A continuación, susurre este mismo sonido al respirar, haciéndolo más suave y leve.

- A continuación, cierre la boca mientras continúa emitiendo este mismo sonido suave y susurrante; deje que el aliento entre y salga de su nariz, pero continúe centrándose en el sonido que procede de su garganta y cuerdas vocales.

- Prolongue e intensifique suavemente el flujo de su respiración, pero asegúrese de que está cómoda con ella.

- Haga que su respiración sea suave y fluida mientras emite este suave y leve sonido, el cual debería sentirse como una suave y chirriante sensación en la garganta. Realice este sonido tanto en la inhalación como en la exhalación. Continúe prolongando suavemente la respiración.

- Haga este sonido más suave conforme continúa respirando de esta manera. De hecho, emita este sonido apenas audible, de manera que alguien sentado junto a usted no pudiera oírlo.

- Continúe prolongando y ralentizando suavemente la respiración tanto como pueda, asegurándose de que su respiración es suave y fluida mientras emite este sonido suave, leve y chirriante. Asegúrese de que está cómodo con su respiración y de que no experimenta en absoluto ninguna sensación de tensión, esfuerzo o incomodidad.

- Manteniendo los ojos cerrados, continúe "respirando con sonido" de esta manera.

- Si está realizando esta técnica correctamente, comenzará a sentirse más relajado, tranquilo y centrado mentalmente y más lleno de energía corporalmente.

- Permanezca con esta técnica y estas sensaciones tanto como desee, aumentándola gradualmente hasta un máximo de 15 a 30 minutos a la vez.

Se trata de una poderosa técnica de respiración yóguica procedente de la antigua India conocida como *Respiración Ujjayi*. Esta técnica no sólo combate el estrés al ayudar a mantener la mente calmada y centrada, sino que también mejora la capacidad pulmonar y la función respiratoria porque lleva más energía al cuerpo. La Respiración Ujjayi purifica el sistema nervioso y mejora las aptitudes y el desempeño del sistema sanador.

La meditación para reducir el estrés

La meditación es una sencilla pero poderosa manera de manejar el estrés. Puede calmar la mente y rejuvenecer el cuerpo y al hacerlo fortalece el sistema sanador. La meditación no es mística ni mágica. Es natural, común y corriente, y cuando se la practica correctamente, puede tener un tremendo efecto sobre su bienestar físico y mental.

A principios de la década de los setenta, el Dr. Herbert Benson de la Universidad Harvard documentó los efectos terapéuticos beneficiosos de la meditación y su capacidad para reducir la presión arterial. Desde entonces, numerosos estudios diferentes han demostrado los beneficios terapéuticos de gran alcance de la meditación y su capacidad para ayudar a curar muchas otras enfermedades graves, entre ellas las enfermedades cardíacas, el cáncer y el SIDA.

La meditación se produce cuando uno no está pensando acerca del pasado ni el futuro y se encuentra simplemente consciente de lo que está sucediendo aquí y ahora. Todos hemos experimentado un estado meditativo en algún momento u otro, aunque sólo hayan sido unos breves momentos. De niños, experimentamos este estado mental con mucha más frecuencia. A los niños les encanta jugar todo el tiempo, y cuando juegan, están tan concentrados en su juego que a menudo no están conscientes de nada más. Puede que tengan hambre, pero se olvidarán de la comida totalmente debido a que están completamente absortos en su juego. Este estado de concentración es muy parecido a la meditación.

La meditación puede ayudarlo a recobrar la energía y el goce de la vida que uno experimentaba cuando era un niño. Al relajar la mente y centrar la atención en el momento presente, la meditación reduce las cargas del pasado y el futuro y libera energías acumuladas y preciosos recursos internos que ahora están disponibles para que los utilice el sistema sanador.

Hay muchas técnicas de meditación, pero para que la meditación le funcione a uno, es importante encontrar un estilo o técnica que le convenga, que se adapte a sus gustos y necesidades personales. La siguiente meditación es sólo una muestra. Meditar de manera regular durante sólo 10 ó 15 minutos al día, o más si su agenda se lo permite, le brindará enormes beneficios a su salud.

Meditación de los pensamientos que flotan como nubes

Esta es una sencilla técnica de meditación que sólo toma unos minutos:

- Encuentre un lugar tranquilo donde pueda estar solo de 10 a 15 minutos. Asegúrese de que está totalmente libre de cualquier obligación y responsabilidad durante este tiempo.

- Puede acostarse boca arriba, como en la relajación profunda, o puede sentarse en una silla, en el piso o en cualquier superficie firme. Asegúrese de que está cómodo.

- Cierre los ojos suavemente y lleve la atención al interior de su cuerpo. (Naturalmente tendrá que mantener los ojos abiertos para leer las instrucciones de este ejercicio. Para obtener los máximos beneficios, no obstante, mantenga los ojos cerrados cuando haya leído y se haya familiarizado con esta técnica).

- Observe su respiración y el suave movimiento del aliento al entrar y salir del cuerpo, como se describió en los ejercicios de respiración anteriores.

- Mientras continúa relajándose y observando su respiración, imagine que se encuentra usted en una habitación con ventanas muy altas a cada lado.

- Mientras respira y continúa relajándose, será inevitable que ciertos pensamientos vengan a su mente. En lugar de aferrarse a estos pensamientos o reaccionar ante ellos, sólo imagine que estos pensamientos son suaves y esponjosas nubes que ve pasar y desaparecer suavemente por la ventana de la habitación.

- Continúe relajándose y observando su respiración, dejando que cualquier pensamiento que le venga a la mente se convierta en una suave y esponjosa nube, que se mueve suavemente empujada por el viento y pasa y desaparece por la ventana de la habitación.

- No deje que ningún pensamiento perturbe su estado mental relajado y tranquilo; en lugar de eso, déjelo que siga su camino como una suave y esponjosa nube empujada por el viento.

Puede hacer esta meditación siempre que sienta que se está poniendo ansioso o tenso o cuando experimente pensamientos inquietantes o perturbadores de cualquier tipo. Cuando domine usted esta técnica, podrá hacerla incluso con los ojos abiertos, en medio de otras actividades.

La visualización/evocación de imágenes dirigida para manejar el estrés y fortalecer el sistema sanador

Desde los Hermanos Wright hasta Alexander Graham Bell y Thomas Edison, todos los grandes inventores de la historia comenzaron con una idea imaginativa que les vino de la mente. La imaginación siembra las semillas de la realidad y puede ejercer una influencia fundamental sobre su sistema sanador mientras ayuda al cuerpo a mantener su estado natural de salud.

Su mente es una fuerza poderosa y cualesquiera pensamientos imaginativos que usted tenga se pueden convertir en una realidad en su vida. Esto es especialmente cierto en el caso de los pensamientos acerca de su salud. Su cerebro es un potente transformador metabólicamente activo de pura energía eléctrica; por ello, los pensamientos que se generan en su cerebro y se dirigen a determinadas áreas de su cuerpo pueden ejercer un poderoso efecto en la fisiología de esa parte del cuerpo. Al reconocer el tremendo poder imaginativo de su mente, puede aprender a aprovechar este poder y centrar la energía que genera para fortalecer y aumentar la eficacia del sistema sanador.

La visualización y la evocación de imágenes dirigida son poderosas técnicas que han ayudado a muchas personas a superar enfermedades tan graves y mortales como el cáncer y las enfermedades cardíacas al utilizar la conexión entre sus mentes y sus cuerpos y emplear el poder de su imaginación para sanarse. Por ejemplo, el pionero especialista en cáncer y oncólogo radioterapeuta, el Dr. O. Carl Simonton, demostró que muchos de sus pacientes eran capaces de aumentar eficazmente la actividad de su sistema inmunitario, estimular la reparación y regeneración de los tejidos dañados y revertir sus enfermedades utilizando sus mentes para imaginar que sus glóbulos blancos eliminaban a las células tumorales de sus cuerpos. En su clásico libro *Amor, medicina y milagros*, el Dr. Bernie Siegel comparte las historias de muchos de sus pacientes con cáncer quienes también superaron sus enfermedades gracias a la aplicación y al uso de las técnicas de visualización y evocación de imágenes. El Dr. Marty Rossman, en su libro *Healing Yourself* (*Cúrese. a sí mismo*), también comparte historias de numerosos pacientes suyos que se curaron a sí mismos utilizando estas técnicas específicas.

Según el dicho popular, "Una imagen vale más que mil palabras". Puesto que la mente piensa en términos de imágenes, procesa continuamente información al visualizar e imaginar escenarios anticipados mientras usted se proyecta a sí mismo en el futuro. Así es cómo su mente piensa y hace planes y es una de las cosas más naturales y poderosas que hacemos. Su cuerpo se ve influido por las actividades mentales y mediante este mismo proceso usted puede influir en el estado de su salud. Sin embargo, esta influencia puede trabajar para usted o en su contra. Considere, por ejemplo, la preocupación.

La preocupación es la aplicación negativa de su imaginación, proyectando con temor su mente en el futuro e imaginando visualmente los peores acontecimientos futuros que pueden producirse. Este proceso causa ansiedad, la cual aumenta el estrés. El estrés hace que se estrechen los vasos sanguíneos e inhibe la circulación de fluidos corporales vitales, lo cual puede producir congestión y acumulación de toxinas en diversas partes del cuerpo. Además de presión arterial alta y enfermedades cardíacas, se ha demostrado que la preocupación crónica contribuye a la formación de úlceras y muchas otras enfermedades y afecciones.

A la inversa, numerosos estudios también han demostrado que

cuando las personas aprenden a aprovechar las fuerzas constructivas de su mente y superan el hábito perjudicial de la preocupación constante, su salud siempre mejora. Por este motivo, es fundamental que aprenda a utilizar su mente y el poder de su imaginación para mejorar su salud y su calidad de vida. Visualizar o imaginar puede ser un importante aliado para su sistema sanador puesto que dirige las energías sanadoras a áreas específicas de su cuerpo.

Técnicas para comenzar con la evocación de imágenes dirigida y la visualización

Las técnicas de evocación de imágenes dirigida y visualización se llevan a cabo mejor con los ojos cerrados y cuando uno se encuentra relajado. Comience igual que con los métodos de relajación profunda y las técnicas de respiración que acaba de leer en esta sección. Asegúrese de que esté en una postura cómoda y que su respiración sea lenta y relajada. Cuando sienta que su mente se calma y su cuerpo se relaja, introduzca las técnicas específicas de evocación de imágenes y visualización que mejor satisfagan sus necesidades. Favor de no sentirse limitado o restringido en ningún sentido por las pocas técnicas sugeridas aquí. Hay muchos estilos maravillosos de evocación de imágenes y técnicas de visualización procedentes de maestros cualificados y terapeutas profesionales, de libros enlistados en la sección de recursos de este libro y de su imaginación creativa propia.

Si está actualmente intentando curarse de alguna dolencia corporal, obtendrá los mejores resultados practicando técnicas de evocación de imágenes y visualización de manera regular durante un período de tiempo prolongado, hasta que esté completamente curado. Para afecciones graves y mortales, dedique al menos de 15 a 30 minutos, dos veces al día, a la práctica de dichas técnicas. Para enfermedades que no ponen en peligro la vida y son menos graves, será útil practicar estas técnicas una vez al día de 15 a 30 minutos.

Imaginación positiva para activar el sistema sanador

- Mientras está en un estado relajado y sereno, mantenga los ojos cerrados y lleve su atención a su interior.
- Imagine que usted es muy pequeño, tan pequeño que cabe dentro de su cuerpo y que de hecho está parado dentro de su propio cuerpo, observando las funciones.

- Véase con un bloc y un lápiz en la mano más un casco en la cabeza —como si fuera un inspector— mientras observa y toma notas acerca de los diversos sistemas orgánicos de su cuerpo.

- Permita que se forme en su mente una imagen de su sistema sanador. Sin juzgar, note la primera figura o forma que aparece.

- Véase hablando con su sistema sanador. Oiga la suave y segura voz que le responde. Sostenga una larga conversación con él, igual que lo haría con cualquier otra persona. Formule a su sistema sanador cualquier pregunta y dígale cualquier cosa que desee. Intente llegar a conocerlo. Asegúrese de que escucha con atención las respuestas a sus preguntas y su diálogo. Quizás quiera preguntarle si tiene un nombre personal y si usted podría utilizar este nombre en futuras comunicaciones con él.

- Después de dialogar y familiarizarse con su sistema sanador a un nivel más personal, véase a usted dirigiendo suavemente al sistema sanador a cualquier área de su cuerpo que necesite curar o que le preocupe.

- Véase, de manera calmada y continua, diciendo palabras de ánimo a su sistema sanador y a los otros sistemas de su cuerpo que están bajo su supervisión, para asegurarse de que su cuerpo funciona de manera óptima y armoniosa.

- Véase tomando notas del progreso de su sistema sanador mientras continúa animándolo a que realice sus tareas de reparación y restablecimiento donde sean necesarias.

- Pregúntele a su sistema sanador qué necesita de usted para que pueda continuar realizando su trabajo de la manera más eficaz.

- Déle las gracias a su sistema sanador por el trabajo que está haciendo por usted.

- Propóngase volver a verlo dentro de poco.

- Infunda vida a estos sentimientos y a su cuerpo mientras termina este ejercicio, manteniendo sentimientos positivos acerca de lo que acaba de visualizar.

- Relájese y respire profundamente mientras termina este ejercicio.

- Abra los ojos cuando esté listo.

- Escriba cualquier idea o pensamiento sobre su experiencia.

Esta técnica de visualización/evocación de imágenes dirigida es sólo una pequeña muestra. Puede modificar y aplicar esta técnica para adaptarla a cualquier problema de salud que le gustaría mejorar. Lo bueno de la visualización y la evocación de imágenes dirigida es que pueden permitirle llegar a comprender de manera increíble su estado de salud y acceder a información clave acerca del mismo. En la sección de recursos al final de este libro encontrará más información sobre la visualización y la evocación de imágenes dirigida.

La oración para reducir el estrés

La oración constituye una poderosa herramienta para manejar el estrés, quizás una de las más poderosas conocidas por el hombre. La oración puede abrir un canal de comunicación para que uno dialogue con los sabios e infinitos poderes de nuestro universo sagrado que existen tanto fuera como dentro de nosotros. En ese sentido, la oración nos ofrece un modo de entregar nuestros problemas y preocupaciones a un poder superior, con lo que se libera mucha tensión y estrés en el proceso. La oración es uno de los métodos más antiguos, universales y eficaces de reducción del estrés. Pero para que la oración le funcione, tiene que estar cómodo con el tipo de oración que utilice, así como con el contexto, el estilo y el método con el que escoja rezar.

Se han llevado a cabo numerosos estudios científicos que demuestran la eficacia terapéutica de la oración. Un estudio incluso reveló una mejora clínica en personas por las que se rezó desde la distancia y no lo sabían. Muchas de estas personas ni siquiera creían en Dios. En el béstseller del Dr. Larry Dossey, *Palabras que curan*, se muestra con todo detalle este fascinante estudio y muchos otros.

No importa qué tan amargado o cínico haya llegado usted a ser durante su vida, nunca es demasiado tarde para intentar contactar con esta fuente divina a través de la oración honesta y sincera. Al hacerlo se pueden producir milagros. De hecho, considere cómo llegó usted a esta tierra y el hecho de que está vivo ahora mismo. ¡Esos son milagros en sí mismos!

Tanto si tiene una afiliación religiosa o espiritual determinada, o incluso si usted es agnóstico o ateo, aún puede aprender a abrir su corazón y contactar con la amorosa e inteligente fuerza y poder que lo creó y que sostiene toda forma de vida.

Cuando lo haga tómese el tiempo para descargar sus problemas y entregarlos a un poder superior, comparta todo su dolor, pena, problemas, miedos y decepciones, al terminar, espere unos momentos para recibir el sabio consejo en respuesta a sus oraciones. A menudo puede lograr un increíble conocimiento y sabiduría en este proceso. Sin embargo, los poderes superiores hablan muy suavemente y en voz baja, por ello para mejorar su capacidad de recibir una respuesta a sus oraciones, primero calme la mente practicando relajación, respiración, meditación o los tres en orden antes de iniciar el acto de la oración.

También puede encontrar útil liberar su dolor, preocupaciones, tensiones y miedos al océano, las estrellas, una montaña o a otra entidad, fuerza o lugar especial de la naturaleza que lo consuele y tranquilice. También puede hacer lo mismo con un amigo de confianza, un ser querido o un terapeuta sensato o con el gran misterio desconocido del universo que permanece abierto y receptivo a ideas creativas, percepciones y la fuerza sanadora del amor que existe en su corazón.

La tranquilidad de espíritu y el sistema sanador

Su cuerpo no actúa aislado del resto del mundo. En sumo grado, su estado de salud registra y refleja lo que está sucediendo en su vida, lo cual a su vez es un producto de sus hábitos mentales y pensamientos. Una vida alocada, caótica, problemática, surgida de una mente trastornada, crea una vida estresante, crea tensión física crónica, agota las energías del cuerpo, deprime el sistema inmunitario, provoca reiteradamente la respuesta de "luchar o huir" y obstaculiza el desempeño del sistema sanador mientras hace que el cuerpo sea propenso a sufrir enfermedades y afecciones tanto de agentes externos como internos.

Cuando su mente está trastornada, como una montaña rusa fuera de control o una furiosa tempestad, puede producir violentos cambios de humor que alteraran el equilibrio interno de su cuerpo. Estos cambios de humor provocan la liberación de potentes hormonas y fuertes moduladores químicos que pueden causar estragos en los órganos y tejidos internos de su cuerpo. Una mente trastornada abre la puerta para que entren a su cuerpo una plétora de enfermedades, con lo que se crean oportunidades para una enorme variedad de trastornos potencialmente peligrosos que pueden amargarle a uno la vida y muy probablemente llevarlo a la tumba prematuramente. Su sistema sanador no puede funcionar eficazmente en estas condiciones.

A la inversa, una mente serena da lugar a un cuerpo relajado y saludable y contribuye a un entorno interno más armonioso en el cual su sistema sanador puede trabajar sin problemas y eficazmente. Cuando su mente se encuentra tranquila, y usted está relajado y tranquilo, surgen de manera natural y espontánea sentimientos de amor, satisfacción, felicidad y gratitud. Estos sentimientos producen potentes hormonas e impulsos nerviosos suaves y relajantes que bañan y alimentan a su sistema sanador en un mar de energía amorosa y portadora de vida. Al igual que un mar en calma contribuye a un viaje más tranquilo para cualquier barco, también una mente serena y tranquila contribuye a un entorno interno más relajado, calmado y armonioso para el sistema sanador de su cuerpo.

Al igual que el estado natural de su cuerpo es el de salud, también el estado natural de su mente es de serenidad. Mantener la mente en calma y relajada requiere cierto entrenamiento si uno ha olvidado lo que es estar sereno, pero el esfuerzo valdrá la pena. Una mente serena es imprescindible para tener un cuerpo saludable. Si quiere favorecer eficazmente el trabajo de su sistema sanador, una de las cosas más importantes que puede hacer es implicar activamente a su mente en este proceso al mantenerla serena y tranquila. Las técnicas de manejo del estrés descritas en este capítulo, junto con los otros elementos preceptivos del mismo, ofrecen los métodos más poderosos y consagrados para ayudarle a conseguir y mantener estas posesiones, las más valiosas de todas.

Consideraciones finales acerca del poder de la mente y el sistema sanador

Ha visto en este capítulo la poderosa influencia que ejerce su mente sobre su sistema sanador. Cada pensamiento que se registra en su mente tiene la posibilidad de crear potentes cambios químicos en su cuerpo, cambios que afectan los procesos de sanación y reparación. Permanecer calmado y relajado, positivo, optimista y entusiasta es imprescindible para maximizar la increíble capacidad de su mente para apoyar, alimentar y reforzar su sistema sanador y cooperar con el mismo.

Las estrategias, técnicas y ejercicios prácticos recomendados en este capítulo están basados en la experiencia clínica comprobada, pero para cosechar sus beneficios, no basta con sólo leerlos. Tal como le sugerí, reserve tiempo para practicar una o más de estas técnicas tremendamente útiles, para que se conviertan en una parte de su rutina diaria y estilo de vida, igual que cepillarse los dientes. Si usted o un ser querido está actualmente luchando contra una enfermedad grave y mortal, hacer esto no es una opción, es una necesidad.

El siguiente capítulo reafirmará la importancia de reducir al mínimo el estrés en su vida mientras explica cómo un sistema sanador fuerte y saludable ha permitido a muchas personas lograr una gran longevidad. Usted se enterará de cómo fueron capaces estas personas de llegar a la edad de 100 años o más, y cómo, si aprovecha la energía y el poder de su extraordinario sistema sanador, usted podrá hacer lo mismo.

CAPÍTULO 7

El envejecimiento, una salud duradera y el sistema sanador

Su capacidad para vivir por más tiempo no es una cuestión de pura casualidad, sino que, en su mayor parte, es un proceso sistemático y decidido por uno mismo. Su cuerpo viene equipado con su propio sistema sanador y puede durar, en promedio, 100 años. Por supuesto, las elecciones que realiza en su vida diaria pueden reducir o prolongar este tiempo. Lo importante de vivir más tiempo, no obstante, no es solamente alargar la vida, sino también disfrutar una mayor calidad de vida al envejecer y participar plenamente de la misma, permaneciendo ilusionado y activo hasta el mismísimo final de sus días. Para hacer esto es necesario que usted esté saludable. El proceso para lograr una larga vida mientras se permanece saludable es lo que yo llamo una *salud duradera*.

Si uno estudia detenidamente las vidas de las personas que han gozado de una salud duradera, descubrirá fundamentalmente hábitos de salud personales, dietas, estilos de vida y actitudes que concuerdan con las ideas y métodos que cooperan con los sistemas sanadores de sus cuerpos y que se han presentado en este libro. Comprender y aplicar estas ideas y métodos lo ayudará a disfrutar una salud duradera a usted también. Pero también debe estar preparado para ciertos desafíos que quizá tenga que enfrentar conforme envejezca. La siguiente historia ilustra mi argumento.

Una mujer anciana sufría una dolorosa afección de rodilla que llevaba algún tiempo molestándola. El dolor únicamente se ubicaba en su rodilla derecha, pero era lo suficientemente intenso como para que le dificultara el caminar. No entendía qué era lo que le causaba el dolor. Sus amigas le dijeron que sería consecuencia de la vejez y que dejara de preocuparse por ello. Sin embargo, puesto que el dolor afectaba su calidad de vida, se negó a aceptar esta explicación y finalmente hizo una cita con su médico para averiguar qué estaba sucediendo.

Cuando esta mujer fue al consultorio del médico, este examinó minuciosamente sus rodillas. Primero dobló las rodillas hacia un lado y hacia el otro. Luego las golpeó con un martillo de goma (hule) para comprobar sus reflejos. Le pidió que se parara sobre una pierna a la vez, y luego que diera saltitos, primero con ambos pies sobre el piso, luego sólo con la pierna derecha y después con la pierna izquierda. El médico también examinó minuciosamente las otras partes de su cuerpo. Al terminar su examen, se encogió de hombros y dijo: "Lo siento, señora, no encuentro nada realmente grave en su rodilla. Me temo que se debe a la vejez".

La mujer, que a esas alturas ya estaba totalmente harta de esta explicación, contestó: "Siento no estar de acuerdo con usted, doctor, pero tiene que haber otra razón, porque mi otra rodilla tiene exactamente la misma edad y está perfectamente bien. ¡Gracias y que tenga un buen día!"

Esta historia ilustra dos puntos muy sencillos pero importantes que quiero aclarar y subrayar aquí al principio de este capítulo. Comprenderlos ahora lo ayudará a aprovechar mejor los retos de cooperar con su sistema sanador a medida que vaya envejeciendo.

En primer lugar, en nuestra sociedad y entre nuestros profesionales médicos existe una tendencia poco saludable pero común a atribuir la mayoría de las enfermedades crónicas a la edad avanzada. Conforme uno envejece y desarrolla síntomas de un tipo o de otro, es demasiado fácil culpar de estos síntomas a la vejez.

En segundo lugar, si desea permanecer saludable al envejecer, tendrá que educarse y aprender a ignorar estas ideas negativas, pesimistas, temerosas y erróneas acerca de lo que causa la enfermedad. En lugar de eso, céntrese en la tarea importante que ahora tiene entre manos: cooperar con su sistema sanador para lograr una salud duradera, incorporando todos los métodos, estrategias y técnicas que ha aprendido hasta ahora.

La edad avanzada no causa la enfermedad

Aunque el envejecimiento y la enfermedad a menudo están relacionados, si uno examina los hechos y presta mucha atención a las causas subyacentes de la mayoría de afecciones, descubrirá que *la vejez y la enfermedad no tienen nada que ver entre sí.* La mayoría de las enfermedades que nos aquejan conforme envejecemos son causadas por factores que no tienen nada que ver con la edad. Déjenme que me explique.

Si uno mira al mundo y examina detenidamente los datos internacionales de salud pública, comprobará que la mayoría de las enfermedades que nos aquejan cuando envejecemos en las sociedades industrializadas occidentales están prácticamente ausentes en los países pobres en vías de desarrollo. Entre estas afecciones se encuentran las enfermedades cardíacas (la primera causa de muerte en el mundo), la presión arterial alta (hipertensión), la diabetes, el enfisema, el cáncer y muchas otras afecciones que proliferan en América del Norte y Europa, pero que son raras en lugares como África y Asia. Se ha demostrado que estas enfermedades, denominadas por el difunto Dr. Albert Schweitzer como "enfermedades de la civilización", están directamente relacionadas con factores que se encuentran bajo nuestro control, como la dieta, el estilo de vida y los hábitos personales de salud. Estos factores se acumulan a lo largo de la vida y sus efectos acumulativos se vuelven cada vez más perjudiciales conforme envejecemos, *pero no están causados por la edad.* Con el tiempo, sus efectos se hacen sentir.

Por ejemplo, es probable que una persona que fume continuamente dos cajetillas de cigarrillos al día durante 25 años o más desarrolle enfisema o cáncer de pulmón cuando tenga 60 ó 70 años. ¿Significa esto que el enfisema y el cáncer de pulmón son enfermedades de la vejez? Por supuesto que no. Significa que es más probable que estas afecciones se produzcan en personas que han maltratado a sus cuerpos durante un largo período de tiempo y, por este motivo, se ven más habitualmente con el paso de los años. Si uno daña su cuerpo continuamente y no respeta a su sistema sanador ni coopera con él, es obvio que muy probablemente, con el tiempo, caerá enfermo. El factor del maltrato, más que el factor de la edad, provoca la mayoría de estas enfermedades.

Si uno examina con atención otras enfermedades graves, como la diabetes, las enfermedades cardíacas, la artritis y el cáncer, entre otras, casi con total seguridad descubrirá factores y mecanismos subyacentes similares en juego, factores y mecanismos que están mucho más relacionados con dietas, estilos de vida y hábitos personales poco saludables que con la vejez. De manera que me volveré a repetir afirmando que la vejez y la enfermedad no tienen nada que ver entre sí.

Cuando coopere con su sistema sanador, recuerde la importancia de adoptar una actitud similar a la de la señora a la que le dolía la rodilla de la historia. Utilice el poder de su mente y sus elecciones de salud personales para influir directamente en su sistema sanador y concentre sus energías en crear energía positiva para usted. Mientras siga usted vivo, sin importar qué tan comprometida pueda estar su salud en la actualidad, su sistema sanador tiene la capacidad de curar sus enfermedades y de mejorar su salud.

La influencia de la mente sobre el sistema sanador al envejecer

"Uno tiene la edad que cree tener" es un dicho popular en ciertas culturas del mundo. Según nuestra interpretación científica moderna, esta máxima parece contener mucha verdad. Su actitud hacia su salud y su vida ejerce una influencia directa sobre su sistema sanador.

Su actitud mental y sus expectativas acerca de su salud y los resultados de la misma, que refleja el funcionamiento de su sistema sanador, están estrechamente relacionados. Muchos estudios han demostrado que una actitud mental saludable no solamente crea una bioquímica más saludable en el cerebro y el cuerpo, sino que también tiene más probabilidades de contribuir a un estilo de vida saludable y activo. Ambos factores benefician directamente a su sistema sanador y contribuyen a que el cuerpo esté más saludable y sin enfermedades y a que tenga una vida más larga. Una actitud positiva fortalecerá el sistema sanador, ya tenga usted 30 ó 103 años, y literalmente agregará años a su vida.

En su libro, *Edad real*, el Dr. Michael Roizen explica claramente que, basándose en estudios científicos, la actitud mental puede afectar la salud física y el sistema sanador de dos maneras: 1) Su actitud mental determina qué tan bien trata usted a su cuerpo mediante sus hábitos de salud personales y 2) su actitud mental puede influir en su salud física a través de la conexión cuerpo-mente, en la cual los neuroquímicos y los impulsos eléctricos producidos por su cerebro pueden provocar potentes cambios físicos en cada órgano y tejido. Estos factores tienen un impacto directo sobre la vitalidad de su sistema sanador y sobre cómo envejece usted.

Como consecuencia de estos hallazgos, el Dr. Roizen descubrió que la edad biológica que tenga usted puede ser muy diferente de su edad cronológica. Por ejemplo, las personas en la veintena o la treintena que maltratan a sus cuerpos con tabaco, drogas o alcohol; viven vidas con mucho estrés; tienen dietas inadecuadas; practican sexo inseguro; no hacen ejercicio; reflejan actitudes mentales poco saludables y agotan los recursos de sus sistemas sanadores a menudo agotan sus cuerpos a los 40 ó 50 años de edad. Estas personas con frecuencia enferman o quedan discapacitadas y mueren prematuramente por causas no naturales. En algún momento, estas personas lucen mucho más viejas que su edad real, y, en términos biológicos, son mucho más viejas. Estas personas no han aprendido a honrar y cooperar con sus sistemas sanadores y al final (que normalmente llega mucho antes de lo necesario), al haberse hecho viejos antes de tiempo, pagan con sus vidas. A la inversa, otras personas a los 70, 80 ó 90 años e incluso a los 100 son biológicamente mucho más jóvenes de lo que indican sus fechas de nacimiento. No solamente tienen unos cuerpos mucho más juveniles de lo que correspondería a su edad cronológica, sino que sus actitudes mentales y modos de pensar son igualmente juveniles. Han llegado a dominar el arte de aprender a cooperar con sus sistemas sanadores y ellos son ejemplos perfectos de cómo, al hacerlo, han obtenido la recompensa de una salud superior y duradera.

La historia de Elizabeth

La historia de Elizabeth, una de mis pacientes, es un buen ejemplo de cómo la actitud de uno acerca de la edad afecta considerablemente su sistema sanador. Elizabeth, de 83 años de edad, había practicado yoga de manera regular durante varios años, pero hacía unos seis meses que no asistía a clase. Cuando le pregunté por qué, dijo que había estado viajando durante un largo período y había desatendido estirar y mover el cuerpo. Le daba pena ver qué tan entumecida se había quedado mientras tanto, especialmente en las manos y los dedos, que ahora le dolían bastante. A causa del dolor, decidió ir con otro doctor mientras viajaba, quien le diagnosticó artritis en las manos y los dedos. Este diagnóstico la desanimó aún más y la hizo caer en una depresión leve. Dijo que se sentía discapacitada, disminuida y vieja y comentó que temía no poder ya seguir el ritmo de los alumnos más jóvenes.

Exhorté a Elizabeth a que regresara a clase. A la mañana siguiente apareció tímidamente. Le dije que se lo tomara con calma y que no se esforzara demasiado. Lo hizo muy bien. Después de la clase, Elizabeth me dio las gracias por haberle insistido en que regresara. Desde este día, hace más de tres años, no ha perdido ni una sola clase. No solamente ha mejorado su actitud mental y ha desaparecido su depresión, sino que su flexibilidad física también ha mejorado, sobre todo en las manos y los dedos. Hoy, no hay rastro de artritis en sus manos. Al cambiar su actitud mental ante su edad y aprender a cooperar con su sistema sanador, pudo recuperar la salud. Elizabeth ahora luce y se comporta como si fuera mucho más joven de 83 años y por ahora no parece que se vaya a instalar la "vejez" pronto.

La historia de Bill: uno entre muchos

Bill era una paciente que conocí gracias a mi trabajo con el Dr. Dean Ornish. Bill demostró la importancia de cultivar una actitud mental saludable ante su edad mientras superaba con éxito y revertía su enfermedad cardíaca. A la edad de 85 años, tras haber logrado recuperar su salud, Bill fue entrevistado por un reportero que le preguntó acerca de su secreto para tener una vida saludable y vibrante, lo cual él demostraba obviamente viajando regularmente por todo el mundo, haciendo excursiones a pie en los Alpes y practicando yoga todos los días. A esta pregunta Bill respondió: "¡La vejez es algo que les ocurre a las personas que tienen al menos 15 años más que yo!" Este es el tipo de actitud que mejora el desempeño de su sistema sanador y contribuye a una salud duradera.

En mis 10 años de trabajo con el Dr. Ornish, tuve la oportunidad de trabajar con muchos otros maravillosos pacientes. Como Bill, estas personas demostraban unas actitudes mentales extraordinariamente optimistas ante sus vidas y su edad, a pesar de sus historiales de enfermedades graves, avanzadas y mortales. De hecho, resultó que tener una actitud mental optimista fue fundamental para reforzar y fortalecer sus sistemas sanadores en sus esfuerzos por revertir con éxito sus enfermedades cardíacas, una de las afecciones más peligrosas y mortales del mundo. Un interesante hallazgo que surgió al principio en las investigaciones del Dr. Ornish apoyó esta observación acerca de la relación entre la actitud de los pacientes y su éxito en superar la enfermedad cardíaca.

Antes de las investigaciones del Dr. Ornish, numerosos estudios habían concluido que las enfermedades cardíacas eran afecciones irreversibles e incurables. Estos estudios habían mostrado en repetidas ocasiones que una vez que una persona desarrollaba una enfermedad cardíaca, continuaría progresando y empeorando conforme la persona envejeciera, matándola con el tiempo. De nuevo, esto es exactamente lo que se pronosticaría basándonos en las ideas actuales de nuestra sociedad acerca del envejecimiento y la enfermedad. En las primeras etapas de las pioneras investigaciones del Dr. Ornish, las cuales revelaron nuevas pruebas sobre cómo podía curarse a sí mismo el corazón, las expectativas generales, basadas en estas creencias, eran que si la reversión de las enfermedades cardíacas era posible, esta se vería en aquellos pacientes más jóvenes y con una enfermedad menos grave.

Pero sucedió lo contrario: los pacientes más viejos y enfermos mejoraron más en el período de tiempo más corto. Estos resultados se oponen totalmente a lo que los expertos habían pronosticado. Todo el mundo, incluido el Dr. Ornish, estaba perplejo.

Pero después de examinarlos más, los resultados comenzaron a tener sentido. Los pacientes más viejos con las enfermedades cardíacas más avanzadas habían probado todos los medios más nuevos y de alta tecnología, entre ellos la cirugía, sin éxito. Tras haber agotado sus opciones, recurrieron al Dr. Ornish por desesperación. Puesto que sus vidas estaban en peligro, estas personas estaban muy motivadas para mejorar su salud, mucho más que sus compañeros más jóvenes y menos enfermos. También reconocían la necesidad de conseguir una actitud mental positiva en sus esfuerzos por superar sus enfermedades. Gracias a su motivación y actitud, a pesar de su avanzada edad, estas personas fueron las que mejor siguieron todos los elementos del programa del Dr. Ornish. También fueron las que obtuvieron la mayor reversión de la enfermedad y la mejoría más importante de la salud en el período de tiempo más corto. Una vez más, esta historia ilustra que a pesar de la edad o la gravedad de la enfermedad, el sistema sanador está preparado para ayudarle cuando uno comienza a cooperar con él.

Sé de muchas personas con otras enfermedades, como hipertensión, diabetes, artritis y cáncer, que tienen historias similares. Las pruebas parecen claras. Cuando uno tiene una actitud mental negativa ante la vida y no se cuida bien, se dificulta la función del sistema sanador y uno tiene mayores probabilidades de envejecer más rápido, sucumbir a la enfermedad con más facilidad y morir antes. A la inversa, cuando uno aprende a poner la actitud mental y los hábitos de salud personales a favor del sistema sanador, tiene muchas más probabilidades de gozar de mejor salud al envejecer. . . y de vivir por más tiempo también.

La influencia de las creencias sobre el envejecimiento y el sistema sanador

Sus actitudes, pensamientos y creencias acerca de su edad y su salud influyen profundamente en el desempeño del sistema sanador. Estas creencias están totalmente determinadas por su cultura y la sociedad en la cual usted vive. Por ejemplo, si la sociedad en la cual vive dice que la vejez comienza a los 40 ó 50 años, probablemente usted empezará a sentirse viejo cuando se acerque a esa edad. Si las personas a su alrededor también comienzan a decirle que se ve usted viejo, esto reforzará su creencia interior de que verdaderamente usted está envejeciendo. Cuando uno comienza a sentirse más viejo, cualquier dolor o achaque o sensación de malestar en su cuerpo reforzará esta creencia poco saludable, la cual a su vez socavará el trabajo de su sistema sanador y acelerará el proceso de envejecimiento.

Tal como dije antes, también es habitual en las culturas occidentales creer erróneamente que conforme envejecemos nuestra salud continuará deteriorándose cada día que pase. Además, generalmente se cree que hay enfermedades específicas de la vejez, y que, conforme envejecemos, estamos destinados a contraer una o más de estas afecciones. Junto a estas creencias se encuentra el miedo a que la vejez sea una progresión natural de enfermedades y dolencias en preparación para el acto final de la vida humana, la muerte, también considerada como la experiencia más dolorosa, tortuosa y aterradora de todas. (Como veremos más adelante, esto no tiene que ser así).

Estas creencias y actitudes crean expectativas dolorosas en cuanto a qué tipo de suerte le espera conforme vaya envejeciendo. Por ejemplo, en Occidente, sobre todo en América del Norte, las personas ancianas se consideran una carga para la sociedad y la vejez se considera una enfermedad. A menudo a los ancianos se les recluye y se les cuida en centros para ancianos para que pasen el resto de sus días. Nadie quiere pasar sus últimos días solo y aislado, rodeado de cuatro paredes, separado de la familia, los amigos y los seres queridos, y por ello los ancianos ven la vejez como una maldición y un castigo. Estos factores conspiran para crear una tremenda cantidad de ansiedad subyacente acerca de envejecer que puede obstaculizar la función del sistema sanador y acelerar el fallecimiento de una persona mayor.

Por culpa de estas creencias negativas y miedos acerca de la vejez, la gente en Occidente a menudo intenta evitar y negar totalmente el proceso del envejecimiento. Para escapar de la terrible maldición de envejecer, las personas intentarán desesperadamente atrasar el reloj y recuperar su apariencia juvenil con tácticas superficiales. Teñirse el cabello cuando comienza a volverse canoso; consumir drogas; utilizar postizos o realizar implantes quirúrgicos para compensar la pérdida de cabello; someterse a estiramientos faciales, de barbilla y liposucciones de barriga; recibir inyecciones de hormonas, tomar un exceso de vitaminas y suplementos y tomar medicamentos que se venden con receta para reactivar su energía sexual son sólo algunos ejemplos de lo que, aunque inicialmente puedan parecer buenas ideas, a menudo representan intentos de huir de los miedos profundos a envejecer. Intentar lucir más joven por fuera mientras se está aterrado acerca de envejecer por dentro únicamente alimenta la deshumanizante ilusión de que el cuerpo es lo único que uno es y lo único que uno tiene. Mientras usted tema envejecer, un miedo que provoca tensiones físicas y mentales y dificulta el funcionamiento del sistema sanador, no envejecerá con gracia y dignidad ni será capaz de prolongar su esperanza de vida de una manera que mejore su calidad de vida general.

Para resolver este conflicto interno, será útil aprender a relajarse y a aceptarse tal y como es, a pesar del paso del tiempo. Hacer esto pondrá en movimiento los procesos de cooperación entre su mente, cuerpo y sistema sanador y le permitirá gozar de una salud natural y duradera por muchos años. Para relajarse y aceptarse tal como es, comience a practicar regularmente las técnicas de relajación y manejo del estrés que se recomiendan en este libro. Estos métodos actúan desde adentro hacia afuera y resultarán ayudas valiosísimas no solamente para lucir más joven, sino también para sentirse más joven.

Expectativas y longevidad

Al estudiar a personas que permanecen constantemente saludables mientras disfrutan una gran longevidad, podemos aprender mucho sobre cómo las creencias culturales y las actitudes ante el envejecimiento pueden beneficiar a nuestros sistemas sanadores y contribuir a una salud duradera. Por ejemplo, entre los hunza, que habitan en las montañas de Asia Central y siempre viven más de 100 años, hay una considerable falta de enfermedades. Sus iguales consideran que un hombre hunza de 70 años es un jovencito y esperan que permanezca saludable, activo y productivo hasta mucho más allá de esta edad. Gracias al profundo impacto que la mente tiene sobre el cuerpo, el modo de pensar cultural y las expectativas de los hunza ejercen una influencia positiva en sus sistemas sanadores y contribuye a que haya menos enfermedades, una mejor salud general y una mayor longevidad. Si usted espera estar trabajando en los campos y cabalgando su caballo cuando tenga 100 años, como los hunza hacen normalmente, tendrá muchas más probabilidades de permanecer libre de enfermedades y llevando a cabo estas actividades a esa edad. Los hunza son capaces de envejecer con gracia, de permanecer saludables y de vivir por más tiempo porque tienen una actitud ante la vida mucho más saludable en todas las etapas, incluyendo la vejez.

Incluso en Occidente, ahora que la gente vive más tiempo, lo que una vez se consideraba vejez obviamente ya no se aplica a los parámetros actuales. Como mencioné anteriormente, los centenarios, personas que viven hasta los 100 años o más, constituyen en la actualidad el segmento de población que más crece en los EE. UU. Teniendo en cuenta esta estadística, no hay ninguna razón médica para que una persona de 70 años de edad no pueda tener una vida totalmente activa, lo cual incluye dirigir una granja, manejar un tractor, poseer un negocio, trabajar como médico o cartero, jugar tenis, esquiar sobre nieve, hacer esquí acuático, hacer *surf* o incluso volar en ala delta o realizar saltos de caída libre (*bungee jumping*). De hecho, debido a estas estadísticas de mayor longevidad (el hombre estadounidense vive un promedio de 74 años y la mujer estadounidense, 79 años), el programa de la Seguridad Social del gobierno federal de los EE. UU. anima a las personas mayores a que continúen trabajando más allá de los 65 años de edad, hasta los 70, antes de comenzar a percibir la pensión de jubilación. Estas estadísticas de longevidad producen cambios en las expectativas acerca de nuestra salud y nuestra capacidad para envejecer como nación. Estos cambios, a su vez, harán que cooperemos y apoyemos más a nuestro sistema sanador, lo cual contribuirá a que en general la gente sea más saludable, tenga menos enfermedades y disfruten una longevidad aún mayor.

El mito de las enfermedades relacionadas con la edad y el sistema sanador

Cuando se comparan las tendencias de las enfermedades en todo el mundo, a uno le llama la atención la sorprendente ausencia en los países no occidentales de enfermedades consideradas endémicas de manera natural en Occidente, sobre todo aquellas afecciones relacionadas con la genética y el envejecimiento, como las enfermedades cardíacas, la diabetes, la artritis, el enfisema, el cáncer y otras. Si estas afecciones realmente se debieran a la "vejez" y a la genética, se produciría una prevalencia generalizada de las mismas en los ancianos a escala mundial; pero no es así. Estas afecciones son específicas de las sociedades y culturas occidentales, y se deben a causas que son todo menos naturales. Como dijimos antes, las dietas y estilos de vida poco saludables y los factores mentales-emocionales que causan estrés y provocan desequilibrios químicos en el interior del cuerpo son las causas fundamentales de estas afecciones.

Uno de los estudios más conocidos que demostró este hecho comparó los índices de diabetes en hombres mayores japoneses que vivían en Japón con los de aquellos que se habían mudado a Hawai, y con los de aquellos que habían inmigrado a los EE. UU. continentales. El estudio observó índices muy bajos de diabetes en los hombres más ancianos que vivían en Japón, donde la diabetes es bastante rara. Los índices de diabetes eran el doble en el grupo que se había trasladado a Hawai. En el tercer grupo que había inmigrado a los EE. UU. continentales, donde los hombres habían adoptado las dietas y estilos de vida occidentales, las tasas de diabetes eran tan altas que eran idénticas a las de los estadounidenses del mismo grupo de edad. Este estudio ofreció sólidas pruebas de que la dieta, el estilo de vida y los hábitos de salud personales, no la edad ni la genética, eran responsables de los mayores índices de diabetes observados en estos hombres japoneses. Otros estudios han revelado aumentos similares de otras afecciones comunes en las poblaciones inmigrantes que abandonaron sus países de origen para establecerse en América del Norte y en Europa.

Quiero compartir con usted esta información para que no se deje engañar por los mitos convencionales acerca del envejecimiento y la enfermedad que abundan en nuestra sociedad. No quiero que caiga presa de la ilusión de que hay enfermedades "ahí afuera" que son más poderosas que usted. En lugar de eso, quiero que comprenda que las causas subyacentes de la mayoría de enfermedades son factores simples como la dieta, el estilo de vida, los hábitos de salud personales y las actitudes que desatienden, ignoran y actúan contra el sistema sanador. Estos factores, que son las fuerzas que en última instancia determinan si usted permanecerá saludable o se enfermará, se encuentran bajo su control. Cuando estos factores apoyan a su sistema sanador, usted puede sentirse seguro al saber que, incluso al envejecer, será capaz de superar y vencer casi cualquier enfermedad y afección que la vida le pueda poner en el camino.

Contrariamente a la creencia popular, las siguientes categorías principales de enfermedades, a menudo relacionadas con el envejecimiento, no están causadas por factores relacionados con la edad en absoluto. (Si desea obtener recomendaciones específicas para aprender a cooperar con su sistema sanador para prevenir y superar estas afecciones, consulte la Segunda Parte y los capítulos anteriores).

La *artritis* es una categoría general de enfermedades articulares comunes. La artritis abarca varias enfermedades diferentes que tienen como denominador común la rigidez, la hinchazón y el dolor progresivos en una o más articulaciones. Estas enfermedades, aunque son más habituales en la vejez, a menudo aparecen en articulaciones del cuerpo que han sido desatendidas, que no se han utilizado debido a una lesión previa o a falta de movimiento o que se han utilizado en exceso. Por lo general las articulaciones más afectadas son las de las manos y los dedos, los dedos de los pies, las rodillas, las caderas y la columna vertebral. Pero a menudo factores más allá de lo físico impactan, ya que estas afecciones normalmente empeoran durante épocas de estrés, agitación emocional o desequilibrios alimenticios o a partir de otras causas. Las buenas noticias son nuevas pruebas que indican, al igual que sucede con las enfermedades cardíacas, muchas formas diferentes de artritis son reversibles y curables. Por supuesto, estas pruebas no sorprenden cuando uno comprende que su cuerpo tiene un sistema sanador.

A menudo los expertos en salud atribuyen erróneamente el *cáncer* al proceso del envejecimiento y para apoyar su argumento mencionan una función inmunitaria disminuida en los ancianos como un factor principal que causa la enfermedad. El cáncer puede afectar a todos los grupos de edad, y aunque ciertos cánceres se producen más frecuentemente en la vejez, si se evitan otros factores de riesgo más estrechamente relacionados se puede reducir de manera significativa el riesgo de padecer cáncer. Al cooperar con su sistema sanador, prevenir el cáncer es más sencillo que tratarlo. Por este motivo, es mejor incorporar medidas preventivas anticipadas que incluyan una dieta y un estilo de vida saludables. Si se produce un cáncer, es más fácil tratarlo si se descubre pronto, y muchos casos se han detenido y curado en las primeras fases. Incluso en fases avanzadas, no obstante, el cáncer

puede vencerse si consigue la ayuda de su sistema sanador y coopera
con él a todos los niveles. Hay muchos estudios clínicos de personas
que han superado con éxito el cáncer, incluso en fases avanzadas. Los
doctores Bernie Siegel y O. Carl Simonton son dos oncólogos que han
compartido muchas de estas historias inspiradoras y alentadoras en sus
libros. Entre más cosas aprende uno, más obvio llega a ser que la vejez
no causa el cáncer y que no solamente los jóvenes, sino personas de
todas las edades que tienen un sistema sanador fuerte y eficiente, consiguen vencerlo.

La *depresión* se produce más habitualmente en la vejez, pero puede
atacar a cualquier edad. En los ancianos con una acusada falta de sentido o de meta en la vida se dan las circunstancias para que se instale
la depresión. El peligro de la depresión es que en sus fases más avanzadas puede provocar la muerte prematura por culpa del suicidio.
Debido a que la depresión también actúa como un agente estresante,
también puede causar efectos fisiológicos perjudiciales, dañando al sistema sanador y reduciendo su esperanza de vida. La depresión se ha
vinculado con afecciones relacionadas con el estrés como las enfermedades cardíacas, la diabetes y el cáncer. La depresión es más común
en personas más inteligentes que, con sus aptitudes intelectuales superiores, tienden a convertirse en prisioneros de su pensamiento
repetitivo negativo. Es importante para estas personas aprender a relajarse, calmar la mente y participar en actividades que levanten el
ánimo. Aunque tradicionalmente la depresión se clasifica como una
enfermedad mental, los factores físicos a menudo pueden contribuir a
este problema. Al cooperar con el sistema sanador, un enfoque com-
binado de cuerpo-mente es normalmente la mejor estrategia para
revertir y superar la depresión, sin importar la edad que tenga.

En la mayoría de los casos, usted puede evitar o revertir este mal
si se mantiene unido a la familia, los amigos y los seres queridos e
interactúa con ellos; ofrece su tiempo para realizar actividades
significativas; está rodeado de niños, animales y de la naturaleza;
desarrolla un sentido de gratitud; recuerda divertirse y no tomarse la
vida demasiado en serio y se centra más en los aspectos espirituales
de la vida. Ya tenga usted 22 u 82 años de edad, le sirven las mismas
estrategias y obtendrá los mismos beneficios.

Hacer ejercicio y simplemente mover el cuerpo también puede ser
eficaz para mejorar la depresión leve y moderada. También puede

resultar útil una dieta saludable junto con corazoncillo (hipérico, *St. John's wort*), un remedio natural herbario que normalmente se receta en Alemania. Aprender a abandonar el bagaje mental y emocional no deseado puede aligerar las cargas y levantar el ánimo considerablemente. Perdonarse a uno mismo y aprender a liberar la ira y la hostilidad también resulta útil. Un gran libro que trata estos temas es *El guerrero pacífico* de Dan Millman, basado en la historia real de un atleta que superó una depresión y llegó a ganar una medalla de oro en las Olimpiadas. Recuerde que la depresión, como la inmensa mayoría de las enfermedades, no es una afección relacionada con la edad.

El *derrame cerebral* puede ser una afección de consecuencias catastróficas e incapacitante que normalmente afecta a las personas mayores. Sin embargo, al relacionar esta enfermedad únicamente con el proceso del envejecimiento no se tienen en cuenta los factores de riesgo clave y las condiciones subyacentes que la causan, los cuales en la mayoría de los casos están relacionados con el estrés, la dieta y el estilo de vida. De hecho, los derrames cerebrales son poco comunes en la mayoría de los países en vías de desarrollo. Aunque varios mecanismos diferentes pueden provocar un derrame cerebral, lo más común es que se deba a un estado subyacente de presión arterial alta persistente y no controlada, no a la vejez. Los derrames cerebrales también son causados por constantes latidos cardíacos irregulares, conocidos como *arritmias*, las cuales provocan alteraciones en el flujo sanguíneo que pueden producir pequeños coágulos que pasan al cerebro. Esta afección, sin importar cuáles sean sus causas subyacentes, es totalmente evitable. Al cooperar con el sistema sanador, una persona con la presión arterial normal que vigila su peso, hace ejercicio con regularidad, bebe líquidos, maneja el estrés y libera y expresa de manera saludable sus emociones con total seguridad evitará esta enfermedad. E incluso cuando ya se ha producido, a menudo es posible conseguir una rehabilitación satisfactoria gracias al sistema sanador, que cooperará con el sistema nervioso para transmitir la información desde el hemisferio dañado del cerebro hasta el otro hemisferio, devolviendo la vida a extremidades anteriormente paralizadas.

La *diabetes* es otra enfermedad normalmente relacionada con el proceso del envejecimiento, pero recientes investigaciones han demostrado que las causas de esta afección no tienen nada que ver con la edad. El tipo de diabetes más habitual se ha vinculado con una falta de ejercicio, una dieta inadecuada, estrés y agitación emocional. Investigaciones recientes han sugerido que el estrés es uno de los factores principales de la diabetes. La comunidad médica sabe desde hace algún tiempo que el estrés provoca fluctuaciones en el azúcar en la sangre que pueden ser perjudiciales. Al cooperar con su sistema sanador aprendiendo a manejar el estrés, además de incorporar una dieta saludable y ejercicio, usted puede no sólo prevenir sino también revertir esta enfermedad.

La *enfermedad de Alzheimer* es frecuente en los ancianos y se relaciona con pérdida de memoria y *demencia* progresiva, o pérdida de la función intelectual. Esta afección es habitual en personas mayores que han sido desatendidas y no han recibido una adecuada y continua estimulación intelectual o que por cualquier motivo se han retraído de la interacción social. Además, parece ser más un problema neurológico funcional que estar relacionado con un defecto anatómico específico. Por ejemplo, cuando el cerebro se sobrecarga de información y están presentes el estrés y la tensión, los síntomas empeoran. Aunque los expertos están intentando descubrir un vínculo genético o determinar otro factor subyacente que lo cause, un reciente estudio de 13 años de duración concluyó que los factores sociales son la causa que contribuía más significativamente a la enfermedad de Alzheimer.

En muchos casos, los síntomas de esta enfermedad pueden mejorar gracias al contacto social adecuado, al aprender a relajarse mientras se tranquiliza el sistema nervioso, practicar métodos de manejo del estrés de manera regular y prestar más atención a todos los factores que mejoran la salud del sistema sanador. Una dieta adecuada, junto con remedios naturales, como el *gingko*, el cual mejora el riego sanguíneo hasta el cerebro, también pueden ser de ayuda.

En un tiempo se pensaba que las *enfermedades cardíacas* eran algo natural que acompañaba al proceso del envejecimiento. Aunque es cierto que las enfermedades cardíacas son más habituales en la vejez, nos hemos enterado gracias a investigaciones pioneras de científicos tan magníficos como el Dr. Dean Ornish que hay otros factores en el origen de las afecciones cardíacas mucho más importantes que la edad. Se ha demostrado que factores como una dieta inadecuada, la falta de ejercicio, la falta de amor e intimidad y la represión de las emociones desempeñan un papel mucho más importante en el origen de estos trastornos. Como mencionamos anteriormente, en los estudios del Dr. Ornish, los pacientes más viejos con las enfermedades cardíacas más graves generalmente lograban revertir su enfermedad y mejorar su salud cardíaca más que los demás. Aprender a cooperar con el sistema sanador, como los métodos del Dr. Ornish han demostrado, puede prevenir y revertir las enfermedades cardíacas, sin importar la edad que tenga usted.

La *enfermedad de Parkinson* es otra afección neurológica relacionada con la vejez y parece estar causada por una deficiencia bioquímica específica en el cerebro. Sin embargo, los síntomas del Parkinson pueden aparecer en la juventud, como en el caso de Michael J. Fox, cuyos retos con la enfermedad son bien conocidos. Muchos pacientes jóvenes de Parkinson han sufrido un traumatismo en el cerebro, se encuentran sometidos a estrés o han abusado de las drogas. El Parkinson también empeora durante períodos de estrés y agitación emocional. Si se trata pronto, el Parkinson se puede prevenir y manejar mediante una dieta adecuada, remedios naturales que mejoren el riego sanguíneo hacia el cerebro, manejo del estrés y otros métodos cuerpo-mente destinados a restaurar el equilibrio del sistema nervioso y a fortalecer el sistema sanador. De nuevo, esta enfermedad no está reservada a los ancianos, puede producirse en cualquier edad y puede tratarse con los mismos métodos.

La *presión arterial alta* o *hipertensión* es una afección comúnmente relacionada con la vejez y que se atribuye erróneamente al proceso del envejecimiento. Aunque la presión arterial alta está notablemente ausente en la gente joven, los efectos acumulativos del estrés y de dietas inadecuadas, junto con la falta de ejercicio y una represión poco saludable de emociones como la ira y el resentimiento, provocan el gradual estrechamiento y engrosamiento de las arterias, lo cual causa la enfermedad. Los métodos para revertir esta afección se basan en la dieta y el estilo de vida, incluyendo aprender a relajarse y liberar la hostilidad y la tensión. Hace más de 30 años, el Dr. Herbert Benson, director del Departamento de Hipertensión en el Hospital Beth Israel en Boston, junto con la Escuela de Medicina de la Universidad Harvard, demostró que la relajación y la meditación podían reducir considerablemente y revertir la presión arterial alta. Apoyar a su sistema sanador mediante la práctica de técnicas de manejo del estrés y la incorporación de otras medidas saludables dietéticas y del estilo de vida puede prevenir y revertir esta afección.

Permanecer flexible al envejecer
Los estiramientos para apoyar al sistema sanador

En inglés hay un dicho —"Muévelo o piérdelo"— que sin duda se debe aplicar a la salud de nuestro cuerpo. Las personas tienden a volverse más lentas y sedentarias conforme envejecen, y por lo tanto se mueven menos. Esta falta de movimiento puede provocar rigidez, algo muy parecido a lo que sucede cuando una máquina no utilizada y desatendida empieza a oxidarse. La rigidez puede provocar dolor, el cual a su vez nos disuade de movernos más. Se perpetúa un círculo vicioso que acaba en la inmovilidad y la discapacidad, no solamente de las articulaciones y las extremidades, sino también de los órganos internos. Cuando uno deja de moverse, el sistema sanador se debilita y la esperanza de vida disminuye. Para evitar estas consecuencias es importante estirar suave pero continuamente los diferentes músculos del cuerpo.

Los estiramientos mantienen sus articulaciones móviles y garantizan que su cuerpo permanecerá flexible conforme envejezca. Por este motivo, estirarse es una de las cosas más importantes que puede hacer para apoyar a su sistema sanador y lograr una salud duradera. Al igual que un cocotero en un huracán, si su cuerpo es flexible, podrá soportar mejor las fuerzas adversas del estrés y los traumatismos al envejecer. Si usted fuera un perro o un gato, se estiraría instintivamente cada vez que se levantara de dormir. Todos los mamíferos y vertebrados se estiran instintivamente. No hay nada tan natural y beneficioso para su sistema sanador y su cuerpo como estirarse.

Las enfermedades crónicas
No hay mal que por bien no venga

Un día mientras entrevistaban a Sir William Osler, uno de los médicos más famosos del siglo XX, le preguntaron cuál era el secreto de la longevidad. Él dio una respuesta que sorprendió a todo el mundo: "¡Contraiga una enfermedad crónica y aprenda a ocuparse bien de ella!"

¿Cómo podía encontrarse el secreto de una salud duradera y de la longevidad en padecer una enfermedad crónica? Tener una enfermedad crónica y al mismo tiempo prolongar la esperanza de vida parece una contradicción total. ¿En qué estaba pensando Sir William Osler cuando pronunció esta enigmática afirmación?

Luego el Dr. Osler explicó lo que quería decir: tener una enfermedad crónica es en realidad una bendición disfrazada porque lo obliga a uno a prestar más atención a su cuerpo de lo que normalmente haría. Al hacerlo, beneficia a todas las partes del cuerpo y por ello, se puede mejorar la salud general. Luego pasó a explicar que cuando uno padece una enfermedad crónica, el cuerpo se vuelve más sensible, vulnerable y exigente y esto hace que uno "escuche" mejor. Uno se hace más consciente de su cuerpo y le presta más atención, así que puede identificar más eficazmente lo que causa los empeoramientos de su enfermedad, ya sean toxinas del entorno, alimentos poco saludables, sustancias irritantes, estrés o agitación emocional u otros factores perjudiciales. En el proceso, uno tiene la oportunidad de aprender a evitar estos factores y reducir la intensidad o frecuencia de los empeoramientos. También tiene la oportunidad de descubrir cómo se crearon los desequilibrios que causaron la enfermedad en primer lugar. Estos desequilibrios pueden deberse a hábitos y tendencias inconscientes y autodestructivas, así como por pensamientos y actitudes poco saludables. Con una enfermedad crónica, tiene la oportunidad de aprender a reparar el daño, revertir el proceso de la enfermedad y cooperar con el sistema sanador para devolver a su cuerpo su estado natural de salud. Para hacer esto es necesario que usted aprenda a alimentar a su cuerpo, a ser amable y delicado con él, que explore maneras de satisfacer sus necesidades y de tratarlo mejor.

Tener una enfermedad crónica puede enseñarlo a convertirse en su mejor cuidador, su médico de tiempo completo, por así decirlo. Y mientras aprende a cooperar con su sistema sanador en su misión de volver a su estado natural de salud y bienestar, su sistema sanador puede ayudarlo a permanecer saludable, en buen estado y sin síntomas durante el resto de su vida. Este es el significado oculto tras la afirmación de Sir William Osler de que la clave de la longevidad es contraer una enfermedad crónica y aprender a ocuparse bien de ella.

En contraposición a este enfoque, muchas personas caen en el miedo, el pensamiento negativo y la desesperación en cuanto se les diagnostica una enfermedad crónica. Lo único que logra este tipo de reacción es reforzar el proceso de la enfermedad y es una receta segura para un fallecimiento prematuro. Incluso los doctores bienintencionados a menudo apoyan sin saberlo esta actitud pesimista. La siguiente historia ilustra esta cuestión.

Sospechaban que un hombre que yo conocía tenía cáncer de próstata. Su médico mandó hacerle pruebas para confirmar que tenía cáncer y las pruebas resultaron positivas. Durante su primera consulta al médico después de establecerse el diagnóstico, este hombre preguntó a su doctor si debería dejar de fumar. Ante su asombro, el médico respondió: "¡A estas alturas no tiene caso!" Con la actitud negativa de su médico, se marchó del consultorio e inmediatamente cayó en una profunda depresión. Aunque el doctor no lo dijo exactamente con estas palabras, lo que él oyó fue: "Es demasiado tarde para hacer cualquier cosa en esta fase. Enfrente los hechos. Usted va a morir". Seis semanas después, el hombre murió.

Es importante no negar la realidad de una enfermedad; al mismo tiempo, es más importante no volverse pasivo o deprimido o caer en las populares nociones pesimistas acerca de lo que le pasará a uno cuando se ponga más enfermo. Como el difunto Norman Cousins solía decir: "¡No niegue el diagnóstico, pero desafíe el veredicto!" Es importantísimo permanecer optimista, incluso cuando parece que todo está en su contra, debido a la conexión que existe entre la mente y el sistema sanador.

Según la sabiduría y experiencia del Dr. Osler, aunque le hayan diagnosticado diabetes, o una enfermedad cardíaca o cualquier otra afección crónica, es posible para usted vivir hasta los 120 años. Si cuida su dieta, hace ejercicio regularmente, practica técnicas de manejo del estrés y emplea otros métodos y estrategias que cooperan con su sistema sanador, puede aprender a influir positivamente en el entorno interno de su cuerpo y mejorar su salud general. Si actualmente toma medicamentos, podrá reducir su dependencia de ellos gradualmente y es bastante posible que los pueda dejar totalmente. En mi consulta médica he visto esto con bastante frecuencia.

Si usted está suficientemente motivado y no se rinde al pesimismo y la desesperación, una enfermedad crónica puede dirigirle y guiarle hacia un estilo de vida mucho más saludable que apoye a su sistema sanador y mejore su salud general. Al hacer esto, la enfermedad puede permitirle disfrutar una salud duradera. Vista desde esta perspectiva, una enfermedad crónica puede ser realmente una bendición disfrazada.

Me gustaría hacer otra observación a favor de la sabiduría del Dr. Osler. Hay un refrán que dice: "Uno no sabe lo que tiene hasta que lo pierde". En mi propia experiencia, he visto que mucha gente no honra ni valora su salud a menos que corra un riesgo inmediato de perderla. En este sentido, contraer una enfermedad crónica y que ponga en peligro la vida puede servir como una llamada muy necesaria para tomar conciencia. Cuando uno se da cuenta de que su vida está en peligro y de que no está aquí para siempre, es sorprendente qué tan rápido se motiva para mejorar la calidad de su salud y de su vida. Con esta claridad y sentido de la urgencia, a menudo resulta más fácil realizar cambios radicales y constructivos en la dieta, estilo de vida y hábitos personales que refuerzan y mejoran el trabajo del sistema sanador. Cuando uno vive su vida plenamente, con la conciencia de que estar vivo es verdaderamente una bendición, un privilegio y una oportunidad única, uno comienza a comprender la importancia fundamental de la salud y su responsabilidad para cuidarse a sí mismo. Al llevar a cabo actividades saludables y sanas que apoyan al sistema sanador, la salud general mejora y las probabilidades de disfrutar una mayor longevidad aumentan considerablemente.

Conforme aprenda a cuidarse mejor, su enfermedad puede servirle como un pasaje para una vida más larga, más feliz y más productiva. De hecho, muchas personas que han superado enfermedades crónicas de vida o muerte han mirado hacia atrás y han declarado que sus enfermedades habían sido regalos, sin los cuales sus vidas nunca se habrían transformado para bien.

¿Y quién puede asegurar que una vez que tiene una enfermedad crónica la va a padecer para siempre? Desde la época del Dr. Osler, además de los estudios del Dr. Dean Ornish que demostraron que las enfermedades cardíacas podían revertirse, muchos otros estudios muestran ahora posibilidades similares para la diabetes, la artritis, el asma, la esclerosis múltiple, el cáncer y muchas otras afecciones. Los mismos mecanismos que hacen que los procesos de las enfermedades se produzcan en primer lugar pueden revertirse y eliminar la enfermedad de su cuerpo. Si actualmente lo aflige un problema de salud, entre más pronto adopte un papel activo para apoyar y cooperar con su sistema sanador, más rápido podrá curarse y regresar al camino de la salud duradera.

La pérdida de memoria y el sistema sanador al envejecer

Un hecho simple de la vida es que, conforme envejecemos, nuestro cerebro acumula más información de la que necesitamos. En efecto, la mayoría de personas que envejecen y tienen problemas de memoria sufren un caso simple de sobrecarga de información, conocido también como un "revoltijo mental". Hay demasiados datos inútiles, recuerdos, incidentes u otros datos triviales en nuestra cabeza, los cuales fueron almacenados a lo largo de la vida. Todos estos detalles merman la capacidad del cerebro para procesar información y funcionar con eficacia. Aunque en algunas ocasiones existen causas físicas u orgánicas reales para la pérdida de memoria o la disfunción cerebral, como problemas de riego sanguíneo en el cerebro o desequilibrios químicos en la sangre, en mi experiencia, la vasta mayoría de casos de pérdida de memoria y disfunciones cerebrales no tienen causas orgánicas.

Los peligros de la pérdida de memoria y la disfunción cerebral son que pueden provocar desorientación y confusión, lo cual causa estrés y ansiedad y esto a su vez puede sobrecargar el sistema sanador a través de las interacciones cuerpo-mente de las que ya hablamos anteriormente. Si ya hay presente una enfermedad física crónica, puede poner en peligro aún más su salud al obstaculizar el trabajo del sistema sanador.

Muchas personas que desarrollan problemas de memoria al envejecer contribuyen a sus dificultades al conservar recuerdos y datos obsoletos que ya no sirven a sus mejores intereses. Por un motivo o por otro, temen avanzar con sus vidas y permanecen estancados en el pasado y viven sus vidas como si los mejores tiempos hubieran quedado atrás. Las personas que hacen esto cierran la puerta a futuras experiencias que pueden levantarles el ánimo y ser maravillosamente esclarecedoras. Como su memoria continúa fallándoles, cada vez están más asustados, estresados y ansiosos y su función cerebral se deteriora más. Esta combinación puede ser terriblemente perturbadora y desorientadora para su salud y bienestar mental.

Consejos para mejorar la memoria y la función cerebral

Es esencial asumir un papel activo para preservar, mantener y restaurar su importantísima salud y bienestar mental. En realidad, su supervivencia depende de ello. Usted puede tomar medidas firmes para cooperar con su sistema sanador a fin de mejorar la memoria y la función cerebral al envejecer. Los siguientes pasos clave, aunque no son todos los que existen, pueden servir como un punto de partida en este proceso:

- Asegúrese de haber investigado la posibilidad de que existan causas orgánicas subyacentes, como desequilibrios químicos en la sangre o en el entorno interno de su cuerpo que puedan estar afectando su función cerebral. Para hacerlo tendrá que ir con su médico de medicina familiar para un chequeo (revisión).

- Limpie su mente de datos innecesarios, como números de teléfono, datos, cifras, recuerdos o experiencias que no le sirven a sus intereses.

- Si no puede recordar un dato que cree que es importante, no luche ni se fuerce. Relájese, respire, calme la mente y déjese llevar. Si la información es realmente importante, al final la recordará. Su memoria funciona mejor cuando la mente está calmada y relajada, no cuando usted está disgustado, tenso o ansioso.

- Asegúrese de que su dieta sea saludable y sana y de que beba suficientes líquidos. Evite el exceso de cafeína, alcohol y otras sustancias poco saludables que afectan negativamente su cerebro.

- Evite un exceso de medicamentos o fármacos que puedan afectar su memoria.

- Asegúrese de realizar suficiente ejercicio. Se ha demostrado que el ejercicio mejora el riego sanguíneo hacia el cerebro, lo cual mejora la función cerebral y la memoria.

- Practique técnicas de manejo del estrés para mantener calmados y relajados su mente y su sistema nervioso. Una mente calmada y relajada de manera natural está más alerta y puede concentrarse mejor.

- Evite la agitación emocional, como la ira y el resentimiento, lo cual pone en peligro la claridad y nubla el pensamiento.

- Experimente con suplementos naturales como el *gingko biloba* (biznaga) y el *gotu cola*, los cuales han demostrado mejorar el riego sanguíneo hacia el cerebro; estas hierbas pueden mejorar la memoria y la función cerebral. Asegúrese de que no interfieran con otros medicamentos que esté tomando.

- Considere probar otros métodos naturales, como la terapia craneosacral, la acupuntura, el yoga, el tai chi y otras terapias complementarias suaves y no invasivas.

Las ventajas del envejecimiento y la salud duradera

Conforme avance en años, y siempre que comience a dudar de su valía intrínseca, vaya a su tienda de vinos y licores local y pida ver su selección y lista de precios de vinos selectos. Notará que los vinos más viejos son los más caros. Como una botella de vino añejo selecto, su valía y valor global también aumentan conforme envejece. Envejecer tiene numerosas ventajas; abrácelas con orgullo y nobleza. La vejez es una época que se debe aguardar con entusiasmo y si goza de una salud duradera, la podrá disfrutar más plenamente.

Por ejemplo, en la cultura aborigen de Australia, de más de 40.000 años de antigüedad, los miembros más viejos son considerados los más sabios y poderosos de todos y su pueblo les concede el máximo respeto. La cultura confía en su sabiduría y experiencia para guiar a los aborígenes en tiempos difíciles, presidir conflictos, ayudar a resolver diferencias y estar disponibles para que se les consulte en todos los asuntos importantes, como los de naturaleza doméstica, política o espiritual.

En la tradición budista, los ancianos son considerados los miembros de más categoría de la sociedad. En muchas otras culturas de todo el mundo el sistema de los mayores aún está intacto. Las personas son honradas y valoradas por su edad avanzada, no olvidadas, castigadas ni avergonzadas, como a menudo sucede en Occidente.

Aunque parezca sorprendente, envejecer también brinda muchas ventajas para la salud. Por ejemplo, cuando uno es más viejo, tiene más experiencia, más conocimientos y más sabiduría respecto a la salud. Conoce mejor los puntos fuertes, débiles y las limitaciones de su cuerpo, y probablemente ha descubierto las virtudes de la moderación. Además, a lo largo de los años que usted ha cumplido, ha aprendido a alimentar y nutrir su cuerpo; a ejercitarlo; cuánta agua, sueño y descanso necesita; cómo tolera los cambios de temperatura y qué tipo de ropa necesita para mantenerse caliente en cada estación. Como decía Platón: "Me da mucho gusto conversar con los ancianos. Han hecho ellos el camino por el que todos tienen que andar. Por eso saben donde está accidentado y duro, y donde está sin curvas y fácil".

Conforme envejece, uno posee una mayor capacidad para evitar la enfermedad y las lesiones. Aprende a ser más cuidadoso y seguro en todas las actividades, desde caminar y subir escaleras hasta manejar. Aprende a conservar mejor la energía física y mental para su salud y bienestar. Por ejemplo, cuando uno es joven, puede haber pensado que es invencible, como si fuera un superhombre o una supermujer. Como consecuencia, puede haber cometido algunos errores costosos. Cuando uno es más viejo, no se suele ser tan insensato, se es más reflexivo y prudente. Cuando uno es más viejo, no está tan dominado por las hormonas y las pasiones como por el sentido común, la disciplina templada y la capacidad para escuchar a su cuerpo y actuar con benevolencia a su favor. Cuando uno es más anciano, tiende a no dejarse arrastrar o preocuparse tanto por los asuntos del mundo, sino que se vuelve más autosuficiente e independiente. Este proceso dirige las energías mentales hacia adentro, lo cual aumenta su conciencia corporal y mejora su capacidad para escuchar y cooperar con su sistema sanador.

A medida que uno envejece, también tiende a ser más paciente y a tolerar mejor el dolor y el malestar físico, lo cual aumenta su resistencia. Esto es evidente en los Juegos Olímpicos en los que, en los acontecimientos de resistencia como la maratón, los mejores atletas pueden tener 20 años más que los atletas que compiten en las otras pruebas como los *sprints*. De hecho, hoy muchos maratonistas octogenarios están activos en el mundo y muchos atletas mayores aún están compitiendo a nivel profesional en otros deportes como el golf, el tenis, la natación, el *surf*, el esquí acuático y el esquí sobre nieve. Estos atletas ancianos demuestran que, sin importar su edad, pueden mantener sus sistemas sanadores vibrantes y juveniles, permanecer competitivos y gozar de una salud duradera al permanecer activos.

Con todas estas ventajas que brinda el envejecer, deberíamos considerar la vejez como una época de máxima salud y disfrute. Al comprender todos los factores que influyen positivamente en el desempeño de nuestros sistemas sanadores y llevar estos factores a la práctica, podemos gozar de un estado superior de salud y una vida activa y vibrante durante el resto de nuestra existencia.

El poder de la risa y del sentido del humor

En capítulos anteriores hemos hablado acerca de todos los factores que pueden mejorar el desempeño del sistema sanador. Uno de los más importantes de estos factores, si no el más importante, parece ser el sentido del humor. Afirmo esto con una razón de peso.

He conocido a muchas personas que han vivido hasta bastante viejos, algunas veces llegando a los 100 años o más; quienes desafiaban los principios de lo que la mayoría de expertos considerarían una vida saludable. Muchas de estas personas tenían dietas inadecuadas, bebían alcohol o fumaban excesivamente, no hacían ejercicio con regularidad, tenían sobrepeso y desde un punto de vista estrictamente de la salud, hacían casi todo lo demás mal. Sin embargo, entre las personas de este grupo era raro que alguien no tuviera también un agudo sentido del humor, una extraordinaria capacidad para que la mayoría de dificultades, comentarios negativos y situaciones adversas no les afectaran en absoluto. La mayoría de estas personas comprendían que, para aprovechar al máximo la vida, tenían que divertirse.

Muchas buenas personas pierden el tren en este sentido. Se

toman su salud y su vida demasiado en serio. Un famoso experto en salud incluso llegó a decir: "¡La seriedad es una enfermedad más peligrosa que el cáncer!" Estar serio todo el tiempo crea tensión en el cuerpo, lo cual puede extraer la fuerza vital de su sistema sanador. De hecho, muchos estudios de investigación sugieren que las personas que no dedican un tiempo a relajarse, divertirse y reír corren un elevado riesgo de sufrir una enfermedad grave. El Dr. Bernie Siegel, un famoso cirujano oncológico, cuenta una historia que ayuda a ilustrar este punto.

Había un hombre que corría 6 millas (10 km) al día y lo hizo durante unos 25 años. Nunca iba a fiestas, nunca se fue a la cama después de las 10:00 P.M., nunca bebía ni fumaba y era vegetariano. Un día, de repente murió. Estaba tan disgustado por este repentino giro que habían dado los acontecimientos que cuando llegó a las puertas del Paraíso se fue directo hacia Dios y le exigió una explicación inmediata por esta aparente injusticia.

"¿Qué diablos estás haciendo, Dios?" preguntó el hombre. "He corrido todos los días durante los últimos 25 años, no he probado el alcohol ni el tabaco, me he ido a dormir temprano y sólo he comido verduras. He trabajado arduamente toda la vida sólo para permanecer saludable y vivir mucho tiempo y tú has tenido que echarlo todo al perder trayéndome aquí. ¿Por qué lo has hecho?" preguntó el hombre.

"¡Lo he hecho porque metiste la pata!" dijo Dios. "¡Olvidaste divertirte y disfrutar la vida, que eran las razones por las cuales fuiste creado!" Exclamó. "¡Y puesto que no has aprendido la lección esta vez, te voy a enviar de vuelta al Infierno para que cambies de actitud!" gritó Dios.

"¿Y qué haré allí?" preguntó el hombre.

"Para empezar, tendrás correr 6 millas todos los días, irte a la cama antes de las 10:00 P.M. todas las noches y comer sólo verduras", declaró Dios. Continuó, "¡La próxima vez, intenta disfrutar tu vida y regresa cuando tu actitud sea un poco mejor!"

El Dr. Siegel pasa a señalar que es importante hacer cosas no por miedo a la muerte, sino por el deseo de mejorar la calidad general de su vida. Desde luego no había nada malo en lo que el hombre estaba haciendo para mejorar su salud, pero su actitud y el motivo por el cual hacía estas cosas estaban mal. De nuevo, la meta de una salud duradera no es solamente vivir más tiempo, sino mejorar la calidad general de la vida en el proceso. Si no se divierte ni disfruta la vida, está perdiendo el tren. Recuerde a la mujer francesa de la que hablé anteriormente, que vivió hasta la edad de 122 años y quien, cuando le preguntaron sobre los secretos de su longevidad, contestó que lo único que sabía era que "¡sólo tengo una arruga en todo el cuerpo y estoy sentada sobre ella!"

Casi nada en este mundo puede mantener a su sistema sanador tan fuerte, vibrante y saludable como cultivar y refinar la capacidad para reír... reír a menudo, enérgicamente, y —lo que es incluso más poderoso— compartir frecuentemente escandalosas carcajadas con sus amigos y familiares. El comediante Bob Hope falleció a la edad de 100 años. Creo que estaba intentando superar la edad de George Burns cuando murió. No es casualidad que estos dos famosos comediantes, quienes se ganaban la vida con el sentido del humor y haciendo reír a los demás, vivieran por tanto tiempo.

Cuando uno se está riendo, divirtiéndose y disfrutando la vida, libera la tensión y crea una fisiología positiva en el interior del cuerpo que refuerza y fortalece el sistema sanador. La risa calma el dolor al provocar la segregación de poderosos neuroquímicos del cerebro, como endorfinas y enkefalinas, las cuales, como dijimos antes, son unos opiatos naturales mucho más fuertes que la morfina. La risa estimula simultáneamente la liberación de otras potentes sustancias que mejoran el desempeño del sistema sanador. Algunos científicos han definido a la risa como equivalente a "trotar internamente", porque todos los beneficios para la salud de correr, como mejorar la fuerza del corazón y del sistema circulatorio, también se encuentran en la risa.

Hacer lo que a uno le encanta contribuye a vivir una vida larga y saludable

Al jubilarse a la edad de 89 años, un artista innovador y animador de Walt Disney Studios recibió un reconocimiento a la extraordinaria contribución que había hecho al sector durante más de 65 años. Cuando le preguntaron cómo pudo trabajar todos esos años y qué lo motivaba, él respondió: "¡Tienes que amar tu trabajo!"

Cuando uno ama lo que hace, cada día es una jornada de juego y disfrute. Cuando uno tiene un trabajo que ama, no lo considera un trabajo. Amar su trabajo es el tónico más saludable del mundo para el sistema sanador puesto que recibe una inyección continua de energía emocional y mental dinámica y positiva todos y cada uno de los días de su vida. Al llegar a la vejez, esta energía positiva reporta beneficios. Las siguientes historias ayudan a ilustrar este punto.

Pop Proctor era un conocido surfista de California quien se enamoró del deporte cuando lo aprendió a la tardía edad de 50 años. Hizo *surf* durante más de 40 años y dejó este deporte a la edad de 97 años. Falleció a los 99 y se rumoreó que murió tan joven porque se había retirado del *surf* demasiado pronto.

Albert Schweitzer dijo una vez al personal de su hospital que "no tengo intención de morir mientras siga haciendo cosas. Y si hago cosas, no necesito morir, así que viviré una vida muy, muy larga". El Dr. Schweitzer, quien recibió el Premio Nobel en 1952, permaneció activo hasta sus últimos días; vivió hasta los 90 años.

La Sra. Minami era una mujer japonesa-hawaiana que tenía 101 años cuando yo la conocí. Se bebía una taza de agua caliente después de cada comida y nunca sufría de estreñimiento. Trabajaba en su jardín, el cual adoraba absolutamente, todos los días, lloviera o hiciera sol. Cuando me dejó por otro médico porque había cambiado su seguro, tenía 103 años y aún estaba fuerte.

Harry Lieberman era un anciano de 78 años que había estado solo en un centro para ancianos desde los 75 años, aguardando silenciosamente su muerte. Para pasar el rato, todos los días a mediodía jugaba con su compañero una partida de ajedrez. Un día, sin que él lo supiera, su compañero murió. Cuando Harry fue al día siguiente a la hora habitual para jugar al ajedrez, su compañero no apareció. El personal, que conocía el fallecimiento de su compañero y estaban preocupados acerca de los efectos que podía tener sobre Harry, no quería darle la noticia tan bruscamente. Le dijeron a Harry que su compañero había enfermado y estaba en el hospital. Le preguntaron si le gustaría asistir a una clase de dibujo en su lugar, sólo por ese día.

Llevaron a Harry a la clase de dibujo del centro de ancianos, donde lo sentaron en una mesa y le dieron una hoja en blanco, algunas pinturas de colores y un pincel. Nunca antes en su vida había sostenido un pincel y se sentía muy incómodo. El profesor anunció que la tarea de la clase era pintar cualquier cosa que los participantes quisieran.

Mientras sostenía el pincel, la mente de Harry voló a los días de su infancia en un pueblo de su país natal, Polonia. Lentamente, comenzó a pintar lo que veía en su mente. Al final de la clase, el profesor miró su pintura, le agradeció su asistencia y le animó a que regresara al día siguiente.

Al día siguiente, sin embargo, Harry no quería pintar otro cuadro. Estaba deseando reanudar su partida de ajedrez con su compañero. Pero a la hora acordada, cuando Harry se sentó junto al tablero de ajedrez y esperó a su amigo, una de las jóvenes voluntarias le informó de que su amigo aún estaba en el hospital. Ella lo animó para que asistiera a la clase de dibujo una vez más. Harry accedió de mala gana.

Ahora, por segunda vez en tantos días, Harry se encontró sentado con un pincel, una hoja en blanco y algunas pinturas. La tarea de hoy: "Pinten lo que quieran". De nuevo, Harry viajó hasta sus días de la infancia y lentamente comenzó a pintar.

Al final de la clase, el profesor de nuevo se acercó a la mesa de Harry, miró su pintura y le hizo un comentario alentador. Le dijo a Harry que quería que asistiera a la clase de dibujo nocturna en la universidad local. El profesor le dijo a Harry que en el peor de los casos sería una oportunidad para salir y conocer gente nueva, sobre todo universitarias jóvenes y atractivas. Titubeante al principio, Harry finalmente accedió.

Al día siguiente una furgoneta recogió a Harry y lo llevó a varios kilómetros de distancia a la clase de dibujo en la universidad, adonde le hicieron pasar con más de 40 alumnos, la mayoría de ellos los suficientemente jóvenes como para ser sus nietos. Este lugar era muy diferente del ambiente aburrido, sobrio y lúgubre de su centro de ancianos.

Por tercera vez en tantos días, Harry se encontró sentado en un escritorio con un pincel, una hoja en blanco y pinturas. La tarea:

"Pinten lo que quieran". Una vez más, la mente de Harry viajó a su pasado mientras sumergía el pincel en las pinturas y comenzaba a aplicar pinceladas sobre el papel.

Al final de la clase, el profesor caminó por el salón de clases para evaluar el trabajo de cada alumno. Cuando llegó a la pintura de Harry, se detuvo un momento. Luego hizo un comentario sorprendente. "¿Sería usted tan amable de escribir su autógrafo en este cuadro?" preguntó a Harry.

Harry se quedó sin habla. "¿Por qué?" preguntó.

El profesor contestó: "Porque tengo la impresión de que algún día va a ser usted un artista famoso".

Harry pensó para sí mismo: "¡Sí, cómo no! También seré estrella de cine".

Sin embargo, durante los siguientes 25 años, Harry Lieberman pintó todos los días y finalmente se convirtió en uno de los artistas más destacados del mundo, pintando escenas rurales de su infancia en Polonia, junto con historias del Viejo Testamento. Hasta el día de hoy, sus obras ocupan un lugar destacado en libros, museos y galerías de arte de todo el mundo. Haciendo lo que amaba, Harry Lieberman vivió más de 103 años.

Haga lo que ame y ame lo que haga. Esta es la esencia de dejar que florezca y que se exprese el espíritu creativo que hay en su interior, brindando una salud duradera y un sentido de bienestar como consecuencia. Si reprime o niega este espíritu, se marchitará y moriría y su salud correrá la misma suerte. Reprimir o negar sus instintos creativos inherentes, no hacer lo que uno ama o no amar lo que uno hace, agotará su fuerza vital y acabará con la fuerza de su sistema sanador. Cuando esto suceda, usted enfermará.

A mucha gente se le permite luchar por sus sueños y se les anima a que traten de hacerlos realidad desde una temprana edad. Estos son los afortunados. Otros, como Harry Lieberman, descubren su verdadera alegría y pasión cuando tienen una edad avanzada. Sin embargo, sin importar la edad que uno tenga, los beneficios para la salud de poner el corazón en lo que uno hace son innegables. Organizar la vida alrededor de lo que uno ama es una de las maneras más sensatas y eficaces de reforzar y fortalecer el sistema sanador y brindarle la oportunidad de gozar de una salud duradera.

Celebre sus años y mejore el sistema sanador

La vejez es una época para celebrar y disfrutar los frutos de su trabajo. Es la época de su "segunda infancia", una oportunidad para recuperar su inocencia, para ver la belleza en las cosas sencillas y cotidianas y un momento para jugar y pasarla bien. La vejez es una época para amar y ser amado y para saber que el amor es la realidad fundamental subyacente en toda forma de vida. Con todo esto aguardándolo a uno, es imprescindible que mantenga una buena salud conforme envejece para poder disfrutar al máximo sus años dorados. Reforzar y fortalecer su sistema sanador al envejecer es la mejor póliza de seguros que conozco para ayudarlo a lograr esta meta.

Muchas personas viven unas vidas activas, saludables y libres de dolor y enfermedad durante muchísimo tiempo y luego abandonan este mundo sin sufrir y plácidamente sin ningún dolor. Estas personas han encontrado modos de cooperar con sus sistemas sanadores y han aprendido a reforzarlos y fortalecerlos conforme han avanzado en años. Aunque no estoy negando que algún día todos tenemos que abandonar esta tierra, no hay motivo para apoyar la falsa noción de que uno tiene que enfermar y quedar incapacitado antes de morir. Cuando uno coopera con su sistema sanador, puede disfrutar una salud duradera y permanecer saludable hasta sus últimos días.

A partir de mis propias investigaciones y experiencia personal, he encontrado los siguientes consejos prácticos particularmente útiles para reforzar y fortalecer el sistema sanador al envejecer:

- Practique los principios, ejercicios y técnicas descritas en este libro.
- Beba muchos líquidos.
- Coma muchas frutas y verduras.
- Incluya suficiente fibra en su dieta.
- Practique una buena higiene intestinal.
- Practique técnicas de manejo del estrés.
- Relájese regularmente.
- Haga ejercicios de respiración.
- Piense a lo joven. Recuerde que usted tiene la edad que cree tener.
- Tómese el tiempo para planificar un futuro brillante.

- Aprenda a ser espontáneo.
- Desarrolle un modo de pensar flexible. Evite ser demasiado rígido en sus costumbres.
- Haga lo que le encanta hacer.
- Permanezca activo.
- Mantenga un sistema de apoyo social viable.
- Dedíquese a pasatiempos y actividades creativas.
- Sea un inconformista.
- Sea aventurero y pruebe cosas nuevas.
- Pásela tiempo en la naturaleza.
- Si se aburre, aprenda a tocar un instrumento musical o a pintar.
- Cante.
- Baile regularmente y a menudo, aunque esté usted solo.
- Evite enfadarse.
- Cultive y aliente relaciones afectuosas con la familia y los amigos.
- No alimente el resentimiento.
- Si es usted soltero, haga citas o frecuente clubes sociales.
- Pase tiempo al aire libre.
- Rodéese de belleza.
- Diviértase y recuerde sonreír y reír auténticamente desde el corazón.
- Disfrute el humor y mantenga una actitud alegre.
- No se tome la vida demasiado en serio.
- No se tome a sí mismo demasiado en serio.
- Comparta tiempo con personas que están ocupadas y hacen algo valioso con sus vidas.
- Escoja a sus amigos y su compañía sabiamente.
- No pierda el tiempo.
- No haga cosas que no quiera hacer.
- Sea fiel a su meta en la vida.

(continúa en la página 234)

(continuación de la página 233)

■ Tómese tiempo para reflexionar sobre el significado de la vida.

■ Aprecie el hecho de que su vida es un regalo, sin importar qué tan difícil haya sido.

■ Reconozca todas las cosas en la vida por las que tiene que estar agradecido.

■ Honre la dignidad de su alma.

■ Encuentre un modo de devolver al mundo lo que el mundo le ha dado a usted.

■ Lleve a cabo alguna forma de servicio comunitario que lo haga sentirse bien por dentro.

■ Comparta tiempo con los niños; déjelos que lo enseñen a jugar y a estar en el momento presente.

■ Comparta tiempo con los animales. Si es posible, tenga una o más mascotas.

■ Comprométase a hacer al menos una cosa de manera diferente cada día.

■ Levántese temprano por la mañana y váyase a la cama temprano por la noche.

■ Escuche música que lo inspire y le levante el ánimo.

■ Viaje si puede permitírselo y, si no, intente caminar o ir en una nueva dirección cada día.

■ Escriba en un diario sus experiencias más memorables.

■ Escriba poesía, aunque nunca lo haya hecho antes.

■ Levántese cada mañana y diga al mundo que es un lugar mejor porque usted está en él.

■ No pierda el tiempo con gente que no lo inspira ni le levanta el ánimo.

■ Lea libros y vea películas que lo inspiren y le levanten el ánimo.

■ Lea acerca de personas mayores que usted que son más activas que usted.

■ Mantenga el contacto con su familia, sus amigos y sus seres queridos.

■ Recuerde que si quiere tener un verdadero amigo, usted tiene que ser un verdadero amigo.

- Escuche música que conmueva su corazón y calme su alma.

- Encuentre un modo de compartir sus talentos, dones y experiencias únicas con el mundo.

- Céntrese en qué puede hacer usted para que este mundo sea un poco mejor.

- Agradezca que la edad lo haya suavizado y lo haya hecho una mejor persona.

- Ámese a sí mismo y a la vida, aunque no sean perfectos.

- Si tiene fe en Dios o en un poder superior, rece para obtener orientación y paz.

- Haga las paces con su alma. Perdónese por todo lo que pueda haber hecho mal.

- Llore cuando quiera hacerlo y no sienta pena cuando lo haga.

- Viva desde el corazón.

Recuerde que su cuerpo posee un sistema sanador inteligente y eficiente que puede mantenerlo saludable a través de los innumerables desafíos de la vida. Celebre y honre sus años sobre esta tierra, ¡y disfrute la vida!

Vivir la vida plenamente hasta los últimos días

Espero no haberle dado la impresión de que vivirá para siempre. Aunque sí espero que usted viva mucho tiempo, permanezca saludable y disfrute de la vida, sería irresponsable por mi parte tratar de engañarlo para que crea que puede permanecer en este planeta indefinidamente. La tierra es un sitio limitado, y desgraciadamente, cuando llega nuestra hora de marchar, tenemos que irnos para hacerle sitio a la próxima persona. Aunque usted llegue a la edad de 100, 120 o más, algún día experimentará el proceso de dejar su cuerpo cuando abandone este mundo. En muchas culturas de todo el mundo, este proceso, conocido como muerte, se considera un acontecimiento natural y sagrado, no menos importante que el nacimiento. En estas culturas, la muerte se ve como una liberación y una bendición, el último capítulo de la vida terrenal de una persona en una historia que de otra manera estaría incompleta. Además, en estas culturas, la muerte no se ve simplemente como un final, sino más bien, como un nuevo comienzo. Por ello, el aniversario del día de la muerte de una persona normalmente se recuerda y celebra aún más que su cumpleaños.

El beneficio de aceptar que uno no vivirá en esta tierra para siempre es que ya no tiene que vivir con la tensión y el miedo que provoca la muerte. La aceptación crea un estado natural de relajación. Como ya sabe, su sistema sanador funciona mejor cuando usted está en un estado de relajación natural y por ello, superar el miedo a la muerte aumenta enormemente su vitalidad y contribuye a una salud duradera.

Desde luego la muerte no es una experiencia por la que debamos alegrarnos, ni iniciarla prematuramente o ensalzarla antes de tiempo; sin embargo, no tiene que ser la experiencia difícil, dolorosa y deprimente que normalmente se considera en nuestra sociedad. La muerte puede ser una ocasión afectuosa y especial, una experiencia profundamente sanadora para todos aquellos que han ido a presenciar la sagrada partida de un alma creada excepcionalmente. Una buena muerte puede actuar como una poderosa afirmación y una especial bendición para los que se quedan atrás. Estas muertes, en lugar de provocar tensión y prolongar el mito de que la muerte es una terrible y dolorosa experiencia, contribuyen a una sanación general al reforzar la tranquilidad, belleza y serenidad de esta experiencia natural de la vida. Esta actitud refuerza y fortalece en conjunto los sistemas sanadores de las personas que pertenecen a esa cultura y sociedad y contribuye a que estas personas tengan una salud duradera.

Una buena muerte, que puede compararse a un parto, requiere preparación. Por ejemplo, es bien sabido que las mamás que no han asistido a las clases prenatales están normalmente mal preparadas para el parto y a menudo sufren más complicaciones, dolores y lesiones que las que están bien preparadas. Lo mismo sucede en la muerte. En una muerte para la que uno se ha preparado mal, a menudo ocurren muchas más complicaciones, dolores y lesiones de los necesarios. Una experiencia así refuerza la noción de que la muerte es un acontecimiento horrible y provoca miedo en los que la presencian. Se perpetúa un círculo vicioso, se contribuye a la percepción de la muerte generalmente temerosa de la sociedad y se crea una preocupación innecesaria y resultados negativos en el proceso. Irónicamente, la mejor manera de prepararse para una buena muerte es teniendo una buena vida.

Es posible disfrutar sus últimos días sobre esta tierra y tener una experiencia positiva de muerte. El grado de éxito que obtenga al hacerlo dependerá en gran medida de su capacidad para cooperar con el sistema sanador y permanecer saludable a lo largo de su vida, lo cual a su vez depende en gran parte de las elecciones que realiza cada día. Dése cuenta de que su tiempo en esta tierra es limitado y luego viva su vida como si fuera un privilegio, como si cada momento contara. Céntrese en hacer lo que le encanta hacer. Por ejemplo, el sueño de un vaquero es morir con las botas puestas y ser enterrado con su caballo. La probabilidad de hacer realidad este sueño aumenta cada día que puede ensillar y cabalgar por las llanuras con su fiel amigo. Lo mismo puede decirse de usted y de cualquier actividad, pasatiempo y vocación que le encante hacer de verdad. Entre más pueda organizar su vida alrededor de hacer lo que ama, más probabilidades tendrá de abandonar este mundo en un estado elevado, sin ninguna pena ni arrepentimiento.

En la India, adonde yo he viajado con frecuencia, he conocido a muchas personas de 80, 90 y más años que están activas, saludables, son miembros respetados de sus comunidades y disfrutan su vida, están totalmente libres del miedo a la muerte y no les preocupa su edad avanzada. Además, la literatura sánscrita, que se remonta a varios miles de años, está repleta de relatos históricos de almas realizadas que podían predecir con exactitud el momento de su muerte y dejar sus cuerpos deliberada, plácida y valientemente.

Asimismo, en Japón, tradicionalmente los guerreros samuráis han recibido el nuevo día con el pensamiento: "¡Hoy es un buen día para morir!" Aunque esta afirmación puede parecer al principio fatalista, esta filosofía en realidad enriquece las vidas de los guerreros y mejora su salud. Al enfrentar la mortalidad de esta manera, reconociendo que hoy puede ser el último día en este mundo, pueden vivir sin miedo y permanecer más relajados. Esta actitud relajada alimenta y apoya sus sistemas sanadores y los ayuda a lograr una salud duradera. Puesto que el credo samurái impregna casi todos los aspectos de la sociedad japonesa, no es

sorprendente ver que, en promedio, los japoneses viven mucho
más que los occidentales.

Comprender que uno tiene un enorme control sobre las circunstancias de su vida y su salud es el mejor modo de prepararse
para gozar de una buena salud. También es la mejor manera de
disfrutar de la vida. Al igual que el vaquero, el yogui o el guerrero
samurái, usted puede gozar de una salud duradera, y luego, cuando
le llegue la hora, abandonar este mundo con paz y serenidad, valor
y convicción, gracia y estilo. Cuando aprenda a cooperar con su sistema sanador, podrá disfrutar una salud duradera y cuando llegue el
momento, experimentar una muerte plácida y sin dolor.

Consideraciones finales acerca del envejecimiento, una salud duradera y el sistema sanador

Los límites de lo que se considera la vejez se amplían continuamente. Un hombre de 70 años, según los parámetros actuales, se
considera aún joven. Usted puede prolongar y mantener un vigor y
salud juveniles hasta bien entrado en los 80, 90 o más allá si apoya
y alimenta a su sistema sanador. Su actitud ante el envejecimiento
desempeña un importante papel en su longevidad e influye en los
mecanismos fisiológicos que pueden acelerar o ralentizar el proceso
del envejecimiento. Si desarrolla malos hábitos de salud basados en
actitudes pesimistas y negativas, tiene más probabilidades de enfermar y morir antes. Pero si está animado a sacar el máximo partido a
su vida y a su extraordinario sistema sanador y está motivado para
permanecer saludable, puede disfrutar una vida larga y plena.
Mantenga una actitud mental positiva y desarrolle hábitos de salud
personales sanos e irradiará un espíritu de juventud y mejorará sus
probabilidades de permanecer saludable hasta sus últimos días.
Acepte su mortalidad y comprenda que usted está en esta tierra por
un tiempo limitado y superará más fácilmente el miedo a la muerte.
Cultive una actitud relajada. Su sistema sanador se beneficiará
enormemente y su actitud facilitará su meta de lograr una salud
duradera.

CAPÍTULO 8

El trabajo del sistema sanador:
historias verídicas

Los médicos se ocupan del dolor, el sufrimiento y la enfermedad todos los días de su vida. Debido a ello, tienden a ver la vida a través de una lente deformada que considera la enfermedad como normal y la muerte como anormal. Aunque sirven como expertos en salud designados por la sociedad, en realidad son expertos en enfermedades. En este papel, los médicos ejercen una profunda influencia en nuestro modo de pensar y así hemos aprendido a ser pesimistas, negativos y temerosos en lo referente a nuestro cuerpo.

Pero si trascendemos esta lente deformada y exploramos más profundamente el maravilloso funcionamiento de nuestro cuerpo, descubriremos un sistema sanador que puede superar casi cualquier afección conocida por el hombre. Descubriremos que la salud y el bienestar son la regla y que las enfermedades y afecciones son las excepciones que confirman dicha regla.

Muchas personas con afecciones médicas avanzadas y graves mejoran cuando aprenden a cooperar con sus sistemas sanadores. Y aunque estos casos puedan parecer extraordinarios, en realidad, son bastante corrientes. Cuando uno comprende que tiene un sistema sanador, debería esperar curarse, sin importar lo abrumadoramente desfavorables que le sean las circunstancias. Cuando usted o un ser querido sufre una enfermedad o herida, la verdadera pregunta no es

"¿Se producirá la curación?" sino "¿Cuándo se producirá la curación?" La respuesta es "Cuando usted decida cooperar y trabajar con su sistema sanador, mejorará y se curará; ¡entre más pronto lo haga, más rápido se curará!"

Le ofrezco las siguientes historias para ayudarlo a conocer mejor a su sistema sanador. Puesto que su sistema sanador se encuentra dentro de usted, puede activarlo gratuitamente. Está listo para trabajar para usted 24 horas al día, 7 días a la semana y es su aliado más poderoso en el viaje de la vida. Lo único que su sistema sanador pide es que reconozca su existencia, que lo escuche y que realice un esfuerzo coordinado para cooperar y trabajar con él, no contra él.

La extraordinaria historia de sanación de Ronald

Ronald Jenkins tenía 19 años y estaba en la universidad. Era la viva imagen de la salud, tenía una beca completa deportiva y académica y nunca había faltado un día de clase por enfermedad desde que estaba en el *kindergarten*. Excepto los exámenes físicos rutinarios y las vacunas, Ronald nunca había ido con un médico ni había estado en el hospital. Se encontraba en la flor de la vida y todo andaba bien. Sin embargo, pronto su vida cambiaría.

Mientras era orientador en un campamento juvenil durante las vacaciones de verano, Ronald se despertó una noche con un intenso dolor abdominal. Corrió al baño para aliviarse. Tuvo una diarrea tan fuerte que pasó casi toda la noche en el inodoro. Comenzó a sentir que tenía fiebre. Pensó que podía haber sufrido un envenenamiento por alimentos. Bebió líquidos y descansó, pensando que mejoraría por sí mismo. Pero después de una semana, sus síntomas continuaron sin reducir la intensidad. Por primera vez en su vida, Ronald buscó la ayuda de un médico.

El médico le diagnosticó a Ronald gastroenteritis y lo trató con descanso, líquidos, antibióticos y medicamentos antiinflamatorios. Después de dos semanas, no obstante, aún no había mejoría, de manera que su médico lo derivó a un especialista. El especialista pidió análisis de sangre, radiografías, escáneres intestinales y una *colonoscopia*, un examen en el cual se inserta un tubo flexible para examinar el intestino grueso en toda su extensión. Tras muchas deliberaciones y conversaciones, los médicos diagnosticaron la enfermedad de Crohn, una grave enfermedad inflamatoria del intestino delgado y grueso. Ronald fue sometido a un estricto protocolo de potentes medicamentos, entre ellos antiinflamatorios, agentes antimicrobianos y corticosteroides, así como una dieta muy restringida.

A Ronald no le fue muy bien con este tratamiento. Su dolor y diarrea continuaron y pronto desarrolló otros síntomas como rigidez, dolor e hinchazón en las articulaciones. Un extraño sarpullido con ampollas apareció en su rostro. Tenía náuseas y mareos constantes. Las comisuras de la boca comenzaron a agrietarse y sangrar. Día tras día, se sentía cada vez más débil y disminuía su energía vital. Se vio obligado a tomar una licencia por enfermedad en la universidad y volver a vivir en la casa de sus padres. Afortunadamente, ellos estaban dispuestos a hacer cualquier cosa para ayudar a Ronald a recuperar su salud.

Después de seis meses, Ronald parecía estar a punto de morirse. Su peso había bajado a unos 104 libras (47 kg) cuando normalmente su peso era 180 libras (82 kg). Sus amigos comentaban que lucía como una víctima de un campo de concentración. Su diarrea había aumentado hasta el punto de que no podía dormir durante más de 45 minutos de corrido antes de tener que salir de la cama y correr al inodoro para aliviarse. No tenía apetito y su abdomen estaba abotargado y lleno de gas. Se obligaba a sí mismo a comer para seguir vivo, pero no podía mantener la comida adentro. . . todo lo que entraba por arriba era expulsado inmediatamente por abajo.

En un intento desesperado por salvar la vida de Ronald, su médico lo envió con los mejores especialistas del país en enfermedades gastrointestinales. Tras revisar su historial y examinarlo, todos estuvieron de acuerdo en que el de Ronald era uno de los peores casos de la enfermedad de Crohn que habían visto nunca. Si querían salvar su vida, la opinión general fue que la única opción de Ronald era la extirpación quirúrgica de su colon y toda una vida de medicamentos inmunodepresores.

Ronald regresó a casa a considerar su destino. Se deprimió muchísimo e incluso pensó en el suicidio. Puesto que estaba desnutrido, tenía que alimentarse a través de un gran catéter intravenoso insertado en una vena cerca del cuello. Este catéter, el cual se infectaba fácilmente, realmente era lo que lo mantenía vivo.

Mientras Ronald yacía en la cama agonizando, uno de los amigos de su padre sugirió algo sencillo pero radical. Sugirió que si Ronald pudiera recuperar el equilibrio de la flora natural de sus intestinos, tendría bastantes probabilidades de recuperar su salud. Basaba esta idea en una reciente investigación que señalaba que, además de las 500 cepas bacterianas buenas que residen en los intestinos humanos, puede haber más tipos de bacterias beneficiosas, quizás hasta 10.000 cepas. Le pidió a Ronald que probara varias cápsulas al día de una tierra higiénica especial cultivada para el consumo humano; esta tierra contenía muchas cepas de estas bacterias beneficiosas.

Al principio, a Ronald lo desconcertó la idea de comer tierra, pero como estaba desesperado, estaba dispuesto a probar cualquier cosa. Tras muchas horas de lectura, investigaciones y conversaciones con su padre y el amigo de este, se dio cuenta de que lo que le habían propuesto era una vuelta a los hábitos alimenticios de sus antepasados. En aquel tiempo, antes de los pesticidas y los fertilizantes artificiales, la gente comía las verduras directamente de los campos, ingiriendo pequeñas cantidades de organismos beneficiosos de la tierra con cada bocado, y, en el proceso, reponían su flora intestinal natural. Si pensamos en los sistemas digestivos de las vacas, y en cómo sus estómagos que tienen varias cavidades están llenos de bacterias beneficiosas que ayudan a digerir su alimento, esta idea no es tan radical.

El primer día, Ronald tomó seis cápsulas de tierra higiénica (dos a la vez, tres veces al día). A la mañana siguiente, después de su primera noche de sueño profundo en mucho tiempo, Ronald sintió que su dolor abdominal perdía intensidad. Por primera vez desde que comenzó su enfermedad, no se despertó con fiebre. A lo largo de los siguientes días, se redujo la frecuencia e intensidad de su diarrea. Después de varios días, sus heces comenzaron a endurecerse. Tras una semana, empezó a recuperar el apetito e hizo de vientre de manera normal por primera vez en casi un año.

A lo largo de las siguientes semanas, mientras continuaba tomando las cápsulas de tierra beneficiosa, el apetito y las evacuaciones de Ronald continuaron mejorando y normalizándose. También mejoró la salud de sus articulaciones, su piel, las úlceras de su boca, su nivel de energía y su actitud. Después de seis meses, volvía a pesar 180 libras, regresó a la universidad y estaba totalmente bien.

Comer tierra se opone frontalmente a la medicina convencional, la que a menudo ve a la naturaleza como si fuera el enemigo y la causa de la mayoría de enfermedades. Pero cuando cooperamos con nuestros sistemas sanadores, las soluciones naturales con frecuencia son las que mejor funcionan. Para Ronald, utilizar organismos beneficiosos que se encuentran normalmente en tierra higiénica y saludable fue el ingrediente secreto que curó su enfermedad en última instancia. Las bacterias beneficiosas ayudan a la digestión y producen valiosas sustancias, como la vitamina K, por lo que restauran el equilibrio en los intestinos; por consiguiente, son una de las maneras más importantes de cooperar con el sistema sanador.

La extraordinaria historia de sanación de Rani

Rani era una anciana que vivía en una comunidad que yo visitaba regularmente en la India. Había sufrido asma desde que era una niña y tomaba medicamentos habitualmente para controlarla. Siempre que agarraba un resfriado (catarro), respiraba aire con mucho polvo o estaba sometida a mucho estrés, su asma empeoraba. En estas ocasiones, algunas veces incluso sus medicamentos le fallaban y tenía que ir al hospital, donde le administraban fármacos intravenosos y tratamientos respiratorios especiales.

Después de estar lejos mucho tiempo, un día volví a la India y me encontré a Rani en un estado muy precario. No solamente estaba empeorando su asma, sino que sus pies, tobillos y abdomen estaban hinchados. Llevaba días sin comer, no podía salir de la cama sin ayuda y parecía estar a las puertas de la muerte.

Cuando examiné a Rani, descubrí respiraciones débiles y superficiales, un ritmo cardíaco débil e irregular y sonidos cardíacos anormales, líquido en sus pulmones y panza y un hígado agrandado. Me dijo que llevaba varios días sin orinar. Todos esos síntomas no auguraban nada bueno. Sugerí que fuera hospitalizada, aunque su familia no contaba con los recursos económicos para pagar una hospitalización.

En el hospital, tras muchos exámenes e investigaciones, los médicos descubrieron que Rani sufría una insuficiencia cardíaca congestiva y que su hígado y riñones estaban fallando. Le dijeron que no podían hacer nada por ella. A Rani le dieron de alta del hospital con pocas esperanzas de que viviera más de una o dos semanas. Su familia se preparó para su muerte inminente.

En un esfuerzo desesperado para ayudar a Rani, traté de administrarle varios medicamentos muy fuertes que había traído de mi hospital de los EE. UU. para pacientes con enfermedades graves. Uno de estos era *Lanoxin*, un derivado del *digital*, utilizado para la insuficiencia cardíaca congestiva. Otro era *Lasix*, un fuerte *diurético* utilizado para extraer líquidos de los pulmones, los pies y el abdomen. También esperaba que *Lasix* le limpiara los riñones y restableciera su función. Además, compré los últimos y más fuertes inhaladores *broncodilatadores* y *corticosteroides* para abrir sus vías respiratorias en un intento por tratar su asma. Pero tras varios días tomando estos medicamentos su estado no hacía sino empeorar. Estaba cayendo en picada rápidamente.

Una mañana, mientras hacía mis visitas habituales, vi a un caballero indio sentado y hablando con Rani cuando me acercaba a su casa. La familia me dijo que era el Dr. Vinod, un famoso médico que practicaba la Ayurveda, la antigua medicina tradicional de la India. La Ayurveda utiliza principalmente remedios naturales para devolver la salud al cuerpo. La familia de Rani había llamado al Dr. Vinod para ver si podía hacer algo para ayudarla.

El Dr. Vinod hizo algo que nunca había visto antes y que iba totalmente en contra de mi preparación médica. Hizo que dejara todos sus medicamentos, salió a la parte de atrás de la casa de Rani, arrancó una hoja de un árbol determinado y la colocó sobre su abdomen. Restringió su dieta a tres vasos de leche de cabra pura al día. Todos los días le aplicaban una hoja nueva. Este tratamiento me parecía primitivo y tenía serias dudas acerca de que diera algún resultado.

Sin embargo, a los pocos días, Rani comenzó a sentarse en la cama ella sola y a tomar comidas completas. Su respiración volvió lentamente a la normalidad, la hinchazón de sus pies y abdomen desapareció, y, en una semana, caminaba por el terreno que había afuera de su casa. En tres semanas, su respiración se normalizó y recuperó casi toda su fuerza previa. Si no hubiera visto su recuperación con mis propios ojos, no lo habría creído.

El caso de Rani fue algo más que una lección de humildad para mí, un médico formado en los EE. UU. que supuestamente poseía la educación más moderna y actualizada y los fármacos de más alta tecnología.

Y lo que es más importante, me enseñó que establecer el tratamiento correcto, aunque sea uno increíblemente simple, e incluso ante una situación aparentemente desesperada, puede cooperar con el sistema sanador para restablecer el estado natural de salud y la energía del cuerpo.

La extraordinaria historia de sanación de Pierre

Pierre era un aventurero francés que conocí durante mis primeros viajes por la India. Hijo de una familia real francesa, se había rebelado y huido de su patria. Pierre viajó a dedo (a aventón) por Grecia, Turquía, Irak, Irán y Afganistán antes de llegar a la India. Al final, construyó una cabaña pequeña en la playa de Goa, en medio de la costa occidental de la India, y se habituó a la vida despreocupada de un expatriado extranjero que se pasa la vida en la playa. Sus actividades diarias consistían en pescar, tomar siestas, aprender acerca de la cultura india y mendigar comida. Pero su diversión iba a acabar pronto.

Un día Pierre se despertó con un agudo dolor en el lado derecho del abdomen, justo debajo de su tórax. Le resultaba difícil respirar. Notó que su orina era color marrón oscuro, casi como del color del té, mientras sus heces eran de color amarillo claro. Tenía fiebre, no tenía apetito y sentía muchísimas náuseas. Vomitaba frecuentemente la comida y el agua. Varios días después, mientras se veía en un espejo de un baño público, Pierre notó que su piel y el blanco de sus ojos se habían vuelto amarillos. Tenía ictericia. Entonces supo que padecía hepatitis. Estar enfermo en el país de uno ya es bastante aterrador, pero cuando uno está en un país pobre en vías de desarrollo, lejos de casa y sin dinero, puede ser aún mucho más aterrador.

Pierre fue de hospital en hospital, esperando que lo curaran. Le dijeron que no había cura para ese tipo de hepatitis y que no se podía hacer nada. Puesto que le resultaba difícil mantener los líquidos en el cuerpo e incluso más difícil mantener la comida, cada vez se fue poniendo más débil y adelgazó mucho. Por desesperación, lo mandaron al hospital e instituto de investigación sobre yoga donde yo estaba estudiando y llevando a cabo investigaciones, a unas 400 millas (644 km) al noroeste de Goa. En este hospital se prescriben y administran tratamientos totalmente naturales procedentes del yoga a pacientes con enfermedades para las que la medicina moderna no ha encontrado cura.

A Pierre le recetaron cosas que para mí no tenían ningún sentido en absoluto. Por ejemplo, le recomendaron prácticas regulares de respiración, conocidas como *pranayama*, que se suponía que calmaban su sistema nervioso y mejoraban la oxigenación de la sangre. También le prescribieron *kriyas*, limpiezas intestinales específicas con agua que limpiaban sus intestinos y supuestamente limpiarían y purificarían su hígado. A Pierre también le recomendaron ciertas *asanas*, o posturas de yoga, junto con ejercicios abdominales suaves para masajear sus órganos internos y favorecer el riego sanguíneo hasta el hígado. También le ordenaron beber mucha agua y jugos y le daban de comer *kichari*, un alimento yóguico tradicional compuesto por frijoles (habichuelas) *mung* partidos y arroz *basmati*. Me dijeron que el *kichari* era suave y calmante, fácil de digerir, una excelente fuente de proteínas y que contenía numerosas vitaminas, minerales y oligoelementos que restablecerían la salud del hígado. También le prescribieron otros alimentos como la papaya (fruta bomba, lechosa), junto con remedios naturales que alimentaban y reforzaban el hígado.

Al seguir el tratamiento con estos métodos no convencionales, Pierre recuperó su salud y en varios meses se curó completamente de la hepatitis. Su caso demuestra que incluso en ausencia de medicamentos modernos, la sanación puede producirse cuando el tratamiento tiene el objetivo de cooperar con el sistema sanador. En el yoga, todos los intentos de restablecimiento de la salud están diseñados para trabajar con el sistema sanador, no contra él. Por este motivo, el yoga representa una de las áreas de investigación más prometedoras si uno está interesado en cooperar con el sistema sanador para lograr una salud y bienestar óptimos.

La extraordinaria historia de sanación de Ned

Ned Peterson era profesor emérito de Psicología en la Universidad de Hawai. Tenía 59 años cuando le diagnosticaron por primera vez una enfermedad cardíaca. Antes de su diagnóstico, Ned llevaba varios meses sufriendo un ligero dolor en el pecho, pero él atribuyó estos dolores a un simple esguince muscular. Cuando finalmente consultó al médico, lo derivaron a un cardiólogo, quien le mandó hacer una prueba de esfuerzo y un angiograma, una prueba que mide el flujo sanguíneo en las arterias que alimentan el corazón.

El cardiólogo de Ned le dijo que la prueba de esfuerzo mostraba una enfermedad cardíaca. Los resultados de su angiograma tampoco eran buenos. La arteria principal estaba un 100 por cien obstruida y otras dos estaban obstruidas en un 80 por ciento y un 85 por ciento. Una *prueba con talio*, la cual mide el flujo sanguíneo al músculo cardíaco, confirmó graves obstrucciones en áreas importantes del corazón. Debido a las ubicaciones de las obstrucciones, Ned sólo tenía una opción: cirugía inmediata de derivación arterial coronaria. Le dijeron que si no se sometía a esta operación, estaría muerto en el plazo de varios meses.

Ned era reacio a aceptar la cirugía como su única alternativa. No le gustaba la idea de que le abrieran el pecho y le pararan el corazón mientras el cirujano cosía venas diminutas a sus arterias coronarias para circunvalar las obstrucciones. Las importantes complicaciones potenciales relacionadas con una operación a corazón abierto le hicieron buscar otra solución.

Ned le dio las gracias a su cardiólogo pero le dijo que intentaría otro medio. Su cardiólogo le dijo que estaba loco y que probablemente moriría en menos de un año.

Por suerte, Ned leyó *Recuperar el corazón* del Dr. Dean Ornish, la primera persona en el mundo que demostró la reversión de las enfermedades cardíacas sin fármacos ni cirugía. Ned empezó a seguir una dieta baja en grasa y vegetariana. También inició un régimen de ejercicio consistente en caminar y andar en bicicleta de tres a seis días por semana, un suave estiramiento de yoga diario, relajación y meditación. Y aprendió a estar más consciente de sus sentimientos y a expresarlos.

Después de que Ned siguió el programa del Dr. Ornish durante dos semanas, sus dolores de pecho disminuyeron considerablemente. Después de un mes, habían desaparecido completamente. En tres meses, podía andar en bicicleta 12 millas (19 km) sin apenas sudar. En un año, fue con otro médico que pidió un nuevo angiograma y una prueba con talio. El angiograma repetido de Ned mostró que las obstrucciones se habían disuelto considerablemente. El vaso sanguíneo obstruido al 100 por ciento estaba ahora sólo al 40 por ciento, y las obstrucciones al 80 por ciento y al 85 por ciento se habían reducido al 20 por ciento y al 25 por ciento, respectivamente. La prueba con talio repetida reveló una mejora del 300 por ciento del flujo sanguíneo a los músculos cardíacos. Ned estaba totalmente fuera de la zona de peligro.

Ned se sentía como un hombre nuevo, y con las pruebas de laboratorio que confirmaban su reversión de la enfermedad cardíaca, volvió con el primer cardiólogo que le había dicho que estaría muerto en menos de un año si no se sometía a la operación a corazón abierto. Ned mostró al médico su angiograma y los resultados de la prueba con talio. El cardiólogo se quedó mirándolos con incredulidad. Le preguntó cómo lo había hecho, cómo había revertido su enfermedad cardíaca. Ned le habló del trabajo del Dr. Ornish.

Hoy, Ned dirige grupos de voluntarios para pacientes cardíacos recién diagnosticados y el mismo cardiólogo que le dijo al principio que estaba loco por no someterse a una operación a corazón abierto le envía ahora pacientes de manera regular. Ha escrito un libro superventas acerca del cuidado del corazón y está totalmente libre de la enfermedad cardíaca. Puesto que fue capaz de comprender lo que contribuyó a las obstrucciones de su corazón y tomó medidas correctivas que abordaban las causas subyacentes de su problema, su sistema sanador pudo reparar los daños y revertir su enfermedad. Hoy, Ned goza de una radiante salud porque ha aprendido a escuchar a su sistema sanador y a cooperar con él.

La historia de sanación de Norman Cousins

Norman Cousins fue la primera persona que me habló acerca del sistema sanador del cuerpo. Su caso es uno de los ejemplos más espectaculares y vívidos del sistema sanador en acción.

Destacado escritor y conciliador internacional, Cousins viajó a Hiroshima cada año durante 40 años para ayudar a sanar las heridas de las personas causadas por el lanzamiento de la bomba atómica sobre Japón en la Segunda Guerra Mundial. Durante muchos años también ayudó a negociar la liberación de importantes prisioneros políticos y religiosos en todo el mundo. Un día, tras servir como mediador durante las famosas conversaciones del tratado SALT (Conversaciones para la Limitación de Armas Estratégicas) entre el presidente John F. Kennedy y Nikita Krushchev, Cousins regresó a casa desde la Unión Soviética completamente exhausto, física, mental y emocionalmente. Estaba enormemente disgustado porque las conversaciones no habían marchado bien y los soviéticos estaban avanzando desafiantemente en la fabricación de armas nucleares. Era una época muy estresante para Cousins. Varios días después, apareció una misteriosa fiebre.

Además de la fiebre y el agotamiento, la columna vertebral de Cousins comenzó a ponerse rígida y a dolerle muchísimo. Después de muchas pruebas, le diagnosticaron un caso avanzado de *espondilitis anquilosante*, una grave forma de artritis en la columna vertebral que provoca un progresivo entumecimiento y fusión de todas las vértebras de la columna. La implicación cardíaca y la muerte eran posibilidades nada desdeñables.

El médico familiar de Cousins lo envió a uno de los mejores hospitales del país y llamó y consultó a los mejores especialistas de la época. Las opiniones de los expertos médicos eran unánimes: no se podía hacer nada; era un caso terminal sin esperanzas. A Cousins le dieron seis meses de vida.

Los médicos controlaban su *velocidad de sedimentación*, que era un análisis de sangre específico que indicaba la gravedad de esta enfermedad. Ya alta, la velocidad continuaba aumentando cada día. Todos los días, el equipo de extracción de sangre le clavaba una aguja en el brazo para confirmar bioquímicamente su enfermedad progresiva y degenerativa. En sus raros momentos más alegres, puesto que el grupo de extracción de sangre no le estaba ayudando realmente, en son de broma Cousins les llamaba "la brigada de los vampiros". Durante este tiempo, Cousins se dio cuenta de que, puesto que sólo tenía seis meses de vida, sería mejor que disfrutara sus últimos días. En su estado de desesperación y desesperanza, se encontró por casualidad con el secreto poder sanador del humor y la risa como antídotos contra el dolor y la desdicha.

Cousins era amigo de muchas celebridades, desde el presidente de los EE. UU. hasta estrellas de cine de Hollywood. Uno de estos amigos era Allen Funt, el productor de la serie humorística de TV de gran éxito *Candid Camera*. Funt le proporcionó a Cousins películas de los episodios más memorables del programa. Cousins también vio otras películas divertidas, como las de los hermanos Marx. Mientras yacía en la habitación del hospital, perdido en la alegría y la risa de las películas, comenzó a notar que disminuía su dolor. En concreto, descubrió que por cada 15 minutos de sonoras carcajadas, podía dormir dos horas sin dolor. Al mismo tiempo, Linus Pauling, premio Nobel de química y amigo íntimo de Cousins, le insistió para que tomara vitamina C todos los días.

Mientras Cousins continuaba con este programa, lentamente notó que sus síntomas mejoraban. La "brigada de los vampiros" también comunicó que su velocidad de sedimentación comenzaba a bajar, lo que indicaba que su bioquímica interna estaba cambiando para bien. En varios meses, pudo salir de la cama y caminar sin bastón ni muletas. En el plazo de un año, no tenía ningún dolor en absoluto, su velocidad de sedimentación había vuelto a la normalidad y fue declarado "curado", no sólo por su médico, sino también por los mejores especialistas del momento, quienes lo habían desahuciado previamente.

Tras escribir su béstseller *Anatomía de una enfermedad*, el cual describe los detalles de su milagroso viaje de sanación y triunfo sobre la espondilitis anquilosante, Cousins pasó a encabezar investigaciones pioneras en un nuevo campo de la medicina conocido como *psiconeuroinmunología*, el cual, tal como señalamos antes, estudia cómo la mente y el sistema nervioso pueden afectar el sistema inmunitario e influir en el curso de una enfermedad y en la salud. Muchos pacientes de SIDA y cáncer se han beneficiado de estos estudios. Al igual que todos los sistemas orgánicos, el sistema inmunitario depende del sistema sanador para hacer poner su mejor esfuerzo. De hecho, un sistema sanador fuerte es necesario para que el sistema inmunitario funcione óptimamente. . . como hizo en el caso de Norman Cousins mismo. Después de 10 años de trabajo en este campo, no sorprende que el siguiente béstseller de Cousins se tituló apropiadamente *Principios de autocuración: la biología de la esperanza*.

La extraordinaria historia de sanación de Arthur

El Dr. Bernie Siegel es un conocido cirujano oncólogo, orador aclamado internacionalmente y autor de numerosos béstsellers, entre ellos el inmensamente inspirador y eterno clásico *Amor, medicina y milagros*. Uno de los primeros casos que lo inspiraron fue un hombre llamado Arthur. Arthur era un paciente del Dr. Siegel al que le habían diagnosticado un cáncer avanzado. Su estado era terminal y le dieron seis meses de vida. El Dr. Siegel no esperaba volver a verlo ni saber de él de nuevo.

Un día cinco años después, sin embargo, el Dr. Siegel se encontró con Arthur en la tienda de comestibles local, y quedó estupefacto. Creía que había visto un fantasma. Le dijo a Arthur que debería estar muerto. . . ¿qué estaba haciendo aún vivo?

Arthur contestó, "Dr. Siegel, usted probablemente no recuerda lo que me dijo, pero me dijo que sólo me quedaban seis meses de vida y que era importante para mí hacer que esos fueran los mejores seis meses de mi vida". Arthur continuó: "Seguí su consejo. Dejé mi trabajo, el cual nunca me había gustado. Me fui de crucero, algo que siempre había querido hacer y comencé a tomar clases de piano, otra cosa que siempre había querido hacer. Después de seis meses, me sentía tan bien, que decidí que no tenía que morir. No he estado enfermo en los últimos cinco años y nunca me he sentido mejor en toda mi vida".

El Dr. Siegel se quedó allí devanándose los sesos y pensó: "Me pregunto cuántos más de mis pacientes a los que envié a casa a morir aún siguen vivos, al igual que Arthur".

A la mañana siguiente, hizo que el personal de su consultorio llamara a las familias de cientos de sus pacientes que se suponía estaban muertos. Para su sorpresa, descubrió que cerca del 20 por ciento de estos casos terminales aún vivían y estaban completamente saludables.

Volvió a pensar y se preguntó por qué no habían vuelto con él. Entonces cayó en la cuenta: si uno fuera un paciente cuyo médico le hubiera dicho que le quedaban sólo seis meses de vida y después de seis meses se sintiera mejor que nunca antes, el consultorio de tal médico sería el último sitio adonde iría.

El Dr. Siegel entonces llamó personalmente a todos estos pacientes y les preguntó si querían asistir a reuniones (juntas) de grupo semanales. Durante los siguientes 12 años, estos pacientes, que eran todos sobrevivientes del cáncer, se reunieron como grupo. El Dr. Siegel los llamó Pacientes Excepcionales de Cáncer (*Exceptional Cancer Patients*), y ellos fueron sus maestros. Sus historias, y las muchas cosas que hicieron para activar sus sistemas sanadores mientras superaban casos terminales de cáncer, están descritas en *Amor, medicina y milagros*.

Lo mejor del trabajo del Dr. Siegel es que ha dado esperanza a millones de personas aquejadas de graves enfermedades terminales. Como él dice: "No hay enfermedades incurables, solamente personas incurables". Él respalda estas palabras señalando a la literatura científica, la cual contiene estudios clínicos de personas de todas las profesiones y condiciones sociales que han vencido todas las enfermedades denominadas incurables conocidas por el hombre. El Dr. Siegel opina que si una persona puede vencer una enfermedad incurable, por definición, la enfermedad ya no puede seguir denominándose incurable. Los Pacientes Excepcionales de Cáncer del Dr. Siegel ofrecen pruebas contundentes de que podemos acceder a nuestros sistemas sanadores y activarlos de diferentes maneras y con diversos medios, y que, una vez activados, pueden superar incluso la enfermedad más grave de la vida.

La extraordinaria historia de sanación de Louise Hay

Louise Hay era una joven que apenas había terminado la secundaria (preparatoria). A temprana edad, desarrolló cáncer cervical, y le dijeron que si no se sometía a una operación inmediata y a quimioterapia, moriría.

Louise era reacia a operarse y a introducir a su cuerpo sustancias químicas extrañas con efectos secundarios potencialmente tóxicos. En lugar de eso, decidió buscar métodos de curación alternativos. Investigó el impacto de los alimentos nutritivos en la salud y cambió su dieta. También exploró la conexión cuerpo-mente y descubrió cómo sus pensamientos, emociones y actitudes podían influir poderosamente sobre su salud física.

Durante su viaje de autoexploración, Louise descubrió que habían abusado sexualmente de ella, y que, como consecuencia, había albergado vergüenza y resentimiento por la parte de su cuerpo donde el cáncer finalmente se desarrolló. Tras descubrir ciertas verdades interiores acerca de sí misma, se dio cuenta de que era bastante lógico que el cáncer apareciera allí.

Lentamente, conforme mejoraba la dieta, el estilo de vida y las actitudes de Louise, y aprendía a cuidarse más en pensamiento, palabra y acción, su cáncer desapareció, para no regresar nunca más. Desde entonces goza de una radiante salud y se ha convertido en una extraordinaria maestra y sanadora.

En su trabajo de sanación, Louise descubrió que, en muchas ocasiones, el modo en que tratamos a nuestros cuerpos es un reflejo del modo en que nos tratamos a nosotros mismos. Esta interacción ejerce una poderosa influencia en nuestros sistemas sanadores y en nuestra salud. Por ejemplo, cuando tenemos pensamientos amables y afectuosos acerca de nuestros cuerpos y de nosotros mismos, tendemos a tratarlos con amor y amabilidad. Esto nos anima a comer bien y a hacer ejercicio, a descansar y a dormir bien, entre otras cosas. Estas conductas refuerzan y fortalecen nuestros sistemas sanadores y nos aseguran una buena salud. Cuando estamos enfadados con la vida y resentidos con nosotros mismos y con los demás, tendemos a realizar actividades autodestructivas que son perjudiciales para nuestros cuerpos. Estas conductas hacen que nuestro sistema sanador tenga que trabajar más y a la larga pueden contribuir a la enfermedad.

Louise escribió varios clásicos bestséllers internacionales. Su primer libro, y quizás el más famoso, es *Usted puede sanar su vida*, basado en su viaje de autocuración personal. También ha producido muchos otros libros y cassettes maravillosos para ayudar a las personas interesadas en la sanación. Incluso montó su propia y exitosa casa editorial, *Hay House*, la cual ha crecido rápidamente desde su comienzo.

La extraordinaria historia de sanación de Steve

Steve era un carpintero que hacía estructuras de madera en una casa de construcción personalizada. Un día, mientras subía por una escalera llevando su sierra eléctrica, se resbaló y cayó. Con el jaleo, de alguna manera golpeó sin querer el interruptor y se encendió la sierra. La potente sierra le cortó total y limpiamente el brazo. Miro hacia abajo y vio que su mano y muñeca ya no estaban pegadas a su cuerpo. Había sangre por todas partes. Gritó pidiendo ayuda y sus compañeros de trabajo vinieron corriendo. Llamaron a la ambulancia y alguien tuvo el aplomo de aplicarle un torniquete al brazo de Steve para detener la sangre. Otra persona agarró su muñeca y mano cercenadas y las metió en una bolsa.

Los paramédicos llegaron al lugar a los 20 minutos y llevaron a Steve y su mano cortada al Centro Médico de la UCLA. Lo metieron inmediatamente a la sala de operaciones, donde dos equipos de cirujanos y enfermeras ya estaban esperando para operarle. Un equipo trabajó en la mano, diseccionando los vasos sanguíneos, los huesos, los tendones y los nervios, mientras el otro equipo trabajaba en su brazo, preparando el extremo cortado para volverlo a pegar. Iban a intentar unir la mano de Steve a su brazo. Esto sucedió en 1975, cuando estos tipos de operaciones no eran tan habituales.

En ese momento yo trabajaba en el Centro Médico de la UCLA como ayudante de la sala de operaciones. Mi turno comenzaba a las 7:00 A.M. y terminaba a las 3:30 P.M. Cuando regresé a la mañana siguiente a las 7:00 A.M., la operación aún continuaba y siguió durante varias horas más.

Después de la operación, entablillaron el brazo de Steve. Después de dos meses, quitaron la tablilla y comenzó fisioterapia, durante la cual aprendió ejercicios para estirar y fortalecer su brazo y mano. Gracias al sistema sanador de Steve, el proceso de sanación ya se había iniciado cuando empezó con la fisioterapia.

A los seis meses, Steve podía utilizar totalmente su brazo, incluso la muñeca, mano y dedos. Al año, las yemas de sus dedos habían recuperado casi toda la sensibilidad. Además, aunque Steve había perdido una enorme cantidad de sangre en el accidente (casi había entrado en un estado de conmoción), sorprendentemente, no necesitó ninguna transfusión sanguínea después de la operación. Bebiendo montones de líquidos y comiendo frutas y verduras ricas en hierro, pudo ayudar a su sistema sanador a fabricar más sangre para su cuerpo.

Gracias al sistema sanador de Steve, se restableció la circulación de su mano y dedos. Sus huesos cercenados se volvieron a soldar y eran más fuertes que nunca. Los músculos y tendones cortados se volvieron a unir, se repararon y se curaron. Sus nervios se regeneraron y registraron una sensibilidad intacta casi total. En un año, Steve volvió a trabajar, saludable y fuerte y cortaba madera con su sierra favorita. Pero esta vez, siempre que iba de un lado a otro con ella, se aseguraba de poner el interruptor de seguridad.

La extraordinaria historia de sanación de Rose

Rose era una anciana que había estado sufriendo un sarpullido en los brazos y las piernas durante varios meses. Fue con mi buen amigo, el Dr. Elpern, quien se especializa en dermatología. El Dr. Elpern había probado diferentes remedios, y había pedido a Rose que regresara varias veces para hacerle chequeos (revisiones). En ninguna ocasión se había producido mejoría alguna en su piel.

Un poco frustrado, el Dr. Elpern decidió quitarle sus medicamentos e investigar más a fondo las posibles causas del sarpullido de Rose. Le preguntó si había estado enfrentando alguna dificultad poco común en casa o si había estado sometida a algún tipo de estrés. Rose dijo al Dr. Elpern que su esposo se había puesto muy enfermo hacía poco y que estaba muy preocupada por su salud. Siguió contándole que los médicos de su esposo no habían podido hacer que mejorara. El Dr. Elpern descubrió que su sarpullido había aparecido por primera vez cuando su marido cayó enfermo.

El Dr. Elpern pidió ver al esposo de Rose. Ella lo trajo al consultorio en su siguiente visita. Le hizo un cuestionario riguroso, lo examinó, realizó un presunto diagnóstico y le prescribió un tratamiento en consecuencia. En una semana, el esposo de Rose se sentía mucho mejor. Curiosamente, el sarpullido de Rose también comenzó a mejorar.

En la siguiente consulta de Rose con el Dr. Elpern dos semanas después, su sarpullido había desaparecido totalmente. Lo único que había hecho el Dr. Elpern fue tratar a su marido por una enfermedad no relacionada. El Dr. Elpern sabía que el estrés puede afectar el sistema sanador de una persona y fue lo suficientemente juicioso como para tratar el origen del sarpullido de Rose, el cual era la salud de su esposo. Cuando él recuperó la salud, ella también recuperó la suya.

La extraordinaria historia de sanación de Sam

Sam era un hawaiano obeso que tenía una vida sedentaria y comía los alimentos populares en este estado, entre ellos carnes enlatadas y alimentos hawaianos altos en grasa, como cerdo *lau lau*. Además de su obesidad, Sam también sufría varias enfermedades crónicas, entre ellas una diabetes insulinodependiente, la cual no estaba bien controlada. El médico de Sam quería enviarlo con el Dr. Shintani, un joven médico progresista que tenía una sólida experiencia en nutrición y medicina preventiva. El Dr. Shintani acababa de lanzar un nuevo programa nutricional preventivo para los hawaianos conocido como la Dieta Hawaiana.

Después de ver su historial médico y realizar un examen físico, el Dr. Shintani le recomendó a Sam seguir la Dieta Hawaiana, la cual estaba formulada con una combinación de ciencia moderna y sabiduría tradicional hawaiana. Según relatos históricos, los habitantes originarios de Hawai (antes de la llegada de los exploradores y misioneros europeos) eran bastante saludables, atléticos y delgados. Muchas enfermedades comunes entre las culturas occidentales no existían entre los hawaianos cuando el Capitán James Cook los descubrió por primera vez en 1778. Los hawaianos originarios comían alimentos sencillos, saludables y nutritivos como frutas; carbohidratos complejos, como batatas dulces (camotes) y taro; verduras; cereales integrales; frutos secos; semillas y pescado. Esta dieta contrasta marcadamente con los alimentos altos en grasa como el pollo frito, el cerdo asado al horno y la comida rápida, popular entre los hawaianos actuales como Sam. Según las investigaciones del Dr. Shintani, su moderna y malsana dieta, así como sus estilos de vida poco naturales, son los culpables de que los hawaianos sufran elevados índices de obesidad, diabetes, enfermedades cardíacas, presión arterial alta y derrames cerebrales.

La primera vez que fue con el Dr. Shintani, Sam tenía un sobrepeso de más de 150 libras (68 kg) y necesitaba 100 unidades de insulina cada día para controlar su diabetes. Después de un año y medio siguiendo la Dieta Hawaiana, Sam había perdido 150 libras. Sus niveles de azúcar en la sangre habían descendido a la normalidad y pudo dejar la insulina totalmente. Hasta el sol de hoy mantiene niveles de azúcar en la sangre normales siguiendo la Dieta Hawaiana.

Lamentablemente las áreas de nutrición y medicina preventiva están ausentes en la medicina convencional moderna y en los planes de estudios de la mayoría de Escuelas de Medicina de Occidente. Pero estos dos campos de estudio relacionados, que la mayoría de médicos casi nunca discuten con sus pacientes, ofrecen algunas de las estrategias más prácticas e importantes para obtener el apoyo del sistema sanador en la sanación y prevención de incluso las enfermedades más devastadoras de hoy en día. Este énfasis ha sido la idea central de médicos pioneros como el Dr. Shintani. La historia de Sam ofrece un ejemplo claro de la manera en que se puede revertir una enfermedad mortal como la diabetes y efectuar una sanación verdadera y permanente simplemente al cooperar con el sistema sanador a través de la buena nutrición y la prevención.

La extraordinaria historia de sanación de Jim

Jim era un plomero de poco más de 50 años. Tenía una vida activa, excepto cuando quedaba incapacitado a causa del recrudecimiento de su psoriasis, una enfermedad que sufría desde hacía 30 años. La psoriasis de Jim empeoraba en los momentos más inoportunos. Le hacía cancelar importantes acontecimientos programados, como excursiones familiares o días de pesca con sus amigos.

La psoriasis puede aparecer en forma de parches sobre la piel, en las rodillas, los pies y tobillos, los codos, el cuero cabelludo, detrás de las orejas o en cualquier otro lugar que pueda uno imaginar. Aunque es considerada una enfermedad de la piel, en casos graves la psoriasis también puede afectar las articulaciones, convirtiéndose en una forma debilitante de artritis. La medicina moderna no comprende qué causa la psoriasis. Incapaces de curarla, los médicos la tratan principalmente con medicamentos supresores, los cuales proporcionan un alivio temporal, en el mejor de los casos. A este enfoque se le denomina *paliación*, o el proceso de aliviar un malestar sin curarlo. Normalmente se administran a diario corticosteroides y cremas inmunodepresoras para reducir la gravedad de los síntomas. Estos tratamientos se aplican más frecuentemente durante los recrudecimientos de la enfermedad. Para casos más graves se recetan unas fuertes pastillas.

Jim tenía un cajón lleno de cremas y pastillas que había reunido a lo largo de los años durante sus muchas consultas médicas. Sin embargo, por mucho que tomara sus medicamentos religiosamente, sus brotes eran cada vez más frecuentes y más graves. Cada vez que aparecía su psoriasis, sus antiguos parches se hacían más grandes y se irritaban más, permaneciendo inflamados por períodos de tiempo más largos. Además, estaban apareciendo nuevos parches de piel inflamada en zonas que antes eran normales. Su afección estaba empeorando, y, además de ser dolorosa e irritante, los brotes de psoriasis y por qué se estaba extendiendo la enfermedad era algo que no parecía tener sentido. La psoriasis estaba comenzando a volverlo loco. Fue entonces cuando empezó a comprender la frase "el sufrimiento de la psoriasis".

Por suerte, Jim encontró el trabajo del Dr. John Pagano, un quiropráctico que había trabajado con muchos pacientes de psoriasis a lo largo de los años y autor de un libro premiado titulado *Healing Psoriasis: The Natural Alternative* (*Curar la psoriasis: la alternativa natural*). Este libro contiene muchas descripciones de casos e ilustraciones a todo color de pacientes de psoriasis (antes y después) que han curado su afección siguiendo las recomendaciones del Dr. Pagano.

El enfoque del Dr. Pagano para curar la psoriasis se basa en una comprensión más amplia del cuerpo humano, la realidad de un sistema sanador, cómo están interconectados todos los demás sistemas y cómo puede producirse la sanación una vez que se restablece el equilibrio entre estos sistemas. En concreto, el enfoque del Dr. Pagano toma en cuenta la extraordinaria relación entre la piel y los intestinos. Su trabajo se centra en las propiedades eliminadoras de la piel y en cómo los problemas digestivos como el estreñimiento pueden llevar a una acumulación de toxinas en la piel que contribuye a la psoriasis. Sus investigaciones han demostrado que cuando se restablece la salud y la higiene intestinal mediante una dieta adecuada, la psoriasis mejora enormemente o incluso se elimina por completo.

Cuando el Dr. Pagano conoció a Jim, le formuló muchas preguntas sobre su dieta, algo que ningún otro médico había hecho antes. Entonces le dijo a Jim que tenía que dejar el café, lo cual fue para él bastante difícil al principio, e incorporar más frutas, verduras, agua y fibra a su dieta. También le dijo que dejara las gaseosas y la otra comida chatarra a la que se había acostumbrado a lo largo de los años.

Al principio, Jim no creía que todos esos sacrificios valieran la pena, especialmente cuando su afección no pareció cambiar durante las primeras seis semanas. Le preguntó al Dr. Pagano si pensaba realmente que los cambios en su dieta podían curar su psoriasis. El Dr. Pagano reiteró que Jim tenía que seguir con el programa, que pronto comenzaría a notar una mejoría.

Después de tres meses, Jim comenzó a notar una reducción en la gravedad y frecuencia de sus brotes, incluso durante épocas de estrés, las cuales empeoraban su psoriasis. Sus parches lucían menos rojos y le picaban más que le dolían. Después de seis meses, sus parches comenzaron a desvanecerse y lucían más como el color normal de la piel de alrededor. Tras un año, sus parches habían desaparecido y sólo se podían descubrir si uno buscaba deliberada y persistentemente. A los dos años, no se encontraba ninguna lesión y su psoriasis había desaparecido. Han pasado cinco años y los síntomas de Jim no han reaparecido. El "sufrimiento de la psoriasis" es ahora un lejano recuerdo. Jim no ha perdido una excursión familiar o día de pesca en cinco años, y, en lugar de un botiquín lleno de cremas y medicamentos, ahora tiene un cajón (gaveta) de su tocador (gavetero) lleno de *shorts*, los cuales nunca solía traer puestos por la pena que le daban sus parches de psoriasis.

Una vez más, el sistema sanador entró en acción cuando Jim tomó medidas para reforzarlo mediante la dieta; y su psoriasis, que había sido un importante problema durante años, se curó.

La extraordinaria historia de sanación de Hal

Hal, antiguo atleta y ahora estudiante de medicina, había sufrido eczema crónico en ambas manos durante seis años. Cuando su eczema empeoraba, Hal no podía ni sostener una pelota de fútbol norteamericano porque tenía las manos agrietadas y le sangraban, y, en concreto, el pulgar del brazo con el que lanzaba. Este estado era especialmente debilitante y humillante porque Hal había sido un jugador estrella en el equipo de fútbol de su universidad.

El eczema de Hal comenzó cuando estaba trabajando como

camillero en la sala de urgencias de un centro médico en el que había mucho trabajo. Durante este período, utilizaba rutinariamente jabones germicidas de potencia industrial, los cuales parecían irritar sus manos, para lavar las batas de los médicos. Los guantes que debía usar para protegerse las manos se rompían y rasgaban y eran más un obstáculo que una ayuda. De manera que Hal restregaba y lavaba sin ellos. Otros factores, como el estrés, podían haber contribuido también al eczema de Hal. Después de seis meses, las manos le empezaron a picar mucho y comenzaron a agrietarse y a sangrar.

Hal fue con muchos médicos y todos le prescribieron tratamientos, pero no mejoraba. Utilizó montones de cremas y pastillas diversas y al final lo remitieron a un alergista quien le hizo algunas pruebas en la piel. Las pruebas dermatológicas daban positivo a más de 20 alérgenos. Basándose en estas pruebas, a Hal le administraron una serie de vacunas contra la alergia, todo en vano. Después de varios años, abandonó toda esperanza de que su enfermedad se fuera a curar algún día.

Seis años exactamente después de comenzar, Hal terminó su trabajo académico y clínico del último curso en la Escuela de Medicina. Tenía unas cuantas semanas libres antes de comenzar sus prácticas como interno, generalmente el año más difícil de la formación de un joven médico. Estaba esperando los resultados del programa nacional de asignación de residencia para averiguar a qué hospital lo habían asignado para realizar su formación de postgrado como médico residente.

Todos los días durante cuatro años, de camino a la Escuela de Medicina de Filadelfia, Hal había pasado por un taller de cerámica que ofrecía clases de cerámica para principiantes. Se había dicho a sí mismo que algún día, cuando tuviera un poco de tiempo extra, le gustaría tomar una de esas clases. Ahora había llegado su oportunidad.

Hal entró al taller de cerámica y se inscribió a un curso para principiantes que duraba seis semanas. Informó a la profesora de que su meta era hacer una vajilla completa para seis, incluyendo platos, tazones (recipientes) para sopa y tazas de café, antes de que hubiera terminado el curso de sies semanas. La profesora pensó que eso era demasiado, sin darse cuenta de que estaba tratando con el típico estudiante de medicina de personalidad de tipo A.

Hal fue a clase el primer día y le dieron un pedazo de arcilla mojada para que la formara y moldeara entre las manos. Le dijeron cómo cuidar la arcilla, cómo añadir más humedad cuando quedaba demasiado seca, cómo secarla cuando estaba demasiado húmeda y cómo amasarla y trabajarla, como la masa del pan. Ese primer día, Hal introdujo a conciencia las manos en la arcilla. Siguió las instrucciones de la profesora con seriedad y atención.

Después de varias clases, a los alumnos les mostraron el torno de alfarero, en el cual las habilidosas manos del alfarero les dan forma a las vasijas. A Hal le encantó sobremanera el torno, y se quedaba durante su tiempo libre después de clase trabajando muchas horas con la arcilla. Aunque sólo era un principiante, Hal volvió a recordarle a la profesora su meta de hacer una vajilla completa para seis.

Seis semanas después, al final de la última clase, Hal había terminado su vajilla para seis, la cual sacó con alegría del horno y la mostró orgullosamente a los demás alumnos de la clase. Después de hacer esto, se miró casualmente las manos. Ya no estaban agrietadas ni sangraban y no tenían señales de eczema.

Ahora, 20 años después, el eczema nunca ha regresado. No sabemos exactamente cómo se curó Hal. Quizás hacer algo relajante que amaba fue suficiente para estimular a su sistema sanador y hacer que entrara en acción. Quizás trabajar con la arcilla tuvo un efecto curativo en las manos de Hal. Quizás la sanación se debió a una combinación de las dos cosas; nunca lo sabremos con certeza. Lo que sí sabemos con seguridad es que el sistema sanador de Hal estaba preparado para hacer su trabajo, y lo único que necesitó fue el correcto catalizador para entrar en acción.

La extraordinaria historia de sanación de la Hermana Esther

La Hermana Esther era monja superiora en el convento Good Counsel Hill en Minnesota, donde se llevó a cabo un pionero estudio de 15 años de duración sobre la enfermedad de Alzheimer. El estudio estaba dirigido por el Dr. David Snowden, un investigador de la Universidad de Minnesota, y fue lo suficientemente importante como para aparecer en la portada de la revista *Time*. La Hermana Esther, quien tenía 106 años, y muchas de sus compañeras, de más de 80 y más de 90, no mostraban signos de la enfermedad de Alzheimer, a pesar de sus avanzadas edades. Este hecho contrastaba marcadamente con lo que la ciencia convencional habría pronosticado.

El Dr. Snowden estaba especialmente interesado en la historia de la vida de Esther, así como en la de aquellas hermanas que no padecían esta enfermedad. Puesto que Esther era completamente funcional y más lista que un lince a pesar de su avanzada edad, el Dr. Snowden decidió investigar y tratar de descubrir otras causas aparte de simplemente la edad o la genética que pudieran explicar el misterio de esta afección, la cual afecta cada año a unos 4 millones de estadounidenses.

Las investigaciones del Dr. Snowden revelaron un escenario para la enfermedad de Alzheimer totalmente diferente del que teorizan en la actualidad la mayoría de investigadores. Gracias a la duración y la rigurosidad de su estudio, los hallazgos del Dr. Snowden no sólo son creíbles, sino que también ofrecen enormes esperanzas y nos permiten comprender mejor cómo funciona el sistema sanador y cómo podemos permanecer saludables conforme envejecemos. Según la opinión científica del Dr. Snowden, la enfermedad de Alzheimer está estrechamente relacionada con el estilo de vida, el entorno y factores sociales y emocionales, todos los cuales pueden afectar la anatomía y fisiología del cerebro.

Su análisis comparó el cerebro con un músculo en el sentido de que si no ejercitamos nuestros músculos, todos sabemos que se vuelven fofos. Del mismo modo, el Dr. Snowden averiguó que las monjas que se mantenían mentalmente estimuladas y socialmente conectadas mostraban menos síntomas y eran capaces de evitar la enfermedad totalmente. La edad no parecía ser un factor crítico. Las monjas más ancianas que continuaban ejercitando sus cerebros a través de la escritura y el habla meditadas mientras participaban en otro tipo de trabajo y actividades significativas continuaban libres de los síntomas de la enfermedad, mientras que las monjas más jóvenes que eran retraídas socialmente y no poseían estímulos mentales desarrollaban síntomas de la afección.

La hermana Esther disfruta trabajando en diversos proyectos de artesanía y anda en bicicleta fija durante 10 minutos todos los días. Participa activamente con otras monjas en los asuntos del convento. Al intentar comprender cómo la mente afecta el cuerpo y viceversa, el ejemplo de la Hermana Esther y las investigaciones del Dr.

Snowden nos recuerda qué tan importante es continuar utilizando nuestros cerebros, permanecer socialmente conectados con nuestros amigos y familia y encontrar modos de mantenernos estimulados y participar activamente en la vida. Un estilo de vida equilibrado y saludable que incluya retos mentales y fuertes conexiones emocionales y sociales ayuda a apoyar a nuestros sistemas sanadores, los cuales nos pueden mantener saludables, incluso cuando llegamos a edades que se aproximan a la de la Hermana Esther.

La extraordinaria historia de sanación de Gerry

Gerry era una paciente anciana de un médico a quien yo estaba sustituyendo mientras él se encontraba fuera. Gerry sufría diabetes desde hacía mucho tiempo, también padecía dolor de cadera desde hacía muchos años y tenía que caminar con un bastón. Su historial médico era más grueso que una guía telefónica, y siempre que iba a quejarse de su dolor de cadera, le decían que era consecuencia de la diabetes, la cual causa problemas en los nervios que pueden provocar dolor en las piernas y las extremidades inferiores.

Un día mientras la estaba examinando, Gerry me preguntó si yo creía que un quiropráctico la podría ayudar con su dolor de cadera. Sin querer desanimarla, pero sin querer tampoco darle falsas esperanzas, le dije que quizás valía la pena intentarlo y que probablemente no le haría ningún daño. Puesto que su médico habitual estaba categóricamente en contra de los quiroprácticos, nunca aprobó que ella lo hiciera. Nunca había ido con un quiropráctico antes y estaba un poco preocupada. Pero parecía aliviarla el hecho de que yo no estuviera tan en contra de ellos, y quizás mi reacción la ayudó a reunir el valor para visitar a uno.

Dos semanas después, durante su próxima visita, Gerry entró al consultorio sonriendo. Vi que no llevaba su bastón.

"Gerry, olvidaste tu bastón. ¿Qué sucede?" Pregunté.

"Doctor, ya no necesito el bastón", contestó. Añadió: "¡Anoche fui a bailar por primera vez en 30 años! ¡Mi dolor de cadera ha desaparecido completamente!"

Entonces rompió a llorar y me dio las gracias por curarle su dolor de cadera. Yo lo único que hice fue darle permiso para ir con el quiropráctico, quien, después de un sencillo ajuste, fue capaz de aliviar 30 años de dolor y sufrimiento.

Aunque el de Gerry es un caso bastante sencillo, aprendí algo importante de ella. Algunas veces, una mente abierta, un nuevo modo de pensar y un sencillo ajuste es todo lo necesario para ayudar al sistema sanador a devolver la salud al cuerpo.

La extraordinaria historia de sanación de Merry

Merry era una joven enfermera con la que yo trabajaba y que antes había sido bailarina. Pero conforme Merry comenzó a atender a sus pacientes y a concentrarse más en su carrera profesional, su tiempo para bailar se redujo cada vez más. En un intento por mantener un estilo de vida activo, en lugar de bailar, comenzó un programa regular de ejercicio, que incluía correr. Sin embargo, pronto comenzó a notar dolores en las caderas. Al principio el dolor se producía solamente cuando intentaba hacer ejercicio. Luego, experimentaba dolor cuando subía y bajada del auto, al subir las escaleras y al realizar otros movimientos sencillos. A lo largo de un período de varios años, su dolor de cadera fue empeorando cada vez más y, aunque aún no tenía 30 años, comenzó a exhibir una evidente cojera. Merry tuvo que restringir todos los ejercicios excepto caminar despacio, e incluso eso le causaba una considerable molestia.

Al final Merry no pudo seguir ignorando el problema y tuvo que ir con varios médicos. Los médicos le hicieron radiografías y análisis de sangre, y después de exhaustivas investigaciones pronunciaron el diagnóstico de osteoartritis grave y progresiva. Le dieron fuertes medicamentos antiinflamatorios, entre ellos corticosteroides, pero le dijeron que a la larga necesitaría un reemplazo doble de cadera.

Puesto que yo trabajaba con Merry, sólo tenía una relación profesional con ella y no conocía su historial médico. Pero cuando fui a dar un paseo con ella un día después de trabajar, noté su cojera. Le pregunté por qué cojeaba. Entonces me enteré de su diagnóstico de osteoartritis. Compartió su dolor conmigo y me dijo que no deseaba que le reemplazaran las caderas siendo tan joven.

Como alternativa a la cirugía, aunque no había muchos estudios científicos para apoyar mi trabajo, había tenido algunos éxitos clínicos previos con el yoga y una suave fisioterapia para mis pacientes con diversos tipos de artritis y deformidades de las articulaciones. Gracias a una mente abierta, autodisciplina y una auténtica voluntad de mejorar, muchos de estos pacientes fueron capaces de evitar la cirugía y mejorar la salud de sus articulaciones.

Le hablé de este trabajo a Merry y le sugerí varios estiramientos específicos de yoga y otras suaves actividades terapéuticas que podían ayudar a abrir los espacios articulares en sus caderas y revertir su artritis. Ella buscaba una solución más permanente a su problema y quería evitar la cirugía, por ello estaba muy abierta a este enfoque más conservador. Realizó los estiramientos y las otras actividades con diligencia y constancia.

Pero pronto mi trabajo militar y mi formación clínica me llevaron lejos del mundo de Merry. Nueve años después nos volvimos a encontrar en una conferencia médica. Caminamos mientras hablábamos, recordando los viejos tiempos. Fue entonces cuando noté que ya no cojeaba, lo cual me hizo preguntarle acerca de la artritis en sus caderas.

Merry me dijo que sus caderas ya estaban bien. Estaba bailando de nuevo y se sentía de maravilla. Me contó que había seguido mi tratamiento religiosamente durante los primeros meses, y, después de notar una gran mejoría, decidió continuar con él. Hasta el día de hoy sigue con el programa y continúa gozando de una salud excelente en ambas caderas. El sistema sanador de Merry estaba dispuesto a entrar en acción y fue capaz de hacerlo, pero necesitaba su cooperación. Al trabajar con su sistema sanador con técnicas naturales y no invasivas, Merry pudo revertir su artritis y vivir su vida al máximo una vez más sin recurrir a la solución extrema de la cirugía, la cual tampoco habría sido una solución de largo plazo.

La extraordinaria historia de sanación de Clyde

Clyde era un profesor de Física que había sufrido dolor de espalda desde hacía muchos años. Un día, cuando sacaba el equipaje de la cajuela (maletero) de su carro, se le fastidió la espalda y cayó de rodillas. El dolor en su espalda era insoportable y le bajaba por la pierna derecha como un relámpago. No se podía mover, ni siquiera con la ayuda de su mujer. Por suerte, ella tenía su celular y llamaron al 911. La ambulancia llegó poco después.

En la sala de urgencias, a Clyde le administraron potentes inyecciones narcóticas para aliviar el dolor, relajar los músculos y aplacar los intensos espasmos musculares. Le hicieron radiografías de la columna vertebral y llamaron al cirujano ortopédico. Clyde fue ingresado al hospital y lo sometieron a una resonancia magnética (o *MRI* por sus siglas en inglés) al día siguiente. La MRI mostraba una grave hernia discal en la columna lumbar inferior y un quiste sinovial en el espacio articular entre las vértebras contiguas. Llamaron a otros especialistas, entre ellos el neurocirujano, y se determinó que sería necesario realizar una cirugía espinal para reparar el disco y extirpar el quiste.

Pero Clyde no estaba preparado para someterse a una operación de columna y preguntó si la cirugía era urgente. Estaba titubeante porque uno de sus amigos había tenido malos resultados con una reciente operación de columna. Su amigo había terminado con una infección que casi lo mata y que lo mantuvo en el hospital durante seis meses después de la cirugía. Le dijeron a Clyde que si quería ir a casa a descansar, podían programar la operación para dentro de un par de semanas.

Cuando fue a casa, decidió averiguar si había otras opciones que no implicaran la cirugía para corregir su problema de columna. Investigó en la internet y encontró un libro de un médico acerca de su experiencia con el dolor de espalda y una curación extraordinaria que abarcaba métodos holísticos, como nutrición, ejercicio, estiramientos y técnicas de manejo del estrés, como relajación, meditación y evocación de imágenes dirigida.

Clyde pensó que probaría durante tres meses este enfoque alternativo, y que si no funcionaba, entonces se sometería a la operación. Contactó con el médico que escribió el libro y el médico estuvo de acuerdo en que podía ser un tratamiento acertado.

Después de tres meses de aplicar diligentemente el programa de este médico, el dolor de espalda y el dolor de la pierna de Clyde habían desaparecido completamente. Su hernia discal se había reducido considerablemente y no había rastro del quiste sinovial.

Más de 300.000 personas se someten a operaciones de la espalda todos los años en los EE. UU. Muchas de estas personas se some-

terán a una segunda operación. No es raro encontrarse con gente
que ha tenido 20 o más operaciones, y muchas de estas personas
terminan con dolor crónico.

Afortunadamente para Clyde, él no es uno de ellos. Ni es probable que lo sea nunca. Gracias a que aprendió a cooperar con su
sistema sanador, fue capaz de curar su dolor de espalda de forma natural y devolver la salud a su columna mediante la práctica regular
de métodos sencillos y eficaces que cooperan con su sistema sanador.

Las personas que usted acaba de conocer son sólo unas cuantas
de las miles que yo mismo he conocido o de las que he tenido noticia que han aprendido a cooperar con sus sistemas sanadores para
eliminar numerosos problemas de salud. Desde enfermedades graves
de vida o muerte como el cáncer o las enfermedades cardíacas hasta
afecciones más benignas que, aunque no supongan necesariamente
un peligro para la vida, comprometen considerablemente la calidad
de la misma, su sistema sanador puede llevar a cabo increíbles
proezas si usted sólo aprende a cooperar con él. Usted tiene el poder
de reforzar y fortalecer su sistema sanador, al igual que hicieron
Rani, Steve, Rose y las demás personas que aparecen en este capítulo, y, con una sanación extraordinaria, superar cualquier problema
de salud que enfrente.

Nota: si encuentra en este capítulo nombres de alimentos o
hierbas que no conoce, remítase al glosario en la página 421.

SEGUNDA PARTE

Cómo activar el sistema sanador
en caso de enfermedad

Antes de comenzar

Ahora que ya comprende cómo funciona su sistema sanador y cómo puede reforzarlo y fortalecerlo, puede aplicar este conocimiento al tratamiento de problemas de salud específicos. Pero antes de comenzar, hay siete puntos clave que debe tener presentes mientras coopera con su sistema sanador:

1. Recuerde que usted no es una máquina.

Tenga en cuenta que usted no es una máquina, sino un ser humano completo con cuerpo, mente y espíritu y que todos están interconectados. Tiene que tomar en consideración los tres aspectos si desea erradicar verdaderamente cualquier enfermedad física de su cuerpo. Esto es especialmente cierto para los problemas crónicos.

Cuando aparece una enfermedad grave, es fácil sentirse abrumado y sobrecogido, no sólo física, sino mental, emocional y espiritualmente también. Usted puede deprimirse y abandonar toda esperanza de que volverá a vivir una vida normal alguna vez. En momentos así, cuando se encuentre en un estado físico y emocional debilitado, la tarea de recuperarse puede parecer desalentadora y de enormes proporciones. Puesto que la mente está conectada con el cuerpo, cuando uno tiene un estado de ánimo desesperado, resulta difícil que la salud mejore. Como ya sabe, su mente está conectada con su sistema sanador y ejerce una enorme influencia sobre sus mecanismos internos de reparación y recuperación. Para conseguir los servicios de su mente mientras coopera con su sistema sanador, consulte las estrategias, métodos y técnicas dadas específicamente para este fin en el Capítulo 6.

2. Céntrese en su sistema sanador, no en su enfermedad.

No preste más atención a su enfermedad y a los agentes externos que pueden estar causándola que a su sistema sanador y a los pasos que tiene que dar para activarlo. El error estratégico más común que la mayoría de personas comete cuando aparece una enfermedad es que invierten más tiempo, energía y miedo en lo que ha invadido sus cuerpos o en lo que anda mal con sus cuerpos que en centrarse en sus recursos internos naturales de sanación. Este énfasis sabotea el proceso de curación. Cuando uno está enfermo, puede perder de vista fácilmente el estado de salud intrínseco de su cuerpo y en lugar de eso, sucumbir erróneamente a la creencia de que la enfermedad es más poderosa. Cuando uno hace esto, malgasta una valiosa energía que podría utilizarse para la curación.

Lleve su atención a su sistema sanador y no a su enfermedad, dolor o malestar. Al hacer esto, su mente unirá fuerzas con su cuerpo para superar más eficazmente la enfermedad. Esta poderosa asociación sanadora puede potenciar al máximo el flujo de sus energías sanadoras, movilizar las fuerzas de sanación que existen dentro de usted y producir una respuesta de curación más rápida, eficaz y rigurosa.

Si usted está motivado para mejorar, puede incluso utilizar su enfermedad como una oportunidad para aprender más acerca de los factores que contribuyeron a la pérdida de su salud en primer lugar. Su enfermedad puede mostrarle no sólo el camino para solucionar su situación actual, sino también cómo permanecer saludable y equilibrado en todas las áreas de la vida, para no volver a enfermar en el futuro. Recuerde que no hay mal que por bien no venga, por lo que la enfermedad puede resultar ser una valiosa experiencia de aprendizaje y un tiempo de transformación, renovación y sanación.

3. Practique la prevención.

Todos recordamos el dicho "Más vale prevenir que curar". Cualquier cosa, incluido su cuerpo, es más fácil de reparar cuando los problemas aparecen por primera vez y el daño es menor que cuando espera hasta que el problema se ha intensificado y ya se ha producido un gran daño. Necesitará más tiempo, energía y gastos para reparar el daño si se espera a abordar el problema que si puede evitar que suceda en primer lugar. Invertir en su salud apoyando a su sistema sanador cuando usted está bien, y así evitar las enfermedades, es más rentable, tanto en tiempo como en dinero. Además, cuando uno tiene el impulso de la buena salud de su lado, cualquier enfermedad o afección tiene muchas más dificultades para invadir su cuerpo.

Si no puede evitar un problema de salud, al menos intervenga pronto para cortarlo de raíz. Inicie medidas correctivas tan pronto como pueda. Es mucho más fácil tratar enfermedades y afecciones que se agarran en sus primeras fases que las que han progresado, se han extendido y se han establecido en su cuerpo.

4. Preste atención a su cuerpo.

Recuerde escuchar a su cuerpo tanto si está enfermo como si está bien porque puede proporcionarle valiosa información sobre su salud. Aunque hay unas cuantas excepciones, intente por todos los medios evitar cualquier actividad o tratamiento que agote su energía, lo ponga irritable, obstaculice su sueño u otras funciones vitales, aumente sus síntomas o lo haga sentirse peor. Con unas cuantas excepciones, busque y continúe con cualquier actividad y tratamiento que haga que su mente y su cuerpo se sientan más fuertes, más despejados, más livianos, más energéticos y más tranquilos. Aquí es importante utilizar el sentido común y evitar las sustancias artificiales, como los esteroides anabólicos, los opiatos, los estimulantes u otras drogas que puedan ofrecer un alivio temporal de corto plazo, pero que a la larga resulten nocivas. Para obtener la valiosa ayuda de su sistema sanador durante momentos de enfermedad, revise y practique regularmente el ejercicio de escuchar a su cuerpo descrito en el Capítulo 4.

Recuerde que es de suma importancia distinguir entre un síntoma de enfermedad y una respuesta fisiológica saludable de su sistema sanador. Por ejemplo, tal como comentamos en el Capítulo 2, muchos síntomas de enfermedades, como la tos, los estornudos o la fiebre se atribuyen normalmente al proceso de la enfermedad cuando, en realidad, reflejan más exactamente la activación del sistema sanador de su cuerpo. Reconozca para qué son realmente estos síntomas, aprenda a cooperar y a trabajar con ellos y no se alarme cuando aparezcan.

5. Utilice remedios y tratamientos naturales de manera responsable.

Los remedios y los tratamientos naturales, cuando se utilizan de manera responsable, pueden ser altamente eficaces. Son particularmente eficaces cuando se utilizan al inicio de una enfermedad o para una enfermedad crónica. Y aunque muchos remedios y tratamientos naturales son seguros, es importante que alguien preparado y entendido los administre, que su empleo no lo haga retrasar ningún tratamiento convencional que pueda ser más eficaz, que no interactúen con medicamentos convencionales que esté tomando actualmente y que no causen ningún efecto adverso en su cuerpo. La persona que mejor puede administrar un remedio o tratamiento natural es un profesional de la salud cualificado que también haya trabajado y esté titulado en medicina convencional y que tenga una mente lo suficientemente abierta como para comprender la contribución práctica y los beneficios de diversos y variados tratamientos que puedan apoyar a su sistema sanador.

6. Utilice medicamentos y tratamientos convencionales cuando sea necesario.

Hay momentos en los que es necesario, sobre todo en situaciones graves, utilizar tratamientos convencionales como agentes farmacéuticos modernos y procedimientos quirúrgicos, incluso los que pueden ser extremadamente invasivos. A menudo estos tratamientos pueden salvar la vida, sobre todo en las emergencias. Cuando uno ha tenido un accidente automovilístico y ha sufrido heridas importantes no es el momento de comer arroz integral, meditar y hacer acupuntura. Necesita ir en ambulancia con la ayuda de paramédicos entrenados a la sala de urgencias del mejor hospital. Allí, cirujanos calificados y enfermeras de cuidados intensivos le darán el mejor tratamiento que necesite. Además, los métodos de diagnóstico convencionales, como los análisis y pruebas de imágenes por resonancia magnética, pueden proporcionar información clave acerca de su enfermedad y ser de valiosa ayuda en el seguimiento del proceso de sanación. Aunque se deberían probar primero los métodos menos invasivos, la medicina convencional utilizada correctamente tiene mucho que ofrecer para apoyar a su sistema sanador y facilitar el proceso de sanación.

7. Comprenda su dolor y aprenda a cooperar con él.

El dolor es uno de los mensajes más poderosos que le envía su sistema sanador. El dolor capta su atención y es una llamada urgente para tomar conciencia que procede del centro de comunicaciones de su sistema sanador y lo avisa de que algo en su cuerpo está desequilibrado y no anda bien. El dolor le dice que, si no actúa inmediatamente, las cosas podrían empeorar. (Hay excepciones, como el dolor del parto). No se asuste ni se intimide por su dolor, intente comprenderlo. El dolor es un valioso mensaje de su sistema sanador y a la larga es para su beneficio.

El propósito del dolor es ayudarlo a dirigir sus energías de sanación a un área concreta de su cuerpo donde se ha bloqueado el flujo normal de energía. El dolor trasmite una sensación de urgencia, y, si usted no responde, su intensidad aumenta. Cuando el dolor aumenta pero se lo ignora o se inhibe, se convierte en entumecimiento. Cuando comienza esta falta de sensación o sensibilidad, va acompañada de una pérdida de función. El entumecimiento no es un buen síntoma: es difícil curar lo que no se siente.

Recuerde siempre que donde hay dolor, hay vida. Su dolor le dice que los nervios y los tejidos de su cuerpo están vivos no es un buen síntoma e intentan comunicarse con usted. Le está diciendo que tome medidas correctivas para restablecer el funcionamiento normal de su cuerpo. Donde hay dolor, hay siempre una oportunidad para curarse. El dolor no es negativo ni punitivo, sino un mensaje positivo, instructivo y útil del sistema sanador. El dolor es un maestro consumado y debe considerarlo su amigo, no su enemigo.

El dolor es siempre temporal y necesita ser entendido, no ignorado o inhibido. Cuando suprimimos el dolor a través de medios artificiales, estamos haciendo oídos sordos a la valiosa información que nuestro cuerpo intenta compartir con nosotros. Es como tener un detector de incendios instalado en la casa y cortarle los cables porque no nos gusta el sonido irritante que hace cada vez que se activa. Sin el detector, nuestra casa podría arder. Cortar los cables de nuestro sistema de alarma interno es lo que hacemos al inhibir nuestro dolor. Desgraciadamente, mediante el uso generalizado de medicamentos analgésicos, estamos aprendiendo a ignorar a nuestro cuerpo. Hacer esto es a menudo muy perjudicial porque la mayoría de afecciones empeoran cuando no se han abordado las causas subyacentes.

A veces, el dolor crónico no tiene una causa física, sino que tiene sus raíces en un dolor emocional más profundo. Este dolor emocional busca expresión corporal, la cual ha venido en forma de un insoportable dolor físico. Este tipo de dolor a menudo se describe como funcional, lo cual significa que no hay nada estructural como origen, a diferencia del orgánico, en que hay una causa física definida para el dolor. Hay que abordar el dolor funcional tan seriamente como el dolor orgánico, y debe escuchar estos importantes mensajes de su cuerpo para activar su sistema sanador y comenzar el proceso de sanación.

Aprender a cooperar con el dolor

El dolor es un potente mensaje de su sistema sanador que le dice que algo está descompuesto. Siempre hay que abordar las causas subyacentes, pero si no se ha encontrado ninguna causa grave o que suponga un riesgo para la vida y su dolor aún persiste, puede tomar las siguientes medidas para cooperar con su dolor, sin importar cuánto tiempo haya estado con usted:

■ *Escuche a su cuerpo*. Practique regularmente el ejercicio "Cómo escuchar a su cuerpo" según las instrucciones dadas en el Capítulo 4. Si su dolor es fuerte y antiguo, quizás necesite practicar este ejercicio inicialmente hasta cuatro veces al día, durante un mínimo de 30 a 45 minutos cada sesión. Espere varios meses a que el dolor mejore si este ha durado de seis meses a un año. Espere más tiempo si el dolor ha estado presente por más tiempo.

Si está usted tomando analgésicos fuertes, practicar este ejercicio y obtener todos los beneficios puede resultar difícil. Para obtener el máximo provecho y sanación, reduzca o aplace la ingesta de estos medicamentos mientras esté practicando el ejercicio de escuchar a su cuerpo. Conforme el dolor comience a reducir su intensidad y su cuerpo se cure, llegará a apreciar esta disciplina y verá que el esfuerzo bien valía la pena.

- *Dialogue con su dolor.* Mediante las técnicas de visualización y evocación de imágenes dirigida presentadas en la Primera Parte, puede aprender a sostener una conversación con su dolor y comprender muy bien su función y finalidad específica. De esta manera puede obtener mucha información sanadora. Su sistema sanador es inteligente y sabe más sobre su enfermedad que usted, y al practicar estas técnicas puede acceder a información que mediante otros medios sería imposible obtener. Esta información puede guiar y dirigir sus esfuerzos de sanación y ayudarle a decidir qué otros tratamientos pueden ser beneficiosos. Pero es fundamental que usted se comprometa a poner en práctica en su vida cualquier percepción o conocimiento que obtenga mediante estas técnicas. (Para obtener más información acerca de estas valiosas técnicas, consulte la sección de Recursos en la página 433).

- *Respire con su dolor.* En el yoga, la respiración y la energía son casi equivalentes. Al trabajar con su respiración, puede aumentar su energía y ganar un enorme control sobre su dolor. Cuando aprende a alargar lenta y suavemente su respiración, no sólo lleva más oxígeno y energía sanadora a su cuerpo, sino que también relaja su sistema nervioso, el sistema principal de su cuerpo.

Los nervios controlan todos los tejidos musculares, los cuales contienen el mayor número de receptores del dolor del cuerpo. De manera que cuando sus nervios están calmados y relajados gracias a la respiración, sus músculos se relajan. Cuando los músculos se relajan, la tensión y el dolor disminuyen automáticamente en todo el cuerpo. La

(continúa en la página 278)

(continuación de la página 277)

respiración es una de las modalidades más potentes conocidas para disminuir el dolor y reforzar el sistema sanador. Respirar es sencillo, fácil de practicar y siempre está disponible para usted. (Para obtener más información sobre la respiración, favor de consultar los ejercicios de respiración en la sección de manejo del estrés en el Capítulo 6).

■ *Estírese con su dolor.* Los estiramientos alargan los músculos del cuerpo, descomprimen los nervios, ayudan a restablecer el movimiento clave de importantes estructuras y fluidos, mejoran la circulación linfática (que ayuda a la función inmunitaria) y crean un espacio por el que se puede introducir más flujo sanguíneo y energía sanadora a las áreas problemáticas del cuerpo. Además, cuando se hacen suavemente y de la manera correcta y cuando se combinan con respiraciones lentas, suaves y profundas, los estiramientos son una poderosa modalidad para eliminar el dolor. Cuando esté realizando estiramientos, tenga presentes estos consejos básicos:

1. Siga los pasos para realizar estiramientos descritos anteriormente, y recuerde no estirarse demasiado.

2. Recuerde evitar cualquier movimiento que aumente su dolor.

3. Recuerde no forzarse ni lastimarse mientras se estira. (Para obtener una guía sobre estiramientos específicos indicados directamente para su afección, un excelente libro para comenzar es *Yoga para dummies* de los Dres. Larry Payne y Georg Feurstein. Hay otros libros en la sección de Recursos en la página 433).

■ *Crezca gracias a su dolor.* La mayoría de las máquinas, cuando sobrepasan sus capacidades y se apagan, tienen botones de reinicio que usted puede pulsar para reanudar el funcionamiento normal. El dolor tiene una función similar para nosotros. Puesto que nuestros hábitos de salud personales, actitudes y pensamientos inadecuados producen mucho del dolor y la enfermedad, el dolor nos obliga a mirar más a nuestro interior, reevaluar nuestras vidas y cambiar. Sin dolor, no podemos crecer. Como dice el conocido cirujano oncológico y autor, el Dr. Bernie Siegel, "El dolor es el botón de reinicio de la naturaleza".

El dolor, sobre todo el crónico, no indica solamente que algo anda mal en su cuerpo, a menudo lleva consigo mensajes más profundos. Aunque el dolor puede ser un auténtico infierno, también puede ser un gran maestro y una bendición inesperada. El dolor nos abre, amplía nuestros horizontes, agranda nuestras perspectivas, expande nuestras mentes, nos hace más tolerantes, nos enseña la paciencia y la resistencia y endurece nuestro espíritu y carácter. El dolor nos enseña compasión y comprensión y nos ayuda a ser mejores personas. Después de haber sufrido dolor y haber sobrevivido a la auténtica brutalidad de su fuerza y poder, ya nunca más dará algo por sentado en la vida. Al igual que el oro se purifica por sobrecalentamiento, las llamas del infierno del dolor pueden purificar su alma y hacerlo una persona mejor, más fuerte y más bondadosa.

No importa cuánto tiempo haya durado, el dolor siempre es temporal. Una vez que haya aprendido su lección más profunda, el dolor saldrá de su cuerpo y usted estará libre de su tiranía.

No hay enfermedades incurables

Las enfermedades difíciles de tratar siempre han estado con nosotros y suponen un desafío tanto para los médicos como para los pacientes. Pero gracias a que usted tiene un poderoso sistema sanador, hay otra manera de entender lo que significa realmente la palabra *incurable*.

Hace varios años, el Dr. Bernie Siegel pronunció las siguientes palabras que cambiaron para siempre mi manera de considerar el término *incurable*: "No hay enfermedades incurables, solamente hay personas incurables".

El razonamiento que hay detrás de esta afirmación es que, si uno busca en la literatura médica, encontrará casos individuales de personas que han vencido todas y cada una de las enfermedades supuestamente incurables de este mundo. En opinión del Dr. Siegel, si solamente una persona ha encontrado el modo de curarse de una enfermedad supuestamente incurable, entonces, por definición, la enfermedad ya no es incurable.

Igual que el vuelo humano era considerado imposible en la época anterior a los Hermanos Wright y ahora es una experiencia habitual, las enfermedades incurables de hoy muy probablemente se declararán curables mañana. En las áreas de la salud y la curación, en las cuales la pena y el sufrimiento son nuestros peores enemigos, es importante pensar de manera optimista, como hicieron los hermanos Wright al aventurarse en un territorio previamente inexplorado, sin ningún estudio previo que documentara que el vuelo humano era posible.

Cada día se descubren nuevas curas. Una por una, las enfermedades que previamente pensábamos incurables se están conteniendo y superando. Entre más comprendamos cómo funciona nuestro cuerpo, más podremos reconocer el increíble servicio que llevan a cabo nuestros sistemas sanadores. Entre más sepamos de nuestros sistemas sanadores, mejor podremos comprender los factores que contribuyen a la enfermedad y con más eficacia podremos desmitificar, desactivar y derrotar a estas afecciones.

La lista de enfermedades para las cuales tenemos curas y prevenciones demostradas ha crecido considerablemente y continúa ampliándose. La lepra, el azote histórico de todas las sociedades y considerada incurable, es ahora fácilmente tratada y bastante rara. La mortal peste que exterminó a millones de personas en la Edad Media es ahora extremadamente rara, y si alguien la contrae, se curará en menos de 10 días con los antibióticos modernos. El cólera se puede curar fácilmente en menos de 72 horas. La viruela, en un tiempo mortal, ha sido erradicada. El escorbuto y el raquitismo casi no se dan. La gangrena es rara. El envenenamiento por ptomaína y el botulismo casi nunca se producen. La tuberculosis está también desapareciendo rápidamente a nivel mundial. La sífilis, comparable con el VIH y el SIDA, se trata ahora fácilmente con penicilina y es perfectamente evitable y bastante rara. El Dr. Dean Ornish y otros han demostrado que las enfermedades cardíacas, en todo tiempo consideradas incurables, no solamente son reversibles incluso en sus formas graves, sino completamente evitables. Lo mismo se está demostrando respecto a la artritis, la diabetes, el asma y otras afecciones crónicas. Muchas formas de cáncer también se están venciendo y el número de supervivientes del cáncer solamente en los EE. UU. asciende a más de 8 millones. Mientras más nos centremos en los esfuerzos preventivos y en nuestros sistemas sanadores, más rápidamente esta enfermedad también se volverá rara al igual que muchas otras afecciones que tememos actualmente.

Cuando vamos con un médico y nos dice que tenemos un tumor cerebral inoperable, una enfermedad cardíaca terminal, esclerosis múltiple, VIH o cualquier otra horrible enfermedad, la mayoría de nosotros tenemos una tendencia a entrar en estado de shock, seguido de una depresión, porque asumimos que no se puede hacer nada por nosotros. La mayoría tenemos una tendencia poco saludable a entregar todo nuestro poder a nuestros miedos, abandonar toda esperanza y rendirnos frente a un difícil desafío. Pero los estudios demuestran que esta respuesta acelera nuestro fallecimiento prematuro.

Sin embargo, muchas personas se han curado de afecciones denominadas como *enfermedades terminales* por sus médicos. Aunque hacerlo no haya sido fácil, la mayoría de estas personas dicen que se negaron a rendirse y no estuvieron dispuestos a entregarse a un espíritu de desesperanza. Con este compromiso y actitud decidida, se produjo un cambio en sus creencias preconcebidas y una posterior mejora de la fisiología del entorno interno de sus cuerpos, lo cual activó sus sistemas sanadores y revirtió la enfermedad y la debilidad. Este proceso permitió que el péndulo oscilara en la dirección de una salud más positiva. Un ejemplo claro de esto es evidente con el VIH y el SIDA. Cuando el VIH y el SIDA se hicieron públicos por primera vez, hubo miedo e histeria colectiva. La gente perdió toda esperanza, se rindieron y sucumbían rápidamente cuando un médico daba el diagnóstico oficial. Una prueba VIH positiva equivalía a una sentencia de muerte. Sin embargo ahora, las personas con el VIH están viviendo 15 años, algunos más, después del primer diagnóstico, y muchos de ellos no tienen ningún síntoma. También se están reportando ahora casos de personas que tuvieron análisis de sangre positivos para el VIH y ahora están dando resultados negativos. Las personas que se toman el tiempo de sintonizar con la sabiduría y la energía de sus cuerpos y aprenden a cooperar con sus sistemas sanadores, descubren la capacidad del cuerpo para curarse y recuperar su estado natural de salud, incluso con el HIV y el SIDA.

Es importante comprender que estas ideas optimistas no se basan en conjeturas teóricas. Un número cada vez mayor de estudios en la literatura médica han demostrado que las actitudes y las creencias positivas contribuyen en gran medida a la salud, y que, una vez movilizadas, pueden ayudar a activar las fuerzas de sanación internas y revertir situaciones graves de vida o muerte. Como repito una vez más, la mente y el cuerpo están conectados y se ha reconocido que la esperanza y las "ganas de vivir" producen consecuencias biológicas que pueden mejorar su salud, reforzar sus defensas y estimular los intrínsecos mecanismos de sanación de su cuerpo.

En su valiente libro *Who Said So? A Woman's Fascinating Journey of Self Discovery and Triumph over Multiple Sclerosis* (*¿Quién lo dice?: El fascinante viaje de una mujer hacia el autodescubrimiento y el triunfo sobre la esclerosis múltiple*), Rachelle Breslow documentó su triunfal lucha de 12 años de duración y épica victoria sobre la esclerosis múltiple, y llegó a conclusiones similares a las del Dr. Siegel respecto a la denominación de "enfermedad incurable". En palabras de la Sra. Breslow, "He aprendido que no hay nada incurable, que cuando un médico dice que algo es incurable, realmente (y con más exactitud) está diciendo que la comunidad médica aún no ha encontrado una cura. ¿Quién puede predecir con exactitud cualquier cosa? Cuando se trata de la salud, no existen pruebas totalmente irrefutables. Decir que una enfermedad es incurable y decir que aún no se ha encontrado una cura son dos afirmaciones totalmente distintas".

Cuando usted se enfrente al desafío de una enfermedad grave, no se centre en la dinámica del proceso de la enfermedad ni entregue su poder al miedo que la enfermedad ha generado y ha reforzado. Intente comprender las circunstancias que pueden haber conducido a la afección en un primer momento. Intente recordar que, antes de la enfermedad, su estado natural era de salud. Haga todo lo que pueda para cooperar con su sistema sanador para que este pueda hacer su trabajo adecuadamente para usted. Recuerde que, mientras esté usted vivo, tiene un sistema sanador con la capacidad de devolver a su cuerpo su estado natural de salud.

Obstáculos para la curación
Factores que obstaculizan a su sistema sanador

Con frecuencia encuentro a personas que me dicen que han probado toda forma de tratamiento y método de curación imaginable y aun así, no mejoran. Al preguntarles más cosas, a menudo descubro que estas personas no les han dado a estos métodos el tiempo suficiente para que funcionen. Por este motivo, recomiendo encarecidamente que pruebe cada método de sanación que escoja al menos un período mínimo de seis a ocho meses para notar mejoría antes de desecharlo como ineficaz.

También es importante recordar que aunque los factores de sanación externos pueden ser importantes, su mayor recurso de sanación es la activación y la estimulación de su sistema sanador. Este es un trabajo interno que requiere compromiso, valor, paciencia, perseverancia y voluntad para reconocer que, junto con su cuerpo, usted también tiene una poderosa mente y espíritu. Las soluciones a problemas físicos difíciles normalmente requieren que usted utilice todos los aspectos de su persona para la sanación.

Si en la actualidad usted sufre una enfermedad o afección y lo ha intentado arduamente pero aun así no mejora, considere los obstáculos físicos, mentales, emocionales y espirituales que podrían estar impidiéndole alcanzar su objetivo. Algunos de los obstáculos físicos para la sanación son:

- Un entorno físico poco saludable y pernicioso, lo cual incluye aire y agua inadecuados, ruido irritante, ambiente superpoblado y polución, como polución química, hornos de microondas, rayos X y residuos tóxicos
- Una dieta inadecuada
- Agua insuficiente en la dieta
- Higiene inadecuada
- Insuficiente ejercicio y movimiento, lo cual incluye estiramientos
- Una falta de espacio, de privacidad o de soledad
- Relajación o descanso inadecuados
- Respiración inadecuada
- Insuficiente contacto con la naturaleza
- Ausencia de tacto de una manera afectuosa (ni abrazos, ni intimidad física ni cariño)

También hay muchos obstáculos mentales potenciales para su sanación. Algunos de los más significativos son los siguientes:

- Tensión mental, ansiedad, miedo o preocupación crónicos
- Falta de concentración
- No emplear tiempo para la reflexión, la contemplación o la meditación
- Falta de gratitud por la vida y la buena suerte de uno, tanto si es mucha como si es poca
- Actitud mental inadecuada, como guardar rencor ("ser un resentido"), ser cínico y tener una actitud pesimista
- Ira, hostilidad o resentimiento sin resolver
- No tener sentido del humor
- Excesivo apego a las personas o a las cosas
- Estar demasiado centrado en las metas e insuficientemente centrado en el proceso de lograrlas
- Preocupación por el futuro, llorar por el pasado o no estar en el presente

Los posibles obstáculos emocionales y espirituales para su sanación son numerosos. Entre ellos están los siguientes:

- Castigarse a sí mismo, culparse a sí mismo, el sentimiento de culpa, la vergüenza
- Los pensamientos autodestructivos
- No tener amor o alegría en la vida
- No tener sensación de libertad en la vida
- No contar con un sistema de apoyo, lo cual incluye la familia, los amigos, confidentes y la comunidad
- No tener una meta en la vida
- Falta de espiritualidad, sabiduría universal y oración
- Falta de significado y de plenitud en la vida
- Un espíritu quebrantado

Puede ver que muchos elementos en la vida pueden contribuir a su sanación o dificultarla, además del tratamiento específico al que se esté sometiendo. El primer paso para superar cualquier obstáculo es reconocerlo. Si reconoce que alguno de estos obstáculos se ha interpuesto en su camino, utilice este conocimiento y las pautas específicas para cada afección que se detallan a continuación en esta sección del libro como una oportunidad para activar su sistema sanador y recuperar su estado natural de salud.

Las afecciones hereditarias, los trastornos genéticos y los problemas congénitos

Muchas afecciones y enfermedades se dan una y otra vez en las familias y por lo tanto, se piensa que tienen un origen genético. Sin embargo, hay una diferencia entre afecciones *familiares* y *genéticas*. Aunque los genes defectuosos y las afecciones hereditarias sí existen, es importante no agrupar a todas las enfermedades que se dan una y otra vez en las familias en estas categorías genéticas.

Identificar los problemas genéticos puede ayudar a evitar que se produzcan, pero es peligroso generalizar en exceso y denominar a todas las enfermedades graves que se dan en las familias como genéticas. Esta denominación provoca a las personas una desesperanza y una impotencia innecesarias. Muchas enfermedades que se dan en las familias no son el resultado de factores genéticos sino que están basadas en conductas, actitudes y emociones profundamente arraigadas y mal adaptadas y en mecanismos de enfrentamiento psicológico que se expresan en hábitos de salud personales inadecuados y tendencias autodestructivas. Los miembros de la familia y las generaciones posteriores pueden evitar y superar estas afecciones. No se sienta destinado a heredar el legado mal adaptado y orientado a la enfermedad de sus padres o familia; en lugar de eso, tome conciencia de todo el potencial del estado natural de salud de su cuerpo y el increíble sistema sanador que tiene para ayudarlo.

El origen de las enfermedades congénitas, como la parálisis cerebral, a menudo pueden remontarse a acontecimientos desafortunados o traumas sufridos en el nacimiento o cuando el bebé aún estaba en el útero. Y aunque el manejo de estas difíciles afecciones puede ser difícil, muchos de estos problemas pueden evitarse con educación, cuidados prenatales y preparación para el parto adecuados.

Para comenzar: un programa diario
para activar el sistema sanador

Se dice que un viaje de mil kilómetros comienza con un solo paso. Aunque el primer paso y cada uno de los siguientes del camino luzcan pequeños e insignificantes, cuando se suman, al final lo llevan a uno a su destino final. Del mismo modo, el siguiente programa diario para reforzar y fortalecer su sistema sanador ofrece un punto de partida en su viaje hacia una mejor salud. Al principio, las actividades que componen este programa pueden parecer bastantes corrientes y no muy importantes o capaces de cambiar la vida. Pero si se combinan y se continúan a lo largo del tiempo marcarán una enorme diferencia en su salud. En resumen, pueden provocar una sanación extraordinaria. Después de seguir este programa 10 días solamente, notará una notable mejoría en su salud y experimentará una sensación de bienestar mucho mayor.

Ahora bien, puesto que su sistema sanador es vasto y complejo, no deberá considerar que este programa lo incluye absolutamente todo. Conforme usted aplique las actividades de este programa a los ritmos de su vida, deseará utilizar los métodos, técnicas e información descritos en los capítulos anteriores para satisfacer sus necesidades concretas en cuanto a la salud. Sea flexible y práctico cuando utilice este programa. Tiene que organizar las actividades diarias y los tipos de actividades para que encajen en su agenda diaria. Por ejemplo, con la respiración, la relajación, la evocación de imágenes dirigida, la meditación o la usted oración, puede empezar con 5 a 15 minutos al día por la mañana antes de ir a trabajar. Pero puede aumentar gradualmente hasta llegar al menos hasta 30 minutos, una o dos veces al día; quizás tenga que realizar estas actividades por la noche. Si sufre una enfermedad grave, lo más beneficioso para usted será hacer estas actividades siempre que tenga tiempo al menos durante 30 minutos.

Respecto a las sugerencias alimenticias, la experiencia me ha demostrado que cada persona tiene unas necesidades nutricionales específicas. Por este motivo, no recomiendo sólo un tipo de dieta para todas las personas. Por eso he modificado el viejo refrán de la siguiente forma: "Para el gusto se hicieron los sabores". Aunque hago algunas sugerencias dietéticas generales, no las siga de manera tan estricta que contradiga su sentido común. Por ejemplo, si tiene fiebre, necesita beber muchos líquidos y abstenerse de comer alimentos sólidos hasta que la fiebre pase. Si sufre una afección digestiva específica, siga las pautas dietéticas de las secciones de los capítulos anteriores que describen más detalladamente qué y cómo debería usted comer. Cuando se trata de dieta y nutrición, escuche la voz de su inteligencia interior; esa voz está estrechamente relacionada con su sistema sanador.

Si tiene alguna pregunta sobre cualquier actividad del programa diario, consulte los capítulos anteriores del libro. Describen con más detalle cómo beneficia cada actividad a su sistema sanador.

Reforzar y fortalecer el sistema sanador en 10 días

Por la mañana

Higiene personal para el sistema sanador

La higiene personal es la limpieza diaria que refuerza y fortalece su sistema sanador. A lo largo de la vida la higiene personal se acumula para ejercer una poderosa influencia en su salud. Además de cepillarse los dientes y otras actividades relacionadas, báñese o dése una ducha (regaderazo) todas las mañanas. Bañarse apoya a su sistema sanador al limpiar y proteger su cuerpo, manteniendo su piel saludable y libre de suciedad, gérmenes y otros microorganismos potencialmente nocivos; y también ayuda a eliminar toxinas.

La eliminación (hacer de vientre) para el sistema sanador

Además de orinar, es importante hacer de vientre todas las mañanas. Hacerlo evita que se acumulen desechos y toxinas no deseadas y ayuda a mantener limpio y saludable su entorno interno. Hacer de vientre de forma regular y diaria reduce la carga sobre su sistema sanador y le facilita el llevar a cabo sus tareas de reparación, reconstrucción y regeneración más eficazmente para usted. Unos cuantos consejos para ayudar al proceso de eliminación:

■ Beba una taza de líquido caliente (agua, té o café descafeinado) para ayudarlo a hacer de vientre. Quizás necesite beber varias tazas hasta que obtenga resultados. Las bebidas calientes son mejores que las frías porque el calor relaja los músculos lisos de sus intestinos y les permite expandirse y dilatarse. Puesto que los líquidos calientes limpian la materia fecal a través de los intestinos más relajados y dilatados, los productos de desecho no deseados se pueden eliminar más fácil y rápidamente. Por el contrario, los líquidos fríos estrechan los músculos de los intestinos y estrechan asimismo la abertura de estos, por lo tanto no suelen ser tan eficaces para ayudar al proceso de la eliminación.

■ Si sufre estreñimiento o irregularidad con frecuencia y necesita algo más que unas cuantas tazas de líquidos calientes cada mañana para hacer de vientre, ponga una o dos cucharaditas colmadas (copeteadas) de psilio o cualquier otro suplemento de fibra natural y suave en un vaso de agua caliente y bébalo cada noche antes de irse a la cama.

■ Si quiere evitar el estreñimiento, siga una dieta saludable con muchos líquidos y fibra, la cual puede obtener de las frutas, las verduras, los cereales integrales y las legumbres. Las sopas en el almuerzo o por la noche, junto con tés herbarios, también son ideales para este fin.

■ Aunque no sea tan popular, el quimbombó (guingambó, calalú), comido en el almuerzo o la cena, es una de las mejores verduras para lograr una eliminación saludable por la mañana. Preparado al vapor o cocido, el quimbombó es una de las fibras alimenticias naturales más suaves y eficaces del mundo.

Estiramientos suaves para el sistema sanador

Los estiramientos ayudan a relajar y tonificar los músculos y las articulaciones y mejoran la circulación. Al aumentar la flexibilidad en las articulaciones y extremidades, los estiramientos también mejoran el drenaje linfático en su cuerpo y estimulan las glándulas. Cuando los músculos se alargan y aumenta su flexibilidad, aumenta el espacio para el paso de los nervios. Los estiramientos suaves, regulares y sistemáticos a menudo alivian los nervios comprimidos. Los estiramientos pueden mantener su cuerpo ágil, joven y libre de enfermedad y es uno de los mejores métodos que yo conozco para reforzar y fortalecer el sistema sanador.

■ Estírese de 5 a 15 minutos todas las mañanas, siguiendo las pautas que se ofrecen en la sección de estiramientos de este libro. Puede que también encuentre beneficioso estirarse por las noches. Realice los estiramientos con el estómago vacío o no muy lleno, no justo después de comer.

■ Puede comenzar a realizar estiramientos con la ayuda de un libro de yoga o un video para principiantes o quizás desee inscribirse a una clase de yoga para principiantes. Si nunca ha hecho yoga antes, o tiene problemas de salud específicos, asegúrese de decírselo al instructor para que pueda satisfacer sus necesidades. (Si tiene problemas de espalda o está entumecido, pruebe mi rutina integral pero suave de estiramientos, la cual encontrará en mi anterior libro, *Curación natural de la espalda*).

Respiración, relajación, evocación de imágenes dirigida, meditación, reflexión silenciosa u oración

Todas estas actividades ayudan a relajar el cuerpo, calman la mente y el sistema nervioso, alivian el estrés y refuerzan y fortalecen el sistema sanador. También pueden ayudarlo a descubrir un poder superior que organiza y dirige el flujo de energía en el universo y en su cuerpo. Sintonizar su conciencia con esta fuerza puede investir a su sistema sanador de un enorme poder. Un momento maravilloso para hacer estas actividades es justo después de realizar estiramientos, cuando la mente y el cuerpo ya se encuentran en un estado de relajación natural.

- Cada día durante 5–15 minutos siéntese en un lugar silencioso, relaje los hombros y todo el cuerpo y cierre los ojos. Comience observando cómo entra y sale de su nariz el aire que respira. Puede practicar una o más de las técnicas de respiración descritas en la sección sobre respiración. Estas técnicas lo ayudarán a calmar y a centrar su mente y su sistema nervioso, poniéndolos en armonía con su sistema sanador.

- Cuando se sienta calmado y relajado, pruebe una de las técnicas de evocación de imágenes dirigida/visualización descritas en este libro. Lleve su atención al interior de su cuerpo. Conforme centra sus energías mentales en las estructuras internas de su cuerpo, imagine cómo entra en acción su sistema sanador para reparar cualquier tejido dañado mientras restablece su salud y vitalidad.

El ejercicio para el sistema sanador

El ejercicio ayuda a su sistema sanador porque tonifica el corazón, refuerza la circulación y mejora la salud mental. Hacer ejercicio por la mañana es una fantástica manera de comenzar el día. Si no lo está haciendo ya, intente encontrar el modo de introducir el ejercicio matutino en su agenda.

- Todos los días, haga 15 minutos de un ejercicio como caminar, nadar, andar en bicicleta, correr, aeróbicos, calistenia o cualquier otro. Si le apetece hacer más, o está acostumbrado a hacer más, hágalo. Pero si no está acostumbrado o hace tiempo que no se ejercita, es mejor empezar de manera gradual. No se fuerce ni se lastime cuando se ejercite. Observe su respiración para ver si está haciendo demasiado. Cuando haga ejercicio, debería sentirse cómodo con la respiración. Recuerde, el que esperar puede, obtiene lo que quiere. Para obtener los máximos beneficios para su sistema sanador, vaya sumando gradualmente hasta hacer de 30 a 60 minutos al día, de tres a seis días por semana.

El desayuno para el sistema sanador

Tome un desayuno ligero y saludable todos los días. Si su trabajo precisa mucha actividad física y una ingesta calórica superior, utilice su sentido común y coma más. Si tiene un trabajo sedentario, como operador de computadora u oficinista, tome un desayuno ligero. Si tiene usted sobrepeso o come normalmente un almuerzo más grande, quizás desee saltarse el desayuno o beber agua o jugos solamente. Aquí tiene otras sugerencias para el desayuno:

- Si sigue una dieta baja en carbohidratos o féculas, ingiera proteínas magras y verduras y beba líquidos calientes como tés herbarios, bebidas sin cafeína y sopas.

- Si usted no es diabético ni sigue una dieta baja en carbohidratos, coma frutas frescas, cereales integrales y cereales orgánicos, los cuales pueden ayudarlo a reducir los antojos de azúcar que se producen después durante el día. Estos alimentos también brindan un energía calórica muy importante y contienen montones de vitaminas, minerales y oligoelementos, así como fibra y líquidos esenciales para ayudar a su sistema sanador. Si puede tomar azúcares naturales, pruebe las frutas secas, como las pasas, los higos, los dátiles, los albaricoques (chabacanos, damascos) y mermeladas y jaleas orgánicas y endulzadas naturalmente en cantidades limitadas. Estos alimentos pueden ser nutritivos y saludables.

- También puede agregar pequeñas cantidades de cremas de frutos secos, como de cacahuate (maní), nuez de la India (anacardo, semilla de cajuil, castaña de cajú), almendra o sésamo (ajonjolí) *tahini* u otras fuentes de proteína para desayunar.

- Si no es usted intolerante a la lactosa ni tiene otras restricciones alimenticias, también puede ingerir lácteos —como yogur y requesón bajo en grasa— en cantidades limitadas.

- Si es usted diabético, consume más proteínas y cereales integrales para desayunar y evite los dulces de todo tipo. Las proteínas y cereales del desayuno podrían incluir un *bagel* de trigo integral o galletas de arroz con requesón. También puede ingerir otras proteínas, como cremas de frutos secos. Estos alimentos proporcionarán un combustible duradero a lo largo del día sin aumentos drásticos del azúcar en la sangre. Los edulcorantes naturales, como la hierba dulce de Paraguay (*stevia*), pueden satisfacer sus antojos de dulces sin aumentar sus niveles de azúcar en la sangre.

▪ Evite los alimentos para desayunar que sean dulces, feculentos y grasosos, como los *donuts* o los pastelillos.

▪ Puede ser adecuado tomar diariamente un suplemento natural o vitaminas, especialmente si usted no obtiene todos los nutrientes que necesita a partir de su dieta habitual. (Revise la sección sobre vitaminas y suplementos naturales que aparece previamente en este libro para obtener más información).

Resto de la mañana y la tarde

Si trabaja fuera de casa, aún puede encontrar maneras sencillas y fáciles de reforzar y fortalecer su sistema sanador, aunque su agenda sea muy apretada. Aunque se quede en casa, intente incorporar las siguientes actividades a su rutina matutina.

Respiración, relajación, evocación de imágenes dirigida, meditación, reflexión silenciosa u oración

A lo largo del día, debido a la influencia de su mente sobre su sistema sanador, el cual funciona mejor en un entorno interno tranquilo, silencioso y relajado, es importante mantener la mente calmada, tranquila y serena. La respiración, la relajación, la evocación de imágenes dirigida, la meditación, la reflexión silenciosa y la oración son métodos ideales para ayudarlo a mantener la mente serena. Entre más practique estos métodos, más fácil le resultará mantener la serenidad y un sistema sanador fuerte y vibrante.

▪ Haga pausas cortas de 30 segundos a un minuto al menos una vez cada hora para calmar la mente y practique uno o más de los métodos de respiración, relajación, evocación de imágenes dirigida, meditación, reflexión silenciosa u oración que se describen en este libro. Al principio, tendrá que experimentar con varias de estas opciones para averiguar cuál le funciona mejor a usted. Cuando encuentre una que le convenga, aprenda una o más de las otras técnicas también. Normalmente recomiendo probar cada técnica al menos durante una semana, hasta que se sienta cómodo con ella y haya notado sus efectos positivos.

■ Durante épocas de estrés o cuando vea que se está disgustando o perdiendo la calma (sobre todo en presencia de otra persona), excúsese momentáneamente y retírese a un lugar tranquilo y silencioso. Una vez que se haya retirado, practique una o más de estas técnicas calmantes y relajantes. Cuando se haya calmado, estará en una posición mucho mejor para enfrentar la situación.

Uno de los trucos de esta estrategia es aprender a reconocer cuándo comienza usted a perder la calma. Cuando uno pierde la calma, además de la agitación mental, probablemente experimentará uno o más de los siguientes síntomas:

- Pensamientos rápidos, horribles o cargados de ira
- Respiración superficial y rápida
- Latidos rápidos
- Transpiración aumentada
- Estómago revuelto ("nervios en el estómago")
- Rodillas débiles

Como ya dijimos, estos síntomas forman parte de la respuesta de "luchar o huir", la cual, si se permite que continúe o se intensifique, puede obstaculizar su sistema sanador y provocar daño al cuerpo, especialmente si se mantiene durante un largo período de tiempo.

En mi trabajo como médico, estas estrategias resultan especialmente útiles. Por ejemplo, algunas veces veo a pacientes nuevos que tienen mucha ira y están bastante disgustados con "el sistema médico" en general y con los médicos en particular. Pueden estar disgustados también por otras razones de las que quizás yo no tenga conciencia. En estas situaciones, yo soy el blanco principal de su ira. Algunas veces, la cosa más insignificante que digo puede provocar una enorme explosión de emociones iracundas. Naturalmente, esta reacción por parte de un paciente hará que me invada a mí también una oleada de miedo e ira. En este estado, fácilmente podría responder con miedo e ira, pero intento mantener la calma. Cuando noto que mi ritmo cardíaco se está acelerando, que mi respiración se hace superficial y rápida y mi mente se agita, me excuso y me retiro rápidamente a la seguridad de otra habitación. Allí, cierro los ojos y hago una o más de las siguientes técnicas: respiración, meditación, relajación, evocación de imágenes u oración. Lo hago hasta que siento que mi respiración y mi ritmo cardíaco se ralentizan y soy capaz de recobrar la calma. Normalmente, todo lo que necesito es un máximo de cinco minutos. Después, cuando vuelvo a ver al paciente que me ha provocado, estoy más relajado y cómodo y soy más capaz de ayudarlo.

El agua para el sistema sanador

Su cuerpo está compuesto por un 70 por ciento de agua y puesto que el agua circula constantemente por todas y cada una de las células, tejidos y órganos corporales, entre más agua introduzca a su organismo, más rápido puede distribuir nutrientes y eliminar toxinas. Beber agua y líquidos es una de las mejores maneras de reforzar y fortalecer el sistema sanador.

- A lo largo del día, beba sorbos de agua u otros líquidos, como jugos o tés herbarios.
- Beba de seis a ocho vasos de agua, o el equivalente, a lo largo del día.

Una merienda a media mañana para el sistema sanador

Quizás necesite una merienda (refrigerio, tentempié) ligera a media mañana si a causa del trabajo tiene que almorzar tarde o si tiene usted un metabolismo rápido o es propenso a sufrir oscilaciones en el azúcar en la sangre. Es importante escuchar a su cuerpo cuando se trata de obtener la nutrición que necesita para funcionar a la máxima capacidad. Aquí tiene algunos consejos sobre las meriendas a media mañana:

- No coma si no tiene hambre.
- Puede comer frutas frescas, zanahorias, galletas saludables o un té herbario u otra bebida si siente que tiene que comer algo antes del almuerzo.

El almuerzo para el sistema sanador

Para la mayoría de personas es importante comer un almuerzo sano y saludable. En muchas culturas de todo el mundo el almuerzo es la comida principal del día. Para asegurar un flujo constante de nutrientes y un óptimo combustible para su sistema sanador, reserve tiempo de su apretada agenda todos los días para almorzar. Generalmente no está recomendado saltarse el almuerzo. Y al igual que los alimentos adecuados son un combustible fundamental para su sistema sanador, comer esos alimentos de manera que optimice la digestión es igualmente importante. Las siguientes sugerencias pueden ser útiles:

- Evite las grasas y los aceites, así como las meriendas procesadas, las cuales son pesadas y difíciles de digerir.
- Pruebe una taza o tazón (recipiente) de sopa.
- Pruebe una abundante ensalada, pero evite los aliños (aderezos) pesados o altos en grasa.
- Si consume carbohidratos, un sándwich (emparedado) saludable con lechuga fresca, tomates (jitomates), brotes, queso, *tofu*, *tempeh* o cualquier otro alimento bajo en graso —pero rico en proteínas— a menudo puede constituir una comida completa de por sí. Coma panes hechos de cereales integrales, como trigo, cebada, centeno y avena.
- Si no es usted diabético ni sigue una dieta con el azúcar restringida, un postre de fruta le brindará un equilibrio adecuado de nutrientes esenciales, como vitaminas, minerales, oligoelementos, líquidos y fibra.
- Puede tomar agua u otro líquido con la comida o inmediatamente después.

Aquí tiene unos cuantos consejos más sobre el almuerzo:

- Si usted está en el lugar de trabajo o en casa, haga una pausa y céntrese solamente en comer y en digerir su comida. Apague su computadora, TV o radio y asegúrese de no estar hablando por teléfono o leyendo una revista o periódico mientras come.

- Cuando está comiendo, su cuerpo necesita concentrarse en el proceso de la digestión. Debería ser un momento de descanso y relajación y debería dedicar toda su atención al proceso de comer. Si usted continúa hablando por teléfono, manejando o trabajando en la computadora mientras come, no podrá sentir la respuesta de su cuerpo a los alimentos que está usted consumiendo. Cuando su mente está en más de un lugar a la vez, es difícil saborear plenamente la comida. También es más fácil comer en exceso y experimentar indigestión en estas circunstancias.

- Si come con compañeros de trabajo, familia o amigos, el almuerzo puede ser una agradable ocasión social. Evite las riñas, los conflictos o hablar de negocios o finanzas. El ambiente debería ser agradable y que levante el ánimo. Su estado emocional en el momento de comer afecta su digestión.

Considere tomar una siesta para el sistema sanador

Los estudios muestran que la mayoría de estadounidenses tienen falta de sueño. La falta de sueño se ha relacionado con numerosas enfermedades crónicas, como las enfermedades cardíacas. También se ha relacionado con conductas proclives a sufrir accidentes. Su sistema sanador funciona más eficientemente cuando uno está durmiendo o descansando y una siesta por la tarde puede ser una manera eficaz de reforzarlo y fortalecerlo. La mayoría de culturas de todo el mundo hacen sus comidas más grandes a la hora del almuerzo y luego toman una siesta. Es un método de eficacia comprobada para optimizar la digestión. Si puede, tome una siesta después del almuerzo.

Por la tarde

Juego, diversión y pasatiempos para el sistema sanador

No se puede insistir lo suficiente en los beneficios para la salud de tener una actitud juguetona, sentido del humor y capacidad para divertirse. Bob Hope y George Burns, ambos comediantes famosos, vivieron cada uno 100 años por cultivar actitudes alegres. Vivieron vidas de diversión y risas mientras intentaban hacer reír a los demás. Y tal como dijimos anteriormente, el conocido médico y autor,

Norman Cousins, se curó a sí mismo de una enfermedad dolorosa y grave con risas y un poco de vitamina C. El humor y una actitud alegre pueden agregar años a su vida y son poderosos estimulantes para su sistema sanador.

Mantenerse de buen humor a lo largo del día es importante. Si está trabajando arduamente y muchas horas o pasa por un momento extremadamente difícil en su vida, no tiene que estar serio todo el tiempo. La seriedad crea tensión, la cual agota las energías vitales de su sistema sanador y no solamente conduce a la enfermedad, sino también al dolor. Mantenerse de buen humor tendrá un poderoso efecto reforzante sobre el sistema sanador. Aquí tiene unos cuantos consejos para mantenerse alegre:

- Haga al menos una actividad divertida cada día, durante al menos 30 minutos, preferiblemente más tiempo. Aquí tiene algunas sugerencias:
  - Encuentre algo divertido de lo que reírse. Comparta un chiste con su familia o compañeros de trabajo.
- Vea una película de comedia o hágase de un pasatiempo personal que disfrute, como pintar, coser, acolchar, hacer alhajas o construir aeromodelos.
  - Toque o escuche música que le levante el ánimo.
  - Baile con su música favorita.
  - Juegue con los niños.
  - Vaya a un musical, a una película, una obra de teatro o un acontecimiento deportivo.
  - Participe en su deporte favorito.
  - Lea su libro favorito.
  - Escriba un diario.

Actividades sociales para el sistema sanador

El hombre es una criatura social, y por este motivo, es importante estar conectado con otras personas. A la inversa, el aislamiento social crea estrés, el cual puede provocar enfermedades, tanto mentales como físicas. Por ejemplo, las enfermedades cardíacas, la primera causa de muerte en el mundo occidental, se han vinculado a sentimientos de aislamiento social. Los estudios han demostrado que a los pacientes cardíacos que viven solos les va mucho peor que a los pacientes cardíacos que tienen vínculos con la familia, los amigos o mascotas. Para ilustrar más este punto, considere que, incluso entre criminales habituales, la incomunicación, que no es otra cosa que aislamiento social, es una de las formas más temidas de todas las modalidades de castigo.

El apoyo social es importante para reforzar y fortalecer el sistema sanador. Planifique pasar tiempo cada día en una actividad que apoye sus sentimientos de estar vinculado a los demás. Pruebe una o más de las siguientes:

- Haga un esfuerzo especial para llamar o escribir a un amigo cercano y leal o miembro de la familia.

- Diga a un ser querido o a un miembro de la familia que lo quiere, aunque al hacerlo al principio se sienta incómodo o falso. Entre más lo haga, más auténtico se sentirá y pronto se sentirá cómodo al decirlo. Lo que uno da se le devuelve, de modo que lo único que está haciendo es decirse a sí mismo que se ama. El mismo principio se aplica a cualquier otro acto amoroso de amabilidad.

- Abrace a los miembros de su familia, amigos y compañeros de trabajo. No lo haga por su bien, aunque a ellos les gustará, sino por el suyo. Nada cura como el amor y nada estimula su sistema sanador más poderosamente que el amor. El amor empieza con usted.

- Si tiene tiempo, puede ofrecerse como voluntario al menos una vez por semana en un centro para personas mayores, un hospital, una biblioteca, un colegio, un centro local de atención de día o en uno de los cientos de otras organizaciones de beneficencia y comunitarias que existen. También podría prestar sus talentos especiales y energías a cualquiera de las numerosas organizaciones estatales, nacionales e internacionales. Comprométase a conseguir tiempo para participar en una o más de estas actividades. Su sistema sanador se beneficiará de ellas, así que hágalas en primer lugar para usted mismo, sabiendo también que otros se beneficiarán después de su generosidad.

Descanso y tiempo para estar solo para el sistema sanador

Por marcado contraste con lo que he recomendado sobre los vínculos sociales, también creo que es importante aprender a retirarse socialmente, para descansar y estar solo. Muchas personas se la pasan prácticamente todo el tiempo cuidando a los demás o participan en demasiadas actividades que las dejan agotadas emocional, mental y físicamente. Este patrón puede provocar fatiga crónica, desgaste (*burnout*) e incluso enfermedades graves. Si es usted una de estas personas, es imprescindible que aprenda a decir "No" a los demás y consiga un poco de tiempo diario para usted. Para rejuvenecer su salud, recargar las pilas y reforzar y fortalecer el sistema sanador, hacer esto es una necesidad básica de la vida. Aquí tiene unos cuantos consejos:

- Cada día, tome de 10 a 15 minutos para estar solo, desconectándose del mundo y de la constante avalancha de los demás. Encárguese de que la familia o los amigos realicen sus tareas y asuman sus responsabilidades durante este período. Encuentre un lugar seguro, silencioso y alegre, afuera en la naturaleza o en un cuarto de su casa o departamento.

- Quizás desee utilizar este tiempo para meditar, respirar, rezar, pintar, escuchar música o no hacer absolutamente nada.

- Es importante cumplir con su tiempo especial para estar solo; que su sistema sanador lo necesita para mantener su fuerza y vigor. Si usted no insiste en el derecho a estar solo para descansar y rejuvenecer, su sistema sanador tendrá dificultades para funcionar óptimamente.

Por la noche

La cena para el sistema sanador

Intente no comer alimentos pesados o demasiado tarde. Comer alimentos pesados o hacerlo tarde le provocará indigestión y perturbará su sueño, haciendo que se levante cansado y bajo de energía por la mañana. Además, coma tranquilamente, sin la TV o el equipo estéreo a todo volumen, y sin hablar de negocios o de otros temas potencialmente estresantes. Durante las cenas familiares sostenga conversaciones agradables y armoniosas, ya que eso mejorará la digestión mientras refuerza y fortalece el sistema sanador.

Aquí tiene unas cuantas sugerencias para las cenas:

- Pruebe una sopa de verduras, como *squash*, chícharo (guisante, arveja) partido o zanahoria, las cuales pueden ser sustanciosas, nutritivas y relajantes.

- Pruebe una ensalada para cenar, con verduras de hoja verde como lechuga, espinaca y una o más verduras, como tomates (jitomates), pepinos, olivas, hongos, corazones de alcachofa o garbanzos.

- Puede comer cereales integrales cocinados —como arroz integral esponjoso, cebada o pasta orgánica— tanto por separado como mezclado con una guarnición de verdura o proteína.

- Una cacerola (guiso) de verduras o un sofrito de verduras variadas puede ser sabroso y nutritivo. Puede agregar *tofu*, un poco de queso ligero u otro alimento bajo en grasa pero rico en proteínas. Reduzca al mínimo el uso de aceites pesados y mantequilla cuando cocine estos platillos.

- También puede tomar un postre ligero como yogur, sorbete (nieve) o fruta fresca. (Si es usted diabético, puede tomar un postre ligero con un sustituto del azúcar).

- Beba agua antes o después del postre.

El bienestar emocional para el sistema sanador

Como dijimos anteriormente, las emociones son poderosas sensaciones de energía que se sienten en el cuerpo. Para tener una vida saludable, es necesario liberar y expresar la mayoría de las emociones de su vida. Si las reprime y deja que permanezcan en su cuerpo más tiempo del necesario, o las arrastra en forma de bagaje emocional que agota la energía, las emociones pueden dificultar gravemente el trabajo de su sistema sanador y contribuir a la enfermedad. Saber cómo se está sintiendo en un momento dado y luego tener el valor de compartir estos sentimientos con los demás es una de las maneras más poderosas de reforzar y fortalecer el sistema sanador. Aquí tiene algunas sugerencias para expresar sus emociones de una manera beneficiosa:

■ Para aprender a expresar sus emociones de un modo saludable, a menudo resulta útil unirse a un grupo y aprender a participar en actividades grupales. Únase a un grupo que se reúna al menos una vez por semana, o, si tiene tiempo, más a menudo. Podría ser un grupo de apoyo o un grupo terapéutico. Debe ser un grupo con el se sienta cómodo y seguro, que no le vaya a juzgar en caso de que usted decida airear sus "trapos sucios" en público. Muchos no alcohólicos se unen a AA (Alcohólicos Anónimos), que tiene grupos en casi todas las principales ciudades de los EE. UU, sólo para estar en grupo y aprender a compartir sus sentimientos. Averigüe los que hay en su área y comprométase a participar en uno.

■ Si no está cómodo en un grupo o no puede encontrar uno en su área, también dispone de terapeutas profesionales y puede que su iglesia u otras organizaciones comunitarias los ofrezcan. La terapia individual, sobre todo con un terapeuta eficaz, es también una valiosa manera de expresar los sentimientos. Averigüe cuáles terapeutas hay en su área y esfuércese al máximo por participar en esta actividad.

■ Consiga una libreta pequeña y un bolígrafo y comience a escribir sobre sus sentimientos. Escribir un diario, expresar todo lo que está en su interior y todo lo que está sintiendo, puede ser una manera eficaz de liberar las emociones, los pensamientos y los sentimientos más profundos, aunque sólo escriba durante 5 ó 10 minutos cada día.

■ Todos los días, en una conversación con su familia, amigos o seres queridos, hable desde el corazón y comparta sus más profundos sentimientos. Si no está cómodo haciendo esto, escriba una carta a alguien con quien quiera compartir sus más profundos sentimientos.

El bienestar espiritual para el sistema sanador

Su sistema sanador funciona de la mejor manera cuando usted está espiritualmente sano. Muchas enfermedades físicas tienen sus orígenes en el terreno espiritual. Por ejemplo, cuando está desanimado continuamente, puede deprimirse, lo cual es una forma de enfermedad mental. Como dijimos antes, se ha demostrado que la depresión contribuye a las enfermedades cardíacas, la diabetes, el cáncer y muchas otras afecciones graves.

Si usted es ateo, aún puede disfrutar una salud y bienestar espiritual. Intente conectar con una causa superior o fuerza distinta de usted. Reflexione sobre el hecho de que una energía creativa, poderosa e inteligente lo ha puesto a usted en este planeta. Hacer esto le quitará un gran peso de encima y permitirá que su sistema sanador funcione más eficazmente. Creer que todas las cosas del mundo y su vida dependen enteramente de su constante vigilancia y control mental crea tensión y estrés, agota las energías vitales y puede ser emocional y físicamente agotador. Estos factores conspiran contra su sistema sanador y pueden conducir a la larga a enfermedades físicas.

Si usted cree en Dios o en un poder superior, su dificultad no es diferente de la del ateo. Las dudas acerca de Dios y lo Divino aún pueden asaltarle cuando se encuentre en aguas turbulentas o se choque contra un muro de ladrillos, por ello es necesario renovar continuamente su fe muchas veces a lo largo del día y reflexionar sobre el significado y el sentido de su existencia.

- Esta semana, tómese un breve descanso de su trabajo y apretada agenda y piense acerca de su vida y su importancia. Piense en un poder superior, una energía divina, inteligente y creativa que actúa en el universo y en su vida. Haga esto al menos de 5 a 10 minutos cada día.

- Si se siente cómodo haciéndolo, rece de 5 a 10 minutos cada día.

- Antes de ir a la cama, dedique de 5 a 10 minutos cada noche para leer las Escrituras u otros libros relacionados que puedan levantarle el ánimo.

El sueño para el sistema sanador

Dormir es fundamental para todos los seres vivos y es una parte intrínseca de los ritmos y ciclos naturales de la vida. El sueño es una actividad fisiológica necesaria para todas las especies vivas, un principio biológico básico de la vida. Algunos animales hibernan y se meten en una cueva a dormir de corrido durante meses para restaurar la salud y las energía de sus cuerpos; los seres humanos normalmente necesitan entre 8 y 10 horas de sueño cada día.

Su cuerpo necesita dormir regularmente para restaurar las energías vitales y para sanarse. Como quizás recuerde, su sistema sanador funciona mejor cuando el cuerpo está descansando. El sueño regular y reparador es una de las cosas más poderosas que puede hacer para reforzar y fortalecer su sistema sanador. Cuando se perturba el sueño, se compromete el funcionamiento del sistema sanador y se pueden producir enfermedades. No nos sorprende que conforme la falta del sueño y el insomnio crecen en proporciones epidémicas en los Estados Unidos, también esté aumentando el número de enfermedades crónicas relacionadas con el estrés, como las enfermedades cardíacas, la presión arterial alta, el cáncer y las enfermedades autoinmunes.

Para asegurar un sueño adecuado, intente lo siguiente:

- Levántese temprano cada mañana.

    Dormir hasta tarde perturba los ritmos naturales de su cuerpo y hará que se vaya a la cama tarde. Este patrón perpetuará un ciclo poco natural que puede ser perjudicial para el sistema sanador.

    Levantarse temprano mejora las probabilidades de tener un día activo y ocupado. Tener un día largo y activo mejorará sus probabilidades de irse a dormir por la noche a una hora decente. Una noche de sueño reparador y de calidad le permitirá levantarse temprano todos los días sintiéndose fresco y renovado, con abundante energía.

- No participe en actividades agitadoras o perturbadoras antes de irse a dormir. (Tales actividades incluyen ver el noticiero o películas violentas).

- Evite las riñas o conflictos a altas horas de la noche con su pareja o miembros de la familia.

- Asegúrese de que su cama sea cómoda.

- Asegúrese de que su dormitorio (recámara) esté limpio, ordenado y tranquilo. Un entorno limpio y ordenado reduce los estímulos mentales confusos y caóticos y permite al cerebro, a la mente y al sistema nervioso relajarse más eficazmente. Todo esto produce un sueño mucho más reparador y profundo.

- Si vive usted en un lugar ruidoso, donde haya ruido de tráfico o de otro tipo, considere utilizar tapones para los oídos cómodos para dormir bien.

     Siempre que viajo a ciudades grandes y me molesta el ruido constante que se siente de noche, utilizo un par de tapones para los oídos mientras duermo. En lugar de levantarme fatigado, confuso, malhumorado, irritable y bajo de energía, gracias a los tapones, me puedo levantar sintiéndome fresco, renovado y dispuesto a recibir el día con entusiasmo.

- Asegúrese de que el aire que respira mientras duerme sea fresco y limpio. Evite el aire polvoriento, hediondo y viciado. Una brisa buena y pura puede hacer maravillas para mejorar la calidad de su sueño.

- No cene tarde justo antes de irse a dormir. Un estómago lleno y un sistema digestivo cargado pesadamente ejercerán presión sobre el diafragma y los pulmones y dificultará la respiración normal y natural. Muchas personas con problemas de sueño y otras enfermedades tienen sobrepeso y unos hábitos inadecuados de comidas a altas horas de la noche que les producen indigestión y obstaculizan la calidad de su sueño.

- Pruebe una bebida caliente antes de irse a dormir. Una bebida caliente puede ser calmante y relajante, mejora la digestión y ayuda a aplacar los nervios. Los tés herbarios, como la manzanilla o la menta (*peppermint*), pueden ser especialmente reconfortantes.

- La relajación, la respiración suave, la meditación, la evocación de imágenes o la oración pueden ayudarlo a calmar y relajar la mente y el sistema nervioso. Cuando se realizan antes de irse a la cama, estos métodos pueden ser una manera suave y relajante de inducir un sueño profundo y reparador.

- Escuche música suave y relajante. Hacerlo puede ser relajante y apacible y lo ayudará a provocar un sueño suave y eficaz.

- Antes de dormir, lea una novela, libro o escritura inspiradora o algún otro material que le levante el ánimo. Esta actividad puede ser reconfortante y tranquilizadora y un agradable modo de relajarse antes de dormir. Algunas personas que conozco hasta leen el directorio telefónico o el diccionario para ayudarse a dormirse. Según me han explicado, ¡este método funciona precisamente porque estos libros son muy aburridos!

Las sugerencias incluidas en la sección "Para comenzar" pueden lucir simples e insignificantes, pero, tomadas en conjunto, marcarán una enorme diferencia en su vida y en el funcionamiento de su sistema sanador. Sólo cinco minutos al día de meditación, una conversación telefónica que le levante el ánimo con un amigo, una taza de deliciosa sopa para almorzar, una buena noche de sueño pueden tener un gran impacto en su sistema sanador y en su salud física, mental y emocional.

Nota: si encuentra en este capítulo nombres de alimentos o hierbas que no conoce, remítase al glosario en la página 421.

Cómo superar problemas de salud comunes

En esta sección encontrará estrategias para aprovechar, mejorar y reforzar su sistema sanador y curar diversos y numerosos problemas de salud. Sin embargo, tenga presente que estas recomendaciones son solamente pautas a seguir y no tienen la intención de reemplazar una atención médica profesional responsable, inteligente y personalizada. Además, puesto que cada persona es única, no todas y cada una de estas recomendaciones puede que sea eficaz para usted. Cuando recomiendo remedios herbarios, a menudo sugiero las dosis que se mencionan más habitualmente en los hallazgos de las los estudios y que, según mi experiencia personal, son seguras y eficaces, también sugiero que sean empleadas por médicos alternativos responsables siempre que sea posible. He citado estudios que muestran los beneficios de estas terapias. Cuando no se cita ningún estudio, las recomendaciones se basan en mi experiencia. Al trabajar con sistemas sanadores individuales, ninguna fórmula o receta sencilla funcionará igualmente bien para todo el mundo. En el arte y la ciencia de la medicina y la sanación, todos los tratamientos y terapias necesitan ajustarse para satisfacer las necesidades únicas de cada cual. Pero si sigue las siguientes recomendaciones e incorpora las presentadas en capítulos previos, aumentarán enormemente sus probabilidades de éxito. Lo que recomiendo para cada afección no pretende ser absoluto; puede haber opciones adicionales para su problema.

El siguiente listado de problemas de salud está organizado de la manera más sencilla que conozco... según los diferentes sistemas orgánicos y regiones anatómicas del cuerpo. Este listado, aunque no las abarca absolutamente todas, presenta las afecciones más comunes que tengo que tratar como médico de cabecera. Si he omitido un problema de salud que puede estar usted sufriendo en la actualidad o en el que está interesado, siga las recomendaciones generales dadas a lo largo del libro y consulte la sección de recursos en la página 433. Si aprende a cooperar con su sistema sanador logrará éxito en sus esfuerzos por mejorar su salud.

Las hierbas y suplementos listados en esta sección pueden obtenerse en la mayoría de tiendas de productos naturales. Sin embargo, estos productos no están regulados y los estudios revelan que más del 40 por ciento no contienen los ingredientes que aparecen en la etiqueta. Pida información del fabricante y compre únicamente aquellos productos que han sido probados por laboratorios independientes. Las empresas que prueban estos productos se pueden encontrar en la internet (vea los recursos en la página 433). Sea aún más cuidadoso cuando compre hierbas chinas porque pueden estar adulteradas y contener contaminantes, y no se han probado. Debería consultar a un médico calificado en medicina herbaria china. Puede obtener la mayoría de estos productos, entre ellos las fórmulas herbarias chinas, en www.BalancedHealing.com.

Recuerde que los remedios herbarios y naturales pueden tener poderosos efectos en su cuerpo y algunos pueden interactuar tanto con medicamentos que se venden con receta como con los que se venden sin receta. Algunas personas pueden experimentar efectos secundarios cuando toman estos remedios. Consulte siempre a su médico antes de agregar nuevos remedios a su tratamiento... aunque la terapia se describa como "natural".

Problemas de la piel

La piel es un reflejo de nuestro estado general de salud. Las personas que están saludables en general exhiben un tono y color de piel saludables. A la inversa, en estados de enfermedad o debilidad, la piel a menudo luce pálida o manchada y carece de brillo saludable. Cuando uno padece una enfermedad hepática, por ejemplo, la piel se vuelve ictérica y adquiere un aspecto amarillento. Los sarpullidos cutáneos también son signos de problemas más profundos. Por este motivo, los médicos tradicionalmente han confiado en la piel para obtener claves de diagnóstico para problemas internos más profundos.

Abscesos

Los abscesos son hinchazones en la piel, la mayoría de las veces causadas por una infección bacteriana. Muchos cirujanos abrirán o sanjarán un absceso con un bisturí o lo drenarán con una aguja. Pero si comienza el tratamiento en las primeras etapas y coopera con su sistema sanador aplicando baños con agua salada caliente (los cirujanos generalmente recomiendan sales hawaianas, de Epsom o de roca, pero la sal de mesa también funciona, en una proporción de una parte de sal por tres partes de agua durante 30 minutos, de 3 a 4 veces al día: vea las anteriores secciones del libro acerca de los baños de agua salada) y compresas de arcilla de calidad farmacéutica (bentonita), muchos abscesos desaparecerán solos. La luz natural del Sol, las compresas de agua salada y una dieta no grasa también puede ser útil para ayudar a su sistema sanador a curar los abscesos. Un estudio de Klein y Penneys en 1988 mostró que el áloe vera (zábila, sábila, atimorreal, acíbar) tres veces al día en forma de crema o gel al 0,5 por ciento también puede ayudar al cuerpo a sanar los abscesos.

Acné

El acné se da tanto en hombres como en mujeres, más comúnmente durante el inicio de la pubertad, pero puede persistir durante muchos años. El acné es causado por diminutas infecciones que se producen en la acumulación grasosa de los folículos pilosos. Si se rasca o se toca mucho, el acné puede desfigurar y provocar cicatrices permanentes. El acné aparece mayoritariamente en la cara, lo cual puede tener trágicas consecuencias si se producen cicatrices o una desfiguración.

Los mismos tratamientos naturales para los abscesos también pueden ser eficaces para el acné. Los agentes secantes, como el alcohol, también pueden ser útiles. Los alimentos altos en grasas y en aceites y pesados, junto con el estrés, pueden empeorar el acné. Las personas que de manera natural tengan la piel grasosa deben prestar una atención especial a sus dietas. Una dieta *macrobiótica* (una dieta muy baja en grasa y vegetariana que se originó en Japón) a menudo puede mejorar casos persistentes de acné en poco tiempo. En muchos casos, también pueden ser necesarios medicamentos convencionales. Estos medicamentos incluyen agentes secantes tópicos, como los que contienen *peróxido de benzoilo*, o preparados internos como *Accutane*, un derivado de la vitamina A, el cual, cuando lo prescribe un dermatólogo entendido, puede ser muy eficaz. Un estudio realizado por May et al. en 2000 demostró que el aceite de melaleuca es un producto tópico natural que mata las bacterias del acné y puede utilizarse con lo anterior. Comience con una solución al 5 por ciento para el acné leve, una solución de hasta el 15 por ciento para el acné grave, utilizado una vez al día. Si no le ayuda, utilice una solución dos veces al día que contenga un 20 por ciento de ácido azelaico, el cual es también un antiséptico tópico. Estos productos tópicos pueden tomar de 1 a 2 meses en ser eficaces. Varios nutrientes también pueden reducir el acné: 200 microgramos diarios de selenio y 400 U.I. (unidades internacionales) de vitamina E inhiben la inflamación del acné y 45–60 miligramos de zinc al día mejoran la salud de la piel. **Nota:** los tipos de zinc recomendados para este propósito son el sulfato de zinc efervescente (*effervescent zinc sulfate*) o bien el gluconato de zinc (*effervescent zinc gluconate*).

Contusiones, laceraciones o desgarros, punciones y rasguños

Estas son las heridas más comunes que sufre la piel y normalmente están presentes siempre que se produce un traumatismo físico de cualquier tipo.

Las *contusiones* son moretones (cardenales) que aparecen en forma de marcas de color negro azulado sobre la piel, las cuales reflejan los vasos sanguíneos rotos debajo de la superficie. Las contusiones pueden ir acompañadas de hinchazón y dolor, pero normalmente no producen una rotura de la piel. A menos que haya daño en los tejidos subyacentes, su sistema sanador puede reparar los daños causados por las contusiones en un tiempo relativamente corto. Para ayudar a su sistema sanador a realizar el trabajo puede aplicarse hielo durante las primeras 24 horas para reducir al mínimo la hinchazón, seguido de baños o compresas de agua salada caliente. Para acelerar la sanación de las contusiones, puede aplicarse una fórmula herbaria china de manera tópica conocida como *Qi Li San*; aplíquela con una bolita de algodón de 1 a 3 veces al día. Según un estudio de Barceloux en 1999, tomar 50 miligramos de sulfato de zinc oralmente tres veces al día puede doblar la velocidad de curación.

Las *laceraciones o desgarros* son cortes completos y de forma lineal en la piel en los cuales se produce sangrado. Puede que se necesiten puntos de sutura si la laceración es importante y el sangrado profuso. Una vez que los bordes de la herida se juntan, el sistema sanador se hace cargo y cura la herida, en muchos casos con una cicatriz apenas notable. Incluso las laceraciones grandes que no se suturan se curarán con la ayuda del sistema sanador, pero normalmente tomarán más tiempo y pueden dejar una cicatriz. Para acelerar la sanación de las laceraciones, puede aplicar *Qi Li San* del modo recomendado anteriormente para las contusiones. Según un estudio de Barceloux en 1999, tomar 50 miligramos de sulfato de zinc oralmente tres veces al día también puede doblar la velocidad de curación de las laceraciones. También puede aplicar 5–10 mililitros de miel sin procesar a la herida, dos veces al día, la miel actúa como un agente antibacteriano, y también acelera la sanación de las heridas, según un estudio de Efem en 1988.

Las *punciones* son heridas de tipo puñalada que perforan la piel. Si no son demasiado profundas, y con un cuidado apropiado, su sistema sanador normalmente puede reparar las heridas de punciones con bastante facilidad. Para acelerar la sanación de las punciones, puede aplicarse *Qi Li San* como se recomendó anteriormente.

Los *rasguños* se producen cuando se raspa la piel y queda al descubierto la superficie en carne viva. La mayoría de las veces los rasguños son consecuencia de caídas sobre el pavimento o el asfalto, y aunque son dolorosos, normalmente se curan sin muchos problemas si se mantienen limpios y secos. Varias hierbas naturales aplicadas tópicamente pueden resultar útiles para evitar la infección y acelerar el trabajo del sistema sanador con los rasguños. Un estudio de Klein y Penneys en 1988 mostró que el áloe vera tópico puede reducir el dolor, el picor y la inflamación, y tiene propiedades antibacterianas. Utilice la crema o el gel al 0,5 por ciento aplicado tres veces al día. La cúrcuma, una especia común, ayuda a reducir la inflamación cuando se usa tópicamente. No hay una dosis específica determinada, pero puede encontrarse en lociones, bálsamos y cremas. La caléndula es un potente antiinflamatorio y puede utilizarse de varias maneras, según *Herbal Drugs and Pharmaceuticals* (*Productos farmacéuticos y fármacos herbarios*). El té puede verterse sobre un paño absorbente y aplicarse como una cataplasma (emplasto, fomento) a rasguños, o usar 2–4 mililitros de la tintura diluida de caléndula en 0,25–0,5 litros de agua; las pomadas normalmente contienen 2–5 gramos de la hierba en 100 gramos de pomada. La árnica también es un antiinflamatorio que tiene propiedades antibacterianas, según el *Tyler's Honest Herbal* (*El manual herbario honesto de Tyler*), 4ª edición. Se puede aplicar de varias formas, según *Herbal Drugs and Pharmaceuticals*: Como una cataplasma, se prepara una mezcla que consiste en tres partes de tintura de árnica en diez partes de agua; las pomadas normalmente contienen un máximo del 20–25 por ciento de la tintura o un 15 por ciento del aceite; la tintura es normalmente 1:10, y el aceite es normalmente 1:5 en un aceite vegetal preparado. Todos estos agentes tópicos pueden causar reacciones alérgicas en la piel, de manera que debe aplicárselos en un área de piel normal antes de usarlos en el rasguño.

Foliculitis

Esta enfermedad común consiste en una inflamación e infección de los folículos pilosos; de ahí su nombre, *foliculitis*. La foliculitis luce como acné, pero puede aparecer en zonas de la piel lejos de la cara, como en las ingles y debajo de las axilas. Puede ser muy doloroso y producir una gran comezón y la mejor manera de tratarlo es con baños de sal, compresas de arcilla y luz natural del Sol. Un estudio realizado por May et al. en 2000 demostró que aplicar una solución al 10–15 por ciento de aceite de melaleuca varias veces al día puede acelerar la curación debido a sus efectos antibacterianos. Si la foliculitis es grave y la deja progresar, puede que también necesite antibióticos.

Granos, ántrax y forúnculos

Son hinchazones infecciosas en la piel similares a los abscesos. Muchos comienzan con un simple pelo encarnado, pero puede que se irriten, sean dolorosos y a menudo se hagan bastante grandes, sobre todo si se aprietan o se tocan mucho. También pueden llegar a ser antiestéticos, especialmente si están en el rostro o en los hombros.

Los tratamientos naturales que cooperan mejor con su sistema sanador incluyen los baños o la aplicación de compresas de soluciones salinas calientes concentradas, la aplicación de compresas de arcilla, la exposición a la luz del Sol, el tratamiento con alcohol y otros agentes secantes y mantener la zona afectada libre de toda suciedad, grasa y bacterias. Si los granos, el ántrax o los forúnculos son graves y los deja progresar, puede ser necesario tomar antibióticos y/o cortarlos para ayudar a su sistema sanador a curar estas afecciones.

Impétigo

El impétigo, causado por bacterias y una higiene de la piel inadecuada, es una infección que se propaga rápidamente con un sarpullido de color marrón (café) y costroso. El impétigo es habitual en los niños y se puede propagar en los *kindergartens*. Bañarse y una buena higiene ayuda a eliminar los organismos que causan esta infección. Una vez que se ha contraído el impétigo, pueden ser necesarios los antibióticos para eliminarlo. Los baños de sal, las compresas de arcilla y la luz del Sol también pueden ser eficaces si se descubre a tiempo. También resulta útil una crema o gel de áloe vera (zábila, sábila, atimorreal, acíbar) al 0,5 por ciento aplicado tres veces al día, según un estudio de Klein y Penneys en 1988, o tal como se indicaba en otro estudio de May et al. en 2000, utilizando una solución de aceite de melaleuca al 10–15 por ciento tres veces al día. El impétigo se puede prevenir fácilmente si observa una buena higiene de la piel.

Quemaduras

Las quemaduras en la piel son relativamente comunes, pero si son graves o lo suficientemente extensas, pueden provocar mucho daño, e incluso la muerte. Las quemaduras de primer grado provocan enrojecimiento, dolor e hinchazón, pero no ampollas. Cuando se producen ampollas, se han sufrido quemaduras de segundo grado. Las quemaduras de tercer grado, el tipo más grave de quemadura, se producen cuando las terminaciones nerviosas se queman y la sensación de dolor se pierde. Si usted sufre una quemadura y le duele, considérese afortunado porque eso significa que no tiene una quemadura de tercer grado.

Las quemaduras pueden ser extremadamente dolorosas, pero si no son extensas, su sistema sanador puede manejarlas con poca intervención médica. Ahora bien, es necesario mantener las quemaduras limpias, secas y libres de excesiva humedad y suciedad. Los agentes tópicos que son refrescantes, como el hielo en las etapas iniciales, generalmente reducen la hinchazón y el dolor. Las cremas antibióticas, como la crema *Silvadene*, o un agente natural como el óxido de zinc, pueden evitar que la piel se reseque y se agriete y prevenir la infección. Si la quemadura es de primer o segundo grado, puede aplicarse una crema o gel de áloe vera al 0,5 por ciento tres veces al día tal como se indicaba en un estudio de Klein y Penneys en 1988. También puede aplicarse vinagre de manzana (*apple cider vinegar*) directamente sobre la quemadura varias veces al día. Otra opción sería remojar una toalla en este vinagre y aplicarla durante 30 minutos varias veces al día. Un estudio realizado por Efem en 1988 demostró que uno también puede aplicarse 5–10 mililitros de miel sin procesar dos veces al día, lo cual favorece el crecimiento de nuevas células al proporcionar una barrera a la humedad, lo cual ayuda a mantener la herida hidratada. Las enzimas y el peróxido de hidrógeno de la miel pueden ayudar a eliminar el tejido muerto. También puede utilizar una pomada de propóleo de abeja al 3 por ciento tres veces al día para mejorar los índices de curación. Otro estudio, llevado a cabo por Magro-Filho en 1990, demostró que el propóleo de abeja ayuda a reparar el tejido dañado y es antibacteriano. También hay una solución que contiene áloe vera, aceite de melaleuca y vitamina E que es excelente para aliviar instantáneamente el dolor de las quemaduras.

Si la quemadura es extensa, puede que sea necesario cubrirla con apósitos de gasa ligera y vendajes antiadherentes y luego dejarla tal cual durante al menos de 24 a 48 horas, y posiblemente por más tiempo. No obstante, hay que cambiar cualquier gasa que se moje porque los apósitos mojados asfixian los tejidos sanadores y pueden provocar una infección. Los analgésicos también pueden ser adecuados durante 1 ó 2 días o más. En cuanto a las quemaduras de segundo grado con ampollas, es mejor no reventar las ampollas porque sirven como barreras protectoras naturales que el sistema sanador emplea para proteger a la piel nueva que se está formando debajo.

En las posteriores etapas de sanación de las quemaduras, puede ayudar a su sistema sanador con aplicaciones tópicas naturales como una crema o gel de áloe vera al 0,5 por ciento tres veces al día, una

solución de crema de vitamina E al 10 por ciento y/o cúrcuma, esta
última ayuda a reducir la inflamación cuando se usa tópicamente.
No hay una dosis específica determinada para la cúrcuma, pero
puede encontrarse en lociones, bálsamos y cremas. Otro tratamiento
natural bueno para las quemaduras consiste en poner raíces u hojas
de consuelda en una licuadora (batidora) con suficiente tintura de
caléndula (maravilla) para que funcionen las paletas. Licúelo hasta
obtener una masa húmeda. Ponga la consuelda directamente sobre
la piel o extiéndala sobre una gasa, una estopilla (bambula, manta de
cielo, *cheesecloth*) fina o una gasa de muselina. Aplique la mezcla
durante 20 minutos varias veces al día.

Quistes

Los quistes lucen muy parecidos a los abscesos, pero a menudo son
más crónicos y tienen una tendencia hacia la hinchazón periódica.
El tratamiento conservador es similar al tratamiento para los abscesos y los granos: incluye los baños, la luz del Sol y el empleo de
agentes secantes. Es posible que haya que cortar y drenar los quistes
si llegan a ser excesivamente grandes o molestos. Una vez que se han
cortado y drenado, el sistema sanador puede hacerse cargo y terminar el proceso de curación.

Sarpullidos cutáneos

En ciertas infecciones generalizadas aparecen en la piel sarpullidos
característicos conforme las toxinas salen de las estructuras más
profundas del cuerpo. Normalmente vemos estos sarpullidos en
las enfermedades infantiles como el *sarampión*, la *varicela*, la *rubeola*
(*sarampión alemán*) y otras afecciones virales. Si se contraen a temprana edad, estas enfermedades, aunque son molestas, remiten
espontáneamente y hacen poco daño en las poblaciones occidentales.
Ciertas alergias alimenticias y afecciones autoinmunes como el *lupus*,
pueden también aparecer en la piel en forma de sarpullido. Incluso
las deficiencias nutricionales como la *pelagra* pueden aparecer como
un sarpullido sobre la piel.

Mientras trata cualquier tipo de sarpullido cutáneo, es importante cooperar con el sistema sanador abordando las causas
subyacentes del sarpullido. Beber muchos líquidos, al menos 8 vasos
al día, ayudará al sistema sanador a eliminar las toxinas si hay

presente una enfermedad subyacente. Hay muchos otros métodos para cooperar con el sistema sanador en estos casos, como descansar mucho, comer poco y tomar ciertas hierbas y remedios herbarios. Los bálsamos, pomadas y emplastos de arcilla natural aplicados tópicamente sobre la piel también pueden ser útiles. Sin embargo, es importante recordar que un sarpullido puede tener orígenes más profundos que solamente la piel.

Debido a sus muchas terminaciones nerviosas, la piel es extremadamente sensible al dolor y a la comezón. Cuando un sarpullido pica, siempre se rascará, lo cual empeorará las cosas. Una parte importante del tratamiento de cualquier sarpullido es acabar con la comezón para que no aumente el problema mientras usted trata de descubrir y tratar las causas subyacentes. Puede aplicar cremas herbarias tópicas, como una crema o gel de áloe vera al 0,5 por ciento tres veces al día, como se indica en un estudio de Klein y Penneys en 1988. Según el *Herbal Drugs and Pharmaceuticals*, también puede utilizar caléndula (maravilla) vertiendo el té sobre un paño absorbente y aplicándola a modo de cataplasma (emplasto, fomento) a las abrasiones, o tomar 2–4 mililitros de la tintura y diluirla en 0,25–0,5 litros de agua o utilizar una pomada que contenga 2–5 gramos de la hierba en 100 gramos de pomada. En 2005, un estudio de Wand observó los beneficios de una solución al 3–10 por ciento de manzanilla en forma de cataplasma. También puede utilizar cúrcuma, la cual no tiene establecida ninguna dosis específica pero que se encuentra en lociones, bálsamos y cremas. Asimismo puede aplicarse cremas y pomadas convencionales que contengan *hidrocortisona* y otros medicamentos convencionales que se venden sin receta, como *antihistamínicos* o *analgésicos*, los cuales también eliminan eficazmente la comezón y evitan que aumente el sarpullido. Alguna veces se pueden combinar los agentes tópicos herbarios con los agentes tópicos convencionales para obtener mejores resultados.

Sarpullidos alérgicos

Los sarpullidos pueden aparecer como reacciones a irritantes de la piel y productos químicos como los que se encuentran en diferentes agentes de filtros solares, jabones y disolventes. Los sarpullidos incluso pueden aparecer como reacciones a sustancias naturales que se encuentran en las plantas, como los mangos, la hiedra venenosa y el zumaque venenoso. Las alergias cutáneas también pueden ser complicaciones de picaduras de insectos, como las picaduras de abeja, de araña y de medusa.

Una vez más, mientras trata estos sarpullidos y controla la comezón y la propagación del sarpullido, la clave para eliminarlo permanentemente es identificar al agente dañino y evitar todo contacto con él. (Vea el párrafo anterior). Muchos remedios, tanto convencionales como naturales, pueden ser útiles en estos casos. Si elimina el agente que causa el problema y controla la comezón y no se rasca, su sistema sanador normalmente puede curar el sarpullido y devolver a su piel su estado natural de salud.

Sarpullidos infecciosos

Muchos sarpullidos son el resultado de infecciones cutáneas, las más comunes son las infecciones micóticas como el *pie de atleta* y la *tiña*. Las infecciones bacterianas, los parásitos (como la *sarna*), y los virus como el *herpes simple* (que provoca el herpes labial/fuego/boquera/pupa) también pueden causar sarpullidos. En cada caso, la prevención es la clave para evitar la infección en primer lugar. Por ejemplo, los hongos y la mayoría de las bacterias prefieren los lugares húmedos y oscuros para reproducirse y crecer. Los pies, las ingles, las asentaderas, el abdomen y las axilas son sitios comunes de infección para estos organismos. Los factores ambientales también tienen su importancia. Por ejemplo, los sarpullidos infecciosos por hongos y bacterias son más habituales en el trópico o durante el verano, cuando el tiempo es más húmedo.

Una vez que se ha diagnosticado con precisión una infección de la piel, se pueden conseguir fácilmente remedios naturales para tratarla, como una solución de aceite de melaleuca al 5–15 por ciento, (según un estudio realizado por May et al. en 2000), arcilla bentonita y otros agentes secantes, además de una amplia variedad de cremas y pomadas medicinales, como cremas de triple antibiótico (entre ellas las marcas *Bacitracin* y *Neosporin*). Por supuesto, en casos difíciles, pueden ser necesarios medicamentos convencionales adicionales. Esto es especialmente cierto para la sarna. Mantener la piel limpia y sin un exceso de humedad y permitirle respirar y estar expuesta al aire fresco y a la luz del Sol son los mejores enfoques para ayudar al sistema sanador a prevenir y eliminar las infecciones de la piel.

Sarpullidos de origen nervioso

Debido a que la piel está íntimamente relacionada con el sistema nervioso, muchos sarpullidos crónicos que no desaparecen fácilmente tienen sus orígenes en afecciones como la ansiedad crónica, el estrés, la tensión u otros trastornos emocionales y del sistema nervioso. Se clasifican a menudo como sarpullidos de origen nervioso e incluyen los siguientes.

Eczema

El *eczema* es una afección cutánea crónica caracterizada por una intensa comezón y un sarpullido escamoso que se extiende y que en ocasiones puede desfigurar a la persona afectada. Para ayudar a su sistema sanador, la mejor manera de tratar esta afección es mediante la aplicación de cremas balsámicas tópicas, la ingesta de analgésicos si fuera necesario y la eliminación de la cafeína y la nicotina de su organismo. También puede emplear hierbas que calman el sistema nervioso, como el *kava kava*. Según la Base de Datos Cochrane del 2003, la dosis recomendada de *kava kava* es 100 miligramos de un suplemento estandarizado que ofrezca 70 miligramos de kavalactones. Se debe tomar tres veces al día. En inglés, el suplemento debe de decir *"standardized to 70% kava-lactone content"* en la etiqueta. Cabe notar que la raíz de kava puede causar daño hepático a algunas personas. Por lo tanto, consulta al médico antes de agregarlo a su programa de tratamiento. Otra opción que tal vez funcione es una excelente fórmula herbaria china conocida como *Ding Xin Wan*. La hierba china produce efectos inmediatos, pero el *kava* puede tomar de 1 a 8 semanas en surtir efecto. Las cremas emolientes y diversos preparados a base de aceite aplicados continuamente sobre el eczema pueden evitar la resequedad constante y la pérdida de grasas naturales corporales que se produce con el eczema. Puesto que esta afección cutánea empeora durante épocas de estrés y ansiedad, las técnicas de manejo del estrés como la meditación, la evocación de imágenes dirigida y el *qigong/tai chi* también pueden ser muy eficaces para controlarla. Asimismo puede ser muy útil tener una dieta saludable y beber muchos líquidos. También puede obtener beneficios tomando zinc, sobre todo si sus niveles de este mineral resultan bajos según los análisis de sangre. Comience con 45–60 miligramos diarios, luego reduzca a 30 miligramos diarios cuando su piel mejore. Los ácidos grasos omega-3, como 500–1.500 miligramos de aceite de camarón antártico o 1 cucharadita de aceite de semilla de lino (aceite de linaza) diaria, pueden ayudarle ya que las deficiencias de ácidos grasos omega-3 pueden provocar o contribuir al eczema y porque los omega-3 también benefician al sistema inmunitario, según un estudio de Meydoni et al. en 1993. Según el libro *The American Pharmaceutical Association Practical Guide to Natural Medicines* (La guía práctica de remedios naturales de la Asociación Farmacéutica de los EE. UU.), hay otros remedios que pueden ser útiles para esta afección, entre ellos dos pastillas masticables de 380 miligramos de regaliz (orozuz) DGL antes de las comidas. También recomienda tomar tres veces al día un extracto de semilla de uva que contenga 50–100 miligramos de un 95 por ciento de oligómeros procianidólicos (*grapeseed extract with 95% PCO content*). Otra opción recomendada en el libro es 400–500 miligramos de quercetina tres veces al día. Cabe notar que todos estos suplementos pueden tomar varios meses en surtir efecto.

Herpes zoster

Lo causa el virus del *H. Zoster*, el cual permanece en el cuerpo en estado latente pero puede reaparecer durante épocas de estrés y/o disfunción inmunitaria. Para ayudar a su sistema sanador, la mejor manera de tratar esta afección es aplicándose cremas balsámicas y tomando analgésicos si los necesita. Pruebe hierbas o remedios que calman el sistema nervioso como el *kava kava*. Según la Base de Datos Cochrane de 2003, la dosis recomendada es 100 miligramos o bien 70 miligramos de kavalactones tres veces al día. Otra opción sería una excelente fórmula herbaria china conocida como *Ding Xin Wan*. Las hierbas chinas surten efecto inmediatamente pero el *kava* puede tomar de 1 a 8 semanas en dar resultado. Intente también eliminar la cafeína y la nicotina de su cuerpo, beber muchos líquidos para eliminar las toxinas de su cuerpo y practicar técnicas de manejo del estrés como meditación, evocación de imágenes dirigida o *qi gong/tai chi*, según recomienda la *American Herbal Pharmacopoeia* (Farmacopea herbaria de los EE. UU.). Las fórmulas herbarias chinas que contienen astrágalo y hierba pastel pueden acelerar la sanación gracias a sus propiedades antivirales y activadoras del sistema inmunitario.

Psoriasis

La *psoriasis* es una enfermedad crónica de la piel que se produce en las rodillas, los codos, el cuero cabelludo, los pies y la espalda. La psoriasis empeora durante épocas de ansiedad y tensión. Los alimentos que estimulan el sistema nervioso, como la cafeína y la nicotina, también pueden agravar esta afección. La luz del Sol se prescribe para la psoriasis, así como medicamentos supresores y diversas cremas de corticosteroides. Abordar las causas subyacentes mediante métodos como la dieta (evitar las carnes animales, una dieta alta en proteínas y aumentar la fibra) y el manejo del estrés (como la meditación, la evocación de imágenes dirigida o el *qi gong/tai chi*), mientras se alivian suavemente los síntomas de la comezón y el rascado, a menudo puede revertir incluso casos antiguos de psoriasis. Ciertas hierbas y suplementos pueden ser útiles para reducir las lesiones psoriásicas. Comience con ácidos grasos omega-3, los cuales benefician al sistema inmunitario, según un estudio de Meydoni et al. en 1993. Tome 500–1.500 miligramos de aceite de camarón antártico o 1 cucharadita diaria de aceite de semilla de lino (aceite de linaza) y un complejo multivitamínico diario de alta potencia que contenga vitamina A (10.0000 unidades), zinc (30 miligramos), selenio (200 microgramos), vitamina D (400 U.I.) y vitamina E (400 U.I.). Un estudio llevado a cabo por Syed en 1996 demostró que la crema de extracto de áloe vera al 0,5 por ciento aplicada tres veces al día puede reducir las lesiones psoriásicas. También hay varios agentes tópicos naturales que pueden ser beneficiosos, entre ellos los champús y las soluciones de alquitrán de hulla (*coal tar*), el calcipotriol (derivado de la vitamina D), la crema de capsaicina (al 0,025 por ciento), el *gotu kola* (solución al 1 por ciento) o el ácido glicirretínico, el cual es un derivado del regaliz (orozuz). Aparte del alquitrán de hulla, estos agentes tópicos deben ser preparados por un farmacéutico que realiza fórmulas magistrales (*compounding pharmacist*). Estos suplementos pueden tomar de 1 a 2 meses en surtir efecto.

Problemas de la cabeza

Los problemas y los síntomas en la cabeza son muy comunes. Puesto que la cabeza contiene el cerebro, el cual es sensible a cambios imperceptibles en el entorno interno del cuerpo, estos problemas pueden reflejar desequilibrios en otras partes del cuerpo. Por ejemplo, con la *anemia* no llegan al cerebro suficientes glóbulos rojos y oxígeno y se pueden producir dolores de cabeza. Además, si usted padece anemia, quizás sea incapaz de pensar con claridad. También se puede producir debilidad, junto con mareos y desmayos, sobre todo cuando uno está de pie o hace movimientos repentinos.

El tratamiento adecuado de los problemas en la cabeza precisa comprender las causas subyacentes y cooperar con el sistema sanador para corregir estos problemas.

Dolor de cabeza

El dolor de cabeza o cefalea es una de las razones más habituales por las que la gente consulta a médico. Y aunque la mayoría se corrigen fácilmente y tienen causas simples, los dolores de cabeza pueden estar causados por enfermedades y problemas más graves. La cabeza es un barómetro sensible de desequilibrios fisiológicos que pueden estar produciéndose en otras partes del cuerpo. Por este motivo, uno no debería ignorar los dolores de cabeza o suprimirlos simplemente con analgésicos, sobre todo si son persistentes.

Los dolores de cabeza se pueden producir a causa de fatiga, deshidratación, anemia, indigestión, infecciones de los senos nasales, infecciones del oído, abusar de ciertos alimentos o sustancias como el alcohol y la cafeína, y como resultado de otros factores, como el estrés. Los dolores de cabeza también se producen habitualmente durante los ciclos mensuales regulares de la ovulación y la menstruación. Entre las causas más serias de estos dolores se encuentran la meningitis, la encefalitis, el derrame cerebral y el tumor cerebral. Los dolores de cabeza también pueden ser el resultado de traumatismos en la cabeza que provocan una mayor presión e hinchazón en el cerebro a causa del líquido.

Su sistema sanador puede curar la mayoría de los dolores de cabeza una vez que se han corregido los problemas subyacentes. Sin embargo, si un dolor es agudo, persistente, lo mantiene despierto por la noche o dificulta su capacidad para trabajar o actuar, es necesario consultar al médico para que lo examine adecuadamente.

Las *cefaleas en acúmulos* aparecen predominantemente en hombres y son similares a las migrañas en su causa y tratamiento. Las cefaleas en acúmulos habitualmente aparecen alrededor del ojo en un lado de la cara y vienen y van en ráfagas de dolor. También se ven afectadas por el estrés y los desequilibrios dietéticos y a menudo responden bien a la moderación dietética, lo cual incluye la reducción de cafeína y nicotina y el aumento de líquidos. El masaje, sobre todo en la parte superior de la espalda, el cuello y los músculos faciales, junto con acupuntura, tratamiento quiropráctico y suaves estiramientos de yoga a menudo pueden ayudar a su sistema sanador a eliminar las cefaleas en acúmulos.

Las *cefaleas tensionales* están causadas por el estrés y la tensión; también pueden deberse a desequilibrios dietéticos, como los excesos de cafeína y nicotina, y a otros factores. Los medicamentos convencionales pueden ayudar a aliviar temporalmente un dolor de cabeza tensional, pero la mayoría simplemente inhibirán el dolor. Poner en práctica cambios en la dieta y el estilo de vida que reduzcan la tensión y el estrés, practicar diariamente técnicas de manejo del estrés (como meditación, evocación de imágenes dirigida o QiGong/Tai Chi) y aumentar los líquidos para eliminar toxinas pueden ayudar a su sistema sanador a aliviar los dolores de cabeza tensionales. El masaje, sobre todo en la parte superior de la espalda, el cuello y los músculos faciales, junto con acupuntura, tratamiento quiropráctico y suaves estiramientos de yoga también pueden resultar eficaces. Las cefaleas tensionales se alivian a menudo con hierbas relajantes como 50–125 miligramos de matricaria que contenga un 0,2 por ciento de partenolido y 1 mililitro de manzanilla tres veces al día, que calman los nervios y relajan los músculos, así como aplicando tópicamente bálsamos calientes. Entre las fórmulas herbarias chinas beneficiosas se encuentran *Ding Xin Wan* para el estrés y la ansiedad y *Chai Hu Mu Li Long Gu Tang* para los dolores de cabeza relacionados con el estrés. Estas hierbas chinas actúan muy rápidamente y pueden utilizarse cuando se necesiten o de forma continuada.

Las *migrañas* pueden ser graves e incapacitantes. Antes se pensaba que las migrañas estaban causadas por una hinchazón de los vasos sanguíneos de la cabeza, pero investigaciones recientes han demostrado que son similares en su origen a los dolores de cabeza tensionales o por tensión, sólo que más prolongados y graves. La dieta y el estilo de vida, además de las fluctuaciones hormonales, pueden ser factores que

contribuyen a este mal. En los peores casos, las migrañas, con sus
síntomas de náuseas, vómitos, alteraciones visuales y pérdida del equilibrio, pueden obligarlo a estar incapacitado durante horas y algunas
veces, días a la vez. Puede que necesite de manera temporal fuertes
analgésicos. Entre los métodos naturales para tratar la migraña y que
apoyan al sistema sanador se encuentran tener una dieta saludable
(especialmente frutas y verduras), beber muchos líquidos y practicar
técnicas de manejo del estrés, como meditación y evocación de imágenes dirigida. El masaje, sobre todo en la parte superior de la espalda,
el cuello y los músculos faciales, junto con acupuntura, tratamiento
quiropráctico y suaves estiramientos de yoga a menudo también resultan eficaces. Con frecuencia las migrañas se pueden aliviar si uno se
deshace del "bagaje emocional" negativo mediante psicoterapia o técnicas de evocación de imágenes interactivas, si toma hierbas relajantes
que calmen los nervios y relajen los músculos y se aplica bálsamos
calientes tópicos. Hay varias hierbas y suplementos que pueden prevenir o ayudar a controlar las migrañas. Entre estas están la riboflavina
(vitamina B_2), tomada en una dosis de 400 mg diarios, según un
estudio de Schoenen en la revista médica *Neurology*. Según una investigación de Sandor que también fue publicada en *Neurology* en 2005,
unos 120 mg diarios de coenzima Q_{10} sería otra opción contra las
migrañas; otra opción sería un extracto de rizoma de petasita libre de
alcaloides pirrolizidínicos estandarizado al 15 por ciento de petasina e
isopetasina en una dosis de 50–100 miligramos dos veces al día con
las comidas: esto se basa en un estudio en *Neurology* por Lipton en
2004. Otra opción más: 50–125 miligramos de matricaria (margaza)
que contenga un 0,2 por ciento de partenolido, según se señaló en un
estudio realizado por Pfaffenrath en 2002. Los niños pueden tomar la
mitad de la dosis de petasita y esta planta puede ingerirse tres veces al
día si con dos veces diarias no se obtienen resultados. Puede tomar
varias semanas en surtir efecto.

Lesiones en la cabeza

Debido a que el cerebro es tan importante, las lesiones en la cabeza
pueden tener graves consecuencias. Con una lesión grave en la
cabeza, una acción rápida y responsable puede marcar la diferencia
entre la vida y la muerte. Cuando se produce una conmoción cerebral como resultado de un traumatismo en la cabeza y hay una

pérdida del conocimiento, siempre existe la posibilidad de que se produzcan daños en las estructuras internas y es preciso obtener evaluación y atención médica inmediata. Si no aparecen náuseas, vómitos, letargo, pérdida de memoria, somnolencia excesiva u otros síntomas neurológicos durante un período de 24 a 48 horas después de una lesión en la cabeza, hay muchas probabilidades de que no haya ocurrido nada grave internamente. Si no hay pérdida del conocimiento durante el traumatismo en la cabeza, es también muy probable que no haya ocurrido nada grave. Cualquier persona que haya sufrido una conmoción cerebral, con pérdida del conocimiento, debería ir inmediatamente a la sala de urgencias más cercana para descartar la posibilidad de hemorragia cerebral u otra lesión grave.

Sorprendentemente, a pesar de las consecuencias potencialmente graves, la mayoría de lesiones en la cabeza no son graves y responden favorablemente a los mecanismos de reparación y restauración internos del sistema sanador. Como con cualquier otra herida o lesión, no obstante, el sistema sanador funciona mejor cuando uno coopera con él descansando mucho y asegurándose de beber suficientes líquidos y comer alimentos nutritivos y saludables.

Mareos y vértigos

Los mareos y los vértigos son dos síntomas comunes que, al igual que los dolores de cabeza, pueden tener causas simples o pueden representar graves enfermedades como tumores cerebrales, un derrame cerebral inminente, problemas cardíacos, deshidratación, anemia o infección. También pueden señalar un problema metabólico como niveles bajos de azúcar en la sangre, como en la diabetes.

Las causas subyacentes más comunes de los mareos y el vértigo son desequilibrios dietéticos, como un exceso de cafeína y nicotina; problemas con el metabolismo del azúcar; estrés; falta de sueño; tensión muscular en la cara, el cuello y la parte superior de la espalda; mareos causados por el movimiento, problemas de oído medio e interno (como una infección viral persistente) y deshidratación. Cuando los síntomas son graves, pueden producirse nauseas y vómitos.

El tratamiento debe dirigirse hacia las causas subyacentes. Si una evaluación médica adecuada no determina nada grave, intente cooperar con su sistema sanador y tómese una semana libre de su apretada agenda, céntrese en una dieta saludable y nutritiva con mucha fibra, menos cafeína y abundante agua. Además, reciba un masaje en la parte superior de la espalda, el cuello y la cara y asegúrese de dormir lo suficiente. La acupuntura y otros tratamientos naturales también pueden ser eficaces cuando no existe ningún problema subyacente o cuando la causa es una disfunción del oído interno. Varias fórmulas herbarias chinas pueden ser útiles; *Wen Dan Tang* o *Wu Ling San* pueden reducir el líquido en el oído interno que produce la sensación de plenitud en la cabeza o los oídos. *Tian Ma Gou Teng Yin* es útil para los mareos. *Ba Zhen Tang* puede reponer sus depósitos sanguíneos si la anemia está ocasionándole los problemas. Debería obtener beneficios en el plazo de 10 días a 3 semanas al tomar hierbas chinas.

Afecciones oculares

Los ojos son los órganos sensoriales más dominantes e importantes de nuestro cuerpo. Además, debido a que son tan sensibles, a menudo los problemas en otras partes del cuerpo pueden afectarles. En este sentido, nuestros ojos son un reflejo de nuestra salud general. Por ejemplo, la presión arterial alta puede erosionar y romper los frágiles vasos sanguíneos de la retina, una afección que un médico puede diagnosticar con un sencillo examen ocular. La diabetes, la cual también provoca cambios en el aspecto de los vasos sanguíneos de la parte trasera del ojo, también puede detectarse igualmente con un sencillo examen ocular. Puesto que nuestros ojos son tan importante, existe una especialidad en medicina conocida como *oftalmología* solamente para atender sus necesidades.

Muchas afecciones oculares crónicas están relacionadas con problemas subyacentes en otras partes del cuerpo, de manera que estas afecciones a menudo son evitables. Muchas de estas enfermedades reflejan una mala salud general y por ello, cooperar con el sistema sanador para mejorar la salud general a menudo puede mejorar estas afecciones. Por ejemplo, cuando yo era cirujano de vuelo en la Fuerza Aérea de los EE. UU., todo el mundo sabía que incluso entre los pilotos de cazas jóvenes y saludables, aquellos que fumaban tenían una peor visión nocturna. Se les consideraba un riesgo en combate cuando volaban en misiones nocturnas porque su sangre contenía más monóxido de carbono y menos oxígeno a causa del cigarrillo y esto afectaba negativamente su visión.

Una buena nutrición es muy importante para la salud de los ojos. La vitamina A, que proviene del betacaroteno y se encuentra en la mayoría de frutas y verduras amarillas y naranjas, participa en la química de la visión. Tener un dieta rica en betacaroteno y tomar remedios herbarios puede ayudar a mejorar la salud ocular. Estos remedios incluyen 120 miligramos de extracto de mirtilo dos veces al día, según un estudio llevado a cabo por Perossini en 1987; 25.000 U.I. de una mezcla de carotenoides dos veces al día y 45–80 miligramos diarios de óxido de zinc, ambos según el Age-related Eye Disease Study Research Group (Grupo de Investigación Sobre Estudios de Afecciones Oculares Relacionadas con la Edad) en 2001; 6 miligramos diarios de luteína, según lo reportó Richer en el Lutein Antioxidant Supplement Trial (Ensayo del Suplemento Antioxidante Luteína) de 2004; y 50 miligramos de extracto de semilla de uva dos veces al día, según un estudio de Bombardelli en 1995. Puede tomar estas hierbas individualmente, pero son más eficaces si se combinan. Además, el ejercicio regular, el cual mejora el riego sanguíneo y la oxigenación de los ojos, y algunos ejercicios oculares específicos también cooperan con su sistema sanador para mejorar la salud ocular.

Abrasiones de la córnea

Las abrasiones de la córnea se producen cuando la superficie del ojo se ha rayado. Puede ser una afección muy dolorosa y la mayoría de las personas que llevan lentes de contacto lo saben. Sin embargo, puesto que los ojos son tan importantes, su sistema sanador puede iniciar una rápida respuesta a estas lesiones y normalmente repararlas en un plazo de 24 a 48 horas. Si usted tiene una abrasión en la córnea, habitualmente se le administrará un parche ocular y gotas con antibiótico para que descanse el ojo y protegerlo y para evitar que se infecte mientras su sistema sanador realiza su importante trabajo de reparación.

Conjuntivitis

La *conjuntivitis* es una afección habitual en niños que puede extenderse por los colegios de manera epidémica. La conjuntivitis a menudo está causada por virus o agentes bacterianos y se puede producir cuando la calidad del aire es mala o en condiciones ambientales adversas. También puede estar relacionada con infecciones respiratorias. La conjuntivitis aparece como un color rojizo o tirando a rosa en el blanco de los ojos. Normalmente sólo se infecta un ojo, pero el 40 por ciento de las veces puede ocurrir en ambos ojos.

La conjuntivitis puede picar y algunas veces incluso doler. Por la mañana, las secreciones costrosas que se han endurecido durante la noche pueden hacer que los ojos estén completamente pegados. Para despegar los párpados pegados puede ser útil aplicar compresas calientes.

Si puede evitar la comezón y rascarse, el sistema sanador a menudo erradicará esta afección por sí mismo en 3 ó 5 días. Las gotas para los ojos con agua salada y la luz natural del Sol pueden ser muy útiles. Un suave baño de ojos con *hisopo* o *manzanilla* también puede resultar útil. Según *The Review of Natural Products by Facts and Comparisons* (*La Reseña de Productos Naturales Según Datos y Comparaciones*) de 1999, estas sustancias tienen algunas propiedades antivirales y antiinflamatorias. Puede poner 5–10 gotas en agua y emplearlas de dos a tres veces al día o remojar una compresa y aplicarla sobre los ojos cerrados. Los tratamientos convencionales con medicamentos orales anticomezón, entre ellos medicamentos antiinflamatorios suaves que se venden sin receta, analgésicos, antihistamínicos y gotas antibióticas pueden ser útiles para prevenir complicaciones y controlar la comezón mientras el sistema sanador hace su trabajo.

Orzuelos

Los orzuelos son pequeñas inflamaciones que se producen en los folículos pilosos de las pestañas a modo de diminutas infecciones. Los orzuelos se producen cuando el polvo, el sebo o partículas extrañas obstruyen los poros de la piel cerca del ojo. Son habituales en los carpinteros y trabajadores de la construcción que trabajan con frecuencia en obras polvorientas. También pueden producirse cuando uno se limpia los ojos sin darse cuenta y repetidamente con las manos manchadas de grasa, polvo o suciedad.

Las compresas de agua salada caliente y la luz natural del Sol normalmente curan los orzuelos en un plazo de 1 a 3 días. De vez en cuando, en casos más difíciles, pueden ser necesarias gotas o pomadas antibióticas tópicas. Los baños naturales de ojos también pueden ser eficaces. Puede poner 5–10 gotas de *hisopo* o *manzanilla* en agua y lavarse los ojos de dos a tres veces al día o remojar una compresa y aplicarla sobre los ojos cerrados. Según *The Review of Natural Products by Facts and Comparisons* (1999), estas sustancias tienen algunas propiedades antivirales y antiinflamatorias. Aunque están cerca de los ojos y pueden ser molestos, los orzuelos son más incómodos que peligrosos, y, gracias a su sistema sanador, normalmente se curan por sí mismos sin más complicaciones.

Problemas del oído

El oído consta de tres partes diferentes: el oído externo, el oído medio y el oído interno. Cada parte tiene sus problemas propios y, puesto que esos problemas se tratan de manera diferente, veremos cada parte por separado.

Cerumen en el oído

El cerumen (cerilla) en el oído es una causa común de problemas de audición, molestias e infecciones del oído externo porque el cerumen obstruye el canal auditivo, puede retener agua e impedir que las ondas sonoras lleguen al tímpano. El cerumen tiene algunas funciones beneficiosas: es un lubricante del canal auditivo y también es un antibiótico natural. Sin embargo, para evitar una acumulación excesiva, puede ayudar a su sistema sanador limpiando suavemente el canal auditivo con agua caliente y peróxido de hidrógeno en una proporción de 6 a 1, con una perilla de goma (*bulb syringe*) que podrá comprar en la farmacia más cercana. Esta limpieza debe durar un máximo de 30 minutos. Las velas para los oídos también se están volviendo muy populares para este fin. A la mayoría de nosotros nos han dicho que nunca nos metamos nada en los oídos que se más pequeño que nuestros codos, pero yo debo confesar que, después de una ducha (regaderazo) caliente, si se presenta la necesidad, de vez en cuando utilizo un hisopo (escobilla, cotonete) de algodón para limpiar con cuidado y suavidad cualquier exceso de cerumen que se haya podido formar en mi canal auditivo.

Enfermedad de Meniere

También conocida como *laberintitis*, esta afección consiste en una inflamación de las delicadas estructuras del oído interno. Se piensa que la enfermedad de Meniere, la cual afecta el equilibrio y la audición, está causada por un virus, que puede aparecer inmediatamente después de una infección respiratoria. La enfermedad de Meniere a menudo se produce sólo una vez, pero puede volver a presentarse de vez en cuando. Entre los tratamientos naturales de los problemas del oído interno que apoyan el trabajo del sistema sanador están la acupuntura, el apoyo alimenticio (sobre todo, reducir el consumo de sal), la terapia cráneosacral (manipulación osteopática del sacro y del cráneo), el yoga, la quiropráctica y la fisioterapia. Según un estudio de Cesarani en 1998, el consumo de 120–240 miligramos diarios de *gingko biloba* puede ayudar a reducir el mareo y a recuperar el equilibrio. Varias fórmulas herbarias chinas pueden ser útiles: *Wen Dan Tang* o *Wu Ling San* puede reducir el líquido del oído interno que provoca la sensación de plenitud en los oídos y *Tian Ma Gou Teng Yin* es útil para los mareos. Con estas hierbas chinas se puede obtener beneficios en un plazo de 1 a 3 semanas.

Exostosis u "oído de surfista"

La *exostosis* se produce cuando los huesos del canal auditivo se unen y obstruyen el canal y hacen que se retenga agua. Esta afección puede ocasionar infecciones crónicas en el oído externo. El oído de surfista es habitual no sólo en los surfistas que frecuentan las aguas frías, sino también en los esquiadores, cazadores, granjeros y otras personas que trabajan al aire libre y viven en climas fríos.

Normalmente se ofrece una operación para raspar el hueso extra que ha crecido; sin embargo, si después de la cirugía uno vuelve al ambiente frío sin suficiente protección para los oídos, también volverá a crecer el hueso. El crecimiento recurrente del hueso es en realidad un mecanismo protector compensatorio del sistema sanador para mantener el sensible y delicado tímpano lo suficientemente caliente para conducir las ondas sonoras y que no se vea afectada la audición. Los tapones para los oídos u otra forma de protección mantiene los oídos calientes y ayuda al sistema sanador a evitar que se desarrolle esta afección.

Infecciones del oído externo

Las infecciones del oído externo, a menudo conocidas como *oído de nadador*, pueden ser extremadamente dolorosas y son habituales entre las personas que pasan mucho tiempo en el agua o en sitios donde hay una elevada humedad. Si desarrolla una otitis externa, su sistema sanador podrá devolver la salud a su oído normalmente en menos de 7 días si se aplica gotas antibióticas y mantiene el oído seco para evitar el crecimiento de bacterias. Según un estudio realizado por Turker en 2002 hay varias gotas naturales para los oídos que pueden constituir tratamientos eficaces, como 2–4 gotas dos veces al día de *aceite de gordolobo (verbasco)*. Asimismo puede utilizar la violeta de genciana, mezclando 16 gotas de solución al 1 por ciento con 4 cucharadas de ácido bórico en 16 onzas (0,5 l) de alcohol isopropílico o hamamelis y aplicándose varias gotas dos veces al día. Puede prevenir o curar las infecciones del oído externo manteniendo los oídos limpios y secos. Si pasa mucho tiempo en el agua, puede ayudar a su sistema sanador a prevenir estas infecciones aplicándose gotas de alcohol y vinagre, o con una secadora después de nadar. Esto puede ayudar a mantener secos los oídos, lo cual inhibe el crecimiento bacteriano y minimiza la posibilidad de que se produzca una infección.

Otitis medias

Las infecciones del oído medio u otitis medias se presenta con bastante frecuencia en los bebés y en los niños pequeños. Pueden ser graves. A menudo provocan fiebre y dolor y pueden ir acompañadas de pérdida de audición, pérdida de equilibrio, vértigo, náuseas y vómitos. En los niños, en condiciones extremas, una otitis media corre el riesgo de extenderse hasta el cerebro y provocar *meningitis*. Puesto que el paso que conduce al oído medio, la *trompa de Eustaquio*, está directamente conectado con la parte posterior de la nariz, las otitis medias se producen como extensiones de infecciones respiratorias que pueden comenzar como un resfriado (catarro), secreción nasal, dolor de garganta, infección de los senos nasales o congestión de pecho.

La clave del tratamiento de las otitis medias consiste en comprender la relación entre el oído medio y el sistema respiratorio. Usted debe cooperar con su sistema sanador centrándose en la prevención y tratando las infecciones respiratorias en sus primeras fases para impedir la posibilidad de que se extiendan al oído medio. La dieta también puede representar un papel en la prevención de las otitis medias. Por ejemplo, al reducir la ingesta de grasas y aceites y beber muchos líquidos, puede disminuir la mucosidad, la flema y la congestión del sistema respiratorio, lo cual ayuda al cuerpo a eliminar toxinas más fácilmente. Una buena postura, suaves ajustes quiroprácticos y la respiración profunda también parecen mejorar el drenaje linfático del oído medio y pueden ayudar a prevenir las otitis. Remedios herbarios como la *equinacia* (las dosis y formas de la equinacia varían ampliamente), o 4–7 gramos diarios de *astrágalo* y *wasabe* también pueden ser útiles. El astrágalo ofrece beneficios para la función inmunitaria, como se describe en la *American Herbal Pharmacopoeia* (*Farmacopea Herbaria de los Estados Unidos*) (1999) y la equinacia tiene propiedades tanto antivirales como inmunitarias, según reportó Barrett en la revista médica *Phytomedicine* en 2003. Cuando las otitis medias se encuentran en sus peores fases, normalmente se precisan antibióticos, sobre todo para evitar la posibilidad de meningitis. Pero evite el uso continuo de antibióticos para tratar este problema común.

Pérdida de la audición por ruido

La pérdida de audición causada por el ruido daña las sensibles células capilares del oído interno que conducen el sonido hasta el cerebro. Esta pérdida es habitual en personas que han trabajado con equipo y maquinaria pesados y ruidosos y ahora está surgiendo en antiguos músicos de rock que se han acribillado los oídos durante años con la estridencia de las guitarras y la fuerte música amplificada. La pérdida de audición por ruido es particularmente común en personas que trabajan cerca de aviones y se encargan de las pistas de vuelo en los aeropuertos. Estas personas están ahora obligadas por ley a llevar protección para los oídos a fin de evitar esta innecesaria afección.

Es común que los ancianos usen audífonos y estos pueden ser eficaces para ayudar a la gente a compensar la pérdida auditiva del oído interno. Normalmente se reservan para casos graves unas delicadas técnicas quirúrgicas en las que se implantan dispositivos electrónicos de amplificación del sonido. Los tratamientos naturales de los problemas del oído interno que apoyan el trabajo del sistema sanador incluyen la acupuntura, el apoyo nutricional, la terapia cráneosacral, el yoga, la quiropráctica y la fisioterapia. Según demostró Burschka en 2001, el consumo de plantas específicas (como 240 miligramos diarios de *gingko biloba*) mejora la pérdida de audición en algunos casos. Otros métodos también pueden resultar útiles en ciertos casos de problemas del oído interno, sobre todo si se inician en las primeras fases de estas afecciones. Puesto que su capacidad para oír es un valiosísimo regalo y estas enfermedades son difíciles de tratar, es fundamental prevenir la pérdida de audición por ruido.

Perforación del tímpano

Esta afección se produce como resultado de un aumento de presión en el oído medio, que hace que el tímpano se rompa. Los tímpanos perforados son comunes en submarinistas, personas que vuelan cuando tienen infecciones respiratorias y personas que se golpean en un lado de la cabeza y el oído sufre un traumatismo. Entre los síntomas están dolor, pérdida de audición, sangre en el canal auditivo y vértigo. Gracias al sistema sanador, si la perforación no es demasiado grande, un tímpano roto normalmente se curará solo en un mes. Durante este período de curación, es importante apoyar el trabajo del sistema sanador y evitar que se meta agua a los oídos, lo cual podría provocar una grave infección. Si la perforación es muy grande, se podría precisar el injerto quirúrgico de un nuevo tímpano; pero gracias al sistema sanador, esto no es muy habitual porque el oído se suele curar por sí solo.

Tinnitus

También conocido como zumbido en los oídos, el *tinnitus* es un problema del oído interno y puede o no acompañar a la pérdida de audición. El tinnitus es una afección perturbadora que a menudo no responde al tratamiento médico convencional.

Entre tratamientos naturales de problemas del oído interno como el tinnitus que apoyan el trabajo del sistema sanador están la acupuntura, el apoyo nutricional, la terapia cráneosacral, el yoga, la quiropráctica y la fisioterapia. Morgenstern demostró en un estudio realizado en 2002 que 240 miligramos diarios de *gingko biloba* puede ayudar a algunos pacientes con tinnitus. Otros métodos también pueden resultar útiles en ciertos casos, sobre todo si se inician en las primeras fases de estas afecciones. Puesto que su capacidad para oír es un valiosísimo regalo y estas enfermedades son difíciles de tratar, la prevención es muy importante.

Afecciones del sistema respiratorio

Alergias respiratorias

Las alergias respiratorias se producen de diferentes formas y normalmente afectan la nariz y los senos nasales. Entre las variedades más comunes están la *rinitis*, la *fiebre del heno* y la *sinusitis alérgica*. Muchas personas dicen que el origen de su alergia son materiales de plantas específicas, como el polen, los pastos o las esporas de hongos, pero muchas otras tienden a tener peores síntomas cuando están bajo techo. Esto indica que las sustancias químicas, el polvo, los ácaros del polvo, el moho y otros materiales potencialmente alérgenos en los sistemas de ventilación en el trabajo o en casa pueden ser responsables de la mayoría de las alergias. Además, la manera de respirar puede afectar su propensión a desarrollar una alergia respiratoria. Por ejemplo, las personas que respiran exclusivamente por la boca tienen índices más elevados de alergias respiratorias. Esto es probablemente porque el aire que respiran no tiene la oportunidad de que la nariz lo filtre y lo limpie.

A continuación están seis sencillos consejos para ayudar a su sistema sanador a eliminar una alergia respiratoria:

1. Preste atención a la calidad del aire que respira.

2. Aprenda a cambiar a la respiración nasal.

3. Elimine o reduzca al mínimo las grasas y los aceites de su dieta, entre ellos los alimentos pesados, grasosos y fritos, los cuales tienden a aumentar la mucosidad y la flema del sistema respiratorio.

4. Pruebe remedios naturales con plantas, como un extracto de petasita estandarizada con 8–16 miligramos de petasina de tres a cuatro veces al día. (En inglés: *butterbur extract standardized to*

8–16 mg of petasin). También puede probar una versión de la hierba señalada en la revista médica *British Medical Journal* en 2002: 50 miligramos diarios de extracto de raíz completa de petasita dos veces al día, lo cual se llama *whole butterbur root extract* en inglés. Por último, un estudio de Mittman en 1990 menciona el uso de 300 miligramos de extracto de hoja de ortiga (*nettle*) tres veces al día.

5. Reserve los medicamentos supresores, como los esteroides, los antihistamínicos y los descongestionantes, para situaciones urgentes solamente y no confíe en ellos para el tratamiento de largo plazo.

6. Pruebe los baños de sol, el ejercicio, el yoga, la acupuntura, la quiropráctica y otros métodos naturales que cooperan con el sistema sanador y que pueden ayudar a manejar y superar las alergias respiratorias.

Amigdalitis

Hasta hace poco, se extirpaban las amígdalas de manera rutinaria si se inflamaban continuamente. Pero ahora sabemos que las amígdalas realizan una importante función inmunitaria y, si es posible, es mejor dejarlas.

Aunque puede ser necesario tomar antibióticos para tratar eficazmente la amigdalitis, el manejo dietético que incluya reducir los lácteos, las grasas y los aceites y beber muchos líquidos ayuda a diluir la mucosidad y a que el sistema sanador elimine toxinas. Mantenerse caliente, dormir y descansar mucho y manejar el estrés parece ser útil para ayudar al sistema sanador en el tratamiento y la prevención de la amigdalitis. El té de raíz de jengibre también puede ser muy eficaz para tratar la amigdalitis. Para hacer té de raíz de jengibre, ralle raíz fresca de jengibre, póngala en agua hirviendo y déjela en infusión de 5 a 10 minutos; luego agregue limón y miel antes de beberlo.

Asma

Esta afección respiratoria crónica está caracterizada por congestión, tos, resuello, sibilancia y vías respiratorias estrechadas. Durante los ataques, estos síntomas pueden ser graves e incluso mortales. El asma parece que está aumentando en todo el mundo, un hecho que muchos expertos atribuyen al aumento de la urbanización y la polución del aire. Otras posibles causas y factores que provocan el asma son las infecciones respiratorias, los alérgenos respiratorios, los agentes contaminantes en aerosol (lo cual incluye la inhalación de gases o vapores tóxicos), los cambios climáticos, la deshidratación, las dietas inadecuadas, el estrés y la agitación emocional, entre otros. La medicina convencional occidental ha desarrollado muchos medicamentos eficaces para reducir el esfuerzo y las dificultades respiratorias de las personas con asma. Aunque muchos de estos fármacos son invalorables, incluso salvan vidas, sobre todo en las situaciones urgentes y de emergencia, la mayoría de ellos no abordan las causas subyacentes del asma.

El tratamiento del asma incluye beber muchos líquidos para lubricar los pulmones y reducir la mucosidad y la flema. También puede ayudar a su sistema sanador si respira aire puro, limpio y saludable; evita el polvo, las sustancias químicas irritantes en aerosol y otros causantes; y se mantiene caliente para no agarrar un resfriado (catarro). Además, no consuma grasas ni aceites durante los ataques, practique métodos de manejo del estrés y relajación, libere las emociones no saludables y practique ejercicios de respiración. Todas estas medidas pueden ser extremadamente eficaces para tratar el asma. Además de los medicamentos que su médico le pueda recetar, los remedios y tratamientos naturales y alternativos como la acupuntura que cooperan con su sistema sanador también pueden tratar con éxito el asma.

Los suplementos que pueden mejorar la respiración incluyen 200–400 miligramos de *magnesio* tres veces al día, el cual actúa como broncodilatador, según un estudio llevado a cabo por Ciarallo en 2000. También en 2002, Bernstein reportó que el *extracto de semilla de uva*, 50–100 miligramos con un contenido de PCO (proantocianidinas oligoméricas) del 95 por ciento tres veces al día, puede inhibir las reacciones alérgicas. (En inglés, se llama *grapeseed extract with 95% PCO content*).

En otro estudio de Howell en 1997 se observó que 200–300 miligramos de *extracto de té verde* con un contenido de polifenol del 50 por ciento tres veces al día reducía la resistencia de las vías respiratorias y estimulaba la respiración. Gupta reportó en 1998 que 300 miligramos tres veces al día de *boswellia* mejora el volumen pulmonar, reduce el número de ataques de asma y disminuye la falta de aliento. Una fórmula herbaria china que puede mejorar la respiración es *Ren Shen Ge Jie San*. Debería de obtener beneficios en un plazo de 3 a 6 semanas al tomar estas hierbas chinas.

Bronquitis

La bronquitis, una de las infecciones respiratorias de los pulmones más comunes, la mayoría de las veces está causada por virus o bacterias que han entrado a las vías respiratorias sin que las defensas principales del cuerpo hayan podido impedirlo. La bronquitis se caracteriza por la inflamación y la infección de los bronquios y los conductos bronquiales, que son los conductos por los que entra el aire a los pulmones. La tos y la congestión son persistentes y puede que también se produzca fiebre. Los médicos convencionales normalmente recetan antibióticos y fármacos contra la tos para esta afección. (Vea la sección sobre neumonía en la página 339 para obtener más sugerencias). Además de la restricción de las grasas y aceites, (los cuales producen un exceso de mucosidad) y el aumento de la ingesta de líquidos, el calor y el drenaje postural dos veces al día ayuda a deshacerse del exceso de mucosidad. Aplíquese una toalla caliente o una almohadilla térmica en el pecho durante 20 minutos, luego acuéstese boca abajo sobre la cama con la mitad superior del cuerpo fuera de la misma. Mantenga esta postura durante 15 minutos y tosa para expulsar los mocos en un recipiente. Las fórmulas herbarias chinas, como *Ding Chuan Tang*, también pueden reducir los síntomas en los casos agudos. Para la bronquitis recurrente, tome 400–1.200 miligramos diarios de *N-acetilcisteína*, un derivado de un aminoácido que descompone el moco. Esto apareció en un estudio de 2000 realizado por Grandjean y publicado en la revista médica *Clinical Therapeutics*. Para la tos persistente, es beneficiosa otra fórmula herbaria china, *Wen Dan Tang*. Estos suplementos y hierbas pueden tomar varias semanas en dar resultado.

Enfisema y Enfermedad Pulmonar Obstructiva Crónica (EPOC)

Estas dos afecciones del sistema respiratorio normalmente están relacionadas con fumar cigarrillos durante mucho tiempo, pero también pueden deberse a una exposición repetida al amianto o a otras sustancias químicas dañinas para los pulmones, sobre todo a lo largo de un período de tiempo prolongado. La mejor manera de ayudar a su sistema sanador en el tratamiento de estas enfermedades incluye respirar aire de buena calidad, realizar ejercicios de respiración y beber muchos líquidos. También pueden ser útiles ciertos remedios naturales, como 1.000 miligramos de vitamina C al día y hierbas que estimulan la reparación de los tejidos dañados, como el *áloe vera* (*zábila, sábila, atimorreal, acíbar*), 100 mililitros en una solución al 50 por ciento dos veces al día (solamente la forma de gel, no el látex) tomados oralmente. La *consuelda* se ha utilizado normalmente en las enfermedades pulmonares porque actúa como agente expectorante y emoliente o calmante. No se han establecido las dosis para la consuelda, la cual se encuentra normalmente en extractos líquidos que se toman de dos a tres veces al día. Encuentre un producto que utilice principalmente la raíz en lugar de las hojas. Hay varias fórmulas herbarias chinas beneficiosas, como *Ren Shen Ge Jie San*, la cual trata principalmente la tos y el resuello y *Si Jun Zi Tang*, utilizada para la debilidad pulmonar. Debería obtener beneficios en el plazo de 1 a 3 semanas al tomar estas hierbas chinas.

De nuevo, prevenir es mucho más eficaz y más fácil que intentar curar cualquiera de estas enfermedades una vez que ya se han arraigado. Pero gracias al sistema sanador del cuerpo, incluso personas que han sido fumadoras durante mucho tiempo pueden mejorar su respiración y la salud de sus pulmones si dejan de fumar antes de que se produzca un daño irreparable.

Faringitis

La faringitis es una inflamación de la faringe que con frecuencia provoca dolor de garganta. La faringitis a menudo comienza cuando el cuerpo se enfría y las bacterias rebasan las principales defensas del cuerpo. A menudo necesitará que le receten antibióticos. Otros métodos más naturales que cooperan con el sistema sanador para superar la faringitis incluyen ingerir menos grasas y aceites, beber muchos líquidos, mantenerse caliente, manejar el estrés y dormir y descansar lo suficiente. El té de raíz de jengibre también puede ser muy eficaz para tratar la faringitis. Para hacer té de raíz de jengibre, ralle raíz fresca de jengibre, póngala en agua hirviendo y déjela en infusión de 5 a 10 minutos; luego agregue limón y miel antes de beberlo. También puede tomar una fórmula herbaria china conocida como *Yin Chao Jin*, la cual reduce de manera significativa la duración de la enfermedad y evita su progresión si se toma en las primeras fases. Para controlar el dolor de garganta, puede tomar olmo (olmo americano, olmedo) en un extracto de alcohol (1:1 en un 60 por ciento de alcohol), 5 mililitros tres veces al día, según *The American Pharmaceutical Association Practical Guide to Natural Medicines*.

Faringitis por estreptococos

La *faringitis por estreptococos* está causada por diferentes tipos de las bacterias *estreptocócicas* y es más habitual cuando el tiempo se vuelve más frío, a menudo coincidiendo con el comienzo de la temporada de la gripe. Solíamos considerar la faringitis por estreptococos altamente contagiosa, pero pruebas recientes apuntan más hacia otros culpables: cambios de tiempo, estrés y resistencia del huésped comprometida, lo cual reduce la función inmunitaria.

En la mayoría de las casos, este tipo de faringitis no afecta otros órganos o sistemas corporales; sin embargo, debido a las raras complicaciones que pueden afectar los riñones y el corazón, los médicos la tratan con antibióticos de manera rutinaria. De nuevo, la clave para tratar esta afección radica en la prevención. Usted puede ayudar a su sistema sanador si mantiene su cuerpo caliente, bebe muchos líquidos, evita el estrés, descansa y duerme lo suficiente y hace ejercicio. El jengibre, además de otras hierbas, y las gárgaras con agua salada también puede ser útiles. Para el dolor de garganta, puede tomar olmo en un extracto de alcohol (1:1 en un 60 por ciento de alcohol), 5 mililitros tres veces al día, según *The American Pharmaceutical Association Practical Guide to Natural Medicines*.

Infecciones de los senos nasales

Las infecciones de los senos nasales o sinusitis son de las más comunes de todas las infecciones respiratorias y una de las razones más habituales por las que las personas van con el médico. Las infecciones de los senos nasales se producen cuando las infecciones respiratorias, las cuales comienzan en la nariz y garganta, se extienden a los senos nasales. Los senos nasales son bolsas de aire pequeñas y oscuras que desempeñan un importante papel en la defensa, el equilibrio y la resistencia de la cabeza.

A menudo se recetan antibióticos y son eficaces en los casos agudos, pero las afecciones crónicas responden mejor a métodos más naturales que cooperan con el sistema sanador. Entre estos métodos se encuentra beber más líquidos, respirar vapor, aplicarse limpiezas, aerosoles o irrigaciones con agua salada y respirar aire de buena calidad. Los baños de sol naturales, la acupuntura, el yoga, el masaje suave y la terapia cráneosacral también pueden ser buenas ayudas para el sistema sanador. Además, reducir las grasas y los aceites de la dieta puede ayudar. Los remedios de plantas naturales como el *wasabe*, el rábano picante (raíz fuerte), la mostaza china, la equinacia (no se ha determinado una dosis estandarizada) y 1–30 gramos diarios de astrágalo en polvo también pueden ser útiles. El astrágalo beneficia a la función inmunitaria, según se señalaba en la *American Herbal Pharmacopoeia* (Farmacopea herbaria de los EE. UU.) y la equinacia tiene efectos antivirales e inmunitarios, según publicó Barrett en la revista médica *Phytomedicine* en 2003. (Un excelente libro sobre las infecciones de los senos nasales es *Sinus Survival* del Dr. Rob Ivker, antiguo presidente de la Asociación de Medicina Holística de los EE. UU. y antiguo sufridor de sinusitis crónica).

Neumonía

La neumonía es una extensión de la bronquitis y una invasión de la infección al interior de los alveolos y a los lugares más recónditos y profundos de los pulmones. A menudo aparece fiebre y la sudoración nocturna y puesto que el oxígeno no puede introducirse al torrente sanguíneo a causa de la infección, es normal que se produzca una debilidad general. Antes de la llegada de los antibióticos, la neumonía era una de las primeras causas de muerte. Al igual que con todas las infecciones respiratorias, la neumonía es generalmente un reflejo de una función inmunitaria disminuida como consecuencia de ciertas tensiones sobre el cuerpo, como una dieta y un estilo de vida poco saludables. Además de los medicamentos que pueda usted necesitar, entre ellos antibióticos, y la utilización de otros remedios naturales, como la fórmula herbaria china *Ding Chuan Tang*, la cual abre las vías respiratorias y reduce el esputo y la tos, es importante ayudar al sistema sanador al seguir estas recomendaciones:

1. **Beba muchos líquidos.**

Su cuerpo está compuesto por un 70 por ciento de líquido y por ello, entre más líquidos introduzca a su organismo, más rápido podrá su cuerpo eliminar las toxinas de la infección. Además, es importante evitar las grasas y los aceites hasta que esté mejor porque tienden a crear más flema y mucosidad, la cual aumenta la congestión y obstruye sus vías respiratorias.

2. **Manténgase caliente.**

A su cuerpo le gusta permanecer caliente, a unos 98,6 grados (37°C). Cuando usted se enfría, el sistema inmunitario se ve afectado a causa del estrés que soporta su cuerpo intentando restablecer la temperatura adecuada. Puede mantenerse caliente al traer puesto un suéter o rompevientos (anorak, impermeable), beber muchos líquidos calientes como sopas o tés herbarios y evitar los aires acondicionados, los ventiladores o la exposición a climas fríos.

3. **Descanse.**

Cuando sufre falta de sueño o tiene fatiga crónica su sistema inmunitario y sanador se descomponen y usted se vuelve más propenso a sufrir enfermedades. Es difícil recuperarse y sanar si no descansa lo suficiente porque el sistema sanador realiza la mayor parte de su mejor trabajo cuando usted está descansando o durmiendo.

Resfriados (catarros)

Los resfriados comunes están siempre relacionados con la secreción nasal. Cuando uno se pesca un resfriado, normalmente la nariz es el primer órgano afectado porque los miles de bacterias, virus y otros microorganismos que se encuentran en el aire entran en contacto con su cuerpo a través de la nariz. La congestión e inflamación nasal a menudo puede aliviarse si coopera con su sistema sanador de varias maneras. Entre estas se encuentra respirar aire de buena calidad, evitar el polvo, el humo o los ambientes contaminados; mantenerse caliente; comer poco (centrándose en sopas y tés calientes) y beber muchos líquidos. La inhalación de vapor, las gotas nasales salinas y otros remedios naturales, como el rábano picante (raíz fuerte), la cebolla, el ajo, el jugo del chile habanero, la mostaza china y el *wasabe*, también pueden ser eficaces para mantener saludables la nariz y el sistema respiratorio. De nuevo, la prevención es la clave para evitar el resfriado común; si esto no es posible, su objetivo debería ser iniciar el tratamiento en las primeras etapas. Hay muchas hierbas que pueden prevenir y tratar resfriados y gripes. *Yin Chao Jin* es una fórmula herbaria china que puede frenar el desarrollo de un resfriado si la toma cuando empieza a picarle la garganta y a moquear. Puede tomarla junto con baya de saúco, 700 miligramos estandarizados que contengan un 28 por ciento de antocianinas (*anthrocyanins*), 1–2 cápsulas tres veces al día. Si tiene un resfriado, la baya de saúco puede reducir la duración a la mitad, como se apuntaba en un estudio de Zakay-Rones en 2004. La equinacia (no se ha determinado una dosis estándar) puede reducir los síntomas de 1 a 2 días, según un informe de la Universidad Yale en 2004. Efectos similares ha mostrado Hemila en 1996 utilizando 1.000 miligramos diarios de vitamina C, y E by en 1984 utilizando 9–24 miligramos de zinc elemental. Todos estos remedios deben empezar a tomarse en un plazo de 48 horas del inicio de la enfermedad para ser útiles. Las fórmulas herbarias chinas que contienen hierba pastel, lonicera o astrágalo también puede reducir la gravedad y la duración tanto de resfriados como de gripes gracias a sus propiedades antivirales y activadoras del sistema inmunitario, según la *American Herbal Pharmacopoeia* (Farmacopea herbaria de los EE. UU.). Para reducir los mocos, puede utilizar 50–200 mililitros de aceite esencial de anís tres veces al día u 80–320 miligramos de bromelina tres veces al día, según aparece publicado en *Herbal Medicine: A Guide for Healthcare Professionals* (*Fitomedicina: Guía para Profesionales de la Salud*). Para la gripe, 600 miligramos de N-acetilcisteína dos veces al día descompondrá la mucosidad, como presentaba un estudio de 2000 realizado por Grandjean y publicado en la revista médica *Clinical Therapeutics*. En un estudio de Josling en 2001, 4 gramos diarios de ajo ayudaban a evitar que los virus invadieran y dañaran los tejidos y por lo tanto, se reducía el período de recuperación.

Tuberculosis

La *tuberculosis* es común en lugares donde existen condiciones ambientales adversas como un aire de mala calidad, falta de luz solar y una ventilación inadecuada junto con una nutrición deficiente, condiciones de salubridad inadecuadas y una inmunidad reducida. Esta enfermedad se produce más frecuentemente en países en vías de desarrollo o en poblaciones indigentes y desesperadas, como los alcohólicos y las personas con malnutrición crónica.

Existen tratamientos para curar esta enfermedad, pero si no se abordan las causas subyacentes, los medicamentos sólo surtirán efecto temporalmente. El problema puede volver justo después de terminar el tratamiento porque es probable que se produzca una reinfección. A la inversa, una vez que usted coopere con el sistema sanador al abordar las causas subyacentes, los síntomas de la tuberculosis a menudo mejorarán por sí mismos. Las clínicas para tuberculosos, las cuales aún existen en muchas partes del mundo, subrayan la importancia de los baños diarios de sol y las dietas adecuadas, factores que cooperan con el sistema sanador. No tome equinacia porque puede empeorar la tuberculosis.

Afecciones del sistema digestivo

Los problemas del sistema digestivo son habituales y a menudo son el resultado de una dieta incorrecta junto con el estrés. Estos problemas pueden abarcar desde afecciones comunes como la acidez (acedía, agruras), la indigestión ácida, el *reflujo esofágico*, una descomposición leve de estómago y la *gastritis* hasta afecciones más graves.

Usted puede prevenir y tratar estas afecciones si coopera con su sistema sanador. Esto significa prestar más atención a los alimentos que come, beber más agua, practicar técnicas de manejo del estrés y evitar las sustancias irritantes o perjudiciales como el café y el alcohol. El sistema digestivo es muy propenso al agotamiento por el sensible revestimiento de los intestinos y las muchas terminaciones nerviosas que conectan estas estructuras con el cerebro y el sistema nervioso. Aumentar el consumo de agua; reducir las sustancias irritantes y tóxicas como el café y el alcohol; evitar o reducir al mínimo los alimentos ácidos, como el vinagre, el jugo de naranja (china) y los jugos cítricos; evitar demasiados alimentos fritos, grasas y aceites y pasar largos períodos sin consumir nada de alimento ni líquido son unas cuantas de las maneras específicas en que puede cooperar con su sistema sanador para superar la mayoría de problemas del sistema digestivo. Los remedios naturales como el té de menta y manzanilla, el olmo (olmo americano, olmedo), el *regaliz* (ororuz) DGL, el áloe vera (zábila, sábila, atimorreal, acíbar) y las fórmulas herbarias chinas también pueden ser útiles. Mantener una ingesta adecuada de líquidos y fibra es importante para asegurar una eliminación oportuna de toxinas y productos de desecho mientras se preserva la salud del tracto intestinal.

Apendicitis

En este país, la *apendicitis* se ha considerado tradicionalmente una emergencia quirúrgica porque las personas que no reciben tratamiento a tiempo pueden sufrir una ruptura de su apéndice y experimentar consecuencias graves y a veces mortales. De hecho, durante una operación abdominal por otros motivos, a menudo el cirujano extirpará el apéndice como medida preventiva sin cargo adicional. Los alimentos bajos en fibra y los altamente procesados, junto con un exceso de grasa en la dieta, son factores que pueden contribuir a la apendicitis.

Aunque parezca extraño, la apendicitis no se opera de manera rutinaria en China como se hace aquí; en lugar de eso, si la inflamación se descubre en sus primeras etapas, a menudo se la trata con éxito con líquidos y determinadas hierbas. Incluso en este país, si se descubre pronto, muchos casos responderán bien a dietas hídricas. Las dietas altas en fibra y bajas en grasa a menudo pueden ayudar a prevenir este problema. Puesto que se han realizado pocas investigaciones sobre las influencias dietéticas sobre la apendicitis, sin embargo, aún existe una tendencia a considerar la cirugía como la única solución para esta afección. La prevención, lo cual incluye la ingesta regular de la cantidad adecuada de fibra y líquidos, ayudará a su sistema sanador a mantener la salud de su apéndice.

Cáncer de colon

El *cáncer de colon*, una de las primeras causas de muerte en los Estados Unidos, está sorprendentemente ausente en la mayoría de los países en vías de desarrollo donde se come poca carne y alimentos refinados. El ahora famoso estudio del Dr. Dennis Burkitt informó que no había casos de cáncer de colon en los pueblos africanos cuyas dietas eran mayoritariamente vegetarianas. De manera similar, entre los Adventistas del Séptimo Día, quienes son vegetarianos, los índices de cáncer de colon son muy bajos comparados con los de la mayoría de la población estadounidense.

Además de la dieta, los factores que parecen contribuir al cáncer de colon son la deshidratación, el estreñimiento crónico, el estrés y factores emocionales. Aprender a relajarse, practicar técnicas de manejo del estrés, seguir las sugerencias dietéticas ofrecidas anteriormente y tomar medidas para lograr una buena higiene intestinal ayudará a su sistema sanador y evitará que se produzca un cáncer de colon, aunque haya una elevada incidencia en su familia. Para prevenir este tipo de cáncer también puede someterse a una limpieza de colon todos los años para eliminar toxinas y productos de desecho que se acumulan en este órgano. Hay muchos productos en el mercado. La mayoría contienen algunos o todos los siguientes ingredientes: pectina de manzana, corteza de olmo (olmo americano, olmedo), raíz de malvavisco, raíz de regaliz (orozuz) DGL, semillas de hinojo, carbón vegetal activado de sauce y arcilla montmorillonita.

Enfermedad intestinal inflamatoria

La *enfermedad intestinal inflamatoria* abarca una amplia categoría de afecciones intestinales, entre ellas la *colitis,* el *síndrome del intestino irritable,* el *colon espástico o irritable,* la *enfermedad de Crohn* y la *colitis ulcerosa.* La diarrea, el dolor abdominal y los retortijones (cólicos) son comunes durante empeoramientos en pacientes con enfermedades intestinales inflamatorias, las cuales se comportan de manera similar a las afecciones autoinmunes. Al igual que otras afecciones intestinales crónicas, estas enfermedades se ven afectadas por factores dietéticos y el estrés. Durante épocas de estrés, los nervios en los intestinos se pueden sobreestimular e irritar el delicado revestimiento intestinal. Por estas razones, estas enfermedades se dan más en personas sometidas a estrés prolongado, aquellas que siempre obtienen excelentes resultados y aquellas con tendencias perfeccionistas.

Lo que más le puede ayudar al sistema sanador en el manejor de estas afecciones incluye lo siguiente: los tratamientos convencionales, entre ellos los fármacos y la cirugía; una combinación de técnicas de manejo del estrés, como la evocación de imágenes dirigida y la visualización y prácticas dietéticas especiales. Una dieta eficaz para estos trastornos es una dieta simple y fácil de digerir, suave y calmante y que contenga suficiente fibra. El quimbombó (guingambó, calalú) es ideal para las personas que padecen problemas de inflamación intestinal porque contiene la fibra adecuada y es muy suave y calmante, una rara combinación dietética. Otras sustancias naturales que pueden ayudar a su sistema sanador a aliviar y curar las superficies intestinales inflamadas en general son el agua, los tés de olmo (olmo americano, olmedo) y manzanilla, 100–200 miligramos de jugo de *áloe vera* (zábila, sábila, atimorreal, acíbar) o 50 miligramos de *extracto de áloe vera* tomado diariamente (sólo el gel, no el látex) y una o dos pastillas masticables de 380 miligramos de *regaliz/ororuz desglicirricinado* antes de las comidas; la última apareció en un estudio de Madisch y en otro estudio de Melzer en 2004.

Para el síndrome del intestino irritable específicamente hay varios remedios beneficiosos a base de plantas, entre ellos el aceite de menta (*peppermint*) (0,2–0,4 mililitros dos veces al día), según reportaba Liu en la revista médica *Gastroenterology* en 1997 o una cucharada diaria del aceite de semilla de lino (aceite de linaza). Según un estudio de Cunnane en 1994, ambos pueden ayudar a agregar volumen a las heces y reducir la diarrea. O puede tomar una fórmula de cinco hierbas compuesta por flores de manzanilla, hojas de menta, fruta de alcaravea, raíz de regaliz y hojas de toronjil (melisa), como se describe en un estudio llevado a cabo por Melzer en 2004. (Esta fórmula es una modificación de *Iberogast*, un preparado herbario ahora disponible en las tiendas de productos naturales). Debería notar mejoría en un plazo de 1 a 3 meses tras ingerir estas hierbas. Otras plantas que también pueden ayudar son las semillas de hinojo, el espino cerval, el romero y la manzanilla. Normalmente se encuentran en productos combinados para el síndrome del intestino irritable. El *magnesio* (400 miligramos diarios) es útil para tratar los retortijones, así como el estreñimiento, como apuntaba Anderson en el *Handbook of Clinical Drug Data* (*Manual de Datos Clínicos sobre Fármacos*), 8ª edición.

Para la enfermedad de Crohn y la colitis ulcerosa, los *probióticos*, unas bacterias beneficiosas que se encuentran en el tracto gastrointestinal, pueden ser muy útiles. Un estudio realizado por

Plein y publicado en *Gastroenterology* en 1993 demostraba que de los probióticos, el *Saccharomyces boulardi* ha demostrado ser beneficioso para la enfermedad de Crohn; otro estudio realizado por Ishikawa en 2003 mostraba los beneficios de las bifidobacterias para la colitis ulcerosa. Además, los *ácidos grasos omega-3*, que se encuentran en el aceite de pescado y el aceite de semilla de lino, pueden reducir la inflamación y también tienen un efecto beneficioso sobre el sistema inmunitario, como demostraba un estudio de Lorenz-Meyer en 1996. El mejor omega-3 es el aceite de camarón antártico, 500–1.500 miligramos diarios. Otros suplementos beneficiosos son la *boswellia*, 350 miligramos tres veces al día, como investigó Gupta en 1997, y el *jugo de pasto de trigo* (100 mililitros diarios), como se señalaba en un estudio de Ben-Arye en 2002, ambos reducirán el sangrado y el dolor abdominal. Otros suplementos que pueden ayudar son los antioxidantes *glutatión* y la *N-acetilcisteína* (uno de los componentes del glutatión). Las dosis son 250 miligramos diarios para el glutatión y 600 miligramos dos o tres veces al día para la N-acetilcisteína. Puede tomar todos estos suplementos juntos y debería notar mejoría en 1–3 meses.

Los tratamientos alternativos, entre ellos la medicina ayurvédica, los remedios herbarios chinos, la acupuntura y el yoga, también pueden ayudar a su sistema sanador a revertir estas afecciones. *Bo He Wan* es una fórmula herbaria china muy eficaz para controlar los síntomas del intestino irritable. *Chien Chi Tai Wan* se ha utilizado con éxito en todos los síndromes del intestino irritable. Abordar los problemas relacionados con estos trastornos pronto es importante porque pueden contribuir a problemas en otros lugares del cuerpo. Entre estos problemas están la anemia, deficiencias de vitaminas y síndromes relacionados con una deficiente absorción de nutrientes esenciales; si no se controlan, estos estados pueden empeorar.

Estreñimiento

El *estreñimiento* es la afección más común del colon o del intestino grueso y la mayoría de las veces está causado por una dieta inadecuada, falta de fibra, no beber suficientes líquidos, el estrés y la ansiedad y un estilo de vida sedentario. El problema del estreñimiento es que hace que las toxinas regresen a su organismo, lo cual puede contribuir a otras enfermedades. Si no lo trata, el estreñimiento puede provocar una *obstrucción intestinal*, la cual es una emergencia quirúrgica.

Para prevenir el estreñimiento normalmente resulta bastante útil aumentar el consumo de líquidos y fibra, realizar técnicas de relajación y manejo del estrés y aumentar el ejercicio, el cual aumenta el flujo sanguíneo hasta el colon. El yoga también puede ser muy útil, sobre todo las posturas de la Cobra y la Postura del abdomen (rodillas al pecho). También puede utilizar ocasionalmente laxantes suaves convencionales y naturales para los episodios agudos de estreñimiento. Lo mejor es una combinación de psilio y aceite de semillas de lino. Ponga 1–2 cucharaditas de psilio en agua fría o jugo y tómelo con una cantidad igual de aceite de semillas de lino. Estos laxantes funcionan al atraer agua al colon, facilitando la eliminación de desechos. Un estudio llevado a cabo por McRorie en 1998 mostró que el psilio era más beneficioso que los laxantes comunes convencionales. También puede tomar hierbas que "activan" el colon, es decir que aumentan la peristalsis, las contracciones musculares normales que transportan los desechos por el colon. Hay varios productos disponibles, la mayoría de los cuales contienen una combinación de áloe del Cabo, cáscara sagrada, raíz de agracejo (berberis), sena (sen), raíz de jengibre, chile africano (*African bird pepper*) e hinojo. Además de estas hierbas, los probióticos pueden ayudar. Contienen bacterias beneficiosas que ayudan a descomponer los alimentos en el estómago, por lo que se eliminan los desechos más eficazmente. Un buen probiótico debería contener bifidobacterias y acidófilos.

Gastritis

La *gastritis* casi siempre es el resultado de una combinación de dieta incorrecta y estrés. Las causas incluyen combinaciones de alimentos inadecuadas, comer a las carreras, ingerir ciertas sustancias tóxicas como café fuerte y alcohol, ciertas gaseosas carbonatadas, alimentos ácidos o sustancias excesivamente fritas o grasosas. Todas estas sustancias aumentan la producción de ácido en el estómago, el cual irrita el revestimiento.

Eliminar estos factores y beber abundante agua y líquidos no ácidos y calmantes ayudará a su sistema sanador a acabar con esta afección. Puede ser beneficioso comer alimentos más simples y fáciles de digerir, sobre todo durante los brotes. El repollo (col) y el jugo de repollo, junto con vitamina A (5.000 U.I. diarias), vitamina E (100 U.I. tres veces al día) y zinc (20–30 miligramos diarios) aumentan la mucina, la cual protege el estómago de la inflamación según *Herbal Drugs and Phytopharmaceuticals* (*Fármacos Herbarios y Fitofarmacéuticos*). Manejar el estrés y utilizar compuestos calmantes naturales también puede ser bastante útil. Entre estos se encuentra 100–200 miligramos de jugo de *áloe vera* o 50 miligramos de extracto de áloe vera tomados diariamente (solamente el gel, no el látex) o los tés de menta, manzanilla y olmo. Según un estudio llevado a cabo por Madisch y otro estudio realizado por Melzer en 2004, también puede tomar de 2 a 4 pastillas masticables (de 380 miligramos cada una) de *regaliz DGL* 20 minutos antes de las comidas. Tómelas durante al menos de 6 a 18 semanas y antes de las comidas porque necesitan saliva para ser eficaces. Tomar probióticos, los cuales contienen bacterias intestinales beneficiosas, puede reducir la inflamación de estómago al digerir los alimentos más concienzudamente; las bifidobacterias y los acidófilos son los más importantes. Dos fórmulas herbarias chinas, *Ping Wei San* y *Sai Mei An*, también son muy eficaces para reducir la irritación de estómago. Debería notar beneficios en el plazo de 1 a 3 semanas al tomar estas hierbas chinas.

Gastroenteritis

La *gastroenteritis* es un término general que se refiere a la irritación e inflamación de todo el tracto gastrointestinal, el cual incluye el estomago y el intestino grueso y delgado. Los casos leves de envenenamiento por alimentos son debidos a la ingestión de alimentos contaminados y se encuentran entre las causas más comunes de gastroenteritis. Algunos de estos casos pueden ser graves, pero la mayoría no duran más que unos cuantos días. Los síntomas a menudo incluyen náuseas y vómitos, dolor abdominal con retortijones (cólicos), diarrea y, en algunos casos, fiebre.

El tratamiento va dirigido a apoyar al sistema sanador del cuerpo, el cual puede eliminar los contaminantes intestinales con los vómitos y la diarrea, especialmente si no se comen alimentos sólidos. Tome líquidos transparentes en abundancia durante las primeras 48 horas, sin ningún alimento sólido. Es importante no introducir alimentos sólidos que puedan alimentar a los organismos ofensores y ralentizar los procesos curativos de su cuerpo. Si tiene fiebre, puede ser necesario tomar antibióticos durante unos cuantos días, sobre todo si está viajando por el extranjero o se encuentra en un país tropical y exótico donde su cuerpo no está acostumbrado a la flora local y a los contaminantes de esa parte del mundo.

La fórmula herbaria china *Bo He Wan* puede tomarse durante la enfermedad y puede reducir los síntomas, proteger el estómago y reducir la duración de la enfermedad.

Hepatitis

A la inflamación del hígado se le dice *hepatitis* y hay muchas causas para los diferentes tipos de hepatitis. Los casos de hepatitis pueden ser agudos y aislados o crónicos y debilitantes. La *hepatitis viral* se contrae a través de diferentes fuentes infecciosas y tiene múltiples formas, como la hepatitis A, B, C, no A, no B y muchas más. La hepatitis A normalmente se contrae al comer o beber alimentos o agua contaminados o por compartir utensilios de comer contaminados. La mayoría de las demás formas de hepatitis, como la B, C y otras, se contraen casi siempre por prácticas sexuales inseguras, agujas contaminadas o transfusiones de sangre. La *hepatitis alcohólica* es debida a la irritación y consumo crónicos de alcohol y puede llevar a la *cirrosis* del hígado, la cual causa cicatrices, crecimiento anormal y otras complicaciones, como el *cáncer de hígado*.

La medicina occidental convencional tiene poco que ofrecer en cuanto a fármacos para mejorar la salud del hígado. La mayoría de tratamientos para la hepatitis, como en la quimioterapia para el cáncer, tienen el objetivo de atacar a los supuestos agentes de la enfermedad, y pueden ser incluso más nocivos para el hígado que los agentes mismos. Uno de esos medicamentos es el interferón, el cual se administra en casos de hepatitis crónica y progresiva. Si le recetan este medicamento, agregar 15–25 miligramos diarios de fosfatidil-colina puede mejorar su eficacia, como muestra un estudio de 1998 realizado por Niederau.

La dieta es extremadamente importante para ayudar al sistema sanador cuando uno padece hepatitis. Los elementos nutricionales que apoyan la salud del hígado incluyen alimentos altos en beta-caroteno, entre ellos la cúrcuma y todas las verduras y frutas amarillas y naranjas. Consumir mucha fibra y líquidos también es importante.

Las dietas altas en grasa y los alimentos bajos en fibra parecen agravar las afecciones hepáticas. Para la hepatitis crónica quizás sea útil la hierba cardo de leche (cardo de María) en una dosis de 240 miligramos diarios que contengan un 70–80 por ciento de silimarina (*silymarin*), su ingrediente activo. Se usan dosis más altas (420 miligramos diarios) para la cirrosis, según un estudio de Ferenci en la revista médica *Hepatology*. Las medicinas tradicionales de la India y China también parecen ser prometedoras, sobre todo con el uso de las hierbas magnolia china (*schizandra*), la cual reduce los niveles de las enzimas hepáticas, y el astrágalo, el cual mejora la respuesta inmunitaria, como se indicaba en la *American Herbal Pharmacopoeia* (Farmacopea herbaria de los EE. UU.). Una o dos pastillas masticables de 380 miligramos de *regaliz DGL* antes de las comidas, como reportaba Abe en 1994, u 800 miligramos diarios de vitamina E y 600 miligramos de N-acetilcisteína dos veces al día puede proteger contra el daño hepático producido por toxinas gracias a sus propiedades antioxidantes. El manejo del estrés, la visualización y la evocación de imágenes dirigida, así como la liberación emocional de la ira también pueden ser muy útiles para las afecciones hepáticas. Puesto que el hígado es tan importante y tan difícil de tratar, practicar la medicina preventiva es esencial para evitar estas afecciones hepáticas.

Úlceras de estómago y úlceras de duodeno

Denominadas habitualmente como *úlceras pépticas*, *úlceras de estómago* y *úlceras de duodeno*, son áreas del estómago que se deterioran por el ácido estomacal. La indigestión y dolor abdominal en la parte superior del abdomen y la parte inferior del pecho a menudo acompañan a las úlceras de estómago, y, algunas veces, las úlceras pueden sangrar. Las úlceras de estómago con frecuencia tienen causas similares a la enfermedad intestinal inflamatoria, pero representan un desequilibrio más persistente y crónico en el sistema digestivo. En recientes años, una bacteria conocida como *H. pylori* se ha implicado en la causa de ciertas úlceras, pero el estrés también es un factor de peso en estas afecciones.

En las fases agudas de una úlcera, el tratamiento se basa en detener el sangrado si ya ha comenzado. Un enfoque más de largo plazo incluye aprender a manejar el estrés y cambiar los hábitos menticios para apoyar al sistema sanador. Lo más eficaz es beber más agua y seguir una dieta más simple y fácil de digerir, más neutra, suave, calmante, menos ácida y con menos carne y/o pescado y que consista en alimentos no irritantes. El repollo (col) crudo o el jugo de repollo es muy eficaz tanto para prevenir como para tratar la inflamación de estómago. Elimine la cafeína, la nicotina y el alcohol de su dieta si padece una úlcera. Actuar pronto para poner en práctica estas medidas ayudará a evitar que se desarrollen las úlceras. Las técnicas de manejo del estrés y aprender a relajarse son extremadamente útiles para el tratamiento y la prevención de las úlceras. Muchos suplementos naturales suaves y calmantes, como el té de menta (*peppermint*) y de manzanilla, pueden ser beneficiosos. Un estudio realizado por Terpie y publicado en la revista médica *Gut* demostró que una o dos pastillas masticables de 380 miligramos de *regaliz desglicirricinado* antes de las comidas puede curar las úlceras. El olmo (olmo americano, olmedo) en un extracto de alcohol (1:1 en un 60 por ciento de alcohol), 5 mililitros tres veces al día, aumenta la producción de mucosidad y la protección del revestimiento del estómago, como se indicaba en *Herbal Medicine: A Guide for Healthcare Professionals*, un libro sobre medicinas herbarias. Estas hierbas, además de los fármacos antiácidos y bloqueadores del ácido más tradiciones, son eficaces para ayudar a su sistema sanador en el manejo a corto y a largo plazo de las úlceras. Entre los otros remedios naturales están la miel, la cual protege su estómago contra la *H. pylori*, como aparecía en un estudio publicado en *Lancet* en 1993. Tomar probióticos, los cuales contienen bacterias intestinales beneficiosas, puede reducir la inflamación de estómago al digerir los alimentos más concienzudamente; las bifidobacterias y los acidófilos son los más importantes. El yogur, el cual contiene probióticos, también puede ser útil. Dos formulas herbarias chinas, *Ping Wei San* y *Sai Mei An*, también son muy eficaces para reducir la irritación estomacal. Debería obtener beneficios en un plazo de 1–3 semanas al tomar estas hierbas chinas.

Afecciones del sistema urinario

Los riñones son los principales filtros y órganos del cuerpo que eliminan los productos de desecho líquidos. Los riñones precisan un consumo de líquidos adecuado y una eliminación regular. Pueden llegar a estar poco saludables si uno no bebe suficientes líquidos. Otros factores que pueden ser perjudiciales para los riñones incluyen la ingestión regular de determinadas sustancias tóxicas, una presión arterial alta y diabetes antiguas, afecciones que, si son tratadas pronto o evitadas, la mayoría de las veces no dañarán a los riñones.

Cálculos renales

Los *cálculos renales* son otro problema bastante común y muy doloroso. Los cálculos renales están hechos de material pétreo que se forma en los riñones y luego intenta pasar por los uréteres hacia la vejiga, y desde la vejiga a través de la uretra. Los cálculos renales pueden ser extremadamente dolorosos y casi siempre provocan una pequeña cantidad de sangre en la orina. Si los cálculos renales son grandes, pueden bloquear los uréteres y quizá haya que extirparlos quirúrgicamente.

Algunos cálculos pueden eliminarse con ondas sonoras, una técnica conocida como *litotripsia*. El estrés, la deshidratación, los desequilibrios hormonales, una dieta inadecuada y el exceso de cafeína y nicotina pueden todos contribuir a la formación de cálculos renales. El manejo del estrés, beber muchos líquidos y evitar el alcohol y la cafeína ayudan a apoyar a su sistema sanador para prevenir y eliminar los cálculos renales.

Si expulsa un cálculo renal, haga que lo analicen químicamente. Si es un cálculo de oxalato, el más común, puede ayudar a inhibir la formación de oxalato si toma 25 miligramos de vitamina B_6, 2 miligramos de vitamina K y 600 miligramos de magnesio diariamente. (Un complejo multivitamínico de alta potencia debería contener estas cantidades). Tomar 300–1.000 miligramos de citrato de calcio diariamente también resulta eficaz. El jugo de arándano agrio aumenta la concentración de oxalato y debería evitarlo si tiene cálculos renales, según un estudio publicado por Terris en la revista médica *Urology* en 2001. Si su cálculo está compuesto por ácido úrico, puede tomar 5 miligramos de folato todos los días para prevenirlos.

Infecciones de tracto urinario

Entre las infecciones del tracto urinario están las *infecciones de vejiga*, las cuales son más habituales en las mujeres que en los hombres y pueden provocar graves infecciones renales. Las infecciones del tracto urinario pueden prevenirse fácilmente si se mantiene una buena higiene de la vejiga y los intestinos. Sin embargo, una vez que ha contraído una infección de este tipo, es obligatorio tomar antibióticos para evitar que se extienda más y dañe a los riñones. En las mujeres adultas, la actividad más común relacionada con este tipo de infecciones es el coito y la mayoría de mujeres saben instintivamente que deben orinar después de mantener relaciones sexuales para evitar esta afección. Otra medida preventiva más prudente es bañarse o darse una ducha (regaderazo) por la mañana después de hacer de vientre. Así se eliminarán las bacterias relacionadas con estas infecciones. Un estudio realizado en Noruega en 1996 demostró que la acupuntura puede eliminar las infecciones del tracto urinario crónicas en la mayoría de mujeres. Además de beber muchos líquidos, ciertas hierbas como la *gayuba (uva ursi)*, las bayas de enebro (nebrina, tascate) y otras sustancias naturales como los arándanos agrios, pueden ayudar a su sistema sanador a mantener la salud de sus riñones, vejiga y tracto urinario. Beba 16–32 onzas (0,5–1 l) diarias de cóctel de jugo de arándano agrio sin edulcorantes para las infecciones agudas o 1–10 onzas (29–296 ml) diarias para prevenir las infecciones recurrentes (las cápsulas no son eficaces). Esto está respaldado por un estudio publicado en la revista médica *Journal of the American Medical Association* por Haverkorn en 1994 y por otro estudio realizado por Jepson en 2004. Tanto la *gayuba* como las bayas de enebro se utilizan para tratar las infecciones urinarias agudas, no para prevenirlas. Según un estudio de Larsson en 1993, la *gayuba* puede tomarse en forma de té pero la dosis normal es de 1,5–4 gramos diarios de la hierba seca. No tome la *gayuba* durante más de una semana a la vez y más de cinco veces al año. Según el libro *Tyler's Herbs of Choice: The Therapeutic Use of Phytomedicinals* (*Las plantas de Tyler: El uso terapéutico de los fitoquímicos*), el enebro es un antiséptico (mata las bacterias) y un acuarético (aumenta el volumen de orina). Tome 1–2 gramos de bayas de enebro tres veces al día, pero no las tome durante más de 4 semanas a la vez. Varias fórmulas herbarias chinas también son eficaces. *Ba Zheng San* es útil para las infecciones renales agudas y *Qing Xin Lian Zi Yin* para la prevención a largo plazo.

Afecciones del sistema reproductor femenino

El sistema reproductor femenino es extremadamente sensible y complejo. Funciona según un patrón cíclico, respondiendo a transmisiones nerviosas procedentes del cerebro y a mensajes hormonales de la glándula pituitaria. Al mismo tiempo, produce sus propias hormonas en forma de estrógeno y progesterona que a su vez crean un sistema de retroalimentación sobre estos otros órganos.

Los problemas del sistema reproductor pueden reflejar desequilibrios hormonales que se originan en otras partes del cuerpo, y tales problemas a menudo empeoran durante épocas de estrés mental y emocional. Una dieta poco saludable, junto con el exceso de cafeína, nicotina y alcohol, así como otros factores perjudiciales del estilo de vida también pueden contribuir a los problemas del sistema reproductor femenino. Asimismo, las enfermedades de transmisión sexual pueden dañar el sistema reproductor. Para ayudar a que su sistema sanador mantenga la salud de su sistema reproductor, siga las recomendaciones generales que dimos en capítulos previos, pruebe hierbas naturales adecuadas y siga una dieta saludable y nutritiva. Un excelente recurso sobre cómo mejorar la salud del sistema reproductor femenino es el béstseller de la Dra. Christiane Northrup, *Cuerpo de mujer, sabiduría de mujer*.

Cáncer del sistema reproductor femenino

El sistema reproductor femenino es uno de los lugares más comunes para que aparezca un cáncer. Esto es así por dos razones. En primer lugar, es extremadamente sensible y vulnerable, e interactúa íntimamente con otros sistemas del cuerpo. En segundo lugar, las células de este sistema son las que más rápidamente se dividen y son más activas y volátiles que las células de cualquier otro tejido corporal. El *cáncer cervical*, el *cáncer de ovario*, el *cáncer uterino* y el *cáncer de mama* son los tipos predominantes de cáncer, masculino o femenino, en todo el mundo. Abordo el tema del cáncer y cómo tratarlo con mayor detalle más adelante en este capítulo.

Menopausia

Durante esta etapa de la vida de la mujer la ovulación y la menstruación van terminando gradualmente y se producen niveles cada vez menores de estrógeno en la sangre. La cuestión de la terapia de reemplazo de estrógeno (hormonal) para prevenir la osteoporosis y las enfermedades cardíacas que pueden darse después de la menopausia es tema de debate continuo entre los expertos. Aunque el reemplazo de estrógeno puede ser adecuado en determinados casos, también tiene un riesgo de aumento del cáncer del sistema reproductor. Debido a este riesgo, la utilización de estrógenos y sustancias naturales derivadas de plantas que cooperan con el sistema sanador están adquiriendo más popularidad. Estas opciones generalmente son más seguras, más suaves y a menudo igual de eficaces que las formas más convencionales de estrógeno. Entre estas sustancias naturales se incluyen 20–40 miligramos diarios de progesterona natural, la cual puede aplicarse sobre la piel en forma de crema y puede reducir los síntomas menopáusicos y ayudar a formar hueso, como aparecía en un estudio publicado por Leonetti en la revista médica *Obstetrics and Gynecology* en 1999. La dehidroepiandrosterona (DHEA) es un precursor hormonal natural que aumenta la energía, ayuda a reducir los síntomas de la menopausia y el aumento de peso menopáusico alrededor de la cintura, y también mejora la función cerebral, según otro estudio realizado por Genazzani en 1993. Comience con 10 miligramos diarios y aumente hasta que los síntomas disminuyan, pero no tome más de 50 miligramos diarios. Otro estudio realizado por Folsom en 2004 demostró que los ácidos grasos omega-3 ayudan a la función cerebral y reducen el riesgo de enfermedad cardíaca. El tipo preferido es el aceite de camarón antártico, un aceite de pescado muy potente, del cual se toman 500–1.500 miligramos diarios.

Además, nuevas pruebas de los astronautas que experimentaron osteoporosis mientras se encontraban en condiciones prolongadas de gravedad cero demostraron que su osteoporosis podía revertirse al reanudar sus actividades normales en las que se carga con el peso del cuerpo una vez que regresaban a la tierra. El difunto actor Christopher Reeve, un tetrapléjico que también desarrolló osteoporosis debido a la inactividad, también fue capaz de revertir esta afección al reanudar los ejercicios en los que se carga con el peso del cuerpo. Claramente, hay otros factores implicados en la osteoporosis que simplemente la menopausia y el estrógeno.

En las generaciones pasadas, la menopausia se aceptaba como un estado natural de la vida, con pocas pruebas de que causara un

mayor riesgo de enfermedades cardíacas u osteoporosis. Aunque la
falta de estrógeno puede representar un papel en estas afecciones,
ciertamente, también hay que tener en cuenta otros factores de
riesgo más importantes. Es necesario para las mujeres posmenopáusicas hacer ejercicio (principalmente ejercicios en los que se carga
con el peso del cuerpo o de levantamiento de pesas) y tomar
1.200–1.500 miligramos de calcio, 400 miligramos de magnesio y
400 U.I. de vitamina D diariamente para prevenir la osteoporosis,
como señaló McGarry en un estudio publicado en 2000. Si usted
padece osteoporosis, agregar 750 miligramos de estroncio dos veces
al día fortalecerá los huesos y aumentará la densidad ósea, como
señalaba Meunier en la revista médica *New England Journal of
Medicine* en 2004.

Síndrome premenstrual

El síndrome premenstrual (SPM) es una afección dolorosa y habitual que se produce alrededor del momento de la menstruación y
provoca retortijones (cólicos) de los músculos uterinos. También
puede haber dolores de cabeza y otros síntomas relacionados, algunas veces tan graves que pueden ser incapacitantes.

El estrés, la tensión, la agitación emocional, la falta de ejercicio,
una dieta inadecuada, la deshidratación y el exceso de cafeína y alcohol pueden empeorar los síntomas del SPM. Para las mujeres que
siempre están atareadas y con prisas, es importante reducir un poco
el ritmo de las actividades normales y escuchar a sus cuerpos durante
la menstruación, un tiempo de pérdida de sangre y muda de los tejidos reproductores. Beba muchos líquidos, reduzca la cafeína y el
alcohol, practique técnicas de manejo del estrés y visualización y descanse para apoyar a su sistema sanador en estos momentos. Algunas
plantas naturales, como el *mundillo* (no se ha determinado ninguna
dosis), el té de frambuesas y el *dong quai* (normalmente combinadas
con otras hierbas en diferentes dosis), pueden ayudar a aliviar los
síntomas premenstruales. Otras hierbas que pueden ser beneficiosas
son el extracto de *agnocasto* con una concentración de un 0,5 por
ciento de agnusida, 175–225 miligramos diarios para el dolor de
pecho relacionado o los períodos poco frecuentes (como señalaba
Schellenberg en un estudio publicado en 2001). Y para reducir el
abotagamiento y la hinchazón, según un estudio publicado en la

revista médica *Menopause* en 2002 parece ser recomendable tomar el *regaliz DGL*: una o dos pastillas masticables de 380 miligramos antes de las comidas. Además, hay varias fórmulas herbarias chinas que pueden ser beneficiosas para el SPM, como *Dan Zhi Shao Yao San*. Debería obtener beneficios en un plazo de 1 a 3 semanas al tomar las hierbas chinas.

La acupuntura, los estiramientos suaves de yoga, la respiración y el masaje también pueden ser útiles. Otros trastornos del sistema reproductor femenino, como la *endometriosis*, los *fibromas uterinos*, los *quistes ováricos* y la *enfermedad fibroquística de la mama* a menudo reflejan desequilibrios hormonales que, si se tratan a tiempo, pueden responder satisfactoriamente a métodos que cooperan con el sistema sanador. Algunos de estos métodos son una dieta adecuada, el manejo del estrés, una mayor ingesta de líquidos y medicamentos y tratamientos naturales. La crema de progesterona natural puede ser bastante eficaz para todas estas afecciones, como señalaba un estudio de Leonetti publicado en la revista médica *Obstetrics and Gynecology* en 1999. Puede aplicarse tópicamente 20–40 miligramos diarios o tomarse oralmente 50–200 miligramos diarios. Según un estudio llevado a cabo por Pepping en 1999, la *cimífuga negra* resulta beneficiosa para reducir los fibromas. La dosis recomendada en el estudio es de 20 miligramos —tomados dos veces al día— de un extracto de la hierba que contenga una sustancia llamada 27-deoxiacteína (*27-deoxyactine*). Estas sustancias naturales pueden tardar varios meses en dar resultado.

Afecciones del sistema reproductor masculino

Agrandamiento de la próstata

También conocida como *hipertrofia prostática benigna* o HPB, esta afección comprime e invade la uretra, que es el tubo que va desde la vejiga hasta el pene. El agrandamiento de la próstata hace que orinar resulte difícil. En casos avanzados, un hombre puede tener que levantarse de 6 a 10 veces o más en una noche para orinar porque con el HPB, la vejiga nunca se vacía completamente.

Además de los fármacos convencionales, la *palmera enana*, una planta natural que coopera con el sistema sanador al reducir la hinchazón de la próstata, a menudo puede ser muy útil para el HPB, como señalaba Boyle en un estudio publicado en la revista médica *Urology* en 2000. La dosis es de 160 miligramos dos veces al día, estandarizada para contener un 85–95 por ciento de ácidos grasos y esteroles (*fatty acids* y *sterols*). Otras plantas que pueden reducir la próstata son las semillas de calabaza (pepitas), 5 miligramos dos veces al día y 100–200 miligramos de *pygeum* (*Prunus africana*) dos veces al día, tomando un extracto lipofílico estandarizado que contenga un 0,5 por ciento de docosanol y un 14 por ciento de triterpenos, según un estudio de Carbin en 1990; o cernilton, un extracto del polen de una flor utilizado en Europa durante más de 35 años, 60–120 miligramos dos o tres veces al día y dilucidado en un estudio de Dutkiewicz en 1996. Además, 45–60 miligramos de zinc, 1 cucharada de aceite de semilla de lino (aceite de linaza) y varios aminoácidos (una combinación diaria de 200 miligramos cada uno de glicina, ácido glutámico y alanina) puede aumentar el flujo de orina y reducir el agrandamiento y los síntomas del HPB. Una dieta baja en grasa, más líquidos y fibra y reducir la tensión general del cuerpo aprendiendo a relajarse también puede cooperar con su sistema sanador para prevenir y reducir al mínimo los síntomas de esta afección. El HPB no está relacionado con el cáncer de próstata.

Cáncer de próstata

El *cáncer de próstata* se ha convertido en la actualidad en uno de los tipos de cáncer más habituales entre los hombres. Nuevas investigaciones sobre la salud de la próstata y el cáncer de este órgano, que están llevando a cabo el Dr. Dean Ornish, la Dra. Ruth Marlin y otros doctores en la Universidad de California, San Francisco, y en el Instituto sobre el Cáncer Sloan-Kettering en Nueva York, están demostrando que la dieta y los factores emocionales, como el estrés, desempeñan un papel muy importante en el cáncer de próstata y en otras afecciones de este órgano. Además de estos estudios, muchos estudios clínicos y libros están comenzando a demostrar tratamientos exitosos para superar el cáncer de próstata mediante métodos que cooperan de manera natural con el sistema sanador del cuerpo. *Prostate Health in 90 Days* (*Salud de la próstata en 90 días*) es un excelente libro escrito por Larry Clapp, un abogado que tuvo cáncer de próstata y lo superó con métodos que cooperaban con el sistema sanador.

Cáncer testicular

Esta forma de cáncer con frecuencia afecta a hombres más jóvenes. Si el cáncer testicular se descubre en sus primeras fases y recibe un tratamiento médico adecuado, junto con cambios en el estilo de vida que apoyan al sistema sanador, es a menudo curable. El tema del cáncer se trata con mayor detalle más adelante en este capítulo.

Menopausia masculina o andropausia

Investigaciones recientes demuestran que los hombres pueden atravesar un equivalente masculino a la menopausia femenina, cuando, sobre los 45 a 65 años de edad aproximadamente, sus niveles de testosterona disminuyen y pueden sufrir cambios de humor y depresión. Actualmente hay disponibles dosis estandarizadas de testosterona para complementar los niveles bajos de esta hormona y también se están investigando fuentes naturales de testosterona que cooperan más armoniosamente con el sistema sanador. Además de la testosterona natural, hay varios productos herbarios disponibles que pueden ser beneficiosos y que contienen diversas combinaciones de ginsén, yohimbe, damiana, zarzaparilla, palmera enana, avena silvestre, nuez de cola, jengibre, abrojo de flor amarilla, *muira puama* y/o extracto de semilla de uva.

Afecciones del sistema linfático

Los vasos, canales y nódulos linfáticos o ganglios componen el sistema linfático, el cual comparte una importante relación con el sistema inmunitario y el sanador. Los glóbulos blancos o leucocitos del sistema inmunitario, los cuales ayudan a combatir las infecciones y mantienen limpia la sangre, circulan en el fluido linfático. El agrandamiento de los nódulos linfáticos, que representa la proliferación y activación de los glóbulos blancos, se produce en respuesta a infecciones.

Entre las afecciones graves del sistema linfático se encuentran la *enfermedad de Hodgkin*, el *linfoma* y otros *cánceres linfáticos*, los cuales constituyen estados generales de debilidad del cuerpo. Los tratamientos convencionales como la radioterapia a menudo pueden resultar útiles para estas enfermedades, pero también es importante emplear métodos naturales que cooperen con el sistema sanador, como el manejo del estrés, una dieta saludable y nutritiva, aumentar la ingesta de líquidos y utilizar otros remedios y hierbas naturales. Si se tratan pronto, estas afecciones del sistema linfático son más fáciles de erradicar. Una famosa historia de éxito de una persona que superó un cáncer linfático es Lance Armstrong, legendario campeón de la Tour de France y autor de *Mi vuelta a la vida.*

Afecciones del sistema nervioso

Las afecciones de los nervios son de las enfermedades más complejas y difíciles de tratar debido a las complicadas interacciones que existen entre el cerebro, el sistema nervioso, la mente y las emociones.

Neuropatías periféricas

Las neuropatías periféricas son afecciones nerviosas que normalmente afectan a las extremidades. Entre estos trastornos se incluyen la *neuropatía diabética,* la *ciática,* y los *nervios comprimidos* y *neuropatías nutricionales* como las causadas por la deficiencia de vitamina B_{12} (*anemia perniciosa*) o de tiamina (*beriberi*). Puesto que estas afecciones a menudo están relacionadas con otros problemas de salud que son corregibles y evitables, abordar esos factores subyacentes es la clave para cooperar con el sistema sanador para mejorar y revertir las afecciones nerviosas. Prestar atención a una buena nutrición e incorporar técnicas de manejo del estrés y otros métodos naturales que cooperan con el sistema sanador puede contribuir en gran medida a mejorar estas afecciones. Tres suplementos pueden ser útiles también: la acetil L-carnitina, 250 miligramos, de dos a cuatro veces al día, según un estudio de Sima publicado en la revista médica *Diabetes Care* en 2005; el aceite de borraja (*borage oil*), 1.000 miligramos, 1–4 cápsulas al día, según el libro *Herbal Medicine: A Guide for Healthcare Professionals*; y el ácido alfalipoico, 400–800 miligramos diarios según un estudio de Ziegler en la revista médica

Diabetic Medicine en 2004. Todos estos suplementos pueden tomar al menos 2 meses en ofrecer beneficios.

Trastornos del sistema nervioso central

Los trastornos del sistema nervioso central a menudo afectan al cerebro y normalmente son graves. Incluyen las siguientes afecciones:

- La *enfermedad de Alzheimer*, caracterizada por una pérdida de memoria a corto plazo.

- La *parálisis cerebral*, que aparece en la infancia y es una afección debilitante relacionada con un trauma en el nacimiento u otros problemas congénitos; provoca alteraciones del habla y el movimiento.

- La *epilepsia*, que abarca una amplia variedad de afecciones que causan ataques.

- La *esclerosis múltiple*, la cual se cree que es una enfermedad autoinmune, tiene síntomas de debilidad progresiva, pérdida del equilibrio, falta de coordinación y alteraciones del habla y visuales.

- La *enfermedad de Parkinson*, en la cual se sufren temblores, rigidez y se arrastran los pies al caminar.

- Los *trastornos de la médula espinal*, que normalmente están relacionados con traumatismos y una parálisis de un grado u otro que altera la vida.

Debido a la gravedad de las afecciones del sistema nervioso central y a las dificultades para tratarlas cuando ya se han establecido, uno debería centrarse en cooperar con el sistema sanador para prevenirlas. Puede que sea necesario tomar medicamentos convencionales para manejar estos problemas una vez que se han establecido, junto con una buena nutrición y remedios naturales. Un estudio realizado por Oken en 1998 demostró que tomar 240 miligramos diarios de *gingko biloba* aumentaba el riego sanguíneo hasta el cerebro y podía ser útil en determinados casos de la enfermedad de Alzheimer y de Parkinson. Para la esclerosis múltiple, tomar 800 miligramos de vitamina E y 200–400 microgramos de selenio diarios elimina la toxicidad de los radicales libres que se cree que representan un papel en la esclerosis múltiple. El aceite de camarón antártico, 500–1.500 miligramos diarios, aumenta los ácidos grasos omega-3, los cuales a menudo son deficientes en esta afección. El manejo del estrés, mediante la relajación y técnicas de respiración, tiene un efecto calmante natural sobre la mente y el cerebro, y ayuda a manejar estas afecciones al estabilizar la actividad eléctrica del sistema nervioso. Las técnicas de manejo del estrés también son eficaces para aliviar el dolor y la tensión que provocan estas enfermedades. Algunas técnicas suaves de yoga también pueden apoyar al sistema sanador y mejorar el equilibrio y la coordinación. La acupuntura, la musicoterapia y el masaje también pueden ser de utilidad.

Lo más importante que puede uno hacer es prestar atención a las causas subyacentes de estas afecciones y comenzar el tratamiento en las primeras etapas cuando los síntomas son menos graves. Nuevas investigaciones apasionantes en el campo de la regeneración nerviosa están explorando procedimientos que apoyan la capacidad del sistema sanador para reparar nervios dañados y crear nuevas vías para las víctimas de lesiones medulares y otras enfermedades del sistema nervioso central.

Trastornos musculoesqueléticos

Los problemas en los músculos y los huesos son habituales y van desde moretones (cardenales) y contusiones hasta fracturas y otras afecciones.

Fracturas

La mejor manera de curar una fractura es con calcio y vitamina D, descanso, inmovilización, muchos líquidos, luz natural del Sol, nutrición adecuada y remedios naturales que apoyen al sistema sanador. Gracias a la increíble capacidad del sistema sanador para soldar y remodelar el hueso, la mayoría de las fracturas se curan sin mayores problemas cuando los huesos se mantienen en su sitio con un yeso o tablilla. El hueso más grande del cuerpo, el fémur, tarda sólo 6 semanas en curarse de una fractura simple.

Algunas fracturas complejas pueden precisar la utilización de métodos para componer huesos y de reducción quirúrgica abierta con placas, barras, tornillos y clavos, así como estimulación eléctrica ósea, pero la mayoría de fracturas ni siquiera necesitan un yeso. Esto se demostró en un conocido estudio sobre doctores de huesos nigerianos que nunca fueron a la escuela de medicina; el estudio demostró que las fracturas que ellos trataban usando únicamente palos se curaban en el mismo tiempo que las tratadas con métodos modernos en un gran hospital de los EE. UU.

Para acelerar la curación de las fracturas, puede tomar una fórmula herbaria china, *Qi Li San*. Las enzimas proteolíticas, como la bromelina, la papaína, la tripsina, la quimotripsina y la rutina, reducen la respuesta inflamatoria y descomponen sustancias que obstaculizan el proceso de curación, según un estudio realizado por Masson en 1995.

Lesiones musculares

Las lesiones musculares son bastante habituales. Si los músculos están fuertes y excesivamente desarrollados, pero no flexibles ni relajados, las probabilidades de que se produzcan lesiones aumentan por culpa de su agarrotamiento y rigidez. Además, puesto que los músculos están conectados a los nervios, la tensión mental y el estrés también pueden causar tensión y rigidez muscular. Esto contribuye al dolor muscular y a menudo también a muchas afecciones musculares y neuromusculares, como el dolor de espalda y la *fibromialgia*. Los factores dietéticos y otros hábitos de salud personal y de estilo de vida representan un papel muy importante en estas afecciones.

Un músculo saludable es uno fuerte, flexible y relajado; de manera que es importante estirar y relajar de manera regular todos los músculos del cuerpo, además de ejercitarlos. El yoga es un método suave y sistemático para asegurar una adecuada salud de los músculos mediante ejercicios que alargan, estiran y relajan los músculos mientras se forma tono muscular y fuerza. Cualquier persona con una afección muscular debería investigar la posibilidad de agregar el yoga a su programa curativo general.

Si se ha lesionado un músculo, una fórmula herbaria china, *Qi Li San*, es útil para acelerar la reparación e incluso puede ayudar al cuerpo a sanar más rápidamente de una operación. Las enzimas proteolíticas como la bromelina, la papaína, la tripsina, la quimo-tripsina y la rutina, reducen la respuesta inflamatoria y descomponen sustancias que obstaculizan al proceso de sanación, según un estudio realizado por Masson en 1995.

Osteoporosis

La *osteoporosis* representa una pérdida de densidad y fuerza ósea y es habitual en mujeres posmenopáusicas. Muchos expertos creen que esta afección es provocada por una falta de estrógeno; sin embargo, nuevas investigaciones en astronautas demuestran que una falta de ejercicio en el que se carga con el peso del cuerpo puede desempeñar un papel más importante. Hay pruebas de que el estrés, el cual afecta el sistema endocrino e influye en el metabolismo del calcio, y las dietas altas en proteínas, que extraen el calcio de los huesos, también pueden contribuir a esta enfermedad.

La osteoporosis se ha prevenido y a menudo revertido mediante ejercicios en los que se carga con el peso del cuerpo y estiramientos regulares, manejo del estrés y una dieta saludable y nutritiva que apoye al sistema sanador. Para prevenir la osteoporosis deberá tomar suplementos que incluyan 1.200–1.500 miligramos de calcio, 400 miligramos de magnesio y 400 U.I. de vitamina D diariamente, según un estudio de McGarry publicado en 2000. Si usted padece osteoporosis, agregar 750 miligramos de estroncio dos veces al día fortalecerá sus huesos y aumentará su densidad ósea, según publicó Meunier en la revista médica *New England Journal of Medicine* en 2004. La progesterona natural también pueden aumentar la densidad ósea al formar hueso nuevo. Aplíquese 20–40 miligramos tópicamente o tome 50–200 miligramos oralmente una vez al día.

Afecciones articulares

Puesto que nos estamos moviendo constantemente, las articulaciones son propensas al desgaste natural y son un lugar habitual para que se produzcan problemas dolorosos y molestias. Las enfermedades articulares son especialmente habituales en el mundo desarrollado occidental. Irónicamente, estas afecciones son relativamente raras en la mayoría de los países en vías de desarrollo en los que las actividades y el estilo de vida son menos sedentarios.

Artritis reumatoidea

Ahora considerado un problema autoinmune, la *artritis reumatoidea* está causada por una disfunción en las líneas de comunicación entre el sistema inmunitario, el sistema endocrino y el cerebro. La agitación emocional a menudo precede a brotes dolorosos de artritis reumatoidea. El Dr. George Freeman Solomon, de la Universidad de California en Los Ángeles, una de las autoridades más destacadas del mundo en la artritis reumatoidea, ha identificado varios factores psicológicos, como la ira reprimida, que puede alterar la química de su entorno interno y provocar respuestas autoinmunes destructivas que afectan las superficies de las articulaciones. También puede haber otros factores. Si se trata en las primeras fases, la artritis reumatoidea a menudo responde bien a la fisioterapia, los estiramientos, la dieta y técnicas de manejo del estrés, como la respiración y la visualización, todas ellas estrategias que apoyan al sistema sanador. Numerosas plantas y suplementos también pueden ayudar a su cuerpo a mejorar esta enfermedad. El miristoleato de cetilo, 400 miligramos dos veces al día durante 2 semanas, luego, 1–3 veces al día, modula el sistema inmunitario y tiene propiedades antiinflamatorias, según un estudio publicado en la revista médica *Journal of Rheumatology* en 2002 por Hesslink. Otras sustancias beneficiosas son el pepino de mar, 500 miligramos, 2–4 cápsulas diarias; el aceite de camarón antártico, 500–1.500 miligramos diarios durante 1 mes, luego 1 cápsula diaria de 500 miligramos, según Forin en 1995 y según otro estudio realizado por Kjeldsen-Kragh y publicado en la revista médica *Journal of Rheumatology* en 1992; el liprinol, un derivado de un mejillón de Nueva Zelanda, 100 miligramos del extracto, 2 cápsulas dos veces al día durante 3–6 semanas, luego 1–2 cápsulas diarias; el aceite de borraja, 1,1 ó 1,4 gramos diarios de aceite de semillas de borraja, según un estudio realizado por Leventhal en los Anales de Medicina Interna en 1993; la *boswellia*, 333 miligramos, tres veces al día, según las investigaciones de Sander publicadas en 1998; la curcumina, 500 miligramos, cuatro veces al día, según un estudio publicado en 1980 por Deodhar; o las *enzimas proteolíticas*: rutina, 100 miligramos; tripsina, 48 miligramos y bromelina, 90 miligramos, 2 pastillas de cada, tres veces al día. (Hay productos combinados que contienen las tres enzimas). Todos estos suplementos pueden tomar de 6 a 12 semanas en mostrar beneficios. Varias fórmulas herbarias chinas también pueden ayudar: para el dolor y la hinchazón, *Shu Jing Huo Xue Tan* trata la inflamación, *Chuan Yin Lian Kang Yang Pian* es para las articulaciones rojas y calientes y *Huo Luo Xiao Ling Dan* para el dolor constante. Debería de obtener beneficios en un plazo de 3 a 6 semanas al tomar estas hierbas chinas.

Gota

Conocida como la "enfermedad de los ricos", la *gota* está causada por una excesiva producción de ácido úrico, a menudo como resultado de alimentos pesados e indigestos como la carne y el pescado. La gota está prácticamente ausente entre las poblaciones pobres, las cuales subsisten predominantemente a base de verduras y cereales. La gota es totalmente curable y evitable y responde bien a la reducción o la eliminación de todo tipo de carnes, aves y marisco. Además, aumentar la ingesta de líquidos y evitar el café y el alcohol puede evitar los ataques. 10–40 miligramos diarios de folato pueden reducir la producción de ácido úrico, y 1 cucharada diaria de aceite de semilla de lino (aceite de linaza) puede evitar que el exceso de ácido úrico dañe los tejidos.

Osteoartritis

La mayoría de médicos creen que la *osteoartritis* está causada por el desgaste natural y continuo de las articulaciones. Esta afección puede evitarse y revertirse mediante métodos que cooperan con el sistema sanador. Entre estos se encuentra un suave estiramiento de los músculos que rodean a las articulaciones afectadas y una mayor ingesta de líquidos, como jugos de frutas y verduras. Las terapias de movimiento como el yoga, el *tai chi* y la natación; la acupuntura y la visualización y la evocación de imágenes dirigida también pueden ser muy útiles para esta afección. Ciertos alimentos y suplementos naturales como la *glucosamina*, 1.500 miligramos diarios, también pueden ser eficaces, según un estudio realizado por Pavelka et al. en 2002. Por cierto, debe tomar el sulfato de glucosamina (*glucosamine sulfate*), no el cloruro de glucosamina (*glucosamine chloride*). No tome este suplemento si es usted alérgico al marisco.

Otro suplementos beneficioso es la S-Adenosilmetionina (o *SAMe* por sus siglas en inglés), la cual se toma 200 miligramos tres veces al día. Tómela en forma de sal de butanodisulfonato (*butanedisulforate salt*), la cual es cinco veces más potente que la otra forma. Los beneficios de la SAMe fueron publicados por Bradley y otros en la revista médica *Journal of Rheumatology* en 1994. Dos fórmulas herbarias chinas son beneficiosas para la osteoartritis: *Shu Jing Huo Xue Tang* y *Huo Luo Xiao Ling*. Deberá obtener beneficios en un plazo de 3 a 6 semanas al tomar estas hierbas chinas. También se han descubierto diferentes plantas y suplementos eficaces para la artritis, como el miristoleato de cetilo (*cetyl myristoleate*): se recomiendan 400 miligramos, 1–3 cápsulas diarias. Según un estudio publicado en la *Journal of Rheumatology* en 2002 por Hesslink, es más eficaz cuando se usa con glucosamina. Entre los otros suplementos que se pueden probar están: el pepino de mar: 500 miligramos, 2–4 cápsulas diarias; el liprinol, derivado de un mejillón de Nueva Zelanda, 100 miligramos de extracto, 2 cápsulas dos veces al día durante 3–6 semanas, luego 1–2 cápsulas diarias, las enzimas proteolíticas: rutina, 100 miligramos; tripsina, 48 miligramos y/o bromelina, 90 miligramos, 2 pastillas de cada una, tres veces al día, según un estudio realizado por Klein en 1995; la *boswellia*, 333 miligramos, tres veces al día, según un estudio realizado por Kimmatkar y publicado en *Phytomedicine* en 2001; la curcumina, 500 miligramos, cuatro veces al día; el jengibre, 170–400 miligramos, tres veces al día o 255 miligramos, dos veces al día, según un estudio de Bliddal publicado en 2000; la *uña de gato*, un extracto estandarizado que contenga un mínimo del 1,3 por ciento de alcaloides oxindoles pentacíclicos (o *POA* por sus siglas en inglés) y libre de alcaloides oxindoles tetracíclicos (o *TOA* por sus siglas en inglés); tome 1 cápsula o 15–30 gotas de extracto líquido dos veces al día, según un estudio realizado por Piscoya en 2001; la ortiga, 9 gramos diarios, según aparece en *Principles and Practice of Phytotherapy* (*Principios y práctica de la fitoterapia*) (1999); o la *garra del diablo*: la dosis diaria de 2,5 gramos debería contener 57 miligramos de harpagosidos y 87 miligramos de iridoides totales, según un estudio de Chantre publicado en 2000. Todas estas plantas pueden tomar de 6 a 12 semanas en ofrecer beneficios.

Afecciones de las manos, los pies y las extremidades

Problemas en las manos

Las manos son propensas al uso excesivo y al abuso y por ello, son un lugar habitual para que aparezca la artritis, sobre todo al envejecer. Esta artritis a menudo es debida a una tensión crónica en los dedos, que al final hace que los músculos sujeten las articulaciones en una posición determinada, lo cual posteriormente provoca irritación, hinchazón, inflamación y dolor articular.

Trabajar con el sistema sanador abordando las causas subyacentes de estos problemas, junto con una suave y regular extensión de los músculos y tendones que controlan el movimiento de los dedos, puede revertir o prevenir este problema. Las artritis de las manos es más fácil de manejar o curar si la descubre pronto y si incorpora a su vida diaria métodos que cooperan con el sistema sanador.

Síndrome del túnel carpiano

El síndrome del túnel carpiano es una afección crónica de las muñecas relacionada con el uso excesivo de las articulaciones de las muñecas. En los casos más graves a menudo se lleva a cabo una operación quirúrgica. Sin embargo, esta afección responde bien a métodos que cooperan con el sistema sanador, como la acupuntura, la laserterapia de bajo nivel de energía, la fisioterapia y los estiramientos suaves y persistentes como los de la yogaterapia. De hecho, la eficacia de la yogaterapia para el síndrome del túnel carpiano se documentó en un estudio que apareció en la revista médica *Journal of the American Medical Association*.

Problemas en los pies

Sus pies soportan todo el peso de su cuerpo y si no los cuida adecuadamente, pueden causarle un sufrimiento infinito. . . tanto es así que toda una especialidad, conocida como *podología*, existe únicamente para atender a los pies.

Callos, espolones calcáneos, fascitis plantar y verrugas plantares

Los callos, los espolones calcáneos, la fascitis plantar y las verrugas plantares son todas afecciones comunes de los pies. A menudo son causadas por zapatos que no nos quedan bien o desequilibrios creados por un movimiento incorrecto mientras caminamos, estamos de pie, corremos o participamos en deportes y otras actividades extenuantes. Aunque estas afecciones son tan dolorosas algunas veces que pueden ser incapacitantes, generalmente pueden revertirse con bastante rapidez cuando se abordan las causas subyacentes. Estirar los músculos de los pies, los dedos de los pies y las piernas; tomar baños calientes de pies; ir descalzo siempre que sea posible y aplicar cremas naturales suaves y calmantes como las que contienen cúrcuma o caléndula (maravilla) que suavizan la piel y apoyan los procesos de sanación sirven como valiosas ayudas para el sistema sanador mientras trabaja para aliviar estas afecciones. Además, traer puestos zapatos cómodos y amplios y recibir masajes en los pies de manera regular puede ayudar a su sistema sanador a corregir estos problemas. La *reflexología* es un tipo de masaje que implica a meridianos de nervios que conectan zonas del pie con otras partes del cuerpo; puede ser muy eficaz para problemas que afecten los nervios y músculos de lo pies. La acupuntura también es beneficiosa para ayudar al cuerpo a resolver muchos problemas de los pies, especialmente los espolones calcáneos y la fascitis plantar.

Problemas de la columna

Los problemas de la columna representan un aspecto especial y más complejo de las afecciones articulares musculoesqueléticas. Hay 24 articulaciones en la columna vertebral humana y cada una es susceptible de sufrir un problema potencial si no las cuidamos.

Dolor de espalda

El dolor de espalda es la causa más común de discapacidad laboral en los Estados Unidos. Se gastan alrededor de 100.000 millones de dólares anualmente en este problema. El dolor de espalda aparece de diversas formas, tiene diversos grados de intensidad y está relacionado con nombres de diagnósticos comunes como *artritis espinal, espondilosis, espondilolistesis, enfermedad discal degenerativa, espondilitis anquilosante, escoliosis, hernia discal* y *rotura de disco, estenosis espinal* y *ciática*. Muchos años de posturas incorrectas, estrés, abuso físico, lesiones repetitivas y dieta inadecuada a menudo contribuyen a estas afecciones.

Incluso los casos antiguos y persistentes de dolor de espalda pueden revertirse si uno aborda las causas subyacentes y emplea métodos que cooperan con el sistema sanador, como desarrollar una mecánica de la columna adecuada, realizar estiramientos suaves, seguir una dieta saludable y nutritiva y manejar el estrés. En mi anterior libro, *La curación natural de la espalda*, abordo las causas subyacentes, el tratamiento y las maneras de prevenir este grupo de enfermedades habituales y debilitantes de una manera sencilla y organizada que le permitirán cooperar con su sistema sanador para superar estos problemas.

Afecciones del sistema circulatorio

Derrame cerebral

El derrame cerebral es una conocida afección circulatoria causada la mayoría de las veces por complicaciones subyacentes procedentes de una presión arterial alta mantenida durante años. La prolongada y aumentada presión en los vasos sanguíneos que van hasta el cerebro con el tiempo hace que los vasos revienten, se rompan y sangren. Un segundo mecanismo que causa el derrame cerebral se produce cuando pequeños coágulos de sangre, normalmente producidos por un latido cardíaco irregular, se alojan en las vías circulatorias del cerebro y obstruyen los vasos sanguíneos que alimentan el cerebro.

El derrame cerebral, el cual puede ser gravemente incapacitante e incluso mortal, provoca la mayoría de las veces una parálisis en un lado del cuerpo, normalmente en un brazo y una pierna. También pueden verse afectadas otras estructuras de la cara, como la lengua, la boca, los labios y las mejillas. El habla y la capacidad de tragar (la deglución) también resultan a menudo afectados. Asimismo, se puede producir una pérdida de memoria y de otras facultades mentales.

Para aquellos que pueden mantenerse animados durante el arduo trabajo de la fase de rehabilitación de un derrame cerebral, el sistema sanador del cuerpo a menudo puede devolver al cuerpo su funcionamiento casi normal aunque este proceso pueda tomar meses e incluso años. El cuerpo puede hacer esto al acceder a un duplicado de la información en el hemisferio no dañado del cerebro y transferirla al hemisferio afectado, y al conectar nuevas vías nerviosas para compensar la parte dañada que previamente controlaba estas funciones. Una vez que el cerebro aprende a realizar las nuevas conexiones necesarias, las extremidades y músculos aparentemente muertos y paralizados vuelven a la vida milagrosamente. Gracias al sistema sanador, incluso en circunstancias donde toda esperanza parece perdida, muchas personas han sido capaces de reanudar sus vidas normales una vez más después de haber sufrido un derrame cerebral. La acupuntura ha sido respaldada por los Institutos Nacionales de Salud como un complemento para acelerar la rehabilitación tras un derrame cerebral. Para prevenir esta afección y mejorar la función cerebral, puede tomar 240 miligramos diarios de *gingko biloba*, el cual aumenta el riego sanguíneo hasta el cerebro y evita el daño cerebral causado por la hipoxia (falta de oxígeno en el tejido cerebral), según un estudio realizado por Logani en 2000. Según un estudio de Iso en 2001, publicado en la revista médica *Journal of the American Medical Association*, 500–1.500 miligramos diarios de aceite de camarón antártico (un potente aceite de pescado) proporciona ácidos grasos omega-3 que son necesarios para una adecuada función cerebral y que pueden ayudar a prevenir la arterosclerosis, así como a reducir el riesgo de derrame cerebral en un 27 por ciento.

Enfermedades cardíacas

Las enfermedades cardíacas son la primera causa de muerte en el mundo occidental y se dan de diferentes maneras. La enfermedad cardíaca más común, conocida como *enfermedad arterial coronaria*, es causada por la *arterosclerosis*, o la obstrucción de las arterias del corazón. La enfermedad arterial coronaria puede provocar muerte súbita por ataque al corazón y se cobra más vidas que todas las demás enfermedades juntas, entre ellos el cáncer, la diabetes, los accidentes o las infecciones.

Las dietas altas en grasa, el estrés, la falta de ejercicio, la represión de la ira y la inhibición de las emociones, el aislamiento social y la falta de intimidad todos han demostrado ser factores que contribuyen significativamente a las enfermedades cardíacas. El innovador trabajo del Dr. Dean Ornish sobre la reversión de las enfermedades cardíacas sin fármacos ni cirugía se basa en un programa que incorpora métodos naturales y sencillos, aunque poderosos, que cooperan con el sistema sanador. Entre estos se encuentra seguir una dieta baja en grasa, realizar ejercicio moderado de manera regular, practicar métodos de manejo del estrés y relajación y aprender a expresar las emociones y a compartir los sentimientos en un grupo que nos ofrezca apoyo. Cuando uno aprende a cooperar con el sistema sanador, incluso la peor y más peligrosa enfermedad del mundo puede curarse de manera natural. Para prevenir las enfermedades cardíacas, se ha descubierto que el aceite de pescado (que contenga ácidos grasos omega-3) reduce el riesgo de sufrir un ataque al corazón en un 50 por ciento, según un estudio realizado por Bucher et al. en 2002 y otro estudio realizado por von Schacky publicado en los Anales de Medicina Interna en 1999. La mejor fuente de aceite de pescado es el aceite de camarón antártico, en una dosis de 500–1.500 miligramos diarios. Si usted ya padece una enfermedad cardíaca, hay varias plantas y suplementos que son beneficiosos. Entre estos se incluye la coenzima Q_{10}, 1 miligramo por cada libra (0,5 kg) de peso corporal, según un estudio realizado por Watson en 1999, y otro estudio llevado a cabo por Soja en 1997; el extracto de espino (marzoleto), 100–250 miligramos que contenga un 10 por ciento de procianidina tres veces al día, según un estudio realizado por Tauchert en 2002 y otro estudio publicado en la revista médica *American Journal of Medicine* en 2003 por Pittler; o la L-carnitina, 300 miligramos tres veces al día, según un estudio realizado por Rizos en 2000 y publicado en la revista médica *American Heart Journal*.

Presión arterial alta

También conocida como *hipertensión*, la *presión arterial alta* es denominada "el asesino silencioso". Es una grave enfermedad circulatoria que, si no se trata correctamente, puede provocar enfermedades cardíacas y derrames cerebrales. Esta habitual afección está causada por la constricción y el estrechamiento de las arterias y los vasos sanguíneos más pequeños, lo cual aumenta la presión del flujo sanguíneo dentro de ellos. El efecto es similar a lo que sucede si uno pone el dedo en el extremo de una manguera de jardín para pulverizar el agua más lejos y más rápido.

Puesto que los músculos lisos que controlan el diámetro de los vasos sanguíneos están, a su vez, controlados por nervios que están conectados al cerebro, la presión arterial puede elevarse cuando uno está sometido a estrés. Esto puede ocurrir cuando uno está disgustado, nervioso, asustado o preocupado. A la inversa, cuando uno está calmado y relajado, la presión arterial automáticamente tiende a bajar.

Hay medicamentos para controlar artificialmente la presión arterial alta, pero muchos de ellos tienen efectos secundarios y pueden afectar su calidad de vida. Tanto si está usted tomando medicamentos en la actualidad como si no, es de importancia fundamental que coopere con su sistema sanador y aprenda a relajarse y a manejar el estrés para reducir su presión arterial. Bajar la presión arterial de esta manera reducirá su riesgo de sufrir un derrame cerebral o una enfermedad cardíaca y disminuirá su dependencia de medicamentos. Perder peso y hacer ejercicio también han demostrado reducir la presión arterial. Además de eliminar la cafeína y la nicotina, las cuales elevan la presión arterial, algunos remedios naturales pueden ayudar a su sistema sanador a mejorar la circulación y mantener los vasos sanguíneos calmados y relajados. Entre estos se incluyen la coenzima Q10, 60 miligramos para hipertensión leve, 120–150 miligramos diarios para la hipertensión moderada, según investigaciones realizadas por Burke y publicadas en 2001; el licopeno, un derivado de los tomates (jitomates), 15 miligramos diarios, según un estudio realizado por Rao en 2002; el aceite de camarón antártico (*krill oil*), 500–1.500 miligramos diarios; el ajo, que contenga al menos 4.000 miligramos diarios de alicina, según un estudio de Yosefi en 1999; el extracto de hoja de olivo, que contenga un 20 por ciento de oleuropeina (*oleuropein*) dos veces al día, según un estudio de Ferrara en 2000; y el calcio, 800 miligramos diarios y el magnesio, 800 miligramos diarios, según un estudio realizado por Reid en 2005 y otro estudio realizado por Jee y publicado en la revista médica *American Journal of Hypertension* en 2002. Puede tomar estos suplementos por separado o juntos y obtendrá beneficios en un plazo de 1 a 3 meses.

Afecciones del sistema endocrino

El sistema endocrino está compuesto por importantes órganos y glándulas que producen potentes hormonas que participan en una amplia variedad de funciones. Debido a sus amplias conexiones, el sistema endocrino puede desequilibrarse y volverse disfuncional a causa de problemas subyacentes en otra parte del cuerpo. Por ejemplo, los problemas alimenticios y metabólicos pueden afectar el sistema endocrino y viceversa. La afección endocrina más habitual es la *diabetes*, la cual es un trastorno del metabolismo del azúcar o la glucosa, normalmente causado por una deficiencia de insulina.

Diabetes

Hay varias maneras de clasificar la *diabetes* y las fases de esta enfermedad. Los dos principales tipos de diabetes se han dividido tradicionalmente en el *tipo I, diabetes juvenil, diabetes insulinodependiente* y el *tipo II, diabetes de aparición adulta* o *diabetes del adulto*, que a menudo comienza como no insulinodependiente, pero puede convertirse en insulinodependiente con el tiempo. El término *insulinodependiente* hace referencia a la necesidad de inyectarse insulina con una jeringuilla en el cuerpo para controlar el azúcar en la sangre.

El peligro del azúcar en la sangre alta, que es el denominador común de todos los tipos de diabetes, es que puede dañar los vasos sanguíneos de los ojos, causando ceguera. También puede dañar los riñones, produciendo insuficiencia renal, y contribuir a otros problemas, como daño a los nervios y úlceras crónicas en la piel de los pies y los tobillos. También existe un gran riesgo relacionado de enfermedades cardíacas en personas que padecen diabetes.

La diabetes del adulto, de aparición adulta o del tipo II se ha relacionado tradicionalmente con la obesidad, una dieta alta en azúcar y la falta de ejercicio. También parece estar relacionada con el estrés, la depresión, la agitación emocional y la profunda pena no superada, estados que influyen en los hábitos de salud personales y en la dieta, lo que a su vez influye en el progreso de esta enfermedad. Aunque algunos investigadores han intentado vincular esta forma de diabetes a causas genéticas, las pruebas señalan claramente más hacia factores del estilo de vida, como el estrés y la dieta, puesto que este tipo de diabetes es rara en los países en vías de desarrollo, pero está aumentando en los países occidentales. Las buenas noticias son que esta afección puede revertirse cuando se descubre pronto y uno aplica métodos que cooperan con el sistema sanador.

La forma infantil y juvenil de la diabetes, el tipo I, se produce a una edad mucho más temprana y a menudo puede ser grave. En el pasado, muchos expertos creían que la diabetes juvenil era una enfermedad autoinmune provocada por un virus u otra infección, pero investigaciones más recientes apuntan hacia el estrés e interacciones cuerpo-mente trastornadas que se producen durante períodos de intensa agitación emocional en el individuo o en la familia o durante la gestación. Este cambio de perspectiva se debe en parte al descubrimiento de que la insulina se comunica directamente con el cerebro, así que ahora se clasifica como un *neuropéptido* o *neurotransmisor*, más que como una pura hormona. La opinión actual además se basa en la observación científica de que se encuentra más insulina en cualquier momento dado en el cerebro que en cualquier otro órgano o estructura del cuerpo.

Los tratamientos más nuevos para la diabetes que abordan las causas subyacentes, más que simplemente manejar los síntomas, abarcan métodos que cooperan con el sistema sanador. Entre estos tratamientos se incluye seguir una dieta adecuada, hacer suficiente ejercicio, practicar técnicas de manejo del estrés, beber mucha agua, tomar remedios naturales y abordar los factores más profundos emocionales, mentales y espirituales que pueden estar causando esta afección. Los remedios naturales que pueden ayudar a reducir así como a estabilizar el azúcar en la sangre incluyen 125 miligramos de canela, según un estudio de Khan publicado en la revista médica *Diabetes Care* en 2003. Parece ser más eficaz si se combina con 8 miligramos de biotina dos veces al día. Otro estudio realizado por Sotaniemi y publicado en la misma revista en 1995 mostraba que el ginsén puede reducir el azúcar en la sangre. El ginsén se puede combinar con astromelia (reina de las flores, flor de la reina, embrujo de la India), en una dosis de 550 miligramos, de una a seis veces al día para obtener aún más resultados. Una planta de la India, la *gimnema silvestre*, en una dosis de 400 miligramos dos veces al día se ha utilizado durante siglos para reducir el azúcar en la sangre y esto ha sido respaldado por un estudio realizado por Baskaran en 1990. Puede combinarse con otras plantas para obtener mejores resultados, como el melón amargo, 400 miligramos, según Ahmad en 1999 y 200 miligramos de fenogreco (alholva, rica), estudiado por Gupta en 1998, ambos dos veces al día. Puede tomar de 2 a 3 meses en obtener beneficios. Estas estrategias obviamente son más eficaces si se ponen en práctica en las primeras fases de la enfermedad. Puede que necesite insulina hasta que estos otros métodos estén bien establecidos, pero un gran número de pacientes han logrado dejar la insulina en un período de tiempo relativamente corto. Durante mi época como estudiante de medicina hace más de 20 años, hacer que los pacientes dejaran la insulina se consideraba imposible. Si la diabetes se da en su familia, céntrese en incorporar estrategias preventivas antes de que la enfermedad tenga oportunidad de aparecer en su cuerpo.

Disfunción tiroidea

La disfunción tiroidea es más común en mujeres que en hombres y ocurre con bastante frecuencia. Se produce de varias formas, la más común es el *hipotiroidismo*, o una baja producción de la hormona tiroidea, que normalmente precisa una complementación con dicha hormona. Cuando la baja función tiroidea se corrige con reemplazo de la hormona de la tiroides, se produce un aumento del metabolismo, una mayor energía, mejor estado de ánimo y pérdida de peso. Hay beneficios deseables para una persona con sobrepeso que sufra fatiga y depresión, pero los efectos de largo plazo de tomar suplementos de hormona tiroidea cuando no sea absolutamente necesario son desconocidos.

Además, puesto que la glándula tiroidea se encuentra bajo el dominio de la glándula pituitaria, la cual está bajo el dominio del hipotálamo y del cerebro, la disfunción tiroidea normalmente indica problemas más arriba en la cadena de mando que necesitan abordarse si uno quiere llegar a la raíz del problema. Desgraciadamente, la medicina occidental normalmente ignora estas causas subyacentes al tratar estas afecciones de la tiroides.

En muchos casos, usted puede apoyar a su sistema sanador si aborda los factores subyacentes que pueden ser responsables de la disfunción tiroidea, como el estrés, los desequilibrios alimenticios, la falta de ejercicio y un estilo de vida poco saludable. En muchas personas, la función tiroidea se reduce por falta de yodo en la dieta. Esto se puede comprobar fácilmente mediante un simple análisis de sangre, y si se demuestra que es así, puede corregirse con suplementos de yodo. Poner en práctica los métodos que refuerzan y fortalecen el sistema sanador, como señalábamos en capítulos anteriores, puede resultar muy útil en la mayoría de las afecciones de la tiroides.

Síndrome de fatiga crónica

El *síndrome de fatiga crónica* es una afección relativamente nueva que es más común en mujeres y es asimismo un poco difícil de tratar mediante la medicina convencional. Los expertos especializados en el tratamiento de esta enfermedad creen que el agotamiento de las glándulas suprarrenales puede ser un factor importante. El estrés prolongado y la falta de descanso parecen ser factores fundamentales en el síndrome de fatiga crónica. Muchos pacientes con este síndrome dicen sentir una fatiga extrema después de vivir vidas de frenética actividad y ritmo acelerado, en las cuales la presión que los rodea es enorme y hace años que no descansan ni se relajan. Cuando el cuerpo está sometido a un estrés considerable y no obtiene un sueño ni un descanso de calidad, es totalmente natural que sufra de falta de energía y que con el tiempo se agote.

Con el síndrome de fatiga crónica puede haber otros problemas concomitantes como infecciones por levaduras y fibromialgia, además de depresión y otros factores sicológicos que pueden acompañar y que agotan aún más la energía física e impiden que la afección se cure antes. Los factores psicológicos pueden incluir el miedo a recuperarse y volver a sentirse abrumado por las exigencias del trabajo y otras responsabilidades. Estos factores pueden servir como impedimentos para la capacidad del sistema sanador para hacer su trabajo de manera oportuna y eficaz. Con el fin de evitar que esto suceda, y para cooperar con el sistema sanador para restablecer la salud natural y la energía, es imprescindible incorporar a su estilo de vida unos patrones de sueño y descanso adecuados; centrarse en una dieta saludable y nutritiva; beber muchos líquidos; practicar técnicas de manejo del estrés y realizar de manera regular un programa de ejercicio físico y movimiento. La acupuntura puede ayudar al cuerpo a curarse y a aumentar la energía. Varios hongos medicinales, como ganoderma, poria, poliporus y tremela, pueden aumentar la energía y también apoyar al sistema inmunitario. Un estudio realizado por Zhu en 1998 demostró que otra planta china, el cordiceps, tiene efectos beneficiosos en todos los sistemas del cuerpo. Una antigua fórmula herbaria china, *Zuo Gui Wan/You Gui Yin* también resulta muy beneficiosa para combatir la fatiga. Debería lograr beneficios en un plazo de 3 a 6 semanas al tomar estas sustancias naturales.

Afecciones del sistema inmunitario

Antes de la aparición de la devastadora epidemia del SIDA se sabía muy poco acerca de las poderosas y sofisticadas complejidades del sistema inmunitario. Aún nos queda mucho por descubrir, pero gracias al SIDA y al virus VIH, hoy sabemos mucho más que nunca.

Alergias

Cada persona es creada como un individuo único y por ello puede tener sensibilidades específicas a ciertas sustancias o condiciones ambientales. Estas sensibilidades, si son prolongadas o pronunciadas, pueden convertirse en una alergia. Los tipos más comunes de alergias afectan a la piel y al sistema respiratorio y ya hemos hablado de ellos en estas secciones.

La alergias a menudo son específicas de un sistema, es decir, únicamente un sistema a la vez puede ser sensible a una sustancia concreta. Por ejemplo, si se respira aire en los pulmones, el polvo puede causar tos, resuello, y secreción nasal, pero si se pone sobre la piel, puede que el polvo no cause ninguna reacción en absoluto. Una sustancia que causa un sarpullido alérgico puede que no provoque ninguna reacción en absoluto cuando se pone sobre la piel, se mastica, se traga y se come.

Para superar las alergias en general, céntrese en mejorar la salud del sistema específico que se ve afectado por la alergia. Emplee los métodos descritos en capítulos anteriores que refuerzan y fortalecen el sistema sanador respecto al sistema afectado. La acupuntura ha demostrado ser beneficiosa para ayudar al cuerpo a reducir las alergias e incluso puede resolverlas en el largo plazo.

Alergias a fármacos y productos químicos

Las alergias a fármacos y productos químicos son frecuentes con los medicamentos y en los entornos médicos. Estas incluyen alergias a fármacos como la penicilina y otros antibióticos; tintes minerales como el yodo y otros fármacos y productos químicos. Estas alergias pueden aparecer en forma de un sarpullido cutáneo o incluso pueden provocar situaciones graves de vida o muerte.

Actualmente hay medicamentos convencionales eficaces para ayudar a manejar y suprimir los síntomas agudos de las alergias de cualquier causa. Sin embargo, para un tratamiento a largo plazo, es mejor no suprimir los síntomas, sino cooperar con el sistema sanador para superar la alergia. Puede hacerlo si observa con atención cómo interactúa su cuerpo con cada uno de los alérgenos sospechosos de su entorno. Aunque descubrir el verdadero origen de una alergia puede precisar un poco de tedioso trabajo detectivesco, si uno coopera con el sistema sanador de esta manera, tarde o temprano será capaz de identificar al agente ofensor, tomar precauciones para evitar la exposición o el contacto con él y eliminar su malsana influencia sobre el cuerpo.

Alergias alimentarias

Las alergias alimentarias son menos comunes que las de la piel y el sistema respiratorio. Entre estas se incluyen afecciones que pueden no ser verdaderas alergias, como la *intolerancia a la lactosa*, una de las supuestas alergias alimentarias más comunes de todas. Con la intolerancia a la lactosa, el cuerpo carece de una enzima específica y sencillamente es incapaz de digerir alimentos que contengan lactosa, la cual es una azúcar simple que se encuentra en los productos lácteos. Esta enzima está ausente en la mayoría de la población oriental y de muchas otras partes del mundo. De hecho, la intolerancia a la lactosa no es una verdadera alergia, sino simplemente una variante normal que se encuentra en ciertos grupos étnicos. Muchas otras supuestas alergias se originan de circunstancias similares.

Muchas sustancias químicas sintéticas utilizadas en la industria son nocivas e irritantes para el cuerpo humano. Debido a que se están introduciendo continuamente nuevas sustancias químicas sintéticas a nuestros alimentos, no es sorprendente descubrir que las alergias a los alimentos cada vez son más frecuentes. Para reducir al mínimo el riesgo de exposición a tales alérgenos, es importante saber qué está uno introduciendo a su cuerpo cuando come. En la variedad está el gusto, pero para evitar las alergias alimentarias, no coma alimentos con aditivos químicos siempre que sea posible.

Coopere con su sistema sanador y coma alimentos orgánicos y naturales que no tengan pesticidas químicos, contaminantes ni aditivos. También puede ayudar a su sistema sanador a mantener el sistema digestivo sin sustancias irritantes y tóxicas si consume muchos líquidos y fibra y practica una buena higiene intestinal.

Anafilaxia

La anafilaxia es una forma de reacción alérgica menos común pero más grave que puede producirse por picaduras de abeja, avispa u otro insecto; o bien picaduras de medusa y mordeduras de otros animales venenosos. También se puede producir una anafilaxia como una reacción a otras sustancias, entre ellas fármacos.

Mantener la mente en calma y relajada es de importancia fundamental en las primeras fases de las reacciones alérgicas graves que posiblemente se pueden convertir en reacciones anafilácticas. Permanecer calmado es esencial porque los factores psicológicos como el estrés, la ansiedad y la tensión pueden aumentar los síntomas. El manejo del estrés y las técnicas de respiración pueden ser útiles para la anafilaxia, pero, tal como explicamos en un capítulo anterior, es mejor aprender estas técnicas antes de que se produzca una emergencia médica. Hay dos puntos de acupresión que pueden utilizarse para evitar o aliviar las reacciones anafilácticas. El primero está ubicado entre la base de la nariz y el labio superior (conocido como Gobernador 26). El segundo se encuentra a un tercio de la distancia que hay desde la base de los dedos de los pies hasta la parte trasera de los talones en la planta del pie (conocido como Riñón 1). Debería masajear estos puntos rigurosamente durante varios minutos. Para evitar la anafilaxia, tenga cuidado con los alimentos nuevos, especialmente cuando esté usted viajando, y tenga precaución cuando introduzca a su cuerpo nuevos fármacos o sustancias.

Cáncer

Antes de exponer las estrategias para curar el cáncer, necesito abordar cuatro mitos comunes acerca del cáncer. En primer lugar, el cáncer no aparece desde la nada para atacar a la gente al azar. Tampoco lo causan los demonios del destino. Al igual que con cualquier enfermedad, hay causas, acontecimientos y circunstancias determinantes que permiten que el cáncer eche raíces en el cuerpo, aunque estos factores pueden parecer ocultos, oscuros o difíciles de entender. En segundo lugar, el cáncer no es solamente una enfermedad, sino toda una categoría de enfermedades, cada una con sus causas específicas propias que contribuyen a la misma. En tercer lugar, aunque el cáncer pueda darse en las familias, la vasta mayoría de casos de cáncer no tienen bases genéticas. En cuarto lugar, y quizás el más importante, según todas las mediciones, parámetros y definiciones, el cáncer es una enfermedad antinatural que puede prevenirse y en muchos casos, superarse, sobre todo si se descubre pronto.

El cáncer aparece más comúnmente cuando se violan las leyes naturales de la salud. Por ello, no es sorprendente ver los índices más elevados de cáncer entre las naciones más modernas e industrializadas del mundo, donde se utilizan sustancias químicas artificiales y sintéticas en abundancia y donde los estilos de vida cada vez son más frenéticos, estresantes y poco saludables. Este escenario representa un marcado cambio de los modos de vida más sencillos y saludables que disfrutaban nuestros antepasados, cuando el cáncer era casi inexistente. En los países en vías de desarrollo, donde estos estilos de vida más sencillos y saludables aún están un poco más preservados en la actualidad, no sorprende que los índices de cáncer sean significativamente más bajos que los de las naciones modernas industrializadas.

Para comprender los orígenes del cáncer un poco mejor, será útil recordar el siguiente e importante principio científico universal que opera en la naturaleza y en el mundo de los organismos vivos: "Cualquier estímulo o fuerza que se aplica a un sistema generará una respuesta específica a cambio". Por ejemplo, cuando el viento sopla contra un árbol, hace que el árbol se doble. Cuando el sol brilla, una planta o flor crecerá en la dirección de la luz solar. Cuando las hormonas sexuales emitidas por las hembras de la mayoría de las especies se liberan al aire, crean un poderoso estímulo que atrae a los animales machos a su origen.

Los problemas en la naturaleza se producen cuando los

estímulos artificiales o no naturales se superponen sobre sistemas que han sido programados para reaccionar a estímulos naturales y específicos de maneras previsibles. Por ejemplo, los ciervos y las ranas, dos animales que se vuelven más activos por la noche, se quedan inmóviles y paralizados en respuesta a los faros de los autos. Hacen esto porque los faros son estímulos artificiales que no forman parte de su entorno nocturno normal. Esta respuesta anormal a un estímulo no natural es peligrosa para la salud tanto del ciervo como de las ranas y a menudo hace que los autos que pasan los atropellen. Las palomillas (mariposas de la luz) se meten en problemas similares porque sus sistemas de navegación nocturna están programados de manera natural para la luz de las estrellas y de la luna, pero no para las luces artificiales o las llamas, que están más cerca y tienen una intensidad mucho más brillante. Para el observador desprevenido, la propensión de una palomilla a volar directamente hacia una luz brillante o llama parece ser simplemente una especie de misión suicida. En realidad, el movimiento es causado por una respuesta no natural a un estímulo artificial y no natural.

Lo que sucede en las células de los tejidos normales de los seres humanos y el proceso por el cual se vuelven cancerosas esas células es similar a las dificultades de los ciervos, las ranas y las palomillas cuando se enfrentan a estímulos no naturales. La historia del cáncer comienza aquí, ya que es aquí, a nivel celular, donde comienza el cáncer a desarrollarse, inadvertido e invisible, hasta muchos años después cuando puede descubrirse como una manchita en una radiografía o un bulto debajo de la piel.

Antes de continuar nuestra historia, es importante que usted sepa más acerca de las células normales, cómo crecen y cómo evolucionan. Esta información ayudará a explicar cómo funciona su cuerpo de manera natural y comprenderá más claramente las causas subyacentes de esta temible enfermedad.

La evolución celular normal

Desde el momento de la concepción, las dos células originales de su cuerpo se multiplican, se dividen, crecen y evolucionan hasta convertirse en tres tejidos bien diferenciados de células germinales primitivas conocidos como *ectodermo*, *mesodermo* y *endodermo*. Esta etapa se completa después de sólo 3 semanas de gestación. Desde esta etapa, según requisitos precisos de división del trabajo, las células emprenden un metódico y supervisado viaje de más multiplicación, diferenciación, segregación y migración. Finalmente se les asigna un órgano o tejido concreto, donde están programadas para llevar a cabo una función específica. Por ejemplo, una neurona en el cerebro está programada para conducir impulsos eléctricos y liberar información a los tractos nerviosos ubicados en todo el cuerpo. Una célula de la piel está programada para ayudar a que crezca el cabello, absorber la luz del Sol y regular el sudor y la temperatura corporal. Aunque estas células lucen completamente diferentes y participan en tareas totalmente distintas, en realidad, proceden de las mismas líneas de células germinales primitivas idénticas, que, en este ejemplo concreto, es el ectodermo. Aunque lucen y se comportan de manera diferente cuando han alcanzado la madurez total, estas células continúan comunicándose unas con otras y permanecen conectadas funcionalmente a lo largo de toda nuestra vida, mediante la misma inteligencia organizadora que las creó.

La evolución de una célula cancerosa

El cáncer representa un cambio del estado natural de salud elevadamente ordenado que existe dentro de las células de todos los sistemas vivos. Cuando cualquier célula o tejido se somete a una irritación y molestia repetida procedente de un estímulo no natural, la células comienzan a responder a este estímulo defendiéndose contra posteriores irritaciones y lesiones. Al hacer eso, cambian su aspecto y su función. Por contraste al elevado grado de diferenciación que exhiben todas las células normales, las células cancerosas, independientemente del órgano o tejido desde el cual se puedan haber originado, representan una reversión a un estado más primitivo. En este estado de regresión, una célula cancerosa ya no funciona con su capacidad previa, la cual era sumamente desarrollada.

Conforme las células cancerosas experimentan una regresión de su estructura y función elevadamente diferenciada y asumen papeles más primitivos, renuncian a su conexión con la forma y función natural y ordenada que exhibían previamente. Es como si estas células se rebelaran contra la organización conjunta y el orden del cuerpo que caracteriza a su estado natural de salud y en lugar de eso se escindieran para formar su anómala colonia propia.

Estos cambios no se producen de la noche a la mañana, sino lentamente, algunas veces a lo largo de muchos años. Estas nuevas células más primitivas ahora reaccionan directamente con el estímulo que las hizo cambiar y adaptarse y se convierten en su propia masa de células anormal, independiente y autoasertiva.

Estas células anormales se multiplican y reproducen a una gran velocidad para mejorar sus probabilidades de supervivencia. A nivel celular, el cáncer no es sino una respuesta mal adaptada a un estímulo anormal, no natural, persistente, irritante y perjudicial.

Veamos un ejemplo común de cómo el cáncer puede producirse a causa del cigarrillo, en los pulmones, el cáncer se ha vinculado claramente con una exposición repetida al humo del cigarrillo.

- El humo del cigarrillo, el cual no es nada saludable ni natural, introduce partículas perjudiciales y compuestos químicos tóxicos a los pulmones, donde causan irritación y lesiones a las células pulmonares.

- Las células de los pulmones intentan reparar el daño de la irritación y las lesiones que ha causado el humo. Al mismo tiempo, las células también intentan defenderse de más daño conforme continúa entrando más humo a los pulmones.

- Mientras las células trabajan sin descanso para intentar reparar el daño a los pulmones y para evitar más daño, la continua entrada de humo perturba los mecanismos normales de sanación y reparación.

- A lo largo de los días, semanas, meses y años que una persona continúa fumando, nunca deja que se repare el daño que se infringe a las células de los pulmones. Además de esto, se infringe más daño al entrar más humo a los pulmones.

- El continuo y persistente daño que causa el humo hace que las delicadas células que se encuentran en los pulmones reaccionen de manera defensiva y protectora. Puesto que las células están ahora en "modo de supervivencia", el humo comienza a cambiar sus características básicas. A este proceso se le dice mutación. La mutación es una respuesta de adaptación de la célula a los cambios que se producen en el entorno externo. En este caso, la mutación es una manera en que las células pulmonares pueden adaptarse y sobrevivir ante la irritación continua procedente del humo del cigarrillo.

- Finalmente, después de muchos años, se produce un crecimiento desenfrenado, característico de un tumor canceroso, en respuesta al estímulo nocivo, no natural y repetido del humo.

- En muchos casos, si se deja de fumar y cesa el daño continuo a las células pulmonares, pueden reanudarse y continuar tranquilamente los procesos de sanación en los pulmones. La cesación del estímulo no saludable permite al sistema sanador reparar y regenerar tejidos nuevos y saludables y reemplazar las células mutantes por células pulmonares normales y saludables.

Como se ve en este ejemplo, es obvio que una célula cancerosa no es tan sólo una célula buena que se ha vuelto mala en un esfuerzo por curarse de un abuso, irritación y lesión repetidos. Esta célula con el tiempo convierte la zona en el monstruo conocido como cáncer al que todos nosotros tanto tememos. El cáncer puede producirse en cualquier parte del cuerpo donde un estímulo irritante, perjudicial y no natural se aplique repetidamente a las células de tejidos que de otro modo serían normales y saludables. Pero una vez que se elimina el estímulo perjudicial, el sistema sanador tiene la capacidad para reparar los daños y devolver la salud y el funcionamiento normal a cualquier órgano o tejido del cuerpo.

Los estímulos no naturales que causan cáncer pueden ser de muchos tipos. Por ejemplo, una exposición excesiva a los potentes rayos ultravioleta del Sol puede provocar cáncer de piel. Una exposición a una radiación excesiva a la bomba atómica o a un escape de energía nuclear, como se presenció tanto en Hiroshima como en Chernobyl, provoca cánceres de piel, del sistema inmunitario y de otros órganos internos. Sin embargo, en la mayoría de los casos, el cáncer es un proceso gradual, que requiere muchos años de irritación y lesiones a los tejidos repetidas y no naturales a nivel celular.

El cáncer también se ha relacionado con fármacos tóxicos o sustancias químicas. Los cánceres intestinales pueden producirse a menudo con la ingestión repetida de ciertos alimentos, sustancias o productos químicos que irritan continuamente el revestimiento del estómago o los intestinos. Esto sucede habitualmente en Japón, donde se han relacionado los elevados índices de cáncer de estómago con cantidades excesivas de pescado ahumado, el cual contiene ciertas sustancias tóxicas e irritantes. Demasiado alcohol puede provocar cáncer de hígado. Determinados medicamentos y fármacos también pueden causar cáncer, como ocurrió con el fármaco DES, el cual provocó cáncer de la tiroides en los niños de las madres que tomaron el medicamento.

Además, el estímulo irritante que precipita un cáncer puede ser una sustancia natural producida por el cuerpo, pero en exceso. Un ejemplo de esto puede ser el ácido clorhídrico, secretado en cantidades normales por el estómago durante la digestión. Durante épocas de más estrés y agitación mental, sin embargo, el ácido clorhídrico puede producirse en exceso. El exceso de ácido clorhídrico puede provocar irritación, inflamación y úlceras en el estómago y los intestinos, que pueden convertirse en cáncer.

Los neurotransmisores, los mensajeros químicos y otras potentes hormonas producidas por el cerebro y el sistema endocrino también pueden ejercer un efecto irritante y perjudicial en tejidos de órganos específicos. Cuando el estrés o estados de ánimo o emociones poco saludables generan repetidamente cantidades excesivas de estas sustancias químicas a lo largo de un período de tiempo prolongado, pueden convertirse en estímulos extremadamente perjudiciales, irritantes y anormales para las células de órganos específicos. Esta constante estimulación provoca el trastorno de la estructura y la función normal de los tejidos y puede causar cáncer con el tiempo. El mayor número de cánceres que se están produciendo en la actualidad pertenecen a esta categoría.

Prevención del cáncer

La promesa de encontrar una cura para el cáncer reside en comprender sus orígenes y centrarse más en la prevención que en el tratamiento. Muchos expertos recomienzan someterse a pruebas y revisiones tempranas para detectar el cáncer, pero en muchos casos, cuando el cáncer se ha detectado, pude estar ya bien establecido y es difícil de erradicar. Aunque es cierto que el cáncer es más fácil de tratar si se descubre en las primeras fases, es aún mucho mejor prevenirlo antes de que tenga la oportunidad de establecerse en el cuerpo.

Estudios realizados en lugares del mundo donde el cáncer está evidentemente ausente pueden proporcionar importantes claves de la dirección que tenemos que tomar en la investigación y la prevención del cáncer. Algunos de los factores fundamentales que hay que considerar son el estilo de vida, los hábitos de salud, los alimentos, los medicamentos, las creencias y las actitudes mentales de las poblaciones que se están estudiando. Podemos ser optimistas en cuanto a la posibilidad de un futuro libre de cáncer sin comenzamos a aprender de estas sociedades libres de esta enfermedad e instituimos cambios en nuestras vidas que apoyen y refuercen nuestros sistemas sanadores, incorporamos ideas y métodos de estas culturas que ponen un fuerte énfasis en la prevención y continuamos con las investigaciones sobre el cáncer y la búsqueda de una cura.

Cooperar con el sistema sanador para curar el cáncer

Gracias al aumento de nuestros conocimientos y comprensión acerca de esta enfermedad, hoy más gente que nunca ha conseguido la remisión total y ha superado el cáncer. En la actualidad, 8 millones de estadounidenses que han entrado en remisión después de sus tratamientos médicos se encuentran ahora libres del cáncer. Muchas de estas curaciones se han producido con tratamientos convencionales, como la cirugía, los fármacos y la radiación, mientras que otros representan una combinación de terapias convencionales y alternativas. Estos métodos incluyen la utilización de remedios naturales, ejercicio, cambios en la dieta y el estilo de vida y técnicas específicas cuerpo-mente que activan y estimulan el sistema sanador. Las técnicas de evocación de imágenes dirigida y de visualización empleadas con mucho éxito por los especialistas oncólogos, el Dr. O. Carl Simonton y el Dr. Bernie Siegel, así como por otros, han sido extremadamente eficaces para ayudar a personas motivadas a superar sus cánceres. Aprender a expresar las emociones de un modo saludable y buscar un apoyo afectuoso también es muy eficaz para ayudar al sistema sanador a superar este mal. Y aunque hay veces en que la cirugía, la radioterapia y la quimioterapia pueden ser necesarias para reducir tumores y eliminar lesiones cancerosas del cuerpo para ayudar al sistema sanador, es importante recordar que en última instancia uno no debe ver el cáncer como algo que ha invadido su cuerpo desde afuera, sino como una enfermedad principalmente de orígenes y causas internas. Los agentes externos de curación pueden ser útiles, pero sus recursos internos de sanación son mucho más vastos y poderosos y no debería ignorarlos ni desatenderlos.

Recuerde que el cáncer representa una regresión de forma y función de un grupo específico de células del cuerpo como resultado de un estímulo no saludable que ha hecho que pierdan su identidad, diseño y finalidad únicas. Además, este estímulo no saludable ha roto la conexión que estás células tienen con el resto del cuerpo. Si uno puede descubrir el estímulo no saludable en su vida y eliminarlo, estará bien encaminado hacia la sanación. Además, si puede centrar sus energías mentales, su atención y deseo en cooperar con el sistema sanador en el interior de su cuerpo, estará en una posición mucho mejor para superar la enfermedad y recuperar su estado natural de salud.

A continuación recomiendo varias medidas eficaces para curar el cáncer:

- Elimine de su cuerpo todas los estímulos y sustancias tóxicas y perjudiciales, como el humo del cigarrillo, el alcohol y la comida chatarra, así como todos los estímulos ambientales tóxicos.
- Tenga una dieta saludable, con muchas frutas y verduras frescas y fibra natural.
- Beba muchos líquidos.
- Haga ejercicio de manera regular pero no agotadora durante al menos 30 minutos cada día.
- Céntrese en su sistema sanador y en los recursos internos de sanación.
- Recuerde que sus pensamientos y actitudes afectan su fisiología. Utilice el poder de la mente para crear una química interna más saludable para su cuerpo.
- Libere toda tensión, ira, hostilidad, resentimiento y rencor de su mente y cuerpo.
- Libere todos los pensamientos autodestructivos, todos los pensamientos de falta de valor y de autocondena y todas las creencias negativas sobre sí mismo.
- Aprenda a relajar su cuerpo y su mente completamente. Practique métodos de manejo del estrés y meditación hasta el

punto en que pueda acceder a un estado natural de calma y tranquilidad interior.

- Practique el perdón para sí mismo y para los demás.

- Realice técnicas de evocación de imágenes dirigida y visualización que sean adecuadas para su enfermedad. Hágalas profundamente personales y detalladas, según sus necesidades específicas. Utilice estas técnicas para dialogar con su cuerpo y establecer una línea de comunicación con sus células cancerosas. Para mejorar su confianza en la sanación, céntrese en los elementos de su cuerpo que están saludables y funcionan bien. Hable con su sistema sanador. Consiga su ayuda. En su diálogo imaginativo interno, recuerde a las células cancerosas que, según la precisa división del trabajo para la que fueron creadas originalmente, usted valora y aprecia su papel y que, en aras del espíritu de cooperación para lograr una mejor salud, solicita sinceramente su ayuda en el proceso de sanación.

- Utilice su criterio y el sentido común a la hora de escoger sus tratamientos, pero tenga una mente abierta. Considere todos los medios disponibles a su alcance, entre ellos todos los métodos convencionales y naturales que tengan un historial probado. Continúe centrando todas sus energías e intenciones en revertir el proceso de la enfermedad hasta que haya recuperado su estado natural de salud. Hay varias plantas naturales que han demostrado tener efectos antitumorales. Investigaciones japonesas y más de 400 estudios clínicos han demostrado que el hongo coriolus (conocido como cola de pavo) estimula las células asesinas naturales y por lo tanto, aumenta los índices de supervivencia, sobre todo cuando se toma con tratamientos convencionales. Un estudio fue realizado por Nio en 1992 y otro estudio fue realizado por Morimot en 1996. Varios hongos medicinales también tienen propiedades antitumorales y pueden ayudar a evitar la fatiga causada por los tratamientos convencionales. Entre estos se encuentran *ganoderma*, *tremela*, *poliporus* y *poria*. El ácido elágico, en una dosis de 2.000 miligramos diarios, procede de las frambuesas rojas y es un potente agente antitumoral, según Constantinou en un estudio de 1995. El té verde (y el extracto de té verde, 100–400 miligramos diarios) ha demostrado interrumpir el crecimiento tumoral anormal de una manera que no ha podido repetirse científicamente en 20 años de investigaciones sobre el cáncer. Esto ha aparecido en un estudio llevado a cabo por Ahn y publicado en la revista médica *European Journal of Cancer Prevention* en 2003. El astrágalo con alheña (ligustro) brillante puede mejorar los índices de supervivencia en cáncer de mama y de pulmón, según Upton en la *American Herbal Pharmacopoeia* (Farmacopea herbaria de los EE. UU.). Matsuoka proporcionó un estudio publicado en la revista médica *Anticancer Research* en 1997 que mostraba que un beta 1,3/1,6 glucano concreto también puede prolongar la supervivencia en diferentes cánceres. En la revista médica *Biotherapy*, Yamaguchi en 1990 demostró que el cordiceps, una planta china, tiene propiedades antitumorales. Un estudio realizado por Burns y publicado en la revista médica *Cancer* en 2004 demostró que el aceite de pescado podía reducir la caquexia (pérdida de peso) causada por el cáncer. El aceite de camarón antártico, en una dosis de 1.500 miligramos diarios, es la forma más potente de aceite de pescado. En otro estudio realizado por Rao en 2000, se descubrió que el licopeno (derivado de los tomates/jitomates) inhibía la proliferación del cáncer de mama, de pulmón y de próstata.

La quimioterapia y la radioterapia son los tratamientos convencionales básicos para destruir las células cancerosas, pero pueden dañar los tejidos normales también. Aunque puede ayudar a su cuerpo a recuperarse más rápidamente si utiliza las otras recomendaciones enlistadas, dos fórmulas herbarias chinas pueden evitar y reducir los efectos secundarios del tratamiento convencional. *Zuo Gui Wan/You Gui Yin* refuerza el sistema inmunitario y ayuda a evitar la fatiga, el principal efecto secundario de los tratamientos convencionales para el cáncer. La planta china *Ji Xue Teng* (milletia) ayuda a evitar la supresión de la médula ósea que se produce durante el tratamiento, otro efecto secundario común y que a menudo demora un tratamiento adecuado. Esta planta se encuentra en una fórmula herbaria china patentada conocida como *Marrow Plus*.

Hay varias plantas y suplementos que pueden ayudar a que los tratamientos convencionales acaben con más células tumorales o a evitar el daño de la quimioterapia. El *ginkgo biloba*, 240 miligramos diarios, puede proteger el cerebro del daño, especialmente durante el tratamiento del cáncer de mama. La coenzima Q10, 50 miligramos diarios y la L-carnitina, 1–2 gramos diarios, puede proteger el corazón de los daños que provocan agentes de quimioterapia como adriamicina. En otro estudio realizado por Lockwood en 1994, la coenzima Q10 demostró combatir el cáncer de mama cuando se utilizaba con aceite de pescado y terapia convencional. En la revista médica *Cancer Chemotherapy and Pharmacology* en 2001, Yam y sus colegas demostraron que el aceite de pescado en combinación con las vitaminas E y C, junto con el fármaco de quimioterapia cisplatina, podía inhibir el crecimiento tumoral y la metástasis. Un estudio realizado por Lissoni en 1999 mostró que la melatonina, en una dosis de 20–50 miligramos diarios, puede aumentar el porcentaje de células tumorales que se matan, en diferentes tipos de tumores, cuando se utiliza con varios agentes quimioterapéuticos. Otro estudio realizado por Starvic, publicado en la revista científica *Clinical Biochemistry* en 1994, reveló que la quercetina, en una dosis de 400–500 miligramos tres veces al día, puede aumentar el porcentaje de células tumorales que se matan cuando se utiliza con tratamiento de hipertermia.

La acupuntura puede ayudar muchísimo al cuerpo a curarse. Está bien documentada para resolver y prevenir las náuseas debidas a la quimioterapia, y puede revertir muchos de los efectos secundarios de la radioterapia, como la xerostomia (disminución o ausencia de secreción salival debida a la radiación en cabeza y cuello), la incontinencia y los efectos secundarios gastrointestinales debidos a la radiación en la parte inferior del cuerpo.

■ Comprenda que revertir un cáncer puede ser un proceso gradual. Que el cáncer se desarrollara, evolucionara y creciera en su cuerpo fue un proceso gradual, por ello, usted deberá dejar al menos la misma cantidad de tiempo para que el cáncer vuelva a desaparecer al interior de la matriz de las células, órganos y tejidos saludables de su cuerpo. Al igual que Roma no se hizo en un día, la restitución de la salud también puede tomar tiempo. Nunca actúe impulsado por la desesperación o la prisa porque la verdadera sanación no puede tener lugar en esas circunstancias.

Recuerde que su sistema sanador trabaja mejor en un ambiente interno y externo tranquilo, sereno y relajado.

■ Haga que la sanación sea la primera prioridad en su vida. Recuerde que al centrar su atención muy adentro de su cuerpo, usted tiene el poder de activar su sistema sanador e influir positivamente en la salud de cada órgano, tejido y célula. Recuerde que su estado natural es de salud.

Enfermedades autoinmunes

Esta categoría de enfermedades de rápido crecimiento describe afecciones que se producen como consecuencia de un trastorno del sistema inmunitario que hace que este ataque a tejidos corporales normales. Entre las enfermedades autoinmunes de esta categoría se encuentran la *artritis reumatoidea*, la *espondilitis anquilosante*, el *lupus*, el *síndrome de Sjogren*, el *escleroderma* y la *esclerosis múltiple*, entre muchas otras. Algunos investigadores creen que los virus y ciertas bacterias pueden hacer que el sistema inmunitario ataque a los tejidos corporales normales, pero nuevas investigaciones sugieren que estas afecciones representan complejas interacciones cuerpomente porque casi siempre empeoran durante épocas de estrés. Los científicos del comportamiento también creen que la disfunción autoinmune puede ser un reflejo de una hostilidad profundamente asentada, de odio hacia uno mismo o resentimiento que hace que los elementos del sistema inmunitario, actuando bajo las órdenes del cerebro, ataquen sin querer al cuerpo. Estos científicos creen que los pensamientos autodestructivos, si son persistentes y prolongados, pueden conducir a la autodestrucción física mediante potentes neuroquímicos segregados por el cerebro. Como el eminente cardiólogo, el Dr. Robert Eliot decía, "El cerebro prescribe recetas para el cuerpo". Con el tiempo cada vez se está haciendo más evidente que esto es verdad, de manera que esta perspectiva actual no es una explicación poco razonable del origen de muchas afecciones autoinmunes difíciles de tratar.

Hay varias sustancias naturales que pueden ayudar al cuerpo a modular el sistema inmunitario (hacer que funcione mejor). Un estudio de Jordan publicado en la revista médica *Journal of Medicine* en 1998 demostró que los polisacáridos como el beta-1,3/1,6 glucano tienen efectos beneficiosos para el sistema inmunitario. Los

Las afecciones autoinmunes y el sistema sanador

Además de las experiencias de Rachelle Breslow y Norman Cousins, cada vez hay más pruebas, tanto de estudios clínicos como de datos de laboratorio recopilados a partir de diferentes programas de investigación en todo el país, de que la función inmunitaria, que actúa bajo la dirección del cerebro y del sistema nervioso, está fuertemente influenciada por los pensamientos, las actitudes, las creencias y las emociones. Si aprende a utilizar estas fuerzas de manera constructiva, podrá activar su sistema sanador y superar cualquiera de las muchas afecciones que tienen supuestos orígenes autoinmunes.

Las estrategias que pueden ser eficaces para las afecciones autoinmunes son las siguientes:

- Estrategias cuerpo-mente, como la visualización y la evocación de imágenes dirigida
- Técnicas de manejo del estrés
- Una dieta saludable y nutritiva
- La liberación del bagaje emocional poco saludable
- Hacer ejercicio
- Apoyo grupal
- Intimidad social reforzada
- Amor

Al incorporar estas estrategias a su vida, podrá cooperar con su sistema sanador para aumentar considerablemente sus probabilidades de superar las afecciones autoinmunes.

hongos medicinales como ganoderma (el cual también contiene polisacáridos), tremela, poria y poliporus y colostrum todos apoyan y refuerzan el sistema inmunitario. Otro estudio llevado a cabo por Chen en 1993 demostró que la planta china cordiceps tiene propiedades beneficiosas para el sistema inmunitario en enfermedades como el lupus. Evite plantas como la equinacia, la cual estimula el sistema inmunitario y empeora la enfermedad.

Esclerosis múltiple

En su innovador libro *Who Said So? A Woman's Fascinating Journey of Self Discovery and Triumph over Multiple Sclerosis* (*¿Quién lo dice?: El fascinante viaje de una mujer hacia el autodescubrimiento y el triunfo sobre la esclerosis múltiple*), Rachelle Breslow documentó los factores cuerpo-mente que contribuyeron a su propio caso de esclerosis múltiple. Sus médicos convencionales le dijeron que su enfermedad era incurable, pero ella demostró que estaban mal. Al aprender a cooperar con el sistema sanador, tener una dieta saludable y nutritiva, incorporar estrategias de manejo del estrés y programación mental positiva e iniciar otros cambios del estilo de vida beneficiosos, finalmente fue capaz de superar su enfermedad denominada incurable. Estas estrategias son totalmente coherentes con un programa integral basado en los principios de cooperar con el sistema sanador del cuerpo y demuestran que también es posible para usted.

Hay varias sustancias naturales que pueden mejorar los síntomas de la esclerosis múltiple. Se ha descubierto que el aceite de pescado inhibe los mediadores anormales del sistema inmunitario, muchos de los cuales contribuyen a la esclerosis múltiple. El aceite de camarón antártico, en una dosis de 500 miligramos tres veces al día, es el aceite de pescado más potente. La lecitina, 5–16 gramos diarios, puede reforzar las vainas de mielina de los nervios. La terapia con veneno de abeja es un proceso que consiste en dejarse picar por abejas vivas. Esta terapia anecdóticamente ha proporcionado alivio a personas con esclerosis múltiple, pero su mecanismo de acción es desconocido.

Espondilitis anquilosante

La espondilitis anquilosante es una forma grave de artritis de la columna vertebral. El estrés y el trauma emocional parecen empeorar esta afección. El tratamiento convencional está centrado en gran medida en suprimir los síntomas y no es muy eficaz. Utilizar métodos que cooperan con el sistema sanador, como métodos de manejo del estrés, estiramientos suaves de yoga y una dieta saludable y natural, puede ser extremadamente útil para superar esta enfermedad. En su bestséller *Anatomía de una enfermedad*, Norman Cousins describió su experiencia de recuperación total de un caso avanzado de espondilitis anquilosante. Él atribuyó su éxito al hecho de aprender a utilizar el poder de su mente y su cuerpo mientras incorporaba otros métodos sencillos y naturales, como grandes dosis de vitamina C y risa, la cual activó su sistema inmunitario para superar este trastorno autoinmune. Hay un punto de acupuntura, Vejiga Urinaria 62, el cual es específico para la espondilitis anquilosante.

Síndrome de Inmunodeficiencia Adquirida (SIDA)

El SIDA es un ejemplo de lo que puede sucederle al cuerpo cuando el sistema inmunitario está afectado. Cuando el sistema inmunitario está comprometido, su cuerpo puede ser atacado por organismos que causan infecciones y enfermedades que, en circunstancias normales, no se producirían.

La procedencia del virus VIH es aún controvertida, pero está claro que aquellos cuyos sistemas inmunitarios ya están afectados y agotados tienen un riesgo mayor. Este virus se encuentra en personas que tienen muchas parejas sexuales, que consumen drogas intravenosas de manera repetida o que tienen hábitos de salud personales inadecuados.

El SIDA es totalmente evitable si uno mantiene relaciones sexuales seguras, se abstiene de consumir drogas ilegales por vía intravenosa y evita las transfusiones de sangre de procedencia desconocida. Las buenas noticias adicionales son que muchas personas actualmente afectadas por el VIH están aprendiendo a cooperar con sus sistemas sanadores para mejorar su salud. Este enfoque se basa en concentrarse en dietas saludables, beber muchos líquidos, hacer ejercicio, practicar métodos de manejo del estrés (entre ellos técnicas de visualización/evocación de imágenes) y confiar en remedios y terapias naturales que apoyan la reconstrucción y el restablecimiento del sistema inmunitario. Las fórmulas herbarias chinas que contienen hierba pastel, astrágalo y hongos ganoderma pueden ayudar a combatir el virus VIH gracias a sus beneficios antivirales e inmunorreguladores, según la *American Herbal Pharmacopoeia* (Farmacopea herbaria de los EE. UU.). Otra fórmula herbaria conocida como *Enhance* se ha desarrollado específicamente para la infección por VIH y está compuesta exclusivamente por plantas chinas, entre ellas las que señalé anteriormente. Se ha investigado y se utiliza en el Centro de Artes Sanadoras Quan Yin en San Francisco. Un estudio de Jordan publicado en la revista médica *Journal of Medicine* en 1998 reveló que los polisacáridos como el beta-1,3/1,6 glucano tienen efectos beneficiosos para el sistema inmunitario en el VIH/SIDA. Muchas personas con VIH están ahora libres de síntomas, y, en algunos casos, se ha producido una reversión completa de VIH-positivo a un VIH-negativo.

Al principio había una gran vergüenza relacionada con la infección por VIH, pero aquellas personas con esta afección que son capaces de amarse y aceptarse a sí mismas y abrirse al afectuoso apoyo que les ofrecen sus familias, amigos y comunidades, parecen tener el mayor éxito en manejar este difícil problema. Conforme las personas infectadas aprenden a reforzar, fortalecer y cooperar con sus sistemas sanadores, es muy probable que esta enfermedad se declare un día completamente curable, como ha ocurrido con otras atroces enfermedades del pasado.

Consideraciones finales acerca de cómo superar problemas de salud

Su sistema sanador ha sido diseñado y constituido para mantenerlo saludable a pesar de todos los retos imaginables que la vida ponga en su camino. Incluso enfermedades que se creen incurables pueden superarse cuando uno desencadena la serie de acontecimientos necesarios para estimular la actividad del sistema sanador. Naturalmente, entre más tiempo haya padecido una enfermedad determinada, más tiempo necesitará para curarse. En este sentido, es importante cultivar el arte de la paciencia mientras se acomete el diligente trabajo de incorporar todas las ideas y métodos expuestos en este y en anteriores capítulos. La paciencia y la perseverancia son necesarias para apoyar el trabajo del sistema sanador a fin de que pueda devolver a su cuerpo su estado natural de salud en el período de tiempo más corto.

Mientras esté usted vivo, tiene el poder de la sanación. Incluso al envejecer, hay maneras de permanecer saludable y superar enfermedades si mantiene su sistema sanador en un estado excelente. Gracias a que usted tiene un sistema sanador, si su compromiso y determinación son suficientes, no hay una sola enfermedad sobre la faz de la tierra que pueda interponerse en su camino para recuperar su estado natural de salud.

Métodos adicionales para fortalecer
el sistema sanador

En esta sección del libro aprenderá técnicas y métodos adicionales para aprovechar el extraordinario poder de su sistema sanador.

Métodos de relajación para reforzar
y fortalecer el sistema sanador

Al igual que cualquier artista que necesita un entorno silencioso, tranquilo y que levante el ánimo para concentrarse y llevar a cabo su trabajo de la mejor manera posible, su sistema sanador hace su mejor trabajo cuando usted está relajado. Cuando uno está relajado, la mente, el sistema nervioso y el entorno interno del cuerpo proporcionan el telón de fondo ideal en el cual el sistema sanador puede llevar a cabo de manera óptima su trabajo de reparación y restablecimiento para su cuerpo.

La Naturaleza, en su infinita sabiduría, ha creado el ciclo natural del sueño porque la relajación que se obtiene al dormir es esencial para su salud y bienestar. Cuando uno está durmiendo, los procesos fisiológicos del cuerpo se reducen al mínimo, el entorno interno se tranquiliza y el sistema sanador puede trabajar de manera óptima para restablecer la salud. Después de una buena noche de sueño, uno debería de sentirse fresco, renovado y energetizado para comenzar un nuevo día. Al responder a los problemas de salud de sus pacientes, muchos médicos les dicen: "Tómese dos aspirinas y llámeme por la mañana". Saben que la mayoría de problemas no son tan graves al día siguiente, gracias a los poderes mágicos, sanadores y reparadores del sueño.

Cuando tenemos problemas para conciliar el sueño, y cuando no logramos aprovechar los poderes naturales y reparadores del mismo, puede aparecer el insomnio. La salud sufre y la enfermedad puede sobrevenir fácilmente cuando no dormimos lo suficiente.

Durante nuestras horas de vigilia, sin embargo, también es importante estar relajado. De hecho, una de las principales causas de insomnio es la incapacidad para relajarse durante las horas en que estamos despiertos. La relajación solía ser un aspecto natural que estaba integrado en nuestros estilos de vida, pero hoy día estos se han vuelto tan frenéticos que no tenemos tiempo de relajarnos. Además, aunque tuviéramos tiempo, no sabríamos cómo hacerlo.

Cuando no estamos relajados, sino tensos o nerviosos, se puede activar la respuesta de "luchar o huir". Como quizás recuerde (vea el Capítulo 6), la respuesta de "luchar o huir" se produce siempre que estamos asustados, tensos o nos sentimos amenazados en cualquier sentido. Esta respuesta provoca la liberación de adrenalina, lo cual hace que se acelere nuestro latido cardíaco y respiración, entre otras cosas. Sin dudas, la respuesta de "luchar o huir" es útil cuando nuestra vida está realmente amenazada; sin embargo, cuando se provoca la respuesta de manera frecuente y continua a lo largo el tiempo, agota las energías vitales, debilita los factores de resistencia del huésped, baja las defensas de nuestro cuerpo y obstaculiza el trabajo de nuestros sistemas sanadores. Por estos motivos, cuando la tensión se vuelve crónica y duradera, es fácil que la enfermedad entre e invada nuestros cuerpos. De hecho, la tensión mantenida durante mucho tiempo es uno de los factores clave subyacentes en el desarrollo y la progresión de muchas enfermedades degenerativas crónicas.

Para neutralizar los efectos perjudiciales de la tensión y revertir los efectos dañinos de la respuesta de "luchar o huir", es importante aprender a relajarse. Al hacerlo, usted estará reforzando y fortaleciendo su sistema sanador de una manera fundamental.

Continuamente me sorprendo de ver que las personas no saben o nunca han aprendido a relajarse. Cuando pregunto, la mayoría de las personas me dicen que necesitan algún tipo de objeto o actividad, como leer o ver la tele, una sustancia psicotrópica como el alcohol o un tranquilizante o una combinación de ambos, para relajarse de sus ajetreados días y ayudarles a aliviar sus tensiones. Estos métodos y actividades a menudo se sienten relajantes, pero, en la mayoría de los casos, la mente sigue estando ocupada de manera activa. O, a costa de lograr la relajación mental, se sacrifica la conciencia, el criterio y la salud del cuerpo (en la mayoría de los casos la del hígado). En el mejor de los casos, estos métodos y objetos son sólo temporales y logran solamente una pequeña fracción de la relajación que el sistema sanador necesita para funcionar óptimamente. Además, normalmente tienen efectos secundarios perjudiciales que neutralizan cualquier beneficio que puedan aportar.

En nuestros estilos de vida modernos de alta velocidad, aprender a relajarse es, desgraciadamente, un arte perdido, una razón por la cual están aumentando muchas afecciones relacionadas con el estrés y la tensión en América del Norte y Europa. Estas enfermedades tampoco son molestias menores sino todo lo contrario: investigaciones recientes han determinado que incluyen algunos de las enfermedades más devastadoras de los anales de la salud pública internacional. Como ya mencionamos antes, entre estas enfermedades se encuentran las enfermedades cardíacas (la primera causa de muerte en el mundo), la presión arterial alta, la diabetes, el asma y el cáncer. Para superar estas enfermedades y mejorar nuestra salud, es imprescindible que volvamos a aprender lo que una vez fue un proceso natural, integrado en nuestros estilos de vida más simples y orgánicos: cómo relajarnos.

La verdadera relajación implica el apaciguamiento y la calma natural de la mente hasta el punto en el cual una sensación de profunda paz y comodidad impregne todas las partes del cuerpo. La verdadera relajación mejora la salud general porque calma y relaja el entorno interno del cuerpo de manera que el sistema sanador puede funcionar y llevar a cabo su trabajo de la mejor manera posible.

Conforme aprendemos, practicamos y experimentamos de forma regular la relajación, muchas enfermedades y afecciones podrán ser totalmente erradicadas, para nunca volver. . . lo cual incluye a las enfermedades devastadoras mencionadas anteriormente. Muchos estudios científicos pueden dar fe del poder y la eficacia de la relajación, que es un elemento esencial de una salud natural y para toda la vida. He de agregar que más allá de los beneficios inmediatos de las prácticas y técnicas de relajación, se produce un efecto indirecto durante el resto de las horas que uno pasa despierto. Estos beneficios se acumulan con el tiempo y producen una mejor salud, de manera muy parecida a una cuenta que devenga un elevado interés que crece y se hace cada vez más fuerte con el tiempo.

Para prepararse para practicar las técnicas de relajación, es importante asegurarse de que dispone de un período de tiempo de 20 a 30 minutos para usted mismo durante el cual pueda estar tranquilo y solo. Asegúrese de que nadie lo molestará durante este tiempo y de que no tiene responsabilidades de las que ocuparse: ningún teléfono o bíper que contestar, ningún pañal que cambiar, ninguna estufa u horno que apagar, etc. Encuentre una habitación donde pueda cerrar la puerta y estar libre de toda distracción. (Quizás tenga que utilizar tapones para los oídos o audífonos si hay ruido). Asegúrese de que no tenga frío. Sea cual sea su postura, necesitará colocar cobijas (matas, frisas) o almohadas debajo de las rodillas, la cabeza o la espalda para estar cómodo.

Normalmente, cuando uno lleva a cabo técnicas de relajación o ejercicios de respiración, es preferible respirar por la nariz. Antes de seguir adelante con alguna de las siguientes técnicas, encontrará útil grabar su voz mientras lee las instrucciones en voz alta, lenta y calmadamente en una pequeña grabadora. Después de haber grabado sus palabras, tendrá su propia voz grabada para dirigirlo en cualquier momento que desee. O, si lo desea, puede leer cada una de las técnicas una o dos veces antes de intentar practicarla.

Relajación progresiva para el sistema sanador

Esta es una maravillosa técnica de relajación para personas que están crónicamente tensas o nerviosas. Es especialmente útil para personas que nunca han experimentado lo que es estar relajado. Para las personas que tengan problemas con la técnica de Relajación profunda descrita en el Capítulo 6, la Relajación progresiva ofrece otra manera sencilla pero poderosa de aprender a relajarse.

La técnica

- Acuéstese en una posición cómoda con los pies separados a la misma distancia que el ancho de los hombros. Mantenga las manos a los lados del cuerpo, con las palmas hacia arriba. Ajuste cualquier parte del cuerpo para asegurarse de que está cómodo antes de continuar.

- Cierre los ojos suavemente y lleve su atención al interior de su cuerpo.

- Ahora, desplace su atención hasta los pies y los dedos de los pies. Realice una inspiración larga y profunda mientras contrae y tensa todos los músculos de los pies y los dedos de los pies. Apriete tan fuerte como pueda y mantenga todos los músculos de los pies y los dedos contraídos y apretados. Cuente hasta ocho mentalmente mientras contrae mucho los músculos. No se fuerce ni se lastime, pero aguante la respiración mientras contrae los músculos.

- Después de apretar los músculos con fuerza y durante un buen rato, deje de apretar mientras expulsa el aire lentamente. Deje que estos músculos liberen su tensión y se relajen conforme usted ralentiza y hace más profunda su respiración, suavemente, sin forzarse ni lastimarse. Continúe relajando los músculos y ralentice suavemente la respiración. Con cada exhalación, deje que abandone su cuerpo cualquier tensión que haya en estos músculos.

- A continuación, lleve su atención a los tobillos, la parte inferior de las piernas, las rodillas y los muslos. Realice un inspiración larga y profunda mientras contrae y tensa todos los músculos de los tobillos, la parte inferior de las piernas, las rodillas y los muslos. Apriete todo lo que pueda y mantenga estos músculos apretados y contraídos mientras cuenta hasta ocho mentalmente y despacio. Aguante la respiración mientras aprieta. Después de apretar los músculos con fuerza y durante un buen rato, deje de apretar y al mismo tiempo expulse lentamente el aire, dejando que estos músculos se relajen por sí mismos. Deje que se relajen mientras usted ralentiza y hace más profunda su respiración, suavemente, sin forzarse ni lastimarse. Abandone todos los esfuerzos musculares de contraer estos músculos. Continúe relajando los músculos mientras ralentiza lentamente la respiración. Con cada exhalación, deje que abandone su cuerpo cualquier tensión que haya en estos músculos.

■ Ahora lleve su atención a las caderas, el área pélvica, las asentaderas y la parte inferior de la columna. Realice un inspiración larga y profunda mientras contrae y tensa todos los músculos de las caderas, el área pélvica, las asentaderas y la parte inferior de la columna. Apriete todo lo que pueda y mantenga estos músculos apretados y contraídos mientras cuenta hasta ocho mentalmente y despacio. Aguante la respiración mientras aprieta. Después de apretar los músculos con fuerza y durante un buen rato, deje de apretar y al mismo tiempo expulse lentamente el aire, dejando que estos músculos se relajen por sí mismos. Deje que se relajen mientras usted ralentiza y hace más profunda su respiración, suavemente, sin forzarse ni lastimarse. Continúe abandonando todos los esfuerzos musculares de contraer estos músculos. Continúe relajando los músculos y la respiración. Con cada exhalación, deje que abandone su cuerpo cualquier tensión que haya en estos músculos.

■ A continuación, lleve su atención al estómago, abdomen y pecho. Realice un inspiración larga y profunda mientras contrae y tensa todos los músculos del estómago, abdomen y pecho. Apriete estos músculos todo lo que pueda y manténgalos apretados y contraídos mientras cuenta hasta ocho mentalmente y despacio. Aguante la respiración mientras aprieta. Después de apretar los músculos con fuerza y durante un buen rato, deje de apretar y al mismo tiempo expulse lentamente el aire, dejando que estos músculos se relajen por sí mismos. Deje que se relajen mientras usted ralentiza y hace más profunda su respiración, suavemente, sin forzarse ni lastimarse. Continúe abandonando todos los esfuerzos de contraer estos músculos. Continúe relajando los músculos y la respiración. Con cada exhalación, deje que abandone su cuerpo cualquier tensión que haya en estos músculos.

- Ahora, lleve su atención a los músculos de la parte dorsal y cervical de la espalda, lo cual incluye el área entre los omóplatos. Realice un inspiración larga y profunda mientras contrae estos músculos todo lo que pueda, echando hacia atrás un poco los hombros mientras arquea levemente la columna. Mantenga estos músculos apretados y contraídos mientras cuenta hasta ocho mentalmente y despacio. Aguante la respiración mientras aprieta. Después de apretar los músculos con fuerza y durante un buen rato, deje de apretar y al mismo tiempo expulse lentamente el aire, dejando que estos músculos se relajen por sí solos. Deje que se relajen mientras usted ralentiza y hace más profunda su respiración, suavemente, sin forzarse ni lastimarse. Abandone todos los esfuerzos para contraer estos músculos. Continúe relajando los músculos y la respiración. Con cada exhalación, deje que abandone su cuerpo cualquier tensión que haya en estos músculos.

- A continuación, lleve su atención a los hombros, los brazos, los antebrazos, las muñecas, las manos y los dedos. Mientras realiza una inspiración larga y profunda, apriete los músculos de los hombros, brazos, antebrazos y muñecas todo lo que pueda y manténgalos apretados y contraídos. Haga puños apretados con las dos manos mientras cuenta hasta ocho mentalmente y despacio. Aguante la respiración mientras aprieta todos estos músculos. Después de apretar los músculos con fuerza y durante un buen rato, deje de apretarlos y al mismo tiempo expulse lentamente el aire, dejando que estos músculos se relajen por sí solos. Abandone los esfuerzos para apretar estos músculos. En cambio, deje que se relajen mientras usted ralentiza y hace más profunda su respiración, sin forzarse ni lastimarse para lograr esto. Continúe relajando los músculos y la respiración. Con cada exhalación, deje que abandone su cuerpo cualquier tensión muscular.

- De manera similar, tense, contraiga y luego relaje sistemáticamente todos los músculos de la nuca y la cabeza, así como los de la coronilla.

■ De manera similar, tense, contraiga y luego relaje sistemáticamente todos los músculos de la frente y todos los músculos alrededor de los ojos, las orejas y las mandíbulas y todos los músculos de la cara.

■ De manera similar, tense, contraiga y luego relaje sistemáticamente todos los músculos del cuerpo, hasta que todos se hayan tensado y relajado de esta manera.

■ A continuación, deje que todo su cuerpo permanezca relajado y en calma, y que el único movimiento que haya sea el movimiento automático e involuntario de su estómago y abdomen al subir y bajar rítmicamente, junto con el movimiento de la respiración conforme el aire entra y sale de su cuerpo. Cada vez que el aliento salga de su cuerpo, sienta que todos los músculos liberan tensión y se relajan cada vez más.

■ Ahora lleve su atención lentamente a la punta de la nariz, donde el aire entra y sale de su cuerpo por los orificios nasales.

■ Note el suave y fluido movimiento de su respiración conforme entra y sale de su cuerpo en este punto, sin intentar controlar el ritmo ni la profundidad del movimiento.

■ Observe su respiración como si estuviera separada de usted.

■ Mientras continúa observando su respiración durante al menos 5 ó 10 minutos, o más tiempo si lo desea, deje que su mente y su cuerpo se relajen completamente.

Cuando termine este ejercicio, abra los ojos suavemente y estire todo el cuerpo. No se apresure a hacer su siguiente actividad. Tómese su tiempo para saborear el estado de calma y relajación que acaba usted de experimentar. Sepa que este estado no es artificial ni forzado, sino el estado natural de su ser. Céntrese en permanecer en este estado natural de calma y relajación a lo largo del día, hasta la próxima vez que pueda hacer este ejercicio.

Practicar de manera regular la Relajación progresiva ayuda a reforzar y fortalecer el sistema sanador de una manera increíble. Si está usted actualmente combatiendo un problema de salud, practíquela dos veces al día durante un mínimo de seis semanas y obtendrá beneficios importantes para su salud. Si está usted saludable, practique la Relajación progresiva una vez al día durante 20 ó 30 minutos para evitar que la enfermedad invada su cuerpo.

Relajación bajo el cielo azul

Esta técnica de relajación comienza como la técnica de Relajación profunda (vea el Capítulo 6), pero este método también incorpora la relajante y natural evocación de imágenes del agua y el cielo. Si tiene afinidad con estos elementos, esta técnica puede ser extremadamente eficaz y poderosa.

La técnica

- Asegúrese de que está en una postura cómoda boca arriba.

- Mantenga las manos a los lados del cuerpo con las palmas hacia arriba o doble las manos sobre su estómago y abdomen. Cierre suavemente los ojos y lleve su atención al interior de su cuerpo.

- Perciba el leve movimiento ascendente y descendente que se produce en el estómago y el abdomen con el movimiento de la respiración conforme entra y sale el aire de su cuerpo.

- Note que cuando el aliento se introduce en su cuerpo, su estómago y abdomen se elevan suavemente, se expanden suavemente.

- Note que cuando el aliento sale de su cuerpo, su estómago y abdomen descienden suavemente, se contraen suavemente.

- Sin tratar de controlar el ritmo o la profundidad de este movimiento, deje que su mente sea un observador pasivo del flujo rítmico de su respiración conforme entra y sale de su cuerpo, haciendo que su estómago y abdomen se eleven y desciendan.

- Cada vez que el aliento salga de su cuerpo, sienta todos los músculos liberando la tensión y cada vez más relajados. (*Nota:* durante cada exhalación se produce una fase de relajación en su cuerpo. Cuando uno presta mucha atención a su cuerpo y a su proceso de respiración, puede sentir esta fase de relajación con bastante claridad).

- Ahora lleve su atención hasta los pies y los dedos de los pies. Utilizando la respiración y la fase de relajación natural que se produce con cada exhalación, relaje suavemente todos los músculos de los pies y los dedos de los pies.

- Relaje todos los músculos de los tobillos, la parte inferior de las piernas, las rodillas, los muslos, las caderas, el área pélvica, las asentaderas y la baja espalda.

- Relaje todos los músculos del estómago, el abdomen y el pecho, así como los músculos de la parte dorsal y cervical de la espalda, lo cual incluye el área entre los omóplatos.

- Relaje todos los músculos de los hombros, los brazos, antebrazos, muñecas, manos, dedos y yemas de los dedos.

- Relaje todos los músculos de la nuca y la cabeza y los de la coronilla.

- Relaje la frente y todos los músculos que rodean a sus ojos, oídos y mandíbulas y todos los músculos de la cara.

- Relaje todos los músculos del cuerpo.

- Continúe observando la respiración y notando el leve movimiento ascendente y descendentes del estómago y el abdomen. Continúe sintiéndose más relajado con cada exhalación.

- Ahora, con los ojos cerrados, imagine que está usted flotando sobre la superficie de un lago tranquilo y sereno y que hay un cielo azul sobre usted y a todo su alrededor. (Si no se siente cómodo directamente en el agua, puede imaginarse que flota sobre un fuerte y seguro flotador de goma (caucho) en el agua. Por encima de todo, es importante sentirse completamente seguro con esta evocación de imágenes y esta técnica).

- Mientras continúa inspirando y exhalando de manera suave y relajada, note cómo el agua que hay debajo de usted es calmante y refrescante para su cuerpo. Perciba cuán tranquilizante y reparador es mirar el vasto cielo azul que está sobre usted, como si todo su ser estuviera abarcando el infinito y fundiéndose con los cielos.

- Perciba una sensación de luminosidad y paz en su mente que se extiende a cada parte de su cuerpo mientras continúa flotando sobre la superficie del agua, mirando el cielo azul. Permítase sentir esta serena sensación de levedad y relajación desde la coronilla hasta la punta de los dedos de las manos y los pies.

- Mientras continúa flotando sobre la superficie del agua, mire al cielo azul sobre usted y permítase sentir como si se estuviera fundiendo con la inmensidad del cielo y de toda la creación.

- Continúe respirando y relajándose, absorbiendo la paz y la serenidad de esta experiencia.

Cuando termine este ejercicio, abra los ojos suavemente y estire todo el cuerpo. No se apresure a hacer su siguiente actividad. Tómese el tiempo para saborear el estado de calma y relajación que acaba usted de experimentar. Sepa que este estado no es artificial ni forzado, sino el estado natural de su ser. Céntrese en permanecer en este estado natural de calma y relajación a lo largo del día, hasta la próxima vez que pueda hacer este ejercicio. Practicar este ejercicio regularmente le brindará beneficios muy importantes.

Técnicas de respiración que refuerzan y fortalecen el sistema sanador

Respirar es una actividad que probablemente usted dé por sentada porque su cuerpo puede respirar por sí solo, automáticamente. Normalmente lo hace 24 horas al día, siete días a la semana, sin que usted ni siquiera sea consciente de ello. Pero la respiración es una poderosa actividad fisiológica que puede modificarse, tanto en su provecho como en su perjuicio, y puede apoyar u obstaculizar el funcionamiento del sistema sanador.

Tal como discutimos en el Capítulo 6, la respiración actúa a muchos niveles diferentes para influir en la salud de su cuerpo y el desempeño de su sistema sanador. Y aunque no hay un modo correcto o erróneo de respirar, muchas personas han desarrollado hábitos de respiración que no optimizan el desempeño de sus sistemas sanadores.

A nivel mecánico, la respiración afecta su postura. Puesto que los músculos de la respiración mueven su caja torácica y pecho, que se conectan con las vértebras de la columna, cada respiración que usted realiza influye en la alineación de su columna vertebral. Por ejemplo, las personas con asma y otros problemas respiratorios crónicos normalmente respiran superficialmente y tienden a desarrollar posturas restrictivas y encorvadas en la columna, conocidas como *cifosis*. La cifosis restringe aún más la respiración profunda y priva al cuerpo de una oxigenación adecuada. Un ejemplo extremo de cifosis podría ser el Jorobado de Notre Dame.

La respiración también es el vínculo entre la mente y el cuerpo y ejerce una poderosa influencia sobre el sistema nervioso. Por ejemplo, cuando uno está agitado o disgustado, la respiración se vuelve superficial y rápida. A la inversa, cuando uno está relajado y sereno, la respiración se vuelve más lenta y más profunda. Los procesos están interrelacionados. De hecho, al practicar una respiración lenta, relajada y profunda, puede calmar y relajar la mente y el sistema nervioso, mientras mejora la oxigenación de los tejidos corporales.

Al aprender estas sencillas y fáciles técnicas de respiración, las cuales se basan en antiguas técnicas de yoga de la India, podrá introducir más *prana*, o energía, a su cuerpo y reforzar y fortalecer el sistema sanador.

Puesto que la respiración, en su mayor parte, es una actividad tan natural e inconsciente, muchas personas tienen una fuerte aversión a aprender a respirar de una manera que inicialmente parece diferente o poco natural. Sin embargo, basándome en mis 25 años de experiencia como médico que ha estudiado la respiración y en nuevos estudios científicos sobre la respiración, puedo asegurarles que si presta más atención a su respiración y se compromete a realizar sólo una o dos de las siguientes y sencillas técnicas, usted notará una enorme mejoría en su estado general de salud.

De todas las actividades físicas que puede hacer para mejorar la salud e influir en el sistema sanador, la respiración es una de las más poderosas.

Técnicas de respiración

Las técnicas de respiración se realizan tradicionalmente sentados, pero también se pueden hacer acostados. Lo importante es asegurarse de estar cómodo. Si lleva a cabo técnicas de respiración mientras está sentado, mantenga la columna derecha y los hombros relajados. Si las hace mientras está tumbado, puede adoptar una postura similar a la de la Relajación profunda (vea el Capítulo 6) o la Relajación progresiva (vea la sección de este capítulo sobre métodos de relajación). Sea cual sea su postura, puede que necesite colocar cobijas (mantas, frisas) o almohadas debajo de las rodillas, cabeza y cuello para estar cómodo. Asegúrese de que no tenga frío.

Normalmente, cuando se llevan a cabo ejercicios de respiración, al igual que otras técnicas de relajación, es preferible respirar por la nariz siempre que sea posible.

Lo bueno de los ejercicios de respiración es que puede hacerlos en numerosos intervalos a lo largo del día, desde un minuto de duración hasta 30 ó 60 minutos, dependiendo de su agenda. Obviamente, entre más tiempo pueda hacerlos, más poderoso será su efecto. Pero aunque sólo tenga unos breves instantes a horas determinadas a lo largo del día, los ejercicios de respiración pueden marcar una enorme diferencia en su salud general gracias a sus efectos acumulativos. Lo ideal es practicar estos ejercicios con los ojos cerrados, pero también puede practicarlos con los ojos abiertos. Los ejercicios de respiración son tranquilos y suaves y no necesitan objetos externos. De modo que puede llevarlos a cabo sin esfuerzo y sin que nadie sepa lo que está usted haciendo cuando se encuentre en un avión durante vuelos largos, en el autobús o el tren, atrapado en un embotellamiento (tapón, tranque, atasco) de tráfico o en mitad de aburridas reuniones (juntas). De nuevo, aunque son sencillos y fáciles y lo harán sentirse bien, los ejercicios respiratorios tienen una poderosa capacidad para reforzar y fortalecer el sistema sanador.

Este tipo de ejercicios tiene un efecto relajante, de modo que al principio no debería realizarlos mientras maneja un auto o dispositivos o equipamiento mecánico. Con el tiempo, cuando se vuelva más hábil, descubrirá que puede hacerlos mientras lleva a cabo actividades normales. Aunque las técnicas respiratorias inicialmente son calmantes y relajantes, pueden ser extremadamente energetizantes en el largo plazo.

Antes de que proceda con cualquiera de las siguientes técnicas, quizás encuentre útil conseguir una pequeña grabadora y grabar su voz mientras lee las instrucciones en voz alta, lenta y tranquilamente. Después de haber grabado sus palabras, tendrá su voz grabada para dirigirlo en cualquier momento que desee. O quizás desee leer bien cada técnica una vez o dos antes de intentar practicarla.

Respiración entrante y saliente

Esta es una técnica muy sencilla pero poderosa que ayuda a serenar la mente, calmar y purificar el sistema nervioso y reforzar y fortalecer el sistema sanador. Puede llevar a cabo este ejercicio acostado o sentado. Es preferible que lo haga sentado, así podrá hacerlo en los ratos libres que tenga durante los días ajetreados; pero, al principio, puede que sea más cómodo aprender esta técnica acostado.

La técnica

- Asegúrese de que se encuentra en una postura cómoda, acostado o sentado. Utilice cobijas, almohadas, cojines, almohadillas u otro apoyo necesario para que esté cómodo.

- Una vez que esté cómodo, cierre los ojos y lleve su atención al interior del cuerpo.

- Relaje todos los músculos del cuerpo mientras se centra en el suave movimiento de su respiración al entrar y salir del cuerpo.

- Note el leve movimiento de su estómago y abdomen cada vez que el aliento entra y sale de su cuerpo.

- Note que cuando el aliento se introduce en su cuerpo, su estómago y abdomen se elevan y se expanden suavemente. Perciba que cuando el aliento sale de su cuerpo, su estómago y abdomen descienden y se contraen suavemente. Sin tratar de controlar el ritmo o la profundidad de este movimiento, deje que su mente sea un observador pasivo del flujo rítmico de su respiración conforme entra y sale de su cuerpo.

- Continúe observando cómo el estómago y el abdomen suben y bajan cada vez que el aliento entra y sale de su cuerpo.

- Cada vez que el aliento sale de su cuerpo, sienta que todos los músculos liberan tensión y se relajan cada vez más.

- Cuando se sienta un poco relajado, desplace suavemente su atención a la punta de la nariz, donde el aire entra y sale de su cuerpo por los orificios nasales.

- Visualice su respiración como si fuera diferente de usted.

- Continúe observando el flujo rítmico de su respiración conforme el aliento entra y sale de su cuerpo por la nariz.

- Mientras continúa observando su respiración, deje que su mente y cuerpo se relajen más profundamente.

- Cuando haya observado su respiración durante varios minutos, note que el aire que sale de su nariz es un poco más cálido que el aire que entra a su nariz. O puede percibir que el aire que entra por su nariz es un poco más frío que el aire que sale de su nariz. Al principio, centre su atención a cualquier sensación que le resulte más fácil de sentir. Perciba esta diferencia de temperatura entre el aire que entra por la nariz y el aire que sale mientras continúa respirando con esta conciencia acrecentada. Continúe respirando de esta manera durante uno o dos minutos.

- Después de uno o dos minutos, en su siguiente exhalación, conforme expulsa el aire, siga al aliento que sale de su nariz y observe qué tan lejos puede sentirlo alejándose de su cuerpo.

- Al principio, puede poner una mano delante de la nariz para ayudarlo a sentir el movimiento de la respiración. Mientras su aliento golpea su mano, vaya alejando la mano de su nariz. Mientras continúa respirando, continúe alejando cada vez más la mano hasta que ya no pueda sentir el aliento rozando la mano. (Cuando se le dé bien esto, ya no necesitará utilizar la mano). Ahora acerque un poco la mano hasta que pueda apenas sentir el aliento. Mientras continúa respirando de esta manera, sea consciente de qué tan lejos sale su aliento de su cuerpo.

- Continúe manteniendo la atención en el punto donde apenas puede sentir el aliento. Continúe manteniendo la atención en este punto, pero ahora, vea si puede hacerlo sin usar la mano. (Ajustar su atención puede tomar unos momentos).

- En el punto más lejano del cuerpo en el cual usted aún es capaz de apenas detectar su aliento saliente, comience a centrar su atención en el aliento entrante. Vea si puede comenzar a sentir el aire un poco más frío que entra a su cuerpo desde este mismo punto. Continúe centrándose en el punto de origen del aire más frío que empieza a entrar a su cuerpo.

- Al inspirar, siga al aire más frío que entra en su cuerpo y note el lugar donde entra en contacto con la nariz. Sienta el aire más frío rozando suavemente la nariz al entrar y luego continúe siguiendo este aire mientras se desplaza hacia la garganta y los pulmones. Siga al aliento que se introduce a su cuerpo más y más mientras su estómago y abdomen se elevan y se expanden. Sienta su aliento extendiéndose por todo su cuerpo con cada inspiración que realiza.

■ Cada vez que inspire, continúe siguiendo el aliento entrante mientras fluye hacia su cuerpo, observando cómo hace que su estómago y abdomen se eleven y se expandan.

■ Continúe observando el suave movimiento de su estómago y abdomen mientras el aliento entra y sale del cuerpo.

■ Ahora, desplace suavemente su atención hasta el punto más distante en el cual usted podía detectar el movimiento de su aliento.

■ Sienta simultáneamente ambos puntos: 1) el punto que está más lejos de su cuerpo en el cual puede aún detectar su aliento y 2) el punto más interior dentro de su cuerpo en el que aún puede sentir la presencia de su aliento.

■ Mantenga su atención entre estos dos puntos extremos mientras continúa observando el movimiento automático y fluido de su respiración conforme el aliento entra y sale de su cuerpo.

■ Después de 5 ó 10 minutos, abra los ojos lentamente, estire el cuerpo y deshaga su postura.

Ejercicio de respiración "La pausa que refresca"

Este es un ejercicio de respiración sencillo y fácil que puede hacer en cualquier momento, en cualquier lugar, ya sea sentado o acostado. Entre más lo haga, más fácil y natural le resultará. Si se realiza este ejercicio correctamente, es muy agradable. Aunque es sencillo y fácil y lo hará sentirse a usted muy bien no subestime su poder y eficacia para reforzar y fortalecer el sistema sanador.

La técnica

■ Aunque es preferible sentarse, también puede acostarse en una postura cómoda para realizar esta técnica respiratoria. Cierre los ojos y lleve la atención al interior de su cuerpo. Relaje los hombros y todos los músculos del cuerpo.

- Lleve la atención al área del estómago y el abdomen. Note en el área del estómago y el abdomen el leve movimiento ascendente y descendente que se produce junto con el movimiento de su aliento mientras entra y sale de su cuerpo.

- Note que cuando el aliento se introduce a su cuerpo, el estómago y el abdomen se elevan suavemente y cuando sale de su cuerpo, el estomago y el abdomen descienden suavemente.

- Sin intentar controlar el ritmo o la profundidad de este movimiento, permítase ser sólo un observador pasivo del flujo natural de su respiración conforme entra y sale de su cuerpo. Respire así durante varios minutos, hasta que comience a sentir una sensación de relajación que recorre todo su cuerpo.

- A continuación, conforme perciba que se está relajando, haga más lenta y profunda su respiración, de manera que el tiempo de la inspiración y la exhalación se prolonguen ligeramente. Pero tenga en cuenta que es extremadamente importante hacerlo gradualmente, sin forzarse ni lastimarse. Por encima de todo, asegúrese de que está cómodo con su respiración.

- Ahora, mientras continúa alargando y haciendo más profunda y lenta su respiración, perciba que justo antes de que el aliento entre a su cuerpo, y justo antes de que comience a salir de nuevo, se produce una leve pausa entre estas distintas fases de la respiración. Estas fases se conocen como inspiración y exhalación, respectivamente. Note que hay un total de dos pausas integradas en el ciclo respiratorio natural de su cuerpo.

- Mientras continúa inspirando y exhalando lentamente, perciba estas dos pausas bien diferenciadas entre la inspiración y la exhalación.

- Ahora, durante la siguiente pausa después de la inspiración, justo antes de exhalar, alargue suavemente el tiempo de la pausa natural antes de comenzar a exhalar. Haga esto de manera suave y relajada, sin forzarse ni lastimarse. Si lo hace correctamente, debería sentir una leve sensación placentera, especialmente al exhalar. Mientras realiza esta pausa, quizás desee apretar suavemente la lengua contra la parte posterior de los dientes o la parte superior del paladar para que no se escape nada de aire durante este período.

- Ahora, después de una breve y leve pausa de uno o dos segundos, cuando haya suspendido temporalmente el movimiento de sus ritmos respiratorios normales, suavemente deje que salga el aliento lenta y suavemente, como haría durante la respiración normal.

- Cuando esté preparado, después de la siguiente inspiración completa, y justo antes de la exhalación, en el momento de la siguiente pausa o intervalo natural en la respiración, prolongue y alargue una vez más suavemente esta pausa durante uno o dos segundos antes de dejar que el aliento salga de manera natural, como haría durante su ciclo respiratorio normal.

- Continúe respirando de esta manera, prolongando suavemente la pausa natural que se produce con cada ciclo respiratorio entre las fases de inspiración y exhalación.

- Durante esta pausa, haga una breve recapitulación de cómo se siente corporal y mentalmente. Asegúrese de no forzarse ni lastimarse y de que está cómodo con su respiración.

- Asegúrese de que está cómodo en todo momento mientras lleva a cabo este poderoso ejercicio respiratorio. Si intenta prolongar la pausa más tiempo del que puede aguantar, experimentará falta de aliento, incomodidad y una sensación de tensión. Además, el ritmo de su respiración no será suave y fluido, sino entrecortado e interrumpido. Al exhalar y luego de nuevo al inhalar, e incluso durante la pausa, su respiración debería ser suave y fluida y usted debería tener sensaciones cómodas y agradables.

- Al principio, no realice esta técnica por más de 3 a 5 minutos a la vez, y no más de cuatro veces al día, sin importar qué tan agradable y relajante la encuentre. Aunque es suave y relajante, esta técnica también es extremadamente poderosa y sutil y puede que la practique más de lo aconsejable, sobre todo al principio. Con el tiempo, puede dedicar de 20 a 30 minutos a la vez.

- También con el tiempo, puede prolongar con cuidado la pausa entre cada inspiración y exhalación hasta por un minuto, o incluso más tiempo. Recuerde centrar su atención en su interior y hacer una breve recapitulación de su mente y su cuerpo durante esta pausa. Durante la pausa, que es un momento de cese total de la respiración, se produce una consecuente ralentización de los procesos fisiológicos y las actividades mentales. Esta ralentización puede ser calmante y relajante y es extremadamente beneficiosa para el sistema sanador, el cual, como recordará, lleva a cabo su mejor trabajo cuando el entorno interno de su cuerpo está sereno y en calma.

Los ejercicios de respiración calman la mente y el cuerpo y son enormemente beneficiosos para el sistema sanador. Incorpore estos ejercicios a su rutina diaria y en poco tiempo comenzará a notar sus increíbles efectos.

Evocación de imágenes dirigida para reforzar y fortalecer el sistema sanador

Su mente traduce imágenes mentales a señales eléctricas y químicas que son trasmitidas a su cuerpo. Gracias a esta profunda conexión entre la mente y el cuerpo, las técnicas de visualización o evocación de imágenes dirigida pueden ser una poderosa manera de activar, reforzar y fortalecer el sistema sanador. Muchos estudios han demostrado los beneficios para la salud de las técnicas de evocación de imágenes y visualización para ayudar a pacientes motivados a superar enfermedades graves, como el cáncer o las enfermedades cardíacas. (Para obtener más información sobre la evocación de imágenes dirigida y la visualización, vea el Capítulo 6).

Técnica de visualización dirigida: "Encuentro con el sistema sanador"

Comience esta técnica como haría con las técnicas de relajación descritas previamente en este libro, como la Relajación profunda, la Relajación progresiva o la Relajación bajo el cielo azul. Lea todas las instrucciones una vez o dos antes de intentar practicarlas. También puede grabar su voz leyendo este ejercicio en una grabadora. Luego podrá cerrar los ojos y escuchar a su propia voz dirigiéndolo en la evocación de imágenes.

Siga estos sencillos pasos para realizar esta técnica:

■ Asegúrese de que está en una postura cómoda, acostado boca arriba con los ojos cerrados.

■ Céntrese en la respiración mientras deja que su mente y cuerpo se relajen completamente.

■ Cuando comience a sentirse relajado, realice una inspiración profunda y susurrante. Al exhalar, deje que toda la tensión abandone su cuerpo.

■ Realice una segunda inspiración profunda y susurrante y, al exhalar, deje que su mente y cuerpo se relajen totalmente. Asegúrese de que se siente completamente relajado antes de continuar con este ejercicio. Es importante no apresurarse en este paso.

■ Cuando esté relajado, mantenga los ojos cerrados y permita que se forme una imagen en su mente de un lugar silencioso, sereno y que levante el ánimo. Su imagen podría ser un bello escenario al aire libre o bajo techo en una habitación acogedora y cómoda de una casa. Podría ser un lugar donde usted haya estado en la vida real, un lugar que vio en un cuadro o una imagen totalmente nueva que nunca ha visto antes. Sea cual sea la imagen con comience a aparecer, no fuerce la imagen ni la juzgue en ningún sentido.

■ Conforme continúa respirando y relajándose, sea paciente con la visualización. Permítale que siga formándose en su mente hasta que tenga una imagen bastante clara del lugar.

■ Cuando empiece a ver con claridad su lugar especial y tenga una idea bastante clara de dónde está, continúe respirando profundamente y relajándose.

■ Deje que la imagen se vuelva más clara y definida.

■ Perciba todas las sensaciones y responda a estas preguntas mentalmente:

  ◆ ¿Cómo son las vistas? ¿Qué sonidos hay? ¿Cómo son los olores?

  ◆ ¿Qué día hace? ¿Cómo luce el cielo? ¿Dónde está el sol?

  ◆ ¿Cómo luce el campo o el entorno circundante?

- ◆ ¿Qué sensaciones está sintiendo en la piel?
- ◆ ¿Cómo es la calidad del aire? ¿Es frío o cálido? ¿Hay humedad o está seco? ¿Hay alguna brisa?
- ◆ ¿Qué trae usted puesto?

- Respire hondo y relájese mientras deja que su mente absorba las imágenes.

- Encuentre un lugar para sentarse (o, si se siente más cómodo, para acostarse, o incluso para estar parado) en su lugar tranquilo y especial. En su imagen, asegúrese de que está en una postura cómoda.

- Cuando esté cómodo en su lugar especial, deje que su atención y su imaginación se introduzcan en su cuerpo.

- Véase a sí mismo examinando el funcionamiento interno de su cuerpo mientras contempla con cuidado el paisaje.

- Mientras se traslada al interior de las diferentes estructuras y tejidos de su cuerpo, imagínese a sí mismo en un viaje de descubrimiento.

- Encuentre un lugar tranquilo, en los lugares más recónditos del interior de su cuerpo, donde se sienta seguro y protegido.

- Pare y relájese cuando haya encontrado un lugar donde se sienta cómodo. Deje que su intuición lo guíe.

- Respire hondo y relájese en este tranquilo lugar dentro de su cuerpo.

- Véase a sí mismo esperando con previsión, mientras se prepara para encontrarse con su sistema sanador.

- Espere la primera imagen que se forme conforme su sistema sanador comienza a aparecer ante su vista.

- En cuanto comience a entrever a su sistema sanador, deje que se forme por sí misma cualquier imagen que se esté desarrollando. Aquí nada está bien o mal, así que no hay necesidad de juzgar nada acerca de esta imagen. Si se forma una imagen totalmente inesperada, lo cual sucede a menudo, déle la bienvenida. Haga lo posible para no rechazar ni tener miedo de la imagen de su sistema sanador que su imaginación le presenta.

- Deje que la imagen de su sistema sanador se vea con más nitidez. Perciba todo lo que pueda acerca de su forma, dimensiones, color, textura y si se está moviendo o está inmóvil.

- Su sistema sanador incluso puede aparecer con forma de persona, animal o alguna otra criatura. Puede que incluso tenga un rostro o un nombre.

- Cuando tenga una imagen mental bastante clara de su sistema sanador, permítase acercarse a él lo suficiente como para poder sostener una conversación con él. O puede que sea tan poderoso que usted se sienta más cómodo retrocediendo o distanciándose de él. Encuentre la distancia que más le convenga y ajuste su posición a la imagen para que esté cómodo.

- Al igual que haría al encontrarse con un nuevo amigo por primera vez, preséntese con su sistema sanador. O también puede sentir que se encuentra con un viejo amigo después de mucho tiempo y usted se vuelve a presentar con él.

- Quizás quiera decirle a su sistema sanador cómo se siente. Si siente dolor, puede que desee compartirlo o quizás esté enfadado con él porque usted cree que no ha estado haciendo un buen trabajo para proteger su salud. Dígale esto. O puede que se sienta más cómodo formulando más preguntas a su sistema sanador y llegándolo a conocer primero, antes de decirle cómo se siente usted.

- Si siente dolor, puede preguntar a su sistema sanador cómo puede curar ese dolor. Si está enfermo o tiene una enfermedad, puede preguntarle cómo curarse y recuperarse.

- Pregunte al sistema sanador si puede estar usted haciendo algo que está obstaculizando su trabajo. Pregúntele si hay algo que no está haciendo para mantenerlo a él fuerte y vibrante. Pregúntele cómo puede mejorar su estilo de vida y sus hábitos de salud personales diarios para apoyar su trabajo.

- Pregúntele al sistema sanador cómo puede llegar a conocerlo mejor y qué necesita para estar saludable y fuerte.

- Continúe formulando todas las preguntas que desee.

- Recuerde escuchar atentamente las respuestas que le dará. Puede que haya una pequeña demora en la recepción de la información, así que no acelere las respuestas ni tenga prisa.

- Cuando haya terminado, recuerde decirle "Gracias" a su sistema sanador.

- Averigüe cuándo pueden volver a verse.

- Haga una cita para la próxima vez que se encuentren. Hacer eso es muy importante para que usted se haga responsable de su papel en este diálogo interno continuo con su sistema sanador. Puesto que su sistema sanador es puntual y está siempre disponible para usted, sin duda aparecerá a la hora y en la fecha que usted especifique, pero tiene que ser específico.

- Cuando haya terminado, diga "Adiós" a su sistema sanador.

Cuando haya concluido este ejercicio de evocación de imágenes dirigida/visualización, tómese unos momentos para reflexionar sobre la experiencia. Tome un bolígrafo y una libreta y escriba toda la información que pueda recordar sobre la experiencia. ¿Qué cosas nuevas comprendió? Haga un plan de acción basado en las nuevas ideas o en la información que su sistema sanador ha compartido con usted en su diálogo imaginario.

Ahora depende de usted poner en práctica estas ideas en su vida diaria. Así que, ¿a qué espera? ¡Hágalo hoy mismo! Si permanece al tanto de su sistema sanador, este funcionará mejor y trabajará más arduamente para mantenerlo a usted saludable y fuerte.

GLOSARIO

Algunos de los términos usados en este libro no son muy comunes o se conocen bajo distintos nombres en diferentes países de América Latina. Por lo tanto, hemos preparado este glosario para ayudarle. Para algunos términos, una definición no es necesaria, así que sólo incluimos los términos que usamos en este libro, sus sinónimos y sus nombres en inglés. Esperamos que le sea útil.

Aceite de *canola*. Este aceite proviene de la semilla de la colza, la cual es baja en grasa saturada. Sinónimo: aceite de colza.

Aceite de gordolobo. Se recomienda como un remedio para el oído de nadador y se consigue en las tiendas de productos naturales. En inglés: *mullein oil.*

Aceite de melaleuca. Un tipo de aceite derivado de las hojas de un árbol australiano. Se consigue en las tiendas de productos naturales. En inglés: *tea tree oil.*

Agnoscasto. Una hierba medicinal que se recomienda para el síndrome premenstrual. Se consigue en las tiendas de productos naturales en forma de extracto y ciertas autoridades indican que se debe comprar un suplemento de esta hierba que cuente con una concentración de un 0,5 por ciento de agnusida (*agnuside*), su ingrediente activo. En inglés: *chasteberry.*

Albaricoque. Sus sinónimos son chabacano y damasco. En inglés: *apricot.*

Arándano. Baya azul de sabor dulce que es pariente del arándano agrio. En inglés: *blueberry.*

Arándano agrio. Baya roja de sabor agrio usada para elaborar postres y bebidas. Sinónimo: arándano rojo. Este jugo se consigue en las tiendas de productos naturales. En inglés la baya se llama *cranberry* y el jugo sin edulcorantes de esta baya se llama *unsweetened cranberry juice.*

Asignación Dietética Recomendada. La cantidad aproximada de un nutriente que debe consumirse a diario para mantener la buena salud. La Asignación Dietética Recomendada para los nutrientes es establecido por el Consejo de Alimentos y Nutrición de la Academia Nacional de Ciencias de los Estados Unidos. El Consejo actualiza las asignaciones individuales de diferentes nutrientes conforme se obtienen más conocimientos sobre estos a través de estudios nutricionales. En inglés: *Recommended Daily Allowance* o *RDA.*

Astrágalo. Una hierba china medicinal recomendada para varios males, entre ellos herpes zoster, otitis medias e infecciones de los senos nasales. Se consigue en las tiendas de productos naturales o bien en tiendas que venden hierbas chinas. En inglés: *astragalus.*

Bagel. Panecillo en forma de rosca que se prepara al hervirse y luego hornearse. Se puede preparar con una gran variedad de sabores y normalmente se sirve con queso crema.

Batatas dulces. Tubérculos cuyas cáscaras y pulpas tienen el mismo color amarillo-naranja. No se deben confundir con las batatas de Puerto Rico (llamadas "boniatos" en Cuba), que son tubérculos redondeados con una cáscara rosada y una pulpa blanca. Sinónimos: boniato, camote, moniato. En inglés: *sweet potatoes.*

Baya de saúco. Una hierba medicinal recomendada para el resfriado (catarro). En inglés: *elderberry.*

Bromelina. Una enzima derivada de la piña (ananá) con algunas aplicaciones medicinales, entre ellas el resfriado y las fracturas, debido a sus propiedades antiinflamatorias. Se consigue en las tiendas de productos naturales. En inglés: *bromelain.*

Cacahuate. Sinónimos: cacahuete, maní. En inglés: *peanut.*

Caléndula. Una hierba medicinal recomendada para las contusiones y las abrasiones. Se consigue en las tiendas de productos naturales. Sinónimo: maravilla. En inglés: *calendula.*

Cardo de leche. Una hierba medicinal que se recomienda para problemas hepáticos. Se consigue en las tiendas de productos naturales. Su sinónimo es cardo de María. En inglés: *milk thistle.*

Cereales integrales. *Véase* **Integral**.

Chícharos. Semillas verdes de una planta leguminosa euroasiática. Sinónimos: alverjas, arvejas, guisantes, *petit pois*. En inglés: *peas.*

Chile. *Véase* **Pimiento.**

Chili. Un guiso (estofado) oriundo del suroeste de los Estados Unidos que consiste en carne de res molida, chiles, frijoles (habichuelas) y otros condimentos.

Cimifuga negra. Una hierba medicinal recomendada para males relacionados con la menopausia. Sinónimos: hierba de la chinche, cohosh negro. En inglés: *black cohosh.*

Colesterol. Una sustancia cerosa que se encuentra en el torrente sanguíneo. Se utiliza para producir membranas (paredes) de células, así como algunas hormonas, y también ayuda en otras funciones corporales. El cuerpo fabrica cierta cantidad de colesterol y el resto lo obtenemos de los alimentos. Tener demasiado colesterol en el torrente sanguíneo puede ser dañino, ya que impide la circulación y puede conducir a las enfermedades cardíacas o bien al derrame cerebral. El colesterol como tal es transportado por el torrente sanguíneo por dos sustancias: las lipoproteínas de baja densidad y las lipoproteínas de alta densidad. Comúnmente se conocen las lipoproteínas de baja densidad por el nombre "colesterol LBD"; también se le dice el "colesterol malo" porque puede obstruir las arterias e incrementar el riesgo de sufrir un ataque al corazón. Por su parte, las lipoproteínas de alta densidad o colesterol LAD se conocen como el "colesterol bueno" porque niveles elevados de estos se relacionan con menores posibilidades de sufrir un ataque al corazón o un derrame cerebral. En inglés, el colesterol LBD se llama *"LDL cholesterol"* y el colesterol LAD se llama *"HDL cholesterol"*.

Comelotodo. Un tipo de legumbre con una vaina delgada de color verde brillante que contiene semillas pequeñas que son tiernas y dulces. Es un alimento de rigor de la cocina china. Son parecidos a los tirabeques pero la diferencia está en que las vainas de los comelotodos son más planas y sus semillas no son tan dulces como las de los tirabeques. En inglés: *snow peas.*

Comida chatarra. Una gama de alimentos populares con poco valor nutritivo. Entre los ejemplos comunes de comida chatarra están las papitas, las frituras de maíz, los totopos preempaquetados, las tabletas de chocolate, el helado, las gaseosas, la mayoría de las galletas y las galletitas (véase la página 425), los pasteles (bizcochos, tortas, *cakes*), la comida rápida, etc. Casi toda la comida chatarra se prepara con harina refinada y es alta en calorías y grasa, por lo que no es recomendable que forme una parte significativa de nuestra dieta.

Comida rápida. Alimentos de preparación rápida que casi siempre se fríen en cantidades abundantes de aceites altos en grasa saturada. Se consiguen en varias cadenas de restaurantes y ejemplos de estos incluyen el pollo frito, las hamburguesas, las papas a la francesa, las pepitas de pollo, etc.

Consuelda. Una hierba medicinal recomendada para las quemaduras. En inglés: *comfrey*.

Corazoncillo. Una hierba medicinal recomendada para la depresión. Sinónimos: hipérico, yerbaniz, campsuchil. En inglés: *St. John's wort*.

Crema de cacahuate. Una pasta para untar hecha de cacahuates (maníes). También conocida como mantequilla de maní. Por lo general se vende dos tipos comerciales: uno que es suave como la mantequilla y otro que lleva trocitos de cacahuate. En inglés: *peanut butter*. El tipo que lleva trocitos de cacahuate se llama *chunky peanut butter*.

Curcumina. Uno de los ingredientes activos de la cúrcuma (azafrán de las Indias), una especia de origen hindú. Debido a sus propiedades inflamatorias, a veces se recomienda para la artritis. Se vende en forma de polvo o bien en cápsulas en las tiendas de productos naturales. En inglés: *curcumin*.

Curry. Un condimento muy picante utilizado para sazonar varios platos típicos de la India. *Curry* también puede referirse a un plato preparado con este condimento.

Dong quai. Una hierba medicinal china recomendada para males relacionados con la menopausia. Sinónimo: angélica china. Se consigue en las tiendas de productos naturales.

Donut. Un pastelito con forma de rosca que se prepara con levadura o polvo de hornear. Se puede hornear pero normalmente se fríe. Hay muchas variedades de *donuts*; algunas se cubren con una capa de chocolate y otras se rellenan con jalea o con crema.

Ejotes. *Véase* **Habichuelas verdes**.

Enebro. Un arbusto cuyas bayas se recomiendan para males como las infecciones del tracto urinario. Se consigue en las tiendas de productos naturales. Sinónimos: nebrina, tascate. En inglés: *juniper*.

Espino. Una hierba medicinal recomendada para los problemas cardíacos. Sinónimo: marzoleto. En inglés: *hawthorne*.

Extracto de rizoma de petasita. Un extracto de la raíz de la petasita que se utiliza para las migrañas. Se consigue en las tiendas de productos naturales. En inglés: *butterbur rhizome extract*.

Extracto de semilla de uva. En inglés: *grapeseed extract*. En este libro, para el eczema se recomienda un extracto de semilla de uva que contenga un 95 por ciento de oligómeros procianidólicos, los cuales son algunas de las sustancias activas de este suplemento. Este tipo de extracto se consigue en las tiendas de productos naturales y en inglés el término "95 por ciento de oligómeros procianidólicos" ha de aparecer en la etiqueta del producto: *"95% procyanidolic oligomers"* o *"95% PCO content"*.

Frijoles. Una de las variedades de plantas con frutos en vaina del género *Phaselous*. Vienen en muchos colores: rojos, negros, blancos, etcétera. Sinónimos: alubia, arvejas, caraotas, fasoles, fríjoles, habas, habichuelas, judías, porotos, trijoles. En inglés: *beans*.

Frijoles de caritas. Frijoles pequeños de color beige con una "carita" negra. Sinónimos: guandúes, judías de caritas. En inglés: *blackeyed peas*.

Frutos secos. Alimentos comunes que consisten en una semilla comestible encerrada en una cáscara. Entre los ejemplos más comunes de este alimento están las almendras, las avellanas, los cacahuates (maníes), los pistachos y las nueces. Aunque muchas personas utilizan el termino "nueces" para referirse a los frutos secos en general, en realidad "nuez" significa un tipo común de fruto seco en particular.

Galletas y galletitas. Tanto "galletas" como "galletitas" se usan en Latinoamérica para referirse a dos tipos de comidas. El primer tipo es un barquillo delgado no dulce (en muchos casos es salado) hecho de trigo que se come como merienda (refrigerio, tentempié) o que acompaña una sopa. El segundo tipo es un tipo de pastel (véase la página 428) plano y dulce que normalmente se come como postre o merienda. En este libro, usamos "galleta" para describir los barquillos salados y "galletita" para los pastelitos pequeños y dulces. En inglés, una galleta se llama *"cracker"* y una galletita se llama *"cookie"*.

Galletas *Graham*. Galletas dulces hechas de harina de trigo integral y típicamente saborizadas con miel.

Gayuba. Una hierba medicinal recomendada para la salud femenina. Se consigue en las tiendas de productos naturales. En inglés: *uva-ursi*.

Gugulón. Una goma extraída de una planta oriunda de la India que se utiliza en la medicina ayurvédica para remediar problemas con el colesterol.

Habichuelas verdes. Frijoles verdes, largos y delgados. Sinónimos: habichuelas tiernas, ejotes. En inglés: *green beans* o *string beans*.

Hierba pastel. Una hierba china medicinal que se recomienda para varios males, entre ellos herpes zoster y resfriado (catarro). En inglés: *isatis*.

Hisopo. Una hierba medicinal recomendada para algunas afecciones oculares. En inglés: *hyssop*.

Integral. Este término se refiere a la preparación de los cereales (granos) como arroz, maíz, avena, pan, etcétera. En su estado natural, los cereales tienen una capa exterior muy nutritiva que aporta fibra dietética, carbohidratos complejos, vitaminas del complejo B, vitamina E, hierro, zinc y otros minerales. No obstante, para que tengan una presentación más atractiva, muchos fabricantes les quitan las capas exteriores a los cereales. La mayoría de los nutriólogos y médicos recomiendan que comamos los cereales integrales (excepto en el caso del alforjón o trigo sarraceno) para aprovechar los nutrientes que nos aportan. Estos productos se consiguen en algunos supermercados y en las tiendas de productos naturales. Entre los productos integrales más comunes están el arroz integral (*brown rice*), pan integral (*whole-wheat bread* o *whole-grain bread*), cebada integral (*whole-grain barley*) y avena integral (*whole oats*).

LAD. *Véase* **Colesterol**.

LBD. *Véase* **Colesterol**.

Matricaria. Planta que se ha utilizado como remedio tradicional para los dolores de cabeza, en particular las migrañas. Se consigue en forma natural o bien en cápsulas en las tiendas de productos naturales. Los extractos de la planta deben contener que contenga un 0,2 por ciento de partenolido, el ingrediente activo de la hierba, conocido en inglés como *parthenolides*. Sinónimo: margaza. En inglés: *feverfew*.

Melocotón. Fruta originaria de la China que tiene un color amarillo rojizo y cuya piel es velluda. Sinónimo: durazno. En inglés: *peach*.

Melón amargo. Un tipo de melón originario de la China, el cual se parece más bien a un pepino. Se conoce por su sabor amargo y algunas personas consideran que tiene propiedades medicinales, en particular para ayudar con la diabetes. Se consigue en las tiendas de productos naturales. En inglés: *bitter melon*.

Merienda. En este libro, es una comida entre las comidas principales del día, sin importar ni lo que se come ni a la hora en que se come. Sinónimos: bocadillo, bocadito, botana, refrigerio, tentempié. En inglés: *snack*.

Mirtillo. Una baya azul —pariente de los arándanos— que algunos naturópatas y herbolarios recomiendan para los problemas de la vista. Fuera de Europa es difícil de conseguir mirtillos frescos, por lo que se recomienda tomar extractos de esta fruta cuando se trata de fines medicinales. Por lo general estos extractos se consiguen en las tiendas de productos naturales. En inglés: *bilberry* o *bilberry extract* si se trata de un extracto de mirtillo.

Muffin. Un tipo de panecillo que se puede preparar con una variedad de harinas y que muchas veces contiene frutas y frutos secos. La mayoría de los *muffins* norteamericanos se hacen con polvo de hornear en vez de levadura. Sin embargo, el *muffin* inglés sí se hace con levadura y tienen una textura más fina que el norteamericano. Son muy comunes como comida de desayuno en los EE. UU.

Mundillo. Una hierba medicinal que se recomienda para el síndrome premenstrual. Sinónimos: sauquillo y geldre. En inglés: *cramp bark*.

N-acetilcisteína. Una sustancia antioxidante que en la medicina convencional se utiliza como antídoto en casos de sobredosis de acetaminofén. Algunos estudios indica que puede ser de ayuda para combatir las enfermedades cardíacas. En este libro, varias fuentes la recomiendan para diversas enfermedades, entre ellas los resfriados y la enfermedad de Crohn. En inglés: *N-acetylcysteine*.

Naranja. Sinónimo: china. En inglés: *orange*.

Nébeda. Sus sinónimos son hierba gatera, calamento y yerba de los gatos. En inglés: *catnip*.

Nuez. *Véase* **Frutos secos**.

Nuez de la India. Un tipo de fruto seco cuya forma es parecida a la de un riñón y cuyo sabor es mantecoso. Sinónimos: anacardo, semilla de cajuil, castaña de cajú. En inglés: *cashew*.

Olmo. Una hierba medicinal que se utiliza para el dolor de garganta y ciertos problemas digestivos. Se consigue en las tiendas de productos naturales. Sinónimos: olmo americano, olmedo. En inglés: *slippery elm*.

Palmera enana. Una planta cuyo extracto se recomienda para el agrandamiento de la próstata. Sinónimo: palmito de juncia. En inglés: *saw palmetto*.

Papas a la francesa. En este libro usamos este término para referirnos a las tiras largas de papas que se fríen en cantidades abundantes de aceite. En muchos países se conocen como papitas fritas y por lo general se sirven como acompañantes para las hamburguesas o los *hot dogs*. En inglés: *French fries*.

Papitas fritas. En este libro usamos este término para referirnos a las rodajas redondas u ovaladas de papas que se fríen en cantidades abundantes de aceite y que se venden en bolsas en las tiendas de comestibles. En inglés: *potato chips*.

Pasionaria. Sinónimos: pasionaria, pasiflorina, hierba de la paloma. En inglés: *passion flower*.

Pastel. El significado de esta palabra varía según el país. En Puerto Rico, un pastel es un tipo de empanada servida durante las fiestas navideñas. En otros países, un pastel es una masa de hojaldre horneada que está rellena de frutas en conserva. No obstante, en este libro, un pastel es un postre horneado generalmente preparado con harina, mantequilla, edulcorante y huevos. Sinónimos: bizcocho, torta, *cake*. En inglés: *cake*.

Pasto de trigo. Una hierba medicinal recomendada para la enfermedad de Crohn. Se consigue en las tiendas de productos naturales en forma de jugo. En inglés: *wheatgrass*.

Petasita. Una hierba medicinal recomendada para las migrañas. Se consigue en las tiendas de productos naturales. En inglés: *butterbur*. En este libro se recomienda la petasita libre de alcaloides, lo cual en inglés es *alcaloid-free butterbur* y así se puede pedir en la tienda.

Pimiento. Fruto de las plantas *Capsicum*. Hay muchísimas variedades de esta hortaliza. Los que son picantes se conocen en

México como chiles picantes, y en otros países como pimientos o ajíes picantes. Por lo general, en este libro nos referimos a los chiles picantes o a los pimientos rojos o verdes que tienen forma de campana, los cuales no son nada picantes. En muchas partes de México, estos se llaman pimientos morrones. En el Caribe, se conocen como ajíes rojos o verdes. En inglés, estos se llaman *bell peppers*.

Plátano amarillo. Fruta cuya cáscara es amarilla y que tiene un sabor dulce. Sinónimos: banana, banano, cambur y guineo. No lo confunda con el plátano verde, que si bien es su pariente, es una fruta distinta.

Psilio. Un producto derivado de las semillas de una planta euroasiática. Cuando se ingiere, el psilio se vuelve gelatinoso y pegajoso al entrar en contacto con el agua que se encuentra en los intestinos. Durante el proceso de digestión, el psilio es descompuesto en el intestino grueso por las bacterias saludables que viven en el colon. A su vez estas bacterias, al descomponer el psilio, les dan volumen a las heces, creando heces más grandes y blandas que son más faciles de excretar, lo cual ayuda a las personas que experimentan estreñimiento. Debido a esto, el psilio se incluye en productos con fines laxantes aunque realmente el psilio de por sí no es un laxante. Sinónimos: zaragotana, psilio, coniza, hierba pulguera, llantén de perro.

Queso azul. Un queso suave con vetas de moho comestible de color azul verdoso. En inglés: *blue cheese*.

RDA. *Véase* **Asignación Dietética Recomendada**.

Rábano picante. Un condimento común derivado de la raíz de una planta europea. El condimento se vende en forma de una pasta blanca en los supermercados. También se recomienda como un remedio para los problemas con los senos nasales y el resfriado (catarro). Sinónimo: raíz fuerte. En inglés: *horseradish*.

Regaliz. Una hierba medicinal recomendada para los problemas gastrointestinales. En este libro, la forma de regaliz más recomendada es el regaliz desglicirricinado o regaliz DGL, el cual en inglés se llama *deglycyrrhizinated licorice* o *DGL licorice*. Este tipo de regaliz ha sido procesado para eliminarle tanto el ácido glicirricínico como el ácido glicerretinico, ya que ambos provocan molestias como la retención de líquidos. De tal forma se supone

que se puede aprovechar al máximo los poderes curativos de la
regaliz. Sinónimo: orozuz. En inglés: *licorice.*

Remolacha. Betabel. En inglés: *beet.*

Repollo. Una planta verde cuyas hojas se agrupan en forma compacta y que varía en cuanto a su color. Puede ser casi blanco,
verde o rojo. Sinónimo: col. En inglés: *cabbage.*

Rutina. Una enzima con propiedades antioxidantes y antiinflamatorias que a veces se recomienda para la artritis. Se vende en
forma de pastillas en las tiendas de productos naturales. En inglés: *rutin.*

Sándwich. Sinónimo: emparedado. En inglés: *sandwich.*

Semillas de lino. Durante años sus usos eran más bien industriales:
se extraía aceite de estas semillas para elaborar pintura y tintes.
Sin embargo, hoy en día se reconoce que cuentan con mucho
valor nutritivo. Las semillas de lino son una fuente de minerales
como calcio, hierro y vitamina E, así como de ácidos grasos
omega-3, los cuales promueven la salud cardíaca. Tanto las semillas como el aceite elaborado de ellas se consiguen en las tiendas
de productos naturales. Sinónimo: linazas. En inglés la semilla se
llama *flaxseed* y el aceite se llama *flaxseed oil.*

Squash. Nombre genérico de varios tipos de calabaza oriundos de
América. Los *squash* se dividen en dos categorías: *summer squash*
(el veraniego) y *winter squash* (el invernal). Los veraniegos tienen
cáscaras finas y comestibles, una pulpa blanda, un sabor suave y
requieren poca cocción. Entre los ejemplos de estos está la cala-
bacita (calabacín). Los invernales tienen cáscaras dulces y gruesas,
su pulpa es de color entre amarillo y naranja y más dura que la de
los veraniegos. Por lo tanto, requieren más tiempo de cocción.
Entre las variedades comunes de los *squash* invernales están los
acorn squash, el *spaghetti squash* y el *butternut squash.* Aunque la
mayoría de los *squash* se consiguen todo el año en los EE. UU.,
los invernales comprados en el otoño y en el invierno tienen
mejor sabor.

Tahini. Una pasta hecha de semillas de sésamo (ajonjolí) macha-
cadas que se usa para sazonar platos medioorientales. A veces se
combina con un poco de aceite y se unta en pan. Se consigue en
algunos supermercados y en tiendas que venden productos del
Medio Oriente.

Tempeh. Alimento parecido a un pastel (vea la definición de este en la página 428) hecha de frijoles de soya. Tiene un sabor a nuez y a levadura. Es muy común en las dietas asiáticas y vegetarianas.

Tintura. Un líquido concentrado elaborado al mezclar una hierba con un líquido como alcohol o glicerina, el cual extrae las propiedades medicinales de la hierba. Las tinturas se consiguen en las tiendas de productos naturales en botellitas de 1 onza/30 ml. En inglés: *tincture.*

Tofu. Un alimento un poco parecido al queso que se hace de la leche de soya cuajada. Es soso pero cuando se cocina junto con otros alimentos, adquiere el sabor de estos.

Toronja. Esta fruta tropical es de color amarillo y muy popular en los EE.UU. como una comida en el desayuno. Sinónimos: pamplemusa, pomelo. En inglé: *grapefruit.*

Toronjil. Una hierba medicinal cuyo sinónimo es melisa. En inglés: *lemon balm.*

Trigo *bulgur*. Un tipo de trigo medioriental que consiste en granos que han sido cocidos a vapor, secados y molidos. Tiene una textura correosa. Se consigue en las tiendas de productos naturales. En inglés: *bulgur wheat.*

Tripsina. Una enzima con propiedades antiinflamatorias que a veces se recomienda para la artritis. Se vende en forma de pastillas en las tiendas de productos naturales. En inglés: *trypsin.*

Wasabe. Un condimento japonés de color verde con un sabor muy picante. Se consigue en algunos supermercados y en tiendas que venden productos asiáticos en forma tanto de pasta como de polvo. El *wasabe* en polvo se mezcla con agua al igual que la mostaza seca. Es recomendado para problemas de los senos nasales.

RECURSOS

Lecturas recomendadas

Curación general

Batmanghelidj, F., M.D. *Los muchos clamores de su cuerpo por el agua*. Falls Church, VA: Global Health Solutions, Inc., 2006.

Bennet, Hal Zina. *The Doctor Within*. New York: Clarkson N. Potter, 1981.

Bennett, Cleaves, M.D. *Control Your High Blood Pressure Without Drugs*. Garden City, NY: Doubleday, 1986.

Benson, Herbert, M.D. *The Wellness Book*. New York: Birch Lane Press, 1992.

Borysenko, Joan. *Cómo cuidar la mente para cuidar el cuerpo*. Mexico: Edivisión, 1990.

Breslow, Rachelle. *Who Said So?: A Women's Fascinating Journey of Self Discovery and Triumph over Multiple Sclerosis*. Berkeley: Celestial Arts, 1991.

Brownstein, Arthur, M.D. *La curación natural de la espalda*. Barcelona: Editorial Paidotribo, 2001.

Cawood, Frank W. *High Blood Pressure Lowered Naturally*. Peachtree City, GA: FC, & A Publishing, 1996.

Chopra, Deepak, M.D. *Cuerpos sin edad, mentes sin tiempo*. New York: Three Rivers Press, 1997.

Chopra, Deepak, M.D. *La curación cuántica: explorando las fronteras de la medicina mental y corporal*. Mexico, D.F.: Grijalbo, 2001.

Cortis, Bruno, M.D. *Heart and Soul*. New York: Villard Books, 1995.

Cousins, Norman. *Anatomía de una enfermedad*. Barcelona: Kairos, 2000.

Cousins, Norman. *Principios de autocuración: la biología de la esperanza*. Barcelona: Ediciones Urano, 1991.

Dossey, Larry, M.D. *Palabras que curan*. Mexico, D.F.: Edivisión, 1997.

Eliot, Robert, M.D. *¿Vale la pena morir de stress?* Buenos Aires: Editorial Atlántida, 1990.

Golan, Ralph, M.D. *Optimal Wellness*. New York: Ballantine Books, 1995.

Goleman, Daniel and Joel Gurin. *Mind Body Medicine: How to Use Your Mind for Better Health*. Yonkers, NY: Consumer Reports Books, 1993.

Hay, Louise. *Usted puede sanar su vida*. Barcelona: Urano, 1992.

Hirshberg, Caryle and Marc Ian Barasch. *Remarkable Recovery*. New York: Riverhead Books, 1995.

Hirshberg, Caryle, et. al. *The Art of Healing*. Atlanta: Turner Publishing, 1993.

Ivker, Rob. *Thriving*. New York: Crown Publishers, 1997.

Jampolsky, Gerald, M.D. *El perdón: la mejor de las medicinas*. Mexico, D.F.: Almah, 2000.

Jampolsky, Gerald, M.D. *Amar es despojarse del temor*. Putnam Valley: Cogent Pub., 1989.

Laskow, Leonard, M.D. *Curar con amor*. Barcelona: Martínez Roca, 1993.

Locke, Steven, M.D. *El médico interior: la nueva medicina que revela la incidencia de la mente en nuestra salud y en el tratamiento de las enfermedades*. Buenos Aires: Sudamericana, 1991.

Myss, Caroline. *Why People Don't Heal and How They Can*. New York: Three Rivers Press, 1997.

Northrup, Christiane, M.D. *Cuerpo de mujer, sabiduría de mujer*. Barcelona: Urano, 1999.

O'Regan, Brendan and Caryle Hirshberg. *Spontaneous Remissions*. Sausalito, CA: Institute of Noetic Sciences, 1993.

Ornish, Dean, M.D. *Recuperar el corazón: el programa del Dr. Dean Ornish para revertir la enfermedad cardíaca sin drogas ni cirugía*. Buenos Aires: Javier Vergara, 1997.

Pagano, Jon. *Healing Psoriasis*. Englewood Cliffs, NJ: The Pagano Organization, 1991.

Pinckney, Neal. *Healthy Heart Handbook*. Deerfield Beach, CA: Health Communications, 1996.

Pleas, John. *Walking*. New York: Norton Books, 1987.

Roizen, Michael, M.D. *Edad real*. Buenos Aires: Editorial Atlántida, 2000.

Schatz Pullig, Mary, M.D. *Back Care Basics*. Berkeley: Rodmell Press, 1992.

Siegel, Bernie, M.D. *How to Live Between Office Visits*. New York: Harper Collins, 1995.

Siegel, Bernie, M.D. *Amor, medicina milagrosa*. Madrid: Espasa Calpe, 1988.

Siegel, Bernie, M.D. *Paz, amor y autocuración*. Barcelona: Ediciones Urano, 1990.

Siegel, Bernie, M.D. *Cómo vivir día a día*. Barcelona: Ediciones Urano, 1995.

Simon, David, M.D. *Vital Energy*. New York: John Wiley and Sons, 2000.

Simonton, O. Carl, M.D. *Recuperar la salud*. Madrid: Los Libros del Comienzo, 1997.

Simonton, O. Carl, M.D. *Sanar es un viaje*. Barcelona: Ediciones Urano, 1993.

Sinatra, Stephen, M.D. *Optimum Health*. New York: Lincoln-Bradley Publishing Group, 1996.

Teitelbaum, M.D. *From Fatigued to Fantastic*. New York: Avery Publishing Group, 1996.

Weil, Andrew, M.D. *La curación espontánea*. New York: Vintage Books, 1997.

Whitaker, Julian, M.D. *Reversing Diabetes*. New York: Warner Books, 1990.

Whitaker, Julian, M.D. *Reversing Heart Disease*. New York: Warner Books, 1988.

Yanker, Gary and Kathy Burton. *Walking Medicine*. New York: McGraw-Hill, 1990.

Manejo del estrés, relajación, meditación, respiración y visualización

Benson, Herbert, M.D. *Relajación*. Barcelona: Editorial Pomaire, 1977.

Carrington, Patricia. *Freedom in Meditation*. Garden City, NY: Anchor Books, 1978.

Monroe, Robin, R. Nagararhna, M.D., and H. R. Nagendra. *Yoga for Common Ailments*. New York: Fireside Books, 1990.

Nagendra, H.R., *Pranayama*. Bangalore, India: Vivekananda Yoga Institute Publications, 1999.

Payne, Larry and Georg Feurstein. *Yoga para dummies*. Barcelona: Granica, 2006.

Payne, Larry. *Yoga Rx*. New York: Broadway Books, 2002.

Rossman, Marty, M.D. *Healing Yourself: A Step-by-Step Program for Better Health Through Imagery*. New York: Pocket Books, 1989.

Sedlacek, Keith, M.D. *Finding the Calm Within You*. New York: Signet Books, 1990.

Srikrishna, M.B.B.S. *Essence of Pranayama*. Bombay, India: Kaivalyadhama Press, 1996.

Zinn, Jon-Kabat. *Vivir con plenitud las crisis*. Barcelona: Editorial Kairós, 2004.

Nutrición

Agatston, Arthur, M.D. *La dieta South Beach*. Emmaus, PA: Rodale Press, 2004.

Balch, James F., M.D. and Phyllis A. Balch. *Recetas nutritivas que curan*. Garden City Park, NY: Avery Publishing Group, 2000.

Ballantine, Rudolph, M.D. *Diet and Nutrition*. Honesdale, PA: Himalayan International Institute, 1978.

Barnard, Neal, M.D. *Comer bien para vivir más años*. Barcelona: Paidós, 1998.

Griffith, H. Winter, M.D. *Vitamins*. Tucson, AZ: Fisher Books, 1988.

Haas, Elson, M.D. *La salud y la estaciones*. Madrid: EDAF, 1982.

Lane, Theresa (Ed.). *Foods That Harm, Foods That Heal*. Pleasantville, NY: Reader's Digest Books, 1997.

Lappe, Francis Moore. *Diet for a Small Planet*. New York: Ballantine Books, 1982.

Melina, Vesanto, Brenda Davis, and Victoria Harrison. *Becoming Vegetarian*. Summertown, TN: Book Publishing Company, 1995.

Nedley, Neil, M.D. *Proof Positive: How to Reliably Combat Disease and Achieve Optimal Health Through Nutrition and Lifestyle*. Ardmore, OK: Nedley Publishing, 1998.

Null, Gary. *Complete Guide to Health and Healing*. New York: Delta Books,1984.

Ornish, Dean, M.D. *Eat More, Weigh Less*. New York: Harper Collins, 1993.

Robbins, John. *Diet For a New America*. Walpole, NH: Stillpoint Publishing, 1987.

Rubin, Jordan. *Patient Heal Thyself*. Topanga, CA: Freedom Press, 2003.

Sears, Barry. *Dieta para estar en la zona*. Argentina: Urano, 1996.

Shintani, Terri, M.D. *Eat More, Weigh Less Diet*. Honolulu, HI: Halpax Publishing, 1993.

U.S. Dept. of Agriculture. *Handbook of the Nutritional Contents of Foods*. New York: Dover Publications, 1975.

Weil, Andrew, M.D. *Eating Well for Optimum Health*. New York: Knopf, 2000.

Curación natural

Chan, Luke. *101 Miracles of Natural Healing*. Cincinnati, OH: Benefactor Press, 1997.

Guinness, Alma E. (Ed.). *Family Guide to Natural Medicine*. Pleasantville, NY: Reader's Digest Books, 1993.

Page, Linda. *Healthy Healing*. Carmel Valley, CA: Traditional Wisdom, 2000.

Weil, Andrew, M.D. *Salud y medicina natural*. Barcelona: Editorial Urano, 1998.

Organizaciones para la sanación

Academy For Guided Imagery
30765 Pacific Coast Highway #369
Malibu, CA 90265
800-726-2070
www.interactiveimagery.com

American Holistic Health Association
P.O. Box 17400
Anaheim, CA 92817-7400
714-779-6152
www.ahha.org

American Holistic Medical Association
12101 Menaul Blvd. NE, Suite C
Albuquerque, NM 87112
505-292-7788
www.holisticmedicine.org

Association for Applied Psychophysiology and Biofeedback
10200 West 44th Avenue, Suite 304
Wheat Ridge, CO 80033
www.aapb.org

Center for Attitudinal Healing
33 Buchanan Drive
Sausalito, Ca 94965
415-331-6161
www.attitudinalhealing.org

Center for Mind-Body Medicine
5225 Connecticut Ave. NW, Suite 414
Washington, DC 20015
202-966-7338
www.cmbm.org

Commonweal Cancer Help Program
P.O. Box 316
451 Mesa Road
Bolinas, CA 94924
415-868-0970
www.commonweal.org

Hawaii State Consortium of Integrative Medicine
932 Ward Ave. Suite 600
Honolulu, HI 96814
808-535-5559
www.blendedmed.net

Institute of Noetic Sciences
101 San Antonio Road
Petaluma, CA 94952
707-775-3500
www.noetic.org

Integrative Medicine Alliance
180 Massachusetts Ave.
Arlington, MA 02474
617-648-9866
www.integrativemedalliance.org

Mind/Body Medical Institute
824 Boylston St.
Chestnut Hill, MA 02467
617-991-0102 Toll free: 866-509-0732
www.mbmi.org

National Center For Complementary and Alternative Medicine
National Institutes of Health
Bethesda, MD 20892
www.nccam.nih.gov info@nccam.nih.gov

Preventive Medicine Research Institute
900 Bridgeway
Sausalito, CA 94965
415-332-2525
www.pmri.org

Program in Integrative Medicine
Dr. Andrew Weil
University of Arizona
www.drweil.com
www.integrativemedicine.arizona.edu

Scripps Center for Integrative Medicine
10820 North Torrey Pines Road
La Jolla, CA 92037
858-554-3971
www.scrippsfoundation.org

Simonton Cancer Center
P.O. Box 6607
Malibu, CA 90264
818-879-7904
Toll free: 800-459-3424
www.simontoncenter.com
simontoncancercenter@msn.com

Cousins Center for Psychoneuroimmunology
UCLA Neuropsychiatric Institute
300 UCLA Medical Plaza, Suite 3109
Box 957076
Los Angeles, CA 90095-7076
310-825-8281
www.npi.ucla.edu/center/cousins

BIBLIOGRAFÍA

Ahmad, N., Hassan, M.R., Halder, H., and Bennoor, K.S. "Effect of Mo-
mordica charantia (Karolla) extracts on fasting and postprandial serum
glucose levels in NIDDM patients." *Bangladesh Medical Research Council
Bulletin* 25, no. 1 (April 1999): 11–3.

Ahn, W.S., Yoo, J., Huh, S.W., Kim, C.K., Lee, J.M., Namkoong, S.E.,
Bae, S.M., and Lee, I.P. "Protective effects of green tea extracts
(polypenon E and EGCG) on human cervical lesions." *European Journal
of Cancer Prevention* 12, no. 5 (October 2003): 383–90.

Anderson, P.O., Knoben, J.E., and Troutman, W.G. *The Handbook of
Clinical Drug Data*, 10th ed. (New York: McGraw-Hill, 2001).

Bardhan, K.D., Cumberland, D.C., Dixon, R.A., and Holdsworth, C.D.
"Proceedings: Deglycyrrhizinated liquorice in gastric ulcer: a double blind
controlled study." *Gut* 17, no. 5, (May 1976): 397.

Barnes, J., Anderson, L., Phillipson, D., and Barnes, J.A. *Herbal Medicine: A Guide for Healthcare Professionals* (Chicago: Pharmaceutical Press,
2002).

Barrett, B. "Medicinal properties fo Echinacea: a critical review." *Phytomedicine* 10, no. 1 (January 2003): 66–86.

Ben-Arye, E., Goldin, E., Wengrower, D., Stamper, A., Kohn, R., and
Berry, E. "Wheat grass juice in the treatment of active distal ulcerative
colitis: a randomized double-blind placebo-controlled trial." *Scandanavian Journal of Gastroenterology* 37, no. 4 (April 2002): 444–49.

Bernstein, D.I., Bernstein, C.K., Deng, C., Murphy, K.J., Bernstein, I.L.,
Bernstein, J.A., and Shukla, R. "Evaluation of the clinical efficacy and

safety of grapeseed extract in the treatment of fall seasonal allergic rhinits: a pilot study." *Annals of Allergy, Asthma, and Immunology* 88, no. 3 (March 2002): 272–78.

Bombardelli, E. and Morazzoni, P. "Vitis vinifera L." *Fitoterapia* 66, no. 4 (1995): 291–317.

Bradley, J.D., Flusser, D., Katz, B.P., Schumacher Jr., H.R., Brandt, K.D., Chambers, M.A., and Zonay, L.J. "A randomized, double blind, placebo controlled trial of intravenous loading with S-adenosylmethionine (SAM) followed by oral SAM therapy in patients with knee osteoarthritis." *Journal of Rheumatology* 21, no. 5 (May 1994): 905–11.

Breslow, Rachelle. *Who Said So? A Woman's Fascinating Journey of Self Discovery and Triumph over Multiple Sclerosis* (Berkeley: Celestial Arts, 1991).

Brownstein, Art. *Healing Back Pain Naturally: The Mind-Body Program Proven to Work* (New York: Pocket, 2001).

Bucher, H.C., Hengster, P., Schindler, C., and Meier, G. "N-3 polyunsaturated fatty acids in coronary heart disease: a meta-analysis of randomized controlled trials." *American Journal of Medicine* 112, no. 4 (March 2002): 298–304.

Burke, B.E., Neuenschwande, R., and Olson, R.D. "Randomized, double-blind, placebo-controlled trial of coenzyme Q10 in isolated systolic hypertension." *Southern Medical Journal* 94, no. 11 (November 2001): 1112–17.

Burns, C.P., Halabi, S., Clamon, G., Kaplan, E., Hohl, R.J., Atkins, J.N., Schwartz, M.A., Wagner, B.A. and Paskett, E. "Phase II study of high-dose fish oil capsules for patients with cancer-related cachexia." *Cancer* 101, no. 2 (July 2004): 370–78.

Burschka, M.A., Hassan, H.A., Reineke, T., van Bebber, L., Caird, D.M., and Mosges, R. "Effect of treatment with Ginkgo biloba extract EGb 761 (oral) on unilateral idiopathic sudden hearing loss in a prospective randomized double-blind study of 106 outpatients." *European Archives of Oto-rhino-laryngology* 258, no. 5 (July 2001): 213–19.

Carbin, B.E., Larsson, B., and Lindahl, O. "Treatment of benign pro-
static hyperplasia with phytosterols." *British Journal of Urology* 66, no. 6
(December 1990): 639–41.

Cesarani, A., Meloni, F., Alpini, D., Barozzi, S., Verderio, L., and
Boscani, P.F. "Ginkgo biloba (EGb 761) in the treatment of equilibrium
disorders." *Advances in Therapy* 15, no. 5 (September–October 1998):
291–304.

Chantre, P., Leblan, D., and Fournie, B. "Harpagophytum procumbens
in the treatment of knee and hip osteoarthritis. Four-month results of a
prospective, multicenter, double-blind trial versus diacerhein." *Joint Bone
Spine* 67, no. 5 (2000): 462–67.

Chen, J.R., Yen, J.H., Lin, C.C., Tsai, W.J., Liu, W.J., Tsai, J.J., Lin, S.F.,
and Liu, H.W. "The effects of Chinese herbs on improving survival and
inhibiting anti-ds DNA antibody production in lupus mice." *American
Journal of Chinese Medicine* 21, no. 3–4 (1993): 257–62.

Ciarallo, L., Brousseau, D., and Reinert, S. "Higher-dose intravenous
magnesium therapy for children with moderate to severe acute asthma."
Archives of Pediatric and Adolescent Medicine 154, no. 10 (October 2000):
979–83.

Clapp, Larry. *Prostate Health in 90 Days* (Carlsbad: Hay House, 1998).

Constantinou, A., Stoner, G.D., Mehta, R., Rao, K., Runyan, C., and
Moon, R. "The dietary anticancer agent ellagic acid is a potent inhibitor
of DNA topoisomerases in vitro." *Nutrition and Cancer* 23, no. 2 (1995):
121–30.

Cousins, Norman. *Anatomy of an Illness as Perceived by the Patient* (New
York: W. W. Norton and Company, 2005).

Deodhar, S.D., Sethi, R., and Srimal, R.C. "Preliminary study on anti-
rheumatic activity of curcumin (diferuloyl methane)." *The Indian Journal
of Medical Research* 71 (April 1980): 632–34.

Dutkiewicz, S. "Usefulness of Cernilton in the treatment of benign pro-
static hyperlasia." *International Urology and Nephrology* 28, no. 1
(1996):49–53.

Efem, S.E. "Clinical observations on the wound healing properties of
honey." *The British Journal of Surgery* 75, no. 7 (July 1988): 679–81.

Ferrara, L.A., Raimondi, A.S., d'Episocopo, L., Guida, L., Dello Russo,
A., and Marotta, T. "Olive oil and reduced need to antihypertensive med-
ications." *Archives of Internal Medicine* 160, no. 6 (March 2000): 837–42.

Folsom, A.R. and Demissie, Z. "Fish intake, marine omega-3 fatty acids,
and mortality in a cohort of postmenopausal women." *American Journal
of Epidemiology* 160, no. 10 (November 15, 2004): 1005–10.

Foster, S. and Tyler, V.E. *Tyler's Honest Herbal: A Sensible Guide to the Use
of Herbs and Related Remedies* (Binghamton, NY: The Haworth Herbal
Press, 1999).

Grandjean, E.M., Berthet, P., Ruffman, R., and Leuenberger, P. "Efficacy
of oral long-term N-acetylcysteine in chronic bronchopulmonary disease:
a meta-analysis of published double-blind, placebo-controlled clinical
trials." *Clinical Therapeutics* 22, no. 2 (February 2000): 209–21.

Gupta, I., Gupta, V., Parihar, A., Gupta, S., Ludtke, R., Safayhi, H., and
Ammon, H.P. "Effects of Boswellia serrata gum resin in patients with
bronchial asthma: results of a double-blind, placebo-controlled, 6-week
clinical study." *European Journal of Medical Research* 3, no. 11 (November
1998): 511–14.

Haverkorn, M.J. and Mandigers, J. "Reduction of bateriuria and pyuria
using cranberry juice." *Journal of the American Medical Association* 272,
no. 8 (August 1994): 590.

Hemila, H. "Vitamin C supplementation and common cold symptoms:
problems with inaccurate reviews." *Nutrition* 12, no. 11–12 (November-
December 1996): 804–9.

Hesslink Jr., R., Armstrong III, D., Nagendran, M.V., Sreevatsan, S., and
Barathur, R. "Cetylated fatty acids improve knee function in patients with

osteoarthritis." *Journal of Rheumatology* 29, no. 8 (August 2002): 1708–12.

Ishikawa, E., Araki, M., Ishikawa, M., Iigo, M., Koide, T., Itabashi, M., and Hoshi, A. "Relationship between development of diarrhea and the concentration of SN-38, an active metabolite of CPT-11, in the intestine and the blood plasma of athymic mice following intraperitoneal administration of CPT-11." *Japanese Journal of Cancer Research* 84, no. 6 (June 1993): 697–702.

Iso, H., Rexrode, K.M., Stampfer, M.J., Mason, J.E., Colditz, G.A., Speizer, F.E., Hennekens, C.H., and Willett, W.C. "Intake of fish and omega-3 fatty acids and risk of stroke in women." *Journal of the American Medical Association* 285, no. 3 (January 2001): 304–12.

Ivker, Robert S. *Sinus Survival: A Self-Help Guide* (New York: Penguin Putnam, Inc., 2000).

Jee, S.H., Miller III, E.R., Guallar, E., Singh, V.K., Appel, L.J., and Klag, M.J. "The effect of magnesium supplementation on blood pressure: a meta-analysis of randomized clinical trials." *American Journal of Hypertension* 15, no. 8 (August 2002): 691–96.

Jeong, S.C., Yang, B.K., Kim, G.N., Jeong, H., Wilson, M.A., Cho, Y., Rao, K.S., and Song, C.H. "Macrophage-stimulating activity of polysaccharides extracted from fruiting bodies of Coriolus versicolor (Turkey Tail Mushroom)." *Journal of Medicinal Food* 9, no. 2 (Summer 2006): 175–81.

Jepson, R.G., Mihaljevic, L., and Craig, J. "Cranberries for preventing urinary tract infections." *Cochrane Database of Systematic Reviews (Online)* no. 2 (2004):CD001321.

Josling, P. "Preventing the common cold with a garlic supplement: a double-blind, placebo-controlled survey." *Advances in Therapy* 18, no. 4 (July-August 2001): 189–93.

Khan A., Safdar, M., Ali Khan, M.M., Khattak, K.N., and Anderson, R.A. "Cinnamon improves glucose and lipids of people with type 2 diabetes." *Diabetes Care* 26, no. 12 (December 2003): 3215–18.

Kimmatkar, N., Thawani, V., Hingorani, L., and Khiyani, R. "Efficacy and tolerability of Boswellia serrata extract in treatment of osteoarthritis of knee—a randomized double blind placebo controlled trial." *Phytomedicine: International journal of phytotherapy and phytopharmacology* 10, no. 1 (January 2003): 3–7.

Kjeldsen-Kragh, J., Lund, J.A., Riise, T., Finnanger, B., Haaland, K., Finstad, R., Mikkelsen, K., and Forre, O. "Dietary omega-3 fatty acid supplementation and naproxen treatmetn in patients with rheumatoid arthritis." *Journal of Rheumatology* 19, no. 10 (October 1992): 1531–36.

Klein, A.D. and Penneys, N.S. "Aloe vera." *Journal of the American Academy of Dermatology* 19, no. 1 (July 1988): 82.

Klein, J.P., McCarty, D.J., Harman, J.G., Grassanovich, J.L., and Quian, C. "Combination drug therapy of seropositive rheumatoid arthritis." *Journal of Rheumatology* 22, no. 9 (September 1995): 1636–45.

Kraft, G. and Harrast, M. "Yoga for carpal tunnel syndrome." *Journal of the American Medical Association* 281, no. 22 (June 1999): 2088.

Leonetti, H.B., Longo, S., and Anasti, J.N. "Transdermal progesterone cream for vasomotor symptoms and postmenopausal bone loss." *Obstetrics and Gynecology* 94, no. 2 (August 1999): 225–28.

Leventhal, L.J., Boyce, E.G., and Zurier, R.B. "Treatment of rheumatoid arthritis with gammalinolenic acid." *Annals of Internal Medicine* 199, no. 9 (November 1993): 867–73.

Lipton, R.B., Gobel, H., Einhaupl, M., Wilks, K., and Mauskop, A. "Petasites hybridus root (butterbur) is an effective preventative treatment for migraine." *Neurology* 63, no. 12 (December 2004): 2240–44

Lissoni, P., Barni, S., Mandala, M., Ardizzoia, A., Paolorossi, F., Vaghi, M., Longarini, R., Malugani, F., and Tancini, G. "Decreased toxicity and increased efficacy of cancer chemotherapy using the pineal hormone melatonin in metastatic solid tumour patients with poor clinical status." *European Journal of Cancer* 35, no. 12 (November 1999): 1688–92.

Liu, X., Liang, X., Lu, X., and Yang, M. "The causes of chylous ascites: a report of 22 cases." *Zhonghua Nei Ke Za Zhi* 38, no. 8 (August 1999): 530–32.

Lockwood, K., Moesgaard, S., Hanioka, T., and Folkers, K. "Apparent partial remission of breast cancer in 'high risk' patients supplemented with nutritional antioxidants, essential fatty acids and coenzyme Q_{10}." *Molecular Aspects of Medicine* 15 (1994): 231–40.

Logani, S., Chen, M.C., Tran, T., Le, T., and Raffa, R.B. "Actions of Ginkgo Biloba related to potential utility for the treatment of conditions involving cerebral hypoxia." *Life Sciences* 67, no. 12 (August 2000): 1389–96.

Lorenz-Meyer, H., Bauer, P., Nicolay, C., Schulz, B., Purrmann, J., Fleig, W.E., Scheurlen, C., Koop, I., Pudel, V., and Carr, L. "Omega-3 fatty acids and low carbohydrate diet for maintenance of remission in Crohn's disease. A randomized controlled multicenter trial. Study Group Members (German Crohn's Disease Study Group)." *Scandanavian Journal of Gastroenterology* 31, no. 8 (August 1996): 778–85.

Madisch, A., Holtmann, G., Mayr, G., Vinson, B., and Hotz, J. "Treatment of functional dyspepsia with a herbal preparation. A double-blind, randomized, placebo-controlled, multicenter trial." *Digestion* 69, no. 1 (January 2004): 45–52.

Magrath, I.T. "African Burkitt's lymphoma. History, biology, clinical features, and treatment." *The American Journal of Hematology/Oncology* 13, no. 2 (Summer 1991): 222–46.

Magro-Filho, O. and de Carvalho, A.C. "Application of propolis to dental sockets and skin wounds." *The Journal of Nihon University School of Dentistry* 32, no. 1 (March 1990): 4–13.

Massno, M. "Bromelain in blunt injuries of the locomotor system. A study of observed applications in general practice." *Fortschritte der Medizin* 113, no. 19 (July 1995): 303–6.

Matsuoka, H., Seo, Y., Wakasugi, H., Saito, T., and Tomoda, H. "Lentinan potentiates immunity and prolongs the survival time of some patients." *Anticancer Research* 17, no. 4A (July-August 1997): 2751–55.

May, J., Chan, C.H., King, A., Williams, L., and French, G.L. "Time-kill studies of tea tree oils on clinical isolates." *The Journal of Antimicrobial Chemotherapy* 45, no. 5 (May 2000): 639–43.

446 Bibliografía

Meunier, P.J., Roux, C., Seeman, E., Ortolani, S., Badurski, J.E., Spector, T.D., Cannata, J., Balogh, A., Lemmel, E.M., Pors-Nielsen, S., Rizzoli, R., Genant, H.K., and Reginster, J.Y. "The effects of strontium ranelate on the risk of vertebral fracture in women with postmenopausal osteoporisis." *New England Journal of Medicine* 350, no. 5 (January 2004): 459–68.

Meydani, S.N. "Vitamin/mineral supplementation, the aging immune response, and risk of infection." *Nutrition Reviews* 51, no. 4 (April 1993): 106–9.

McArthur, C.A. and Arnott, N. "Treating seasonal allergic rhinitis. Trial does not show that there is no difference between butterbur and cetirizine." *British Medical Journal* 324, no. 7348 (May 2002): 1277.

McGarry, K.A. and Kiel, D.P. "Postmenopausal osteoporosis. Strategies for preventing bone loss, avoiding fracture." *Postgraduate Medicine* 108, no. 3 (September 1 2000): 79–82, 85–88, 91.

McRorie, J.W., Daggy, B.P., Morel, J.G., Diersing, P.S., Miner, P.B., and Robinson, M. "Psyllium is superior to docusate sodium for treatment of chronic constipation." *Alimentary Pharmacology and Therapeutics* 12, no. 5 (May 1998): 491–97.

Mills, S. and Bone, K. *Principles and Practice of Phytotherapy* (New York: Churchill Livingstone, 1999).

Mittman, P. "Randomized, double-blind study of freeze-dried Urtica dioica in the treatment of allergic rhinitis." *Planta Medica* 56, no. 1 (February 1990): 44–47.

Morgenstern, C. and Biermann, E. "The efficacy of Ginkgo special extract EGb 761 in patients with tinnitus." *International Journal of Clinical Pharmacology and Therapeutics* 40, no. 5 (May 2002): 188–97.

Niederau, C., Strohmeyer, G., Heintges, T., Peter, K., and Gopfert, E. "Polyunsaturated phosphatidyl-choline and interferon alpha for treatment of chronic hepatitis B and C: a multi-center, randomized, double-blind, placebo-controlled trial. Leich Study Group." *Hepatogastroenterology* 45, no. 21 (May-June 1998): 797–804.

Northrup, Christiane. *Women's Bodies, Women's Wisdom* (New York: Bantam, 2002).

Oken, B.S., Storzbach, D.M., and Kaye, J.A. "The efficacy of Ginkgo biloba on cognitive function in Alzheimer disease." *Archives of Neurology* 55, no. 11 (November 1998): 1409–15.

Ornish, D., Scherwitz, L.W., Billings, J.H., Brown, S.E., Gould, K.L., Merritt, T.A., Sparler, S., Armstrong, W.T., Ports, T.A., Kirkeeide, R.L., Hogeboom, C., and Brand, R.J. "Intensive lifestyle changes for reversal of coronary heart disease." *Journal of the American Medical Association* 280, no. 23 (December 1998): 2001–7.

Pavelka, K., Gatterova, J., Olejarova, M., Manchacek, S., Giacovelli, G., and Rovati, L.C. "Glucosamine sulfate use and delay of progression of knee osteoarthritis: a 3-year, randomized, placebo-controlled, double-blind study." *Archives of Internal Medicine* 162, no. 18 (October 2002): 2113–23.

Peirce, A. *The American Pharmaceutical Association Practical Guide to Natural Medicines* (The Stonesong Press, Inc. New York, 1999).

Pepping, J. "Black cohosh: Cimicifuga racemosa." *American Journal of Health-System Pharmacy* 56, no. 14 (July 1999): 1400–2.

Perossini, M., Guidi, G., Chiellini, S., and Siravo, D. "Diabetic and hypertensive retinopathy therapy with *Vaccinium myrtillus* anthocyanosides (Tegens®): Double-blind placebo-controlled clinical trial." *Annali di ottalmologia e clinica oculistica* 12 (1987): 1173–90.

Pfaffenrath, V., Diener, H.C., Fischer, M., Friede, M., Henneicke-von Zepelin, H.H., and Investigators. "The efficacy and safety of Tanacetum parthenium (feverfew) in migraine prophylaxis—a double-blind, multi-centre, randomized placebo-controlled dose-response study." *Cephalalgia* 22, no. 7 (September 2002): 523–32.

Piscoya, J., Rodriguez, Z., Bustamante, S.A., Okuhama, N.N., Miller, M.J., and Sandoval, M. "Efficacy and safety of freeze-dried cat's claw in osteoarthritis of the knee: mechanisms of action of the species Uncaria guianensis." *Inflammatory Research: Official Journal of the European Histomine Research Society* 50, no. 9 (September 2001): 442–48.

Pittler, M.H., Schmidt, K., and Ernst, E. "Hawthorn extract for treating chronic heart failure: meta-analysis of randomized trials." *American Journal of Medicine* 114, no. 8 (June 2003): 665–74.

Postmes, T., van den Bogaard, A.E., and Hazen, M. "Honey for wounds, ulcers, and skin graft preservation." *Lancet* 341, no. 8847 (March 1993): 756–57.

Rao, A.V. "Lycopene, tomatoes, and the prevention of coronary heart disease." *Experimental Biology and Medicine (Maywood, NJ)* 227, no. 10 (November 2002): 908–13.

Rao, A.V. and Agarwal, S. "Role of antioxidant lycopene in cancer and heart disease." *Journal of the American College of Nutrition* 19, no. 5 (October 2000): 563–69.

Reid, I.R., Horne, A., Mason, B., Ames, R., Bava, U., and Gamble, G.D. "Effects of calcium supplementation on body weight and blood pressure in normal older women: a randomized controlled trial." *Journal of Clinical Endocrinology and Metabolism* 90, no. 7 (July 2005): 3824–29.

Richer, S., Stiles, W., Statkute, L., Pulido, J., Frankowski, J., Rudy, D., Pei, K., Tsipursky, M., and Nyland, J. "Double-masked, placebo-controlled, randomized trial of lutein and antioxidant supplementation in the intervention of atrophic age-related macular degeneration: the Veterans LAST study (Lutein Antioxidant Supplementation Trial)." *Optometry* 75, no. 4 (April 2004): 216–30.

Rizos, I. "Three-year survival of patients with heart failure caused by dilated cardiomyopathy and L-carnitine administration." *American Heart Journal* 139, no. 2 (February 2000): S120–23.

Robbers, J. and Tyler, V. *Tyler's Herbs of Choice: The Therapeutic Use of Phytomedicinals* (New York: Haworth Press, 1999).

Sander, O., Herborn, G., and Rau, R. "Is H15 (resin extract of Boswellia serrata, "incense") a useful supplement to established drug therapy of chronic polyarthritis? Results of a double-blind pilot study." *Zeitschrift für Rheumatologie* 57, no. 1 (February 1998): 11–16.

Sandor, P.S., Di Clemente, L., Coppola, G., Saenger, U., Fumal, A., Magis, D., Seidel, L., Agosti, R.M., and Schoenen, J. "Efficacy of coenzyme Q_{10} in migraine prophylaxis: a randomized controlled trial." *Neurology* 64, no. 4 (February 2005): 713–15.

Schoenen, J., Jacquy, J., and Lenaerts, M. "Effectiveness of high-dose riboflavin in migraine prophylaxis. A randomized controlled trial." *Neurology* 50, no. 2 (February 1998): 466–70.

Sima, A.A., Calvani, M., Mehra, M., Amato, A. and the Acetyl-L-Carnitine Study Group. "Acetyl-L-carnitine improves pain, nerve regeneration, and vibratory perception in patients with chronic diabetic neuropathy: an analysis of two randomized placebo-controlled trials." *Diabetes Care* 28, no. 1 (January 2005): 89–94.

Soja, A.M. and Mortensen, S.A. "Treatment of chronic cardiac insufficientcy with coenzyme Q_{10}, results of meta-analysis in controlled clinical trials." *Ugeskrift for Laeger* 159, no. 49 (December 1997): 7302–8.

Solomon, G.F., Moos, R.H., and Lieberman, E. "Psychological orientations in the treatment of arthritis." *American Journal of Occupational Therapy* 19, (May-June 1965): 153.

Sotaniemi, E.A., Haapakoski, E., and Rautio, A. "Ginseng therapy in non-insulin-dependent diabetic patients." *Diabetes Care* 18, no. 10 (October 1995): 1373–75.

Stavric, B. "Quercetin in our diet: from potent mutagen to probable anticarcinogen." *Clinical Biochemistry* 27, no. 4 (August 1994): 245–48.

Tauchert, M. "Efficacy and safety of crataegus extract WS 1442 in comparison with placebo in patients with chronic stable New York Heart Association class-III heart failure." *American Heart Journal* 143, no. 5 (May 2002): 910–15.

Terris, M.K., Issa, M.M., and Tacker, J.R. "Dietary supplementation with cranberry concentrate tablets may increase the risk of nephrolithiasis." *Urology* 57, no. 1 (January 2001): 26–29.

Turker, A.U. and Camper, N.D. "Biological activity of common mullein, a medicinal plant." *Journal of Ethnopharmacology* 82, no. 2–3 (October 2002): 117–25.

Upton, R. "American Herbal Pharmacopoeia and Therapeutic Compendium—Astragalus Root" (Santa Cruz: *American Herbal Pharmacopoeia*, 1999).

Von Schacky, C., Angerer, P., Kothny, W., Theisen, K., and Mudra, H. "The effect of dietary omega-3 fatty acids on coronary atherosclerosis. A randomized, double-blind, placebo-controlled trial." *Annals of Internal Medicine* 130, no. 7 (April 1999): 554–62.

Watson, J.P., Jones, D.E., James, O.F., Cann, P.A., and Bramble, M.G. "Case report: oral antioxidant therapy for the treatment of primary biliary cirrhosis: a pilot study." *Journal of Gastroenterology and Hepatology* 14, no. 10 (October 1999): 1034–40.

Yale, S.H. and Liu, K. "Echinacea purpurea therapy for the treatment of the common cold: a randomized, double-blind, placebo-controlled clinical trial." *Archives of Internal Medicine* 164, no. 11 (June 2004): 1237–41.

Yam, D., Peled, A., and Shinitzky, M. "Suppression of tumor growth and metastasis by dietary fish oil combined with vitamins E and C and cis-platin." *Cancer Chemotherapy and Pharmacology* 47, no. 1 (2001): 34–40.

Yoshida, J., Takamura, S., Yamaguchi, N., Ren, L.J., Chen, H., and Koshimura, S. "Antitumor activity of an extract of Cordyceps sinensis (Berk.) Sacc. against murine tumor cell lines." *The Japanese Journal of Experimental Medicine* 59, no. 4 (August 1989): 157–61.

Zhu, J.S., Halpern, G.M., and Jones, K. "The scientific rediscovery of an ancient Chinese herbal medicine: Cordyceps sinensis: part I." *Journal of Alternative and Complementary Medicine* 4, no. 3 (Fall 1998): 289–303.

Ziegler, D., Nowak, H., Kempler, P., Vargha, P., and Low, P.A. "Treatment of symptomatic diabetic polyneuropathy with the antioxidant alpha-lipoic acid: a meta-analysis." *Diabetic Medicine* 21, no. 2 (February 2004): 114–21.

ACERCA DEL AUTOR

El Dr. Art Brownstein les ha hablado a sus pacientes sobre la extraordinaria capacidad del cuerpo para curarse a sí mismo casi desde que comenzó a ejercer la medicina. En su larga y distinguida carrera como médico galardonado, educador y orador ha presenciado miles de casos de sanaciones extraordinarias logradas por pacientes que fueron capaces de aprovechar sus poderes curativos propios. Su sorprendente recuperación de un dolor de espalda debilitante, sin tomar fármacos ni someterse a cirugía, inspiró su primer y exitoso libro, *La curación natural de la espalda*.

El Dr. Brownstein es especialista en medicina preventiva certificado por el Consejo Estadounidense de Medicina Preventiva y especialista en medicina holística certificado por el Consejo Estadounidense de Medicina Holística y miembro fundador de dicho consejo. También es profesor clínico adjunto de Medicina en la Universidad de Hawai, y durante muchos años ha sido Director de la Clínica Médica Princeville en Princeville, Hawai. El Dr. Brownstein ha trabajado con el Dr. Dean Ornish en el programa de gran éxito del Dr. Ornish para revertir las enfermedades cardíacas, el cual se basa enormemente en la capacidad del cuerpo para sanarse a sí mismo.

El Dr. Brownstein vive con su esposa e hijo en Hawai.